全国高职高专化学课程"十三五"规划教材

药 物 化 学

（第二版）

主　编　杨　波　徐　宁

副主编　何敬文　黄金敏　赵艳霞　闫生辉

　　　　　周振华　白　晶　江怡琳

U0278758

华中科技大学出版社

中国·武汉

图书在版编目(CIP)数据

药物化学/杨波,徐宁主编. —2 版. —武汉:华中科技大学出版社,2017.7
全国高职高专化学课程"十三五"规划教材
ISBN 978-7-5680-2455-6

Ⅰ.①药… Ⅱ.①杨… ②徐… Ⅲ.①药物化学-高等职业教育-教材 Ⅳ.①R914

中国版本图书馆 CIP 数据核字(2016)第 303597 号

药物化学(第二版)
Yaowu Huaxue

杨 波 徐 宁 主编

策划编辑:王新华
责任编辑:王新华
封面设计:刘 卉
责任校对:何 欢
责任监印:周治超
出版发行:华中科技大学出版社(中国·武汉)　　　　电话:(027)81321913
　　　　　武汉市东湖新技术开发区华工科技园　　　　邮编:430223
录　　排:华中科技大学惠友文印中心
印　　刷:武汉华工鑫宏印务有限公司
开　　本:787mm×1092mm　1/16
印　　张:21.25
字　　数:500 千字
版　　次:2017 年 7 月第 2 版第 1 次印刷
定　　价:46.00 元

内容提要

　　本教材分为十一个学习情境。在绪论中,介绍了课程的内容、任务、学习重点与方法,药物化学的建立和发展动向,以及药物的通用名、商品名和化学名。学习情境 1 是药物化学基本知识,主要介绍药物的变质反应、代谢反应、基本结构与结构修饰,以及新药研究与开发的初步知识。学习情境 2 至学习情境 11 是临床上最常用的十大类药物及相关的实训内容。

　　除学习情境 6 抗肿瘤药物和学习情境 7 抗寄生虫药物只列出知识模块外,其他学习情境都是按知识模块和实训模块编写的。知识模块中各类药物按药效和化学结构分类,介绍药物类型及代表药物,探讨药物结构与疗效的关系、化学结构对药物稳定性的影响、理化性质与药物相互作用的关系及主要药物化学合成方法等。实训模块列出了相关的实验内容。

　　本教材可供高职高专药学类、制药类及相关专业教学使用,也可供医药企业职工培训及有关药学人员参考使用。

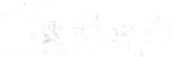

第二版前言

我国高职高专教育人才培养模式的基本特征是以服务为宗旨，以就业为导向，以适应行业发展和岗位需要为目标，以培养技能型、应用型人才为根本任务，重点是培养学生的职业技能和职业素养，以增强学生的就业竞争力和发展潜力。

按照我国高职高专教育人才培养模式，结合教学工作实际，全体编写人员一致认为，在教学过程中，以全面提高学生的综合能力为中心，从知识、能力和素质结构出发，在传统的教育体系中，增加素质养成元素，将职业素质的养成融入教学过程中。以典型的药物为载体，提倡"任务驱动"教学法，使学生在具体的任务引领下，通过"教、学、做"一体化的模式，主动地去学习职业技能课中的知识和技能。教学内容服务于后续课程，突出应用性，考虑关联性和学生的可持续发展。同步培养学生的诚实守信、吃苦耐劳、善于沟通和合作的职业素质，最大限度地提高学生的学习兴趣，培养学生的操作能力，增强学生的发展潜力。

药物化学是关于药物的发现、发展和确证，并在分子水平上研究药物作用方式的一门科学。遵循职业教育规律，结合药物化学的研究对象和任务，针对职业院校学生的实际情况，以理论知识"够用、实用、适用、能用"为度，突出职业教育特色，确定本教材的整体编写框架和内容。

药物化学教材的编写立足于专业基础与实际能力的培养，主要通过理论教学情景设计和实验操作训练，进行药物化学基本知识、基本技能和基本操作的学习与掌握。在整门课程内容编排上，考虑到学生的认知水平，由浅入深地安排课程内容，实现能力的递进。药物的大类别按药理作用和临床应用划分，便于与后续课程药理学等药学类课程接轨。每类药物又按化学结构特征分类，关注药物的化学特性及稳定性，与有机化学、药物分析及药物制剂技术的知识相关联，从而有利于培养学生的就业竞争力和发展潜力，同时也为学生将来考取执业药师资格打下基础。

本教材按十一个学习情境安排学习内容。绪论中主要说明药物化学的研究对象、任务、学习重点与方法，介绍药物化学的建立、

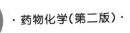

发展历史和发展动向。学习情境 1 是药物化学基本知识,主要介绍药物的变质反应、代谢反应、基本结构与结构修饰以及新药研究与开发的初步知识。学习情境 2 至学习情境 11 依次是中枢神经系统药物、外周神经系统药物、消化系统药物、心血管系统药物、抗肿瘤药物、抗寄生虫药物、合成抗菌药及抗病毒药、抗生素、激素和维生素十大类药物的学习内容及相关的实训内容。

本教材在内容编排方式上作了较大变更,按照高职高专学生的学习规律设计学习情境,每个学习情境中的内容按照由易到难的顺序编排。实训内容不仅使知识得到巩固,还能增强学生的动手能力,培养学生的职业素质。

本教材结构设计新颖,绪论之后安排十一个学习情境。学习情境均设置了学习目标。知识模块后的同步检测项目有利于学生学习与自测。实训模块的实验讨论题可促使学生养成勤动脑筋、用心观察的习惯。

为帮助读者学习和拓宽知识面,也为了使学习过程变得轻松有趣,在一些学习情境中加入了知识链接、助记卡片。

本书由杨波、徐宁主编。参加本书编写的有:石家庄职业技术学院杨波,安庆医药高等专科学校徐宁,淄博职业学院何敬文,荆州职业技术学院黄金敏,武汉职业技术学院赵艳霞,郑州职业技术学院闫生辉,永州职业技术学院周振华,内蒙古通辽医学院白晶,黑龙江农垦科技职业学院江怡琳。

在本教材编写过程中借鉴和参考了国内外大量的参考文献及相关教材,许多老师提供了非常宝贵的建议,同时得到了编者所在院校的大力支持,本教材第一版作者付出了大量的劳动,打下了良好的基础,在此一并表示感谢。

虽然编者十分重视写作质量,但因编者水平有限,不足之处在所难免,敬请广大读者及同行专家提出宝贵意见。

编　者

目录

绪论 /1

    学习目标 /1

    同步检测 /8

  实训 1 药物化学实验基础 /9

  第 1 部分 实验室基本知识 /9

  第 2 部分 实验常用装置及其应用 /13

学习情境 1 药物化学基本知识 /18

    学习目标 /18

  1.1 药物的变质反应 /19

  1.2 药物的代谢反应 /24

  1.3 药物的构效关系 /28

  1.4 药物的结构修饰 /32

  1.5 新药研究与开发 /35

    同步检测 /41

  实训 2 药物氧化变质实验 /43

学习情境 2 中枢神经系统药物 /45

    学习目标 /45

  2.1 解热镇痛抗炎药与抗痛风药 /46

  2.2 镇痛药 /57

  2.3 镇静催眠药 /66

  2.4 抗癫痫药 /73

  2.5 抗精神失常药 /75

  2.6 中枢兴奋药 /85

    同步检测 /88

  实训 3 解热镇痛药的性质实验 /90

  实训 4 阿司匹林的制备 /91

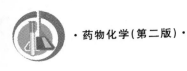

学习情境 3　外周神经系统药物 /94

学习目标 /94
3.1　胆碱能神经系统用药 /95
3.2　拟肾上腺素药 /106
3.3　神经退行性疾病治疗药物 /112
3.4　组胺 H_1 受体拮抗剂 /115
3.5　局部麻醉药 /126
同步检测 /135
实训5　苯佐卡因的合成 /139

学习情境 4　消化系统药物 /142

学习目标 /142
4.1　抗溃疡药 /143
4.2　止吐药和催吐药 /149
4.3　促动力药 /152
4.4　肝胆疾病辅助治疗药 /154
同步检测 /157
实训6　药物的水解变质反应 /159

学习情境 5　心血管系统药物 /162

学习目标 /162
5.1　抗高血压药 /163
5.2　抗心绞痛药 /170
5.3　抗心律失常药 /174
5.4　抗心力衰竭药 /175
5.5　调血脂药 /177
同步检测 /181
实训7　心血管系统药物的性质实验 /182

学习情境 6　抗肿瘤药物 /185

学习目标 /185
6.1　烷化剂 /186
6.2　抗代谢药 /194
6.3　抗肿瘤天然药物 /199
6.4　铂配合物 /203
同步检测 /205

学习情境 7 抗寄生虫药物 /207

学习目标 /207
7.1 驱肠虫药 /208
7.2 抗疟药 /211
7.3 抗其他寄生虫药 /216
同步检测 /220

学习情境 8 合成抗菌药及抗病毒药 /222

学习目标 /222
8.1 磺胺类药物 /223
8.2 抗菌增效剂 /228
8.3 喹诺酮类抗菌药 /229
8.4 抗结核药 /233
8.5 抗真菌药 /237
8.6 抗病毒药 /240
同步检测 /241
实训 8 磺胺醋酰钠的合成 /243

学习情境 9 抗生素 /245

学习目标 /245
9.1 概述 /246
9.2 β-内酰胺类抗生素 /246
9.3 四环素类抗生素 /256
9.4 氨基糖苷类抗生素 /258
9.5 大环内酯类抗生素 /261
9.6 氯霉素类抗生素 /263
同步检测 /265
实训 9 抗生素的定性鉴别 /267

学习情境 10 激素 /270

学习目标 /270
10.1 甾体激素 /271
10.2 胰岛素及口服降血糖药 /291
10.3 抗甲状腺药 /297
同步检测 /298
实训 10 甾类药物的定性鉴别 /300

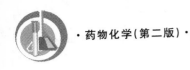

学习情境11　维生素 /304

学习目标 /304

11.1　脂溶性维生素 /305

11.2　水溶性维生素 /313

同步检测 /320

实训11　水溶性维生素的性质实验 /322

参考答案 /324

参考文献 /327

绪　　论

学习目标

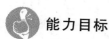

能力目标

（1）能说出化学药物和药物化学的基本概念。

（2）知道药物化学的主要任务、学习内容及学习方法。

（3）能区分药物的通用名、商品名和化学名，并知道其特点。

（4）能对药物化学的建立与发展有初步的认识。

知识目标

（1）了解药物及药物化学的基本概念，了解药物化学的发展。

（2）熟悉药物化学的基本任务。

（3）掌握药物化学的三种主要的名称及命名要点。

素质目标

充分了解药物化学的研究对象和任务。对于结构简单的药物分子，能进行化学命名；对于结构复杂的药物分子，能将化学名称与其结构对应起来理解。

通过现场学习和实训，掌握药物化学实训基本知识与技能。会进行常用实验装置的安装与仪器设备的使用。

知识模块

一、药物化学的研究对象和任务

药物化学（medicinal chemistry）是关于药物的发现、发展和确证，并在分子水平上研

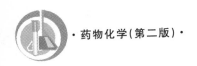

究药物作用方式的一门学科。它是建立在多种化学和生物学科基础上,应用化学和生物学原理研究药物和发展新药的一门学科,是联系化学、生物学、药学和医学的重要桥梁学科之一。

药物化学的主要研究对象是化学药物。具有预防、治疗、缓解、诊断疾病或调节机体功能,并有确切化学结构的物质称为化学药物。化学药物是目前临床用药的"主力军"。化学药物按来源可以分为无机药物、天然药物和有机合成药物。其中由矿物加工得到的药物称为无机药物,从天然药物中提取的有效成分(或单体)或微生物发酵产生的药物称为天然药物,有机合成药物是指化工原料通过全合成方法(由基本的化工原料经化学合成制得药物的方法)或半合成方法(由已经具备基本结构的天然物质经化学合成制得药物的方法)制得的药物。

药物化学的任务主要有以下三点。

(1)合理用药。为更加有效地利用现有药物提供必要的理论基础和依据,通过深入探讨药物的化学结构与理化性质的关系及变化规律,特别是药物的结构与化学稳定性之间的关系、药物的杂质来源和体内代谢,为药物的剂型选择与制备、鉴别方法、杂质检查、含量测定、保管储存等提供理论支撑;通过在分子水平上讨论构效关系,更深入地阐明药物的作用机制、药物在体内代谢过程中产生毒副作用的本质,从而指导临床合理用药。

(2)生产药物。为生产化学药物提供科学实用的方法和工艺,实现药物的产业化。主要是研究药物的合成原理及路线,选择适宜的原料和方法,大规模生产药物。重点是降低生产成本,不断提高产品的质量和产量。

(3)开发新药。通过药物分子设计或对具有一定生物活性的化合物进行分离、鉴定,发现有价值的先导化合物,再对先导化合物进行优化改造,创造出疗效更好的新药;还可以在总结归纳现有药物构效关系、构毒关系等的基础上,对现有药物进行结构修饰,进一步发现疗效更好、毒副作用更小、使用更方便的优良药物。

二、药物化学课程内容及学习方法

药物化学是药学类各专业的一门必修课程,应在学习无机化学、有机化学、生物化学等课程的基础上开设,为学生学习后续课程(如药剂学、药物分析)提供必要的化学知识和理论基础,并与药理学课程相互联系,为药学工作人员提供必要的药学理论知识。

根据药学类各专业培养目标,本课程主要讨论以下内容。

(1)学习主线　药物的分类以及代表药物的名称及结构,这是学习药物化学的主线。需记忆的药物,重点是药物发展成大类的药物的基本结构,久用不衰且在发展中起先导作用的原型药物。

(2)学习主体　典型药物化学结构特征分析是学习的难点所在,也是学习的主体。应将化学结构与理化性质、命名、制备方法、体内代谢等联系起来理解。要特别关注药物的结构与稳定性之间的关系、药物的结构与生物活性之间的关系,包括构效关系、构毒关系、构代关系。要特别关注有活性和有毒性的代谢物,这是学习的重点。

(3)其他内容　熟悉各类药物的主要药理作用及临床应用,了解各类药物存在的主要问题及其发展趋势,熟悉药物的结构修饰;了解新药研究与开发的途径及方法。尽管新药的研发难度大、周期长、风险高,但临床急需,利润丰厚,是医药界竞争的焦点,也是医药经济诱人的潜在增长点。

三、药物化学的建立与发展

药物是人类生息繁衍的必备物质,人类最早使用的药物是天然药物,药物化学学科的建立只是近百年的事。早在 18 世纪人们就从野生植物古柯叶中分离到具有局部麻醉作用的可卡因。到 19 世纪中期,研究的重点是从已在临床应用的植物、矿物中提取和分离有效成分,并确定其化学结构。有效成分如吗啡、奎宁、咖啡因等的确定和分离,为药物化学的发展奠定了基础。

19 世纪中期以后,随着以染料化学为代表的化学工业的发展,化学物质和原料日益增多,人们开始对化学工业产品或中间体进行药理筛选,从中发现了许多有效的化学药物,如乙醚可作为麻醉药,水合氯醛可作为催眠镇静药等。这些药品的应用,也促进了制药工业的发展。19 世纪末和 20 世纪初,制药工业开始大量合成和制备化学药物,如阿司匹林、苯佐卡因、氨替比林等。20 世纪 30 年代中期,百浪多息和磺胺被发现后,陆续合成了许多磺胺类药物。1940 年,青霉素的抗菌活性也得到临床肯定,成为第一个应用于临床的抗生素。如今化学药物的治疗范围日益扩大,已不限于治疗细菌感染疾病。1940 年,随着代谢拮抗理论的建立,人们不仅阐明了抗菌药物的作用机制,也为寻找新药开拓了新的途径。例如,根据抗代谢学说发现了抗肿瘤药、利尿药和抗疟药等。药物结构与生物活性关系的研究也随之开展,为创制新药和先导化合物提供了重要依据。20 世纪 30、40 年代是药物化学发展史上的丰收时代:人们发现的化学药物最多,并揭开了药物化学的新篇章,药物化学已发展成为一门独立的学科。

20 世纪 50 年代后,药物在机体内的作用机制和代谢变化逐步被阐明。于是,人们开始通过联系生理、生化效应并针对病因来寻找新药,从而改进了过去单纯从药物的显效基团或基本结构寻找新药的方法。例如,利用潜效(latentiation)和前药(prodrug)概念,人们已设计出能降低毒副作用和提高选择性的新化合物。1952 年发现了治疗精神分裂症的氯丙嗪后,精神神经疾病的治疗,取得了突破性进展。非甾体抗炎药是 20 世纪 60 年代中期以后研究的活跃领域,一系列抗炎新药先后上市。

20 世纪 50、60 年代是药物化学发展的重要时期。60 年代以后,构效关系研究发展很快,已由定性描述转向定量研究。定量构效关系(QSAR)是将化合物的结构信息、理化参数与生物活性进行分析计算,建立合理的数学模型,研究结构与效果之间的量变规律,为药物设计、先导化合物结构修饰与改造提供理论依据。

20 世纪 70 年代至今,人们对药物潜在作用靶点的研究,对药物分子结构、功能的了解越来越深入。另外,分子力学和量子化学与药学科学的渗透,X 衍射、生物核磁共振、数据库、分子图形学的应用,为研究药物与生物大分子三维结构、药效构象及其作用模式,探索构效关系提供了理论依据和先进手段。现认为 3D-QSAR 与基于结构的设计方法结合,将使药物设计更趋于合理化。对受体的深入研究,尤其是许多受体亚型的发现,促进了受体激动剂和拮抗剂的发展,为寻找特异性地作用于某一受体亚型的药物,提高药物的选择性提供了依据。

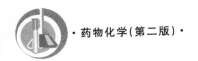

　　酶是具有高度特异性的蛋白质,生命活动中的许多现象是由酶催化产生的生化反应。随着对酶的三维结构、活性部位的深入研究,以酶为靶点进行的酶抑制剂研究取得了很大的进展。例如,通过干扰肾素(renin)-血管紧张素(angiotensin)-醛固醇(aldosterone)系统调节而达到降压效用的血管紧张素转化酶(ACE)抑制剂,是 20 世纪 70 年代中期发展起来的抗高血压药。一系列的 ACE 抑制剂,如卡托普利、依那普利、赖诺普利等是治疗高血压、心力衰竭的重要药物。

　　离子通道类似于活化酶存在于机体的各种组织中,参与调节多种生理功能。20 世纪 70 年代末发现的一系列钙拮抗剂(calcium antagonists)是重要的心脑血管疾病药,其中二氢吡啶类的研究较为深入,品种也较多,且各具药理特点。近年发现的钾通道调控剂为寻找抗高血压药、抗心绞痛药和Ⅰ类抗心律失常药开辟了新的途径。

　　细胞癌变是由于基因突变导致基因表达失调和细胞无限增殖性繁殖的疾病。把癌基因作为靶点,利用反义技术(antisense technology)抑制细胞增殖的方法,可设计新型抗癌药。

　　寻找内源性活性物质是药物化学研究的内容之一。近年来发现许多活性多肽和细胞因子,如心钠素(ANF)是 20 世纪 80 年代初从鼠心肌匀浆分离出的心房肽,具有很强的利尿、降压和调节心律的作用,内皮舒张因子(EDRF)一氧化氮(NO)是同时期证实由内皮细胞分泌具有舒张血管作用的物质,其化学本质是 NO。NO 是调节心血管系统、神经系统和免疫系统功能的细胞信使分子,参与机体的多种生理作用。20 世纪 90 年代后,有关 NO 的研究已成为全世界研究的热点。

　　生物技术是近 20 年来发展的高新技术,医药生物技术已成为新兴产业和经济增长点。20 世纪 90 年代初以来上市的新药中,生物技术产品占有较大的比例,并有迅速上升的趋势。通过生物技术改造传统制药产业可提高经济效益,利用转基因动物即乳腺生物反应器研制、生产药品,是 21 世纪生物技术领域研究的热点之一。

　　近年来发展的组合化学技术,能合成数量众多的结构相关的化合物,建立有序变化的多样性分子库,进行集约快速筛选。这种大量合成和高通量的筛选,无疑对发现新型的先导化合物和提高新药研究水平具有重要意义。

　　21 世纪是生命科学发展的重要时期,生命科学研究的一些技术成果给新药研究带来了新的希望。人类基因组计划的实施揭示了人类生命的奥秘,而基因组科学的研究将从根本上改变药物发现和开发的模式。在认识了致病基因和基因功能以后,可以有针对性地设计和开发能从根本上改变疾病过程的新药,从而产生“从基因功能到药物”的药物研发新模式。人们在研究过程中通过寻找和发现与疾病相关的基因或致病基因,进行克隆和表达,并在此基础上表达得到相关蛋白质,获得新药作用的靶物质,对此靶物质进行三维结构研究,借助计算机技术手段,进行新药分子的设计或以该蛋白质为靶点进行药物筛选或用计算机对化合物库进行虚拟筛选,可以获得针对性更强、选择性更高的候选药物。

　　目前,国际上的药物研发策略已经从针对单个基因转变为针对多个基因(或基因调控网络),深入研究基因(靶点)之间的作用与联系,更注意考虑信号转导通路和功能系统的调控。目前国际上创新药物研究的发展趋势呈现两个显著的特点:一是生命科学前沿技术,如功能基因组、蛋白质组和生物信息学等与药物研究紧密结合,以发现和验证新型药物靶点作为主要目标,并取得了显著进展;二是理论和结构生物学、计算机和信息科学等新学科越来越多地参与到新药的发现和前期研究中,由此出现了一些新的研究领域和具有重要应用价值的新技术,它们将对创新药物研究与开发药物产生深远的影响。

在创新药物领域,最值得关注的重大技术进展之一是高内涵筛选技术(HCT)的创立。高内涵筛选是在保持细胞结构和功能完整性的前提下,尽可能地同时检测被筛样品对细胞的生长、分化、迁移、凋亡、代谢途径及信号转导等多个环节的影响,从单一实验中获取多种相关信息,以确定其生物活性和潜在毒性。从技术层面上讲,高内涵筛选是应用具有高分辨率的荧光数码影像系统,在细胞水平上实现检测指标多元化和功能化的筛选技术。该技术使得研究人员在新药研究的早期阶段就有可能获得活性化合物对细胞的毒性、代谢调节和对相关靶点的非特异性作用等多重效应的数据,对于提高发现先导化合物的速率和药物后期开发的成功率具有重要意义。

四、药物的名称

药物的名称包括药物的通用名、化学名、商品名等。

(一)药物的通用名

每一个药品都有一个主要名称,这个名称就是药品的法定名称,我们称这种法定名称为药品通用名。中华人民共和国卫生部药典委员会编写的《中国药品通用名称》(化学工业出版社,1997 年)是中国药品命名的依据。它是以世界卫生组织推荐使用的"国际非专利药品名称(international non-proprietary names for pharmaceutical substance,INN)"为依据,结合我国的具体情况制定的。INN 是新药开发者在新药申请时向政府主管部门提出的正式名称,该名称是文献、教材及资料中以及在药品说明书中标明的有效成分的名称,在复方制剂中只能用它作为复方组分的使用名称。INN 已被世界各国普遍采用。

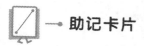
助记卡片

药物通用名特点

INN 为依据,结合国情 2 至 4;中国药品通用名,广泛采用无专利。

中国药物通用名命名规则(Chinese approved drug name,CADN)可概括为"中英对照谐音译,长音节词简缩译,相同词干表同类,响亮顺口中国式"(药名的字数一般为 3 或 4 个字,像中国人的名字)。其中词尾(少数为字头)对应的中文名及其类别见表 0-1。

表 0-1　词尾(少数为字头)对应的中文名及其类别

词尾或词头	英 文 名 称	药 物 类 别
-bufen/-profen	布芬/洛芬	非甾类抗炎药
-caine	卡因	局部麻醉药
-cillin	西林	青霉素类抗生素
cef-	头孢	头孢菌素类抗生素
-conazole	康唑	唑类抗真菌药

续表

词尾或词头	英文名称	药物类别
-dipine	地平	钙拮抗剂
-flurane	氟烷	全身麻醉药
-oxacin	沙星	喹诺酮类抗菌药
-pril	普利	ACE 抑制剂(抗高血压)
-tidine	替丁	H_2 受体拮抗剂(抗消化性溃疡)
-vir	韦	抗病毒药
-xicam	昔康	非甾类抗炎药

(二) 药物的化学名

药物的化学名能准确地反映出药物的化学结构,也是国际通用的名称之一。只有用化学命名法定型的药物名才是最准确的名称,这样的名称不容易造成误解与混杂。中文的药物化学名是根据中国化学会公布的《有机化学命名原则》命名,母体的选定与美国《化学文摘》(Chemical Abstract,CA)系统一致,然后将其他的取代基的位置和名称标出。在具体命名时与有机化合物有类似之处,但也有的不完全相同。对药物基本母核认定常常是最简单的部分,母核的名就是药物的母体名,而母体名通常是化合物的类名,如醇、酸、胺等,其他部分均被看成取代基;取代基的排列顺序也不像有机化学中那样严格按基团的大小顺序规则先小后大。对于手性化合物,规定它的立体构型或几何异构。

问题 1 已知甲氧苄啶化学结构,试写出其化学名称。

分析 该问题是对已知结构的化合物进行化学命名,通常分以下四步进行。

第一步:选母体,定母体名,甲氧苄啶以嘧啶二胺为母体,其余均为取代基。

第二步:编号排序,给母体编号,方法与有机化学中的相同;给多个不同的取代基排出先后次序(实质是有机化学中的顺序规则,其要点是比较直接相连原子的原子序数,大者为大基团;若第一个原子相同,则依次比较第二个、第三个等)。

第三步:写全名称,本例中的化学名为 5-[(3,4,5-三甲氧基苯基)甲基]-2,4-嘧啶二胺。

对于结构复杂的药物的化学名,其排列顺序依次为

构型　　　(旋光方向)　　取代基位次　　个数　　名称　母体名称

R,S 　(d,l,或＋,－)　　1,2,3,4　　　二、三、四等

D,L

顺,反

注意:数码与数码间,数码与符号间用","隔开,数码或符号与汉字之间用半字线"-"隔开。

第四步:检查核对,仔细检查化学名称的各项表述,应与化学结构呈一一对应关系,并从书写格式细节上再进一步核查,确保化学名称准确无误。

问题2 已知盐酸利多卡因的化学名称为 2-(二乙氨基)-N-(2,6-二甲基苯基)乙酰胺盐酸盐一水合物,试写出其化学结构式。

分析 这是由药物的化学名称写出药物化学结构的问题,一般可按照以下五步进行。

第一步:总体想象药物的轮廓。

第二步:细看母体名称,写出母体的结构,并给母体编号。

第三步:看取代基名,并将取代基逐一"翻译"成化学结构式的形式。

第四步:按位置、构型、编号等将取代基"装配"到母体上。

第五步:修饰完善,查对名称与化学结构是否一一对应。

$$
\text{NH-CO-CH}_2\text{-N(CH}_2\text{CH}_3)_2 \cdot \text{HCl} \cdot \text{H}_2\text{O}
$$

正是由于化学名称与化学结构存在一一对应的关系,因此,可根据药物的化学名称写出药物的化学结构。

(三)药品的商品名

药品的商品名可以得到注册保护,是生产厂家为保护其产品的生产权和市场占有权而使用的名称。例如,辉瑞制药有限公司注册的络活喜(Norvasc),为苯磺酸氨氯地平的商品名。

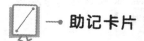**助记卡片**

药物商品名特点
高雅规范不庸俗,不显作用和用途;响亮顺口无规律,注册清楚受保护。

同一种药由不同的企业生产,企业为了使自己的产品和其他企业生产的产品区别开来,就给自己的产品起一个名称,这就是商品名。药品使用商品名是国际制药业的惯例。商品名有利于企业提高产品质量,有利于企业创造品牌,因为它是独有的名称,具有商标的作用,消费者容易将名称和质量联系起来。商品名还有利于药品在使用以后,万一有不良反应,可以有效地进行追踪和溯源,从而有利于药品监管和指导医生用药。

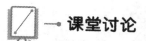**课堂讨论**

你对"一药多名"有什么看法?试说明理由。

商品名的管理十分严格。根据《药品注册管理办法》的规定,只有新化学药品、新生物制品以及具有化合物专利的药品,经过国家药监部门批准,才可以使用商品名。也就是说,并非所有的药品都有商品名,比如说原料药、中药、仿制药就没有商品名。目前,国家

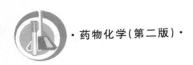

食品药品监督管理总局批准的有商品名的药品只占药品的 4％，其中还包括很多进口药品。

同步检测

一、选择题

（一）单项选择题

1. 下列哪一项不是药物化学的任务？（　　　）
A. 为合理用药提供理论基础　　　　B. 研究药物的化学结构与理化性质
C. 确定药物的剂量和使用方法　　　　D. 开发新药与生产药物

2. 具有治疗、预防、缓解和诊断疾病或调节生理功能、符合药品质量标准并经政府有关部门批准的化合物，称为（　　　）。
A. 药物　　　　B. 化学药物　　　　C. 无机药物　　　　D. 天然药物

3. 苯巴比妥的化学结构如下，其化学名称为（　　　）。

A. 5-苯基-7-硝基-1,3-二氢-2H-1,4-苯并二氮杂䓬-2-酮
B. 5,5-二苯基-2,4-咪唑烷二酮钠盐
C. 1-甲基-5-苯基-3-羟基-7-氯-1,3-二氢-2H-1,4-苯并二氮杂䓬-2-酮
D. 5-乙基-5-苯基-2,4,6(1H,3H,5H)-嘧啶三酮

4. 盐酸普鲁卡因的化学结构如下，其化学名称为（　　　）。

A. 5-乙基-5-苯基-2,4,6(1H,3H,5H)-嘧啶三酮
B. 7-氯-1,3-二氢-1-甲基-5-苯基-2H-1,4-苯并二氮杂䓬-2-酮
C. 2-二乙氨基-N-(2,6-二甲基苯基)乙酰胺盐酸盐一水合物
D. 4-氨基苯甲酸-2-二乙氨基乙酯盐酸盐

5. 药物的名称和结构呈一一对应关系的是（　　　）。
A. 化学名　　　　B. 商品名　　　　C. 通用名　　　　D. 法定名

（二）多项选择题

1. 药物名称中常用的名称有（　　　）。
A. 通用名　　　　B. 俗名　　　　C. 化学名　　　　D. 专利名　　　　E. 商品名

2. 化学药物应具备的特点是（　　　）。
A. 治疗疾病　　　　B. 防治疾病　　　　C. 调节机体功能
D. 化学结构清楚　　　　E. 均是化合物

3. 药物化学研究的主要内容是（　　　）。
A. 药物的分类　　　　B. 药物的化学结构　　　　C. 药物的理化性质
D. 药物的构效关系　　　　E. 药物的体内代谢

二、简答题

1. 药物化学的研究内容和任务包括哪些？

2. 药物的化学名、商品名和通用名有什么特点？

三、综合题

1. 查出下列药物结构及化学名称,并将化学名称与化学结构对照理解。

（1）盐酸氯丙嗪　　　（2）氟尿嘧啶　　　　（3）诺氟沙星　　　　（4）硝苯地平

2. 收集五个以上的化学药品说明书,列出其通用名、化学名和商品名。

（提示:药品的批准文号"国药准（试）字＋1位汉语拼音字母＋8位阿拉伯数字"中汉语拼音字母 H 代表化学药品。）

实训模块

实训 1　药物化学实验基础

第 1 部分　实验室基本知识

一、实验室安全

药物化学实验具有较大的危险性,因此,在进入实验室工作之前,要求实验者对实验课程的内容进行充分的准备,而且要懂得实验室的基本规则,遵守实验室安全操作须知,以避免发生危险。

（一）眼睛安全防护

在实验室中眼睛是最容易受到伤害的。飞溅出的腐蚀性化学药品和化学试剂进入眼睛会引起灼伤和烧伤,飞溅出的碎玻璃片或某些固体颗粒也会使眼睛受到伤害。为了安全起见,在某些实验中,需戴防护目镜。

若化学药品（如酸、碱溶液）溅入眼睛,应迅速用大量的水冲洗眼睛和脸部,并尽快到医院治疗。若固体颗粒（如碎玻璃）飞入眼睛,切记不要搓揉眼睛,要迅速到医院诊治。

（二）预防火灾

药物化学中的合成实验,由于经常使用挥发、易燃的有机试剂或溶剂,容易发生火灾。实验中应严格遵守实验室的规章制度,严格执行实验操作规程,防止火灾的发生。

（1）火源的控制　实验室内禁止吸烟。实验室中使用明火时应考虑周围的环境,当周围有人使用易燃、易爆溶剂时,应严禁明火。

（2）火灾的一般处理方法　①一旦发生火灾,不要惊慌,要迅速切断电源,熄灭火源,并移开易燃物品,就近寻找灭火器材灭火;②容器中少量溶剂起火,可用石棉网、湿抹布或玻璃盖住容器口灭火;③在实验中万一衣服着火,切勿奔跑,否则火借风势会越烧越烈,可就近找到灭火喷淋器或自来水龙头,用水冲淋使火熄灭;④其他着火,采用灭火器进行扑

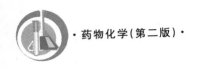

灭,并立即报告有关部门或打"119"火警电话报警。

(三) 割伤、烫伤和化学试剂灼伤处理

(1) **割伤** 遇到割伤时,如无特定的要求,应用水充分清洗伤口,并取出伤口中碎玻璃或其他固体,用无菌的绷带或创可贴进行包扎、保护。大伤口应注意压紧伤口或主血管进行止血,并急送医院。

(2) **烫伤** 因火焰或因触及灼热物体而导致小范围的轻度烫伤、烧伤时,应迅速将受伤部位浸入凉水中,然后涂上蓝油烃烫伤膏或鞣酸油膏。重度大范围烫伤或烧伤时应立即送医院救治。

(3) **化学试剂灼伤** 处理方法因化学试剂不同而不同。①酸:立即用大量水冲洗,再用3%～5%碳酸氢钠溶液淋洗,最后水洗10～15 min,严重者将灼伤部位拭干包扎好后到医院治疗。②碱:立即用大量水冲洗,再用2%乙酸溶液或1%硼酸溶液淋洗,最后再水洗10～15 min。③有机物:用乙醇擦洗可以除去大部分有机物,然后用肥皂和温水洗涤。如果皮肤被酸等有机物灼伤,将灼伤处浸在水中至少3 h,然后请医生处置。

二、化学药品使用中注意的事项

易燃的有机溶剂(特别是低沸点、易燃溶剂)在室温时有较大的蒸气压,当空气中混杂易燃有机溶剂的蒸气达到某一极限时,遇明火即会发生燃烧爆炸。而且有机溶剂蒸气的密度一般比空气大,会沿着桌面或地面飘移至较远处,也会沉积在低洼处。因此,在实验室中切勿乱丢用剩的火柴梗、药品和试剂,以免引起火灾,污染环境,影响身体健康。也不要将易燃溶剂倒入废物缸中,更不能用开口容器盛放易燃溶剂。

三、废品的销毁

碎玻璃和其他尖锐的废物不要丢入废纸篓或类似的盛器中,应该使用专门的废物箱。不要把任何用剩的试剂倒回到试剂瓶中,因为这样不但会对试剂造成污染,还可能发生剧烈的化学反应甚至引起爆炸。

危险的废品,如会放出毒气或能够自燃的废品(活性镍、磷、碱金属等),绝不能丢弃在废物箱或水槽中。不稳定的化学品、不溶于水的化学品以及与水不相溶的溶液禁止倒入下水道,应将它们分类集中后处理。对于能被水溶解的固体、与水相溶的液体特别是腐蚀性液体,必须用大量的水冲洗。

四、常用玻璃仪器和实验装置

(一) 玻璃仪器使用的一般方法与注意事项

(1) 使用时要轻拿轻放,以免弄碎。

(2) 除烧杯、烧瓶和试管外,均不能用火直接加热。

(3) 锥形瓶、平底烧瓶不耐压,不能用于减压系统。

(4) 带活塞的玻璃器皿用过洗净后,在活塞与磨口之间垫上纸片,以防粘连而打不开;万一打不开,可用超声波振荡仪清洗,让其自然松动分开。

（5）温度计的水银球玻璃很薄,易碎,使用时应小心;不能将温度计当搅拌棒使用;温度计使用后应先冷却再冲洗,以免破裂;测量范围不得超出温度计刻度范围。

（二）安装实验装置的一般方法与注意事项

（1）所用玻璃仪器和配件要干净,大小要合适。

（2）搭建实验装置时应根据水源和电源的连接方便与否,按照从下向上、从中间向两边的原则逐个装配。

（3）拆卸时按照从左右两侧向中间、从上到下的原则逐个拆除。

（4）常压下进行的反应装置,应与大气相通,不能密闭。

（5）实验装置要做到严密、正确、整齐、稳妥、端正,磨口连接处要呈一直线,其轴线应与实验台边沿平行。

（三）玻璃仪器的清洗

玻璃仪器用毕后应立即清洗,一般的清洗方法是将玻璃仪器和毛刷淋湿,用毛刷蘸取肥皂粉或洗涤剂,洗刷玻璃器皿的内外壁,除去污物后用水冲洗;当洁净度要求较高时,可依次用洗涤剂、蒸馏水(或去离子水)清洗;也可用超声波振荡仪来清洗。

一般不要使用化学试剂或有机溶剂来清洗玻璃器皿,这样不仅造成浪费,而且可能带来危险,对环境产生污染。

（四）玻璃仪器的干燥方法

玻璃仪器的干燥方法常用的有以下几种。

（1）自然干燥　将仪器倒置,使水自然流下,晾干。

（2）烘干　将仪器放入烘箱内烘干,仪器口朝上;也可用气流干燥器烘干或用电吹风吹干。

（3）有机溶剂干燥　急用时可用有机溶剂助干,用少量95％乙醇或丙酮荡涤,把溶剂倒入回收瓶中,然后用电吹风吹干。

五、实验的预习、记录和报告

进行药物化学制备实验时,要了解每个实验是怎样设计和如何构成的,影响每个反应的主要因素有哪些。应当熟悉实验的整体构架,把握实验的全过程,全方位熟悉实验的安排与操作,并在操作中逐渐理解实验的设计思想。

（一）实验预习

在实验前,仔细阅读实验内容并了解相关知识。预习工作包括:了解反应原理,可能发生的副反应、反应机制,实验操作方法,产物提纯的原理和方法,注意事项及实验中可能出现的危险及处置办法,应做出详细的预习报告;同时,还要了解反应中化学试剂的化学计量用量,对化学试剂和溶剂的理化常数等要记录在案,以便查询。

（二）操作与记录

实验者要亲自动手完成实验操作,要仔细观察与比较实验现象,并做好记录。实验记录应记在专门的实验记录本上,实验记录本应有连续的页码。所有观察到的现象、实验时

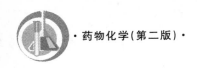·药物化学（第二版）·

间、原始数据、操作和后处理方法、步骤均应及时、准确、客观、真实、详细地记录在实验记录本上，并签名，以保证实验记录的完整性、连续性和原始性。

（三）实验报告

实验报告是学习者通过实验获得学习成果的反映，也是对整个实验进行的总结和回顾。实验报告中报道的实验结果，应包括产物的颜色、状态、物理常数、产量、产率等。在实验报告中还可通过回答实验中提出的问题和讨论实验中观察到的现象，充分发表实验者的想法、建议及改进意见。

常见性质实验报告的参考格式如下：

实 验 题 目

实验人：　　　　实验日期：　　　　天气：　　　　室温：

一、实验目的

二、实验原理

三、主要试药、试剂及仪器

四、实验操作及实验现象

实验项目	实 验 操 作	发生的现象及对现象的解释

常见药物合成实验报告的格式如下：

实 验 题 目

实验人：　　　　实验日期：　　　　天气：　　　　室温：

一、实验目的

二、实验原理

（一）化学反应原理

主反应：写出平衡的反应式，并在结构式或分子式下标出相对分子质量。

副反应:将可能发生的副反应列出,并将与反应有关的辅助反应列出。

(二)反应终点控制原理

(三)分离精制原理

三、主要试药、试剂及仪器

试药及试剂规格及用量(在备注中注明过量的试药、收率,计算基础试药等)可列表或文字叙述。

四、实验操作及实验现象

时　间 (按操作先后顺序)	实 验 操 作 (实际操作记录,必要时画出操作流程图和实验装置示意图)	发生的现象及对现象的解释 (及时记录观察到的现象,进行必要的解释)

五、有关计算和结果讨论

第2部分　实验常用装置及其应用

药物化学实验常用玻璃仪器装置,一般用铁夹依次固定在铁架上。铁夹的双钳应贴有橡皮、绒布等软性物质,或缠上石棉绳、布条等。若用铁钳直接夹住玻璃仪器,则容易将仪器夹坏。

用铁夹夹玻璃器皿时,先用左手手指将双钳夹紧,再拧紧铁夹螺丝,待夹钳手指感到螺丝触到双钳时,即可停止旋动,做到夹物不松不紧。

以回流装置(见图 0-1(a))为例,安装仪器时先根据热源高低用铁夹夹住圆底烧瓶瓶颈,垂直固定于铁架上。铁架应正对实验台外面,不要歪斜(铁架歪斜将导致重心不稳)。然后将球形冷凝管下端正对烧瓶口,用铁夹垂直固定于烧瓶上方,再放松铁夹,将冷凝管放下,把磨口塞紧后,再将铁夹稍旋紧,固定好冷凝管,使铁夹位于冷凝管中部偏上位置。用合适的橡皮管连接冷凝水,进水口在下方,出水口在上方。最后按图 0-1(a)所示在冷凝管顶端安装干燥管。

(一)回流装置

很多药物的化学合成反应需要在反应体系的溶剂或液体反应物的沸点附近进行,这时就要用回流装置(见图 0-1)。图 0-1(a)是防潮加热回流装置;图 0-1(b)是可以吸收反应中生成气体的回流装置,适用于回流时有水溶性气体(如 HCl、HBr、SO_2 等)产生的实验;图 0-1(c)为回流时可以同时滴加液体的装置;图 0-1(d)为普通回流装置。回流加热前

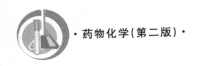

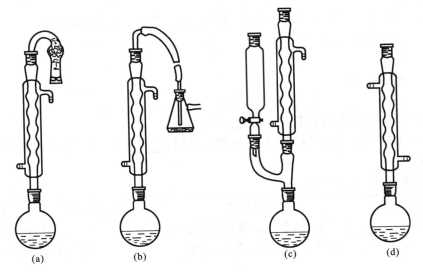

图 0-1　回流装置

应先放入沸石,通上冷却水。根据瓶内液体的沸腾温度,可选用水浴、油浴或石棉网直接加热等方式。条件允许时,一般不采用直接用明火(而要隔着石棉网)加热的方式。回流的速率应控制在液体蒸气浸润不超过冷凝装置上的两个球为宜。

(二)蒸馏装置

蒸馏是分离两种以上沸点相差较大的液体和除去有机溶剂的常用方法。几种常用的蒸馏装置如图 0-2 所示。其中图 0-2(a)所示为最常用的蒸馏装置,由于这种装置出口处与大气相通,容易逸出馏出物蒸气,因此,蒸馏易挥发的低沸点液体时,需将接液管的支管连上橡皮管,通向水槽或室外。另外,支管口接上干燥管时,可用做防潮的蒸馏装置。

图 0-2(b)是应用空气冷凝管的蒸馏装置,常用于蒸馏沸点在 140 ℃以上的液体。若使用直形冷凝管,由于液体蒸气温度较高而会使冷凝管炸裂。图 0-2(c)为蒸馏较大量溶剂的装置。该装置中液体可自滴液漏斗不断地加入,既可调节滴入和蒸出的速度,又可避免使用较大的蒸馏瓶。

(三)气体吸收装置

气体吸收装置如图 0-3 所示,用于吸收反应过程中生成的有刺激性和水溶性的气体(如 HCl、SO_2 等)。其中图 0-3(a)和(b)可作为少量气体的吸收装置。图 0-3(a)中的玻璃漏斗应略微倾斜,使漏斗口一半在水中,一半在水面上。这样,既能防止气体逸出,又可防止水被倒吸至反应瓶中。反应过程中如有大量气体生成或气体逸出很快,可使用图 0-3(c)所示的装置,水从上端流入(可利用冷凝管流出的水)抽滤瓶中,在恒定的平面上溢出。粗玻管恰好伸入水面,被水封住,使气体能被水吸收。其中粗玻管也可用 Y 形管代替。

(四)搅拌装置

(1)搅拌装置　如果反应是在非均相溶液中进行的,或反应物之一是逐渐滴加的,为

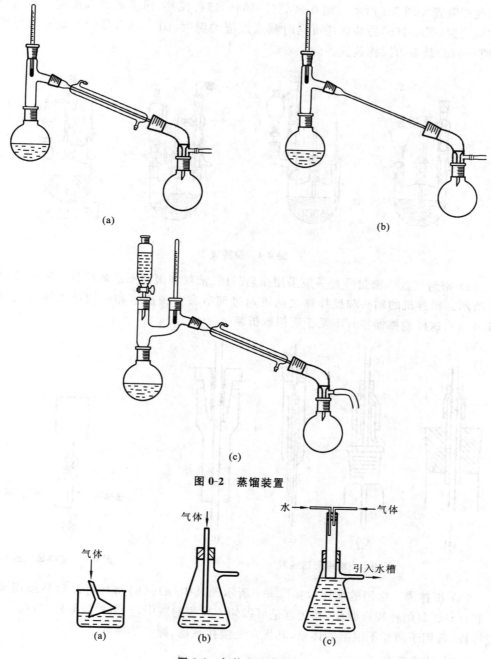

图 0-2　蒸馏装置

图 0-3　气体吸收装置

了尽可能使反应物迅速均匀地混合,需要进行搅拌操作;有时反应产物是固体,如不搅拌将影响反应的顺利进行,也需要进行搅拌操作。搅拌操作可避免因局部过浓、过热而导致其他副反应发生或有机物分解。可进行搅拌操作的装置称为搅拌装置。在许多合成实验中使用搅拌装置不但可以较好地控制反应温度,同时也能缩短反应时间和提高产率。常

15

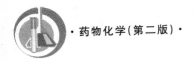

用的搅拌装置如图 0-4 所示。图 0-4(a)是可同时进行搅拌、回流和自滴液漏斗加入液体的实验装置,图 0-4(b)的装置还可同时测量反应的温度,图 0-4(c)是带干燥管的搅拌装置,图 0-4(d)是磁力搅拌装置。

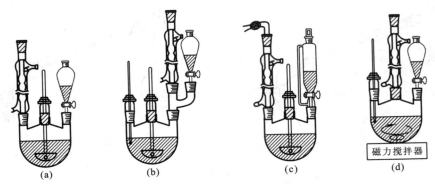

图 0-4 搅拌装置

　　(2) 密封装置　密封装置一般采用简易封闭、液封和聚四氟乙烯搅拌头密封等,如图 0-5 所示。搅拌机的轴头和搅拌棒之间可通过两节真空橡皮管和一段玻璃棒连接(如图 0-6 所示),这样搅拌器导管不至于磨损或折断。

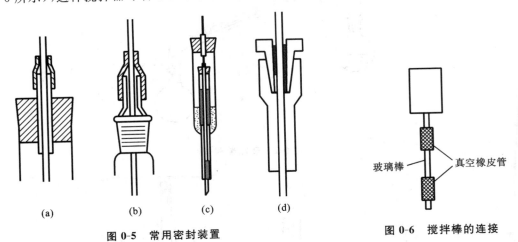

图 0-5 常用密封装置　　　　　　　　　　　　　　　图 0-6 搅拌棒的连接

　　(3) 搅拌棒　常用的搅拌棒如图 0-7 所示。其中(a)、(b)两种可以容易地用玻璃棒弯制;(c)、(d)两种较难制作,其优点是可以伸入狭颈的瓶中,且搅拌效果较好;(e)为筒形搅拌棒,适用于两相不混溶的体系,其优点是搅拌平稳、搅拌效果好。

　　(五) 抽滤装置

　　在药物化学实验中,为了使过滤操作进行得快,常用布氏漏斗进行抽滤。滤纸应小于布氏漏斗的底面,以能刚好盖住小孔为宜;在抽滤之前必须用同一溶剂将滤纸润湿;为防止抽滤时抽破滤纸,可采用双层滤纸抽滤。抽滤装置如图 0-8 所示。

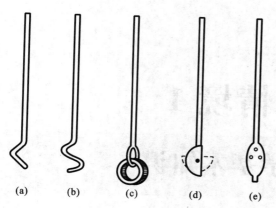

图 0-7　搅拌棒

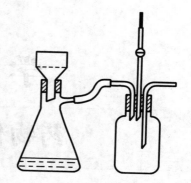

图 0-8　抽滤装置

学习情境 1

药物化学基本知识

学习目标

 能力目标

（1）能写出药物发生水解和自动氧化反应的结构类型和影响因素，以及药物代谢反应的类型。

（2）能应用预防变质反应发生的相关措施解决稳定性较差药物的制剂调配和储存问题。

（3）能解释自动氧化、邻助作用、代谢反应的概念，能区分结构特异性药物和结构非特异性药物。

（4）能应用几种常见药物的变质反应设计药物的化学稳定性实验，能分析药物的理化性质、结构因素对药效的影响。

（5）能说明药物的基本结构、先导化合物和前药的概念，知晓药物结构修饰的目的和常用方法。

（6）能说出药物研发中两大基本任务，懂得电子等排原理在药物研究中的应用。

 知识目标

（1）了解药物变质反应的类型、机制以及 CO_2 对药物质量的影响，药物代谢反应的催化酶系和药物代谢的生物效应。

（2）了解药物作用的体内靶点、产生药效的体内过程，以及分子容积和原子间距离对药效的影响。

（3）理解药物的化学结构与水解、自动氧化等变质反应的关系，理解各种代谢反应类型的特点。

（4）理解结构特异性药物和结构非特异性药物的基本概念，理解电子云密度、官能团、键合特性和立体异构对药效的影响。

（5）掌握药物发生水解和自动氧化反应的结构类型，掌握影响药物水解、自动氧化的外界因素和相应的预防措施,掌握药物代谢反应的类型。

(6)掌握构效关系和基本结构的概念,掌握药物的理化性质对药效的影响。

(7)掌握结构修饰、先导化合物和前药的概念,熟悉药物结构修饰的目的和常用方法。

(8)了解电子等排和前药原理在药物研究中的应用。

 素质目标

充分了解药物的变质反应、药物在体内的代谢以及药物的结构,增强对药物的认识。

知识模块

1.1 药物的变质反应

研究药物的化学稳定性即变质反应对于安全用药是十分必要的。药物在生产、制剂、储存、调配以及使用过程中,由于自身结构或外界因素的影响会发生变质反应,从而导致疗效降低或失效,甚至产生毒副作用,进而影响用药的安全性、有效性和经济性。

药物的变质反应有水解、自动氧化、异构化、脱羧、脱水、聚合等多种类型,其中水解和自动氧化是最常见的类型。探讨药物变质反应的规律,采用适当措施防止或延缓药物变质,可以保证药物的质量和疗效。

一、药物的水解反应

(一)水解反应的类型与水解过程

水解反应是一类常见而重要的药物变质反应,包括盐类、酯类、酰胺类及其衍生物、苷类、醚类、卤烃类以及其他结构类型药物的水解。

1)盐的水解

盐的水解是指盐和水作用产生酸和碱的反应。盐的水解反应一般可逆,若生成的酸或碱是难溶于水的沉淀,水解反应就向右进行,而几乎可以完全水解。有机药物的强酸强碱盐在水中只解离而不水解。有机弱酸强碱盐、强酸弱碱盐、弱酸弱碱盐在水溶液中都会发生不同程度的水解反应,如磺胺嘧啶钠的水解。

$$H_2N-\!\!\!\bigcirc\!\!\!-SO_2N\!\!<\!\!^{N}_{Na}\!\!>\!\! +H_2O \Longrightarrow H_2N-\!\!\!\bigcirc\!\!\!-SO_2N\!\!<\!\!^{N}_{H}\!\!>\!\! +NaOH$$

需要注意的是,单纯的盐类水解一般不改变有机药物的活性分子结构,不会引起药物变质,但是水解产生的沉淀或混浊会影响制剂的稳定性和使用。

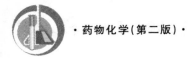

2）酯类的水解

酯类（RCOOR′）药物的水解最普遍。酯类药物包括无机酸酯、脂肪酸酯、芳酸酯、芳链烃酸酯、杂环羧酸酯及内酯等，均能发生水解反应，产生相应的酸和羟基化合物。无机酸酯还包括亚硝酸酯、硝酸酯、硫酸酯及磷酸酯等。

酯类药物在酸、碱和亲核试剂催化下均易发生不同程度的水解：①酯在酸催化下的水解为可逆过程；②酯在碱催化下的水解最后一步为不可逆过程；③酯在亲核试剂催化下的水解与碱催化水解基本相似。

以下以酯在碱催化下的水解为例，说明水解机制。

$$\underset{a}{R-\overset{\displaystyle O}{\overset{\|}{C}}-OR'} \underset{}{\overset{OH^-}{\rightleftharpoons}} R-\overset{\displaystyle O^-}{\underset{\displaystyle OH}{\overset{|}{\underset{|}{C}}}}-OR' \rightleftharpoons R-\overset{\displaystyle O^-}{\overset{|}{C}}-OH+OR'^- \overset{\text{质子转移}}{\underset{\text{不可逆}}{\longrightarrow}} \underset{b}{R-\overset{\displaystyle O}{\overset{\|}{C}}-O^-+HOR'}$$

氢氧根离子进攻带部分正电荷的羰基碳原子而形成负离子，烷氧负离子离去，质子转移而形成羧酸盐和羟基化合物。由于 b 阶段是不可逆的，使水解速率更快，反应也更完全、彻底，故酯类药物在碱性条件下最不稳定。

3）酰胺类及其衍生物的水解

胺类（RCONHR′）包括链酰胺、芳（杂）酰胺和内酰胺等，均能在一定条件下水解，水解机制与酯类相似，产物为羧酸和胺类化合物。其衍生物酰肼类（RCONHNH$_2$）、酰脲类（RCONHCONHR′）也都易水解。如对乙酰氨基酚、异烟肼的水解等。

（对乙酰氨基酚水解：对羟基苯环 NHCOCH$_3$ $\underset{-H_2O}{\overset{+H_2O}{\rightleftharpoons}}$ 对羟基苯环 NH$_2$ +CH$_3$COOH）

（异烟肼类似结构 CONHNH$_2$ $\underset{-H_2O}{\overset{+H_2O}{\rightleftharpoons}}$ COOH +NH$_2$NH$_2$）

4）苷类、醚类的水解

苷类、醚类，如氨基糖苷类、苯海拉明等，均含有类似的结构（R—O—R′）。在酶或酸性条件下较易水解，一般是醚键受质子进攻，进而水解为两分子含醇羟基的化合物。

$$R-O-R' \overset{H^+}{\longrightarrow} R-\overset{+}{\underset{\displaystyle H}{\overset{|}{O}}}-R' \overset{H_2O}{\longrightarrow} R-\overset{\displaystyle H}{\underset{\displaystyle OH_2^+}{\overset{|}{\underset{|}{O}}}}-R' \overset{-H^+}{\longrightarrow}ROH+R'OH$$

5）卤烃类的水解

结构中含有活性较大的卤素的药物亦可水解，如氯胺 T、氮芥类等，因易水解，多制成粉针剂。

6）其他结构类型药物的水解

其他结构类型的药物在一定条件下也可以发生水解,如肟类药物、腙类药物等也易水解。

前药常常利用体内的水解酶,将原本没有生物活性的物质,经酶性水解,代谢活化成有活性的物质,从而赋予药物优良的药剂学、药代动力学性质。

（二）影响水解的结构因素

药物的水解性主要由化学结构决定。易水解基团的特性及其邻近取代基的电性效应和空间效应是影响药物水解性的内因。下面主要讨论结构因素对羧酸衍生物类药物水解的影响。

1）电性效应

羧酸衍生物类药物（RCOX）的水解难易取决于酰基碳原子所带正电荷的大小。若 R 和 X 使酰基碳原子所带正电荷增大,则有利于亲核试剂进攻,水解速率加快;反之,则水解速率减慢。

当 RCOX 的 R 相同而 X 不同时,离去酸（C—X 键断裂,X 和质子形成 HX,称为离去酸）酸性越强,越易水解。因为离去酸酸性强弱顺序是 $HOAr > HOR' > H_2NCONHR' > H_2NNH_2 > NH_3$,所以羧酸衍生物类药物水解速率的快慢顺序是酚酯＞醇酯＞酰脲＞酰肼＞酰胺。

2）空间效应

（1）在水解基团邻位引入体积较大的非亲核性取代基时,因产生空间位阻,不利于亲核试剂的进攻,而使水解减弱。如氯普鲁卡因和三甲卡因比普鲁卡因稳定,利多卡因比普鲁卡因稳定,哌替啶也较稳定（不易水解）。

（2）酰基邻近有亲核基团时,发生分子内亲核进攻,可起催化作用而使水解加速（称为邻助作用）。

（三）影响水解的外界因素及预防水解的措施

1）水分

水分是水解的必要条件。易水解的药物在生产、储存和使用中应注意防潮、防水。可使用塑料或金属膜分片包装易水解的药片;极易水解药物的注射剂必须做成粉针剂,并控制含水量;某些易水解的药物必须做成溶液剂时,可选用介电常数比水小的溶剂。

2）酸碱度

水解速率和溶液的 pH 值有关。一般羧酸衍生物、卤烃类和多肽类等药物在强酸、碱性条件下易水解,而苷类、醚类和多糖类在酸性条件下易水解。因此,加缓冲剂将药液调节至水解速率最快时的 pH 值（称为最稳定的 pH 值）,是延缓水解的有效方法。选用缓冲剂时应考虑其对药物的稳定性、溶解度和疗效等的影响。

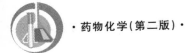

3）温度

许多药物的水解速率因升温而加快，因而在药物的生产和储存中应注意控制温度。确定注射剂的灭菌温度和灭菌时间时应充分考虑药物水溶液的稳定性。

4）赋形剂和溶剂的影响

硬脂酸钙与硬脂酸镁是片剂常用的赋形剂，与某些药物共存时可促进该药物的水解。药物溶解在介电常数大的溶剂中水解速率快，如氨苄青霉素用5%的葡萄糖作溶剂时，效价迅速损失。

二、药物的自动氧化反应

很多有机药物具有还原性，能发生氧化反应。药物在被氧化试剂氧化时，发生化学氧化反应；药物在储存过程中被空气中氧气缓慢氧化时，则发生自动氧化反应。药物的自动氧化反应是导致药物变质的主要原因之一。

（一）自动氧化的结构类型

药物发生自动氧化的结构类型包括酚类与烯醇类、芳胺类、巯基类、碳碳双键类、杂环类及其他类型。

（1）酚类与烯醇类　酚类（ArOH）结构的药物均易发生自动氧化反应而生成有色的醌类化合物。烯醇类（RCH=CH—OH）的自动氧化与酚类相似，如去甲肾上腺素在空气中易氧化为红色的去甲肾上腺素红，进一步聚合为棕色的多聚体。

$$HO \text{—} \bigcirc \text{—} CH\text{—}CH_2\text{—}NH_2 \xrightarrow{\text{氧化}} O=\bigcirc=O \text{—} CH\text{—}CH_2\text{—}NH_2 \xrightarrow{\text{聚合}} \text{棕色多聚体}$$

红色

（2）芳胺类　具芳伯氨基结构（ArNH₂）的药物易自动氧化为有色的醌类、偶氮和氧化偶氮类化合物，如普鲁卡因、磺胺类药物等。

（3）巯基类　含巯基的药物（R—SH）都较易氧化为二硫化合物，如二巯丁二钠、卡托普利等。

（4）碳碳双键类　具有碳碳不饱和双键类型的药物易被氧化为环氧化物，如维生素A。

（5）杂环类　含呋喃环、吲哚环、噻吩环、噻唑环、咯嗪环及吩噻嗪环等杂环结构的药物都能不同程度地被氧化。反应比较复杂，可生成开环化合物或醌型化合物，或在杂原子上生成氧化物。

（6）其他类　醛类、仲醇类等易自动氧化为相应的酸和酮。

$$\bigcirc\text{—}OH \xrightarrow{[O]} \bigcirc\text{=}O$$

（二）药物氧化的类型

药物的氧化一般可分为自动氧化及化学氧化两类。自动氧化基本上是由空气中的氧气自发引起的自由基链式自氧化,包括链引发、链延长、链终止三个阶段。而化学氧化多为化学氧化剂引起的离子型反应,用于定性鉴别和含量测定等。药物氧化的发生因药物的结构、氧化剂的种类、氧化条件不同而不同。氧化是药物降解的主要途径。在有机化学中脱氢过程一般叫氧化。药物的氧化过程通常为自动氧化过程,是在空气中氧气的影响下自动进行的、缓慢的氧化过程。有些金属离子是自由基自氧化反应的催化剂。

(三)影响自动氧化的结构因素

从自动氧化机制来看,如果药物结构有利于形成 C—H 键的均裂和 O—H、N—H 和 S—H 键的异裂,则自动氧化反应容易发生。现分述如下。

(1)C—H 键的自动氧化 一般 C—H 键的解离能越小,越易均裂成自由基,越易自动氧化。醛基的 C—H 键、苯环侧链烷基 C—H 键以及醚、醇、胺、烯烃的 α 位 C—H 键,因受邻近极性基团的吸电子诱导效应影响,C—H 键电子云密度减小,致使键合能力减弱,解离能较小,故较易均裂氧化。其中含醛基的药物最易氧化。

(2)O—H 键的自动氧化 O—H 键易被氧化,这是由于苯环和氧原子间存在 p-π 共轭,使电子云偏向苯环,O—H 键易断裂,有利于形成苯氧负离子,故易发生异裂自动氧化。儿茶酚胺类拟肾上腺素药都是邻二酚结构,相当于增加了一个供电子的羟基,羟基数越多,越易发生自动氧化反应。苯环上引入氨基、羟基、烷氧基及烷基等供电子基时,易发生自动氧化反应,如吗啡、维生素 E 等。苯环上若引入羧基、硝基、磺酸基及卤素原子等吸电子基,则较难发生自动氧化反应。

(3)N—H 键的自动氧化 胺类的 N—H 键可异裂氧化。芳胺比脂肪胺更容易自动氧化。因为芳胺的 N 原子上 p 电子与苯环发生 p-π 共轭,致使苯环上的电子云密度偏大,故易被氧化。与苯酚相似,苯环上的取代基类型对芳胺的氧化有重要影响。如磺胺类药物的芳伯氨基因对位磺酰氨基的吸电子效应,还原能力明显不如苯胺强。

(4)S—H 键的自动氧化 巯基的 S—H 键比酚类或醇类的 O—H 键更易自动氧化,是由于硫原子半径比氧原子大,硫原子核对核外电子约束力较弱,易给出电子。如半胱氨酸极易被氧化,常用做油溶性抗氧化剂。

(四)影响自动氧化的外界因素

影响自动氧化的外界因素有氧气、光线、酸碱度、温度、重金属离子等。

(1)氧气 氧气是发生自动氧化的必要条件,因此常采取下列措施防止还原性药物的氧化:①避免与氧气接触;②密封药物;③安瓿充惰性气体;④注射用水预先煮沸排氧;⑤加抗氧化剂。

(2)光线 日光中的紫外线能催化自由基的形成,从而加速药物的自动氧化,且光照导致药物温度升高亦可加速氧化。采取黑纸包裹或棕色容器盛放药品,是避光抑制氧化的有效措施。

(3)酸碱度 自动氧化一般在碱性条件下易发生,在酸性条件下较稳定。将药液调至最稳定的 pH 值,是延缓氧化的有效方法。

(4)温度 氧化因升温而加速,在药物的生产、制剂及储存过程中应注意控制温度。

(5)重金属离子 微量重金属离子,如铁、铜、锌等可催化药物的自动氧化。可以在

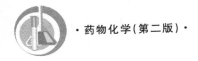

药液中添加 EDTA 等螯合剂来掩蔽重金属离子,以消除或减弱其催化作用。

三、药物的其他变质反应

（一）异构化反应

一些药物在光照、受热及溶液 pH 值改变时会发生顺反异构、旋光异构和差向异构等异构化反应,导致药物变质、疗效降低,甚至产生副作用。

（二）脱羧、脱水反应

某些药物受酸、碱等因素影响,会发生脱羧或脱水反应而变质,如对氨基水杨酸钠能发生脱羧反应,吗啡和红霉素遇酸可发生脱水反应。

（三）聚合反应

聚合反应也是引起药物变质的常见反应。如葡萄糖、维生素 C 等易发生聚合反应而变色;氨苄青霉素易聚合成大分子,从而引发机体过敏反应。

1.2 药物的代谢反应

药物在体内的代谢反应分为Ⅰ相代谢和Ⅱ相代谢。Ⅰ相代谢主要是通过氧化、还原、水解等反应,使药物化学结构发生改变,并在代谢物分子中引入或暴露出羟基、氨基、巯基、羧基等极性基团,从而增强水溶性,以利于排泄;Ⅱ相代谢主要是通过结合反应,使Ⅰ相代谢物与活化的内源性极性分子作用生成水溶性更强的结合物,易于排泄。但也有的药物不经Ⅱ相代谢,仅Ⅰ相代谢后即排出体外。整个代谢反应通常是使药物分子灭活并被排出体外。其中Ⅰ相代谢对药物的生物效应影响最大,一般是使药物活性下降或消失,有时也会产生活性物质或毒性物质;Ⅱ相代谢主要是使药物灭活。

由于酶的作用有选择性,药物结构不同,代谢方式也不一样,以下主要按代谢反应类型进行讨论。

一、氧化反应

氧化反应是药物在体内常见的代谢反应,主要是在体内氧化酶系的催化下进行,体内重要的氧化酶系一般分为肝微粒体酶系和非微粒体酶系。前者是以肝中细胞色素 P450 为主体的双功能氧化酶系,对底物结构选择性较低,主要催化芳烃和饱和烃基的羟基化、不饱和烃基的环氧化、杂原子去烃基化、$N(S)$-氧化、氧化脱胺、脱硫等多种代谢氧化反应。后者存在于肝外组织,常见的有醇（醛）脱氢酶、单胺氧化酶等,有结构选择性,能专一地进行醇、醛和胺类的氧化。

常见的不同结构类型药物的氧化代谢反应如下。

（一）芳烃的氧化

芳香环被混合功能氧化酶催化,生成酚羟基化合物,是经过环氧化合物（epoxide）的机制。反应部位一般在苯环位阻较小的位置(常在对位或邻位)羟基化。代谢有立体异构体的选择性。中间体环氧化物有致肝坏死的毒性。

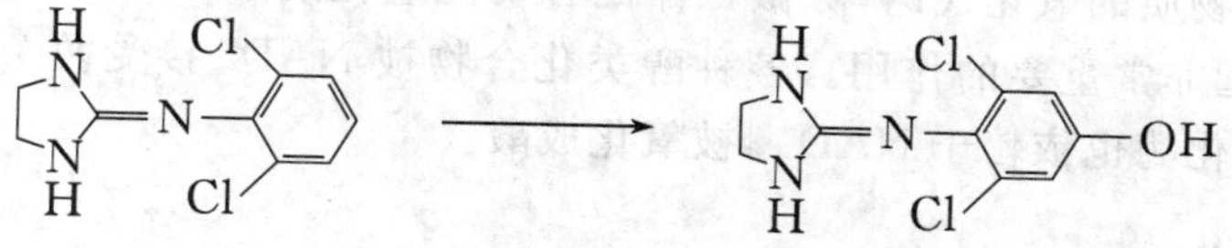

可乐定

（二）烯烃的氧化

细胞色素 P450 混合功能氧化酶系是氧化性很强的环氧化催化酶,可把碳-碳双键加氧氧化,形成环氧化物。

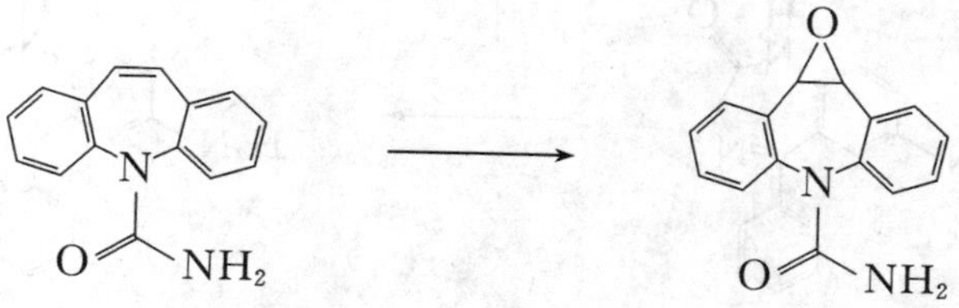

卡马西平

（三）含氧药物的氧化

含氧药物主要包括醚类、醇类、醛类。其中醚类主要发生 *O*-去烃基化,代谢与立体效应、电子效应和取代基有关;醇类药物氧化为醛、酮、酸;醛类氧化成酸。

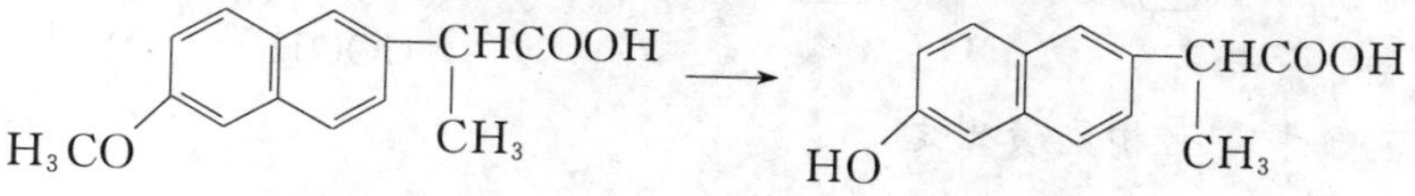

萘普生

$$CH_3CH_2OH \longrightarrow CH_3CHO \longrightarrow CH_3COOH$$
$$Cl_3CCH(OH)_2 \longrightarrow Cl_3CCOOH$$

（四）胺类药物的氧化

仲胺、叔胺发生 *N*-去烃基化。烃基越小,越易脱去。伯胺、仲胺发生氧化脱氨反应。叔胺和含 N 芳杂环主要生成稳定的 *N*-氧化物。

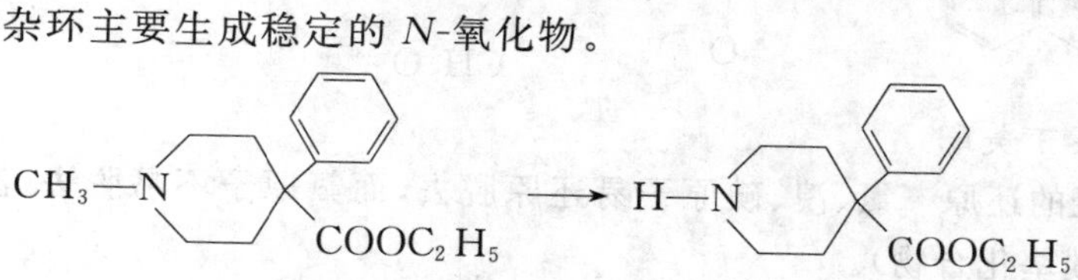

哌替啶

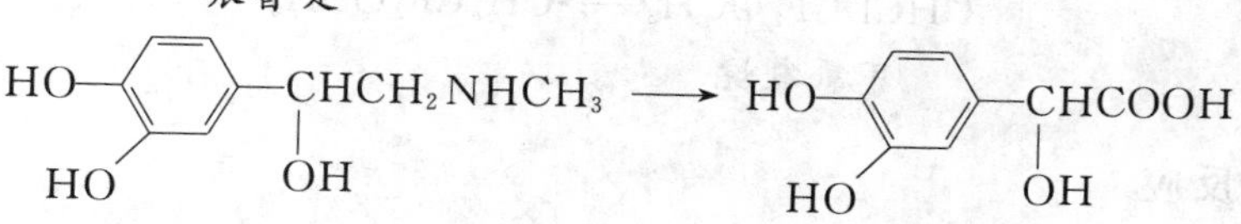

肾上腺素

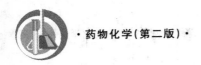

（五）其他氧化过程

对于外源性物质的氧化代谢,除微粒体混合功能氧化酶系外,醇脱氢酶（ADH）和醛氧化酶（AO）也起非常重要的作用。各种醇类化合物被 NAD^+ 接受两个氢,变成相应的醛或者酮。醛氧化酶也依赖于 NAD^+,被氧化成酸。

二、还原反应

还原反应是药物在体内又一重要的代谢反应,它有时使药物产生毒性较大的物质。常见的不同结构类型药物的还原代谢反应如下。

（1）硝基的还原　芳香硝基主要被还原成芳香氨基的代谢物。

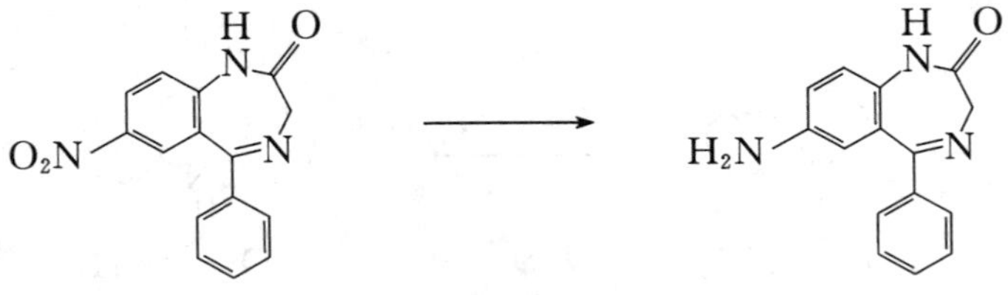

硝西泮

（2）偶氮键的还原　偶氮键断裂生成两个含氨基（芳伯氨基）的代谢物。

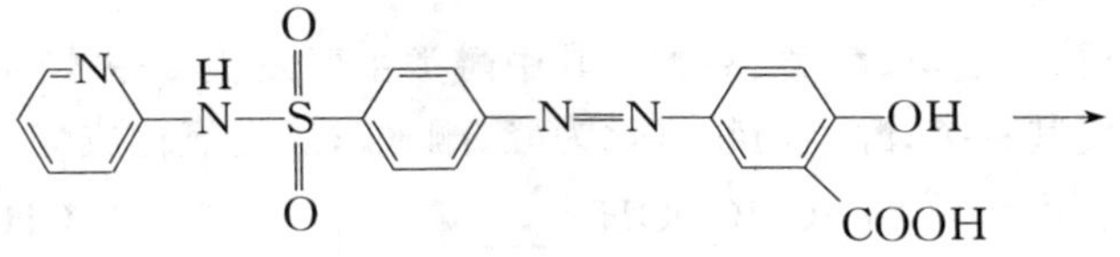

柳氮磺吡啶

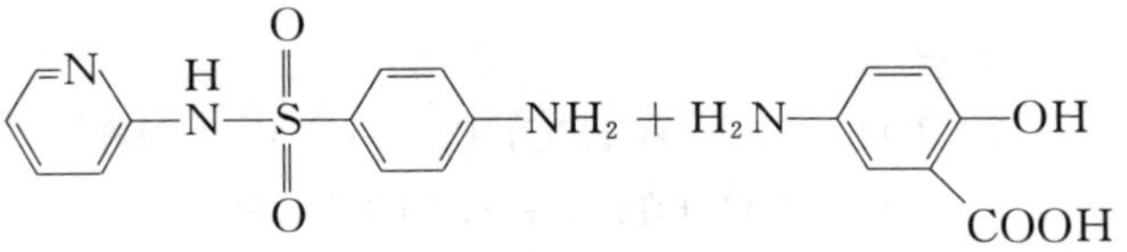

（3）羰基的还原　含酮基药物还原为仲醇类代谢物,代谢有立体选择性。

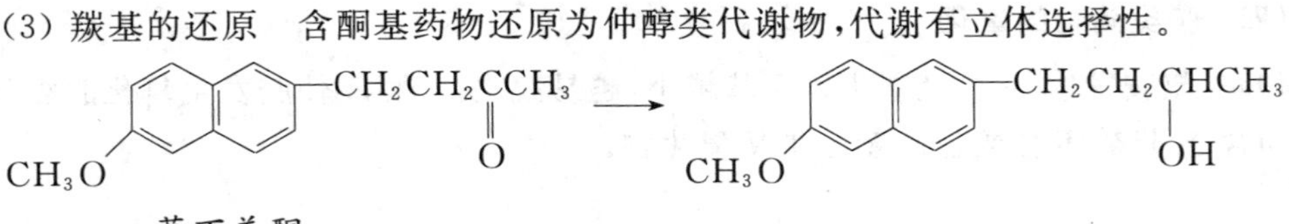

萘丁美酮

（4）卤代烃的还原　氯、溴、碘原子易还原脱去,而氟原子不易脱去（注:卤代烃也能脱卤素氧化得羰基化合物）。

$$CHCl_2CF_2OCH_3 \longrightarrow CH_3CF_2OCH_3$$

甲氧氟烷

三、水解反应

体内最常见的水解反应是酯类和酰胺类的水解。羧酸酯、硝酸酯、磺酸酯等酯类药物容易被存在于血浆和肝中的酯酶水解为酸和羟基化合物,酰胺类药物则被酰胺酶水解为酸和胺。水解一般使有机药物分子破坏而失去活性,代谢物都有一定的水溶性,易于排泄。

四、结合反应

结合反应又称为轭合反应,是指活化后的葡萄糖醛酸(UDPGA)、硫酸基(PAPS 提供)、氨基酸、谷胱甘肽(GSH)等内源性极性分子,在转移酶的催化下,与药物或 I 相代谢物分子中的羟基、氨基、羧基或巯基等极性基团作用形成结合物。结合反应使药物或 I 相代谢物在去活化、去毒的基础上,大多转化为极性更大的水溶性物质,从而更易于排泄。常见的结合反应类型如下。

(1)与葡萄糖醛酸结合 该类型最普遍,共有 O-、S-、N-、C-葡萄糖苷醛化四种结合类型,多种极性基团能发生这种结合,结合物含可解离的羧基和多个羟基,无活性,水溶性增强。

(2)与硫酸结合 含羟基、氨基、羟氨基的底物能生成硫酸酯,水溶性增强,毒性降低。但醇羟基和羟氨基形成的硫酸酯不稳定,水解生成亲电基团,反而增加药物的毒性。

(3)与氨基酸结合 脂肪酸、芳基烷酸、芳香羧酸、杂环羧酸类药物能与氨基酸(甘氨酸最常见)结合,结合物水溶性增强,有立体选择性。

(4)与谷胱甘肽结合 谷胱甘肽含巯基、氨基,它们是强亲核基团,与亲电性代谢物,如环氧化物、N-氧化物、羟胺、酰卤等结合,有去毒灭活作用,结合物水溶性增强。结合反应有亲核取代、酰化、加成、还原等。

对乙酰氨基酚毒性代谢物

以上所介绍的药物代谢反应主要是比较常见的、典型的代谢方式,所举实例也只能反映某个药物单一的代谢反应。实际上绝大多数药物的代谢都是比较复杂的,有的药物(如氯丙嗪)甚至有上百种代谢方式,能产生上百种代谢产物。

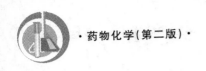

1.3 药物的构效关系

一、构效关系的概念

构效关系(structure activity relationship,SAR)是指药物的化学结构与生物活性(包括药理与毒理作用)之间的关系,是药物化学的核心内容之一,也是药物化学和分子药理学长期以来所共同探讨的问题。

二、结构特异性药物和结构非特异性药物

根据药物在体内分子水平上的作用方式,可将其分为结构非特异性药物和结构特异性药物两种类型。前者的生物活性(药理作用)主要受药物分子的各种理化性质影响,与化学结构关系不大:当结构有所改变时,对生物活性无明显影响。后者的生物活性除与药物分子的理化性质相关外,主要取决于药物的化学结构,即受药物分子和受体的相互作用影响,药物结构稍加改变,就会直接产生药效学变化。大多数药物属于后一种类型。

三、决定药效的主要因素

(一) 药物发生药效的生物学基础

与药物在体内发生相互作用的生物大分子称为药物的作用靶点,即致病基因编码的蛋白质和其他生物大分子,如酶、受体、离子通道、核酸等。分子生物学和分子药理学等新兴学科的出现,为阐明许多生物大分子与疾病发生的关系作出了重要的贡献。合理化药物分子设计就是基于生命科学研究揭示的药物体内作用靶点的结构特征,设计药物新分子,以期发现选择性地作用于靶点的新药的设计过程。

药物的体内过程是吸收、分布、代谢和排泄,其中的每一个过程都影响药物的药效。药物发生药效的决定因素有两个:一是药物必须以一定的浓度到达作用部位,药物的转运过程(吸收、分布、排泄)将影响药物在作用部位的浓度,而转运过程又受药物理化性质的影响,因此这一因素由药物的理化性质决定,也是结构非特异性药物生物活性的决定因素;二是药物和受体的相互作用,这一因素与结构特异性药物的生物活性有关。

(二) 药物的基本结构对药效的影响

在药物构效关系研究中,将具有相同药理作用的药物的化学结构中相同或相似的部分称为相应类型药物的基本结构,如磺胺类药物的基本结构为对氨基苯磺酰胺。

$$—NH—\!\!\!\!\bigcirc\!\!\!\!—SO_2NH—$$

磺胺类药物的基本结构

药物的基本结构决定结构特异性药物的生物活性,是结构特异性药物发生药效的必需结构部分。在药物的结构改造和新药设计中,基本结构不能改变,只能在非基本结构部

分加以变化,以保证其衍生物既保持原有药物的作用,又具有各自的特点。

四、药物的理化性质对药效的影响

非特异性药物的生物活性主要受理化性质的影响,特异性药物的生物活性主要受化学结构本身的影响,同时也受理化性质的影响。理化性质主要影响药物的转运和代谢,对药效影响较大的理化性质主要是溶解度、脂/水分配系数和解离度。

(一)溶解度和脂/水分配系数对药效的影响

药物溶解度的大小可以用药物的脂/水分配系数 P 表示。

$$P = c_o / c_w$$

P 是药物在有机相中和在水相中分配达到平衡时的物质的量浓度之比。P 值可以表示化合物脂溶性的强弱,P 值越大,脂溶性越强,常用 $\lg P$ 表示。药物在转运扩散至血液时,需要一定的亲水性,而通过脂质的生物膜时,需要一定的脂溶性,因此,脂/水分配系数应在一定的范围才能显示最好的药效。

结构的改变对药物脂/水分配系数影响显著。引入烷基、卤素、芳环、酯基和硝基等可以增强药物的脂溶性。如要透过血脑屏障,作用于中枢神经系统的药物,需要较强的亲脂性。药物分子中如引入亲水性的磺酸基、羧基、羟基、酰氨基、氨基等,一般会导致水溶性增强。

(二)解离度对药效的影响

多数药物具有弱酸性或弱碱性,在体液中可部分解离。药物的解离度取决于解离常数(K_a)和介质的 pH 值。

$$CH_3NH_2 + H_2O \rightleftharpoons CH_3NH_3^+ + OH^-$$
$$pK_a = pH - \lg([CH_3COO^-]/[CH_3COOH])$$

一般情况下,药物的离子型和分子型同时存在,药物以未解离的分子通过生物膜,在膜内的水相介质中解离成离子再起作用。药物在其解离度大的环境下很难跨膜吸收,一方面可以利用药物的解离度决定其吸收和作用部位,另一方面可以利用药物的解离度降低药物的毒副作用。如胃肠道各部位的 pH 值不同,不同 pK_a 的药物在胃肠道各部分的吸收情况就有差异。在药物结构中引入季铵基团,增大解离度,使其难以通过血脑屏障,可以达到降低药物对中枢神经系统副作用的目的。

五、药物的结构因素对药效的影响

结构特异性药物一般与受体结合,形成复合物才能产生特定的药理作用,其活性主要取决于药物与受体的结合力,即化学结构本身。影响药物与受体结合的因素有电子云密度、官能团、键合特性、分子容积和原子间距离等。

(一)电子云密度

受体一般是蛋白质,其电子云密度分布是不均匀的。药物的电子云密度分布也是不均匀的。如果药物的正负电荷正好和受体的负正电荷相适应,就会产生静电引力,利于相互作用而结合,形成复合物。

如机体蛋白质的等电点多在 7 以下,在生理 pH 值的条件下多以负离子的形式存在,而多数药物分子带有吸电子基团,形成正电中心,可以和受体的负电区域形成复合物而产生药理效应。

(二) 官能团

药物的药理作用主要依赖于分子整体,官能团可使分子结构和性质发生变化,影响药物与受体的结合进而影响药效。一般药物分子结构中有多种活性功能基团即官能团,每种官能团对药物性质的影响不同,对药效亦产生不同的影响。药物结构中常见的官能团对药效的影响见表 1-1。

表 1-1　常见官能团对药效的影响

官　能　团	对药效的影响
烃基	增加疏水性,降低解离度,增加空间位阻,增加稳定性
卤素	为强吸电子基,影响电荷分布,增强脂溶性,增加稳定性
羟基和巯基	增强水溶性,增加与受体结合力,改变化学反应活性
醚和硫醚	氧原子有亲水性,碳原子有亲脂性,有利于药物的转运与定向分布
磺酸基、羧基	可成盐,增强水溶性,引入解离度小的羧基会导致生物活性增加
酰胺	易与生物大分子形成氢键,易与受体结合,参与机体或病原体的酰化反应
硝基	具有亲寄生生物的特性,水溶性降低,脂溶性增强,pK_a 降低等

(三) 键合特性

药物对机体的作用可以认为是药物和受体分子间的物理相互作用(缔合)和化学反应(成键)所引起的,一般要通过共价键、氢键、范德华力、疏水键、离子键、电荷转移复合物、金属螯合作用、偶极作用等形式相互结合。因此,键合特性对药效有一定的影响。药物和受体的结合有可逆和不可逆两种,除了共价键是不可逆的外,其他键合都是可逆的,且多种键合形式共存。以下介绍共价键、氢键、电荷转移复合物和金属螯合作用对药效的影响。

(1) 共价键　共价键键能最大,药物和受体以共价键结合时,形成不可逆复合物;除了被体内特异性的酶分解可使共价键断裂外,很难恢复原形。因而这样的药物产生的作用强而持久,但如有毒性,也是不可逆的。如多数抗感染药物与微生物的酶以共价键结合,产生不可逆的抑制作用,从而发挥高效和持续的治疗作用。再如,烷化剂类抗肿瘤药的作用机制亦是如此。

(2) 氢键　氢键是药物与受体最普遍的结合方式。药物分子中的 O、S、N、F 等原子中的孤对电子,可以和受体上与 N、O、F 共价结合的 H 形成氢键。氢键的键能约为共价键的 1/10,但氢键的存在数量往往较多,对药物的活性产生的影响较大。

(3) 电荷转移复合物(CTC)　电荷转移复合物是在电子相对丰富与电子相对缺乏的分子间发生键合形成的化合物。电荷转移复合物的键能较低,与氢键键能相似,复合物相对比较稳定。电荷转移复合物的形成可增加药物的稳定性及溶解度,增强药物与受体的结合作用。

（4）金属螯合作用　金属离子和提供电子的配位体可形成金属配合物，含有两个以上的配基（供电子基）的配位体称为螯合剂。螯合物是由两个或两个以上的配位体和一个金属离子通过离子键、共价键或配位键等形成的环状结构化合物。一般五元环以上较稳定。

金属螯合作用主要用于重金属中毒的解毒或形成杀菌剂。目前在抗肿瘤药物的研究中较为活跃、常见的为铂配合物。

（四）分子容积和原子间距离

药物与受体是以三维结构形式结合的，其三维结构与受体是否匹配，对药物的作用影响较大。因此药物分子容积大小及原子间距离，特别是一些与受体作用部位相关的官能团间的距离，能影响药物-受体复合物的互补性。一般药物和受体之间有两个以上的结合点，而药物结构中结合点相互之间的距离与受体中结合点相互之间的距离相同或相近时，药物与受体才可以相互结合。

六、药物的立体异构对药效的影响

药物和受体形成复合物，需要空间结构上的互补，除了电子云密度、官能团、分子容积和原子间距离外，构型、构象和特定基团的改变，都将影响药物和受体的相互作用进而影响药效。

（一）旋光异构

具有手性中心的药物称为手性药物。手性药物的光学异构体，除了旋光性不同之外，它们有着相同的物理性质和化学性质。少数手性药物的光学异构体的药理作用相同，但在更多的手性药物中，左旋体与右旋体的生物活性并不相同。药物光学异构体生理活性的差异，反映了药物与受体结合时较高的立体要求，反映出受体对药物的立体选择性。光学异构对药理活性的影响见表 1-2。

表 1-2　光学异构对药理活性的影响

药理活性的差异类型	具光学异构体的药物
光学异构体具有等同的药理活性和活性强度	抗组胺药异丙嗪
光学异构体具有相同的药理活性，但强弱不同	抗组胺药氯苯那敏，活性为右旋体＞左旋体
光学异构体一个有活性，另一个没有活性	抗生素氯霉素，仅 $1R,2R\text{-}(-)$ 苏阿糖型有活性
光学异构体具有相反的活性（较少见）	利尿药依托唑啉：左旋体利尿，右旋体抗利尿
光学异构体具有不同类型的药理活性	$S\text{-}(+)$ 氯胺酮有麻醉作用，$R\text{-}(-)$ 氯胺酮有兴奋作用

（二）几何异构

几何异构是由于双键等刚性或半刚性结构的存在，导致分子内旋转受到限制而产生的。一般来说，几何异构体官能团之间的距离相差较大，药物的理化性质，如 pK_a、溶解度、脂/水分配系数等就都不同，从而使药物的吸收、分布和排泄速率不同，因而药物的活性就有较大的差异。例如，顺、反己烯雌酚的雌激素活性不同，反式己烯雌酚活性强，顺式己烯雌酚活性很弱。

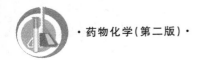

反式　　　　　　　　　　　　　　顺式

（三）构象异构

分子内各原子或基团的空间排列因单键旋转而发生动态立体异构现象,称为构象异构(conformers)。自由能低的构象由于稳定,出现概率大,为优势构象。药物与受体相互作用时,能为受体识别并与受体结构互补结合的药物的构象称为药效构象。药效构象并不一定是药物的优势构象。通过寻找药效构象可以确定与受体结合的情况,为新药设计提供信息。

1.4　药物的结构修饰

药物的结构修饰是指保持药物的基本结构,仅在某些官能团上作一定的化学结构改变的方法。基于药物原有的基本化学结构,仅对其中某些官能团进行化学修饰,往往会改变原有的理化性质,在临床应用上具有极其重要的作用。药物经化学修饰得到的化合物,在人体内又转化为原来的药物而发挥药效时,称原来的药物为母体药物(parent drug),修饰后的化合物为药物前体(prodrug),亦称为前体药物,简称为前药。

$$\text{母体药物} \xrightarrow[\text{体内酶解或化学分解}]{\text{结构修饰}} \text{前药}$$
　　（有活性）　　　　　　　　　　　　　　　　（体外无活性或活性很小）

药物在研究和应用的过程中,常会出现一些影响药物发挥药效和影响药物应用的因素。例如,药代动力学性质不理想会影响药物的吸收,导致生物利用度低;由于化学结构的某些特点引起药物代谢速度过快或过慢;由于药物作用的特异性不高而产生毒副作用;还有一些其他原因,如化学稳定性差,溶解性能差,有不良的气味或味道,对机体产生刺激性或疼痛等。这就需要对药物的化学结构进行修饰,以克服上述缺点,提高药物的活性和增强疗效。

一、药物结构修饰的目的

药物化学结构修饰的目的在于:改善药物的转运与代谢过程,提高生物利用度;改善药物理化性质和不良臭味;有利于药物与受体或酶的相互作用,引起相应的生物化学和生物物理特性的转变。

（一）改善药物的吸收性能

药物的吸收与脂/水分配系数有关。药物被机体吸收必须具有合适的脂/水分配系数。若药物的脂/水分配系数不适宜,可通过制成适当的前药,调整其脂/水分配系数从而改善吸收。如林可霉素的脂溶性弱,脂/水分配系数小,吸收不好。2-O-丁酰基林可霉素的脂/水分配系数增大,吸收也改善,而且在体内的酶催化下水解快,能达到药物修饰的效果。

(二)延长药物的作用时间

延长药物作用时间主要是减慢原药的代谢失活和排泄速率,延长半衰期,增加药物在组织内的停留时间。如果药物的转运和代谢较快,则作用时间较短。为了维持有效血浓度,必须反复给药,给治疗带来诸多不便。通过修饰结构,可使药物作用时间延长。如抗精神失常药物氟奋乃静盐酸盐肌肉注射给药,吸收代谢快,药效只能维持一天,但氟奋乃静的羟基经酰化反应,生成酯类前药,如氟奋乃静癸酸酯肌肉注射给药后,缓慢吸收,并分解为氟奋乃静而发挥药效,作用时间延长,药效可保持 2~4 周。一般而言,作用时间短的药物,制成大分子盐,可使作用时间延长,而且对淋巴系统有高的亲和力,浓度高,对治疗有利。如红霉素作用时间短,6 h 给药一次,修饰为乳糖酸红霉素盐后,则作用时间延长,8~12 h 给药一次。链霉素、新霉素、紫霉素的聚丙烯酸盐、磺化或磷酸化多聚糖醛酸盐等均有此效果。

(三)提高药物的稳定性

有的药物还原性较强,储存过程中不稳定,易氧化分解失效。可将这些基团进行化学修饰以提高稳定性。如维生素 A 和维生素 E 均易被氧化,制成乙酸酯后,稳定性增加。维生素 C 具烯二醇结构,还原性强,在存放过程中,极易受空气中氧气氧化失效。经修饰为苯甲酸维生素 C 酯,活性与维生素 C 相等,稳定性提高,其水溶液也相当稳定。

一些药物不经口服途径给药,疗效显著,但口服给药时,则效果不好。原因之一是这些药物对胃酸不稳定,易被胃酸分解失效。如羧苄青霉素口服效果差,其茚满酯则对胃酸稳定,可供口服,吸收性也改善。肾上腺皮质激素制剂的口服吸收差,可把其 21 位羟基酯化,制成乙酸酯形式的前药,吸收性可得到明显的改善。

(四)改善药物的溶解性能

药物发挥药效首先必须溶解,而多种酸性或碱性有机药物或其盐类在水中溶解度较低,溶解速度也较慢。

(1)成盐。将药物制成适当的水溶性盐类,不仅溶解度增大,溶解速度也相应提高,更能适应制剂要求。如苯妥英是一种弱酸性癫痫治疗药,一般是口服给药。癫痫发作时,需注射给药,但苯妥英水溶性弱,其钠盐虽易溶于水,但碱性太强,易水解析出苯妥英使溶液混浊,而不适用于注射。将其分子引入 N-磷酰氧甲基,做成磷酸 3-羟基甲苯妥英酯(phosphoric acid 3-hydroxymethyl phenytoin ester),其二钠盐的水溶性比苯妥英强 4 500 倍,能满足注射要求。苯妥英开环形成的羧酸的氨基乙酸酯盐——苯妥英原(prophenytoin),水溶性强,在体内分解为脲基二苯乙酸,并自然环合成苯妥英而发挥作用。再如,苯巴比妥难溶于水,制成苯巴比妥钠盐后,水溶性增强,可供注射。硫酸阿托品、盐酸哌替啶等也是成盐后水溶性增强,便于注射使用。

(2)制成多元酸单酯。将含羟基的药物酰化成多元酸的单酯亦能增强水溶性,若再成盐,则水溶性进一步增强。如氢化可的松的水溶性弱,其丁二酸单酯的水溶性则增强;地塞米松注射液则是其磷酸单酯二钠盐。

(五)降低药物的毒副作用

某些酸、碱性药物,修饰成适当的盐,毒副作用可以降低。特别是将碱性药物做成氨基酸盐或酸类维生素盐,将酸性药物做成胆碱盐效果更好。如烟酸为抗糙皮病的维生素,缺点是耐受性差,并有刺激性,易引起血管扩张、面部潮红和皮肤发痒。若将其羧基修饰成酰胺结构,所得药物烟酰胺疗效不变,副作用降低。若修饰成烟羟肟酸,效果也相同。维生素 C 氯喹盐的毒性比磷酸氯喹低;硫酸双氢链霉素对第八对颅脑神经及肾脏有毒害,但抗坏血酸、泛酸和氨基酸双氢链霉素的急性毒性显著降低,并且溶解度增大。

(六)消除不适宜的味或臭

有些药物具有强烈的苦味,不便服用,并且用制剂学的矫味方法很难奏效,可采用制备成前药的方法来解决。如氯霉素、红霉素均有苦味,经成酯修饰为氯霉素棕榈酸酯、红霉素丙酸酯则不再有苦味。抗疟药奎宁也有苦味,成酯修饰为碳酸乙酯奎宁,则苦味消除。

(七)增加药物对特殊部位的选择性

通过适当的结构修饰能够选择性地将药物转运和浓集到作用部位,减少在其他组织或非作用部位的分布,这样不仅能增加药效,还能降低药物的毒副作用。例如,β-肾上腺素受体阻断剂可尔特罗(colterol)临床上可用于解除平滑肌痉挛,为了增强其对支气管平滑肌的解痉作用,将可尔特罗结构中的酚羟基用对甲苯甲酰氯酰化得到双对甲苯酸酯比托特罗(bitolterol),后者可选择性地集中于肺部,然后被肺组织中的酯酶水解成可尔特罗,特异性地发挥解除支气管平滑肌痉挛的作用。

在抗肿瘤药物的研究中,为了提高抗肿瘤药物的选择性,减少药物对正常组织的毒副作用,希望药物能较多地进入肿瘤组织中。例如,氟尿嘧啶(fluorouracil)制成去氧氟尿苷(doxifluridine),进入体内后利用肿瘤组织和正常组织中酶活性的差异(肿瘤组织中尿嘧啶核苷磷酸酶有较高的活性),使去氧氟尿苷水解成氟尿嘧啶,发挥抗肿瘤作用。或利用肿瘤组织对氨基酸的需求量比较大的特点,将氨基酸引入氮芥类药物中,如在氮芥(chlomethine)结构中引入苯丙氨酸得到美法仑(melphalan),使其较多地富集在肿瘤组织中。

(八)使药物在特定部位作用

一般情况下,药物的作用强度与其血浓度成正比例关系。为提高药物的作用强度,就必须提高其血药浓度。将药物的结构进行修饰,成为无生物活性的前药,当前药转运到作用部位时,转化为母体药物,发挥其药效。这样,提高前药的血浓度,仅提高作用部位的母体药物浓度,使效力增加,而副作用较低。如癌细胞组织的特点是碱性磷酸酯酶、酰胺酶含量或活性较高,pH 值较低。利用这些特点,设计了抗癌药的酯类和酰胺类前药。又如,己烯雌酚二磷酸酯是治疗前列腺癌的有效药物,服用后,到达癌细胞组织时,受酶催化分解为己烯雌酚,使癌细胞组织中的浓度高于正常细胞组织,有利于癌症治疗。

二、药物结构修饰的方法

近年来药物结构修饰发展很快,结构修饰的核心问题是选择恰当的结构进行修饰,使修饰后的药物在生理条件下能释放母体药物,并根据机体组织酶、受体、pH 值等条件的差异,使母体药物释放有差异,从而达到降低毒副作用、增强疗效的目的。药物结构修饰方法依化学结构而定,常用方法如下。

（一）成酯修饰

分子中含有羟基或羧基的药物,可选择成酯修饰的方法。

羟基常是药效基团,也是易被代谢的基团。羟基成酯后可延长药物的半衰期,增强脂溶性,提高生物利用度。如维生素 A 或维生素 E 常做成乙酸酯,作用时间增加,生物利用度提高。

具有羧基的药物酸性较强,在口服给药时,常对胃肠道产生刺激,在外用给药时常对皮肤产生刺激作用或不易透过皮肤吸收。羧基成酯后,可降低药物的极性,减少对胃肠道及皮肤的刺激性,改善生物利用度。如阿司匹林与对乙酰氨基酚成酯做成贝诺酯,口服吸收迅速,对胃肠道刺激较少。

（二）成酰胺修饰

药物分子中含有氨基或羧基均可选择成酰胺修饰。氨基常是药物与受体相互作用的重要位点,成酰胺修饰后,可增加药物的组织选择性,降低毒性和副作用,延长药物作用时间,增加药物的化学稳定性。如抗肿瘤药物美法仑氨基甲酰化做成氮甲,其组织选择性增加。

（三）成盐修饰

具有酸性或碱性基团的药物,可选择成盐的方法进行修饰。其目的是降低刺激,增大溶解度。

（1）酸性药物的成盐修饰　酸性药物常用的阳离子有:①无机阳离子,如钠、钾、锂、钙、锌、镁、铋和铝等,其中以钾、钠和钙盐为主;②有机阳离子,如甲氨基葡萄糖、二乙醇胺、乙二胺、胆碱、普鲁卡因等化合物与质子形成的阳离子。

（2）碱性药物的成盐修饰　脂肪氨基碱性强,常做成无机酸盐;芳香氨基碱性弱,常做成有机酸盐。碱性药物常用的阴离子有:①无机阴离子,如盐酸盐、硫酸盐和氢卤酸盐等中的阴离子;②有机阴离子,如枸橼酸、酒石酸、苯磺酸、泛酸和维生素 C 等解离成的阴离子。

（四）其他修饰

（1）开环修饰　某些环状药物开环后,在体内能迅速环合为母药,可以做开环修饰,如地西泮可做开环修饰,在体内闭环产生作用。维生素 B_1（盐酸硫胺）为季铵型药物,极性大,口服吸收差。制成开环衍生物优硫胺和呋喃硫胺后,脂溶性增强,口服吸收好,在体内能迅速环合成硫胺而起作用。

（2）氨甲化修饰　利用 Mannich 反应,将药物氨甲化,形成 Mannich 碱,以改善药物的理化性质。

（3）醚化修饰　甾体抗炎药与葡萄糖形成葡萄糖苷,可定位作用于结肠。结肠细菌产生葡萄糖苷酶,使苷分解生成甾体药物而产生药效。

1.5　新药研究与开发

新药研究是一个涉及多种学科和领域的系统工程,构建化学结构是创制新药的起始点。这里新药是指新的化学实体（new chemical entities,NCE）。药物分子设计（molecular

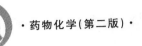
drug design)是新药研究的主要途径和手段。药物分子设计可分为两个阶段,即先导化合物的发现(lead discovery)和先导化合物的优化(lead optimization)。这两部分是有机地交互联系在一起的,属于药物化学研究范畴。

先导化合物(lead compound)又称为原型物,简称为先导物,是通过各种途径或方法得到的具有某种特定生物活性并且结构新颖的化合物。先导化合物虽具有确定的药理作用,但因其存在的某些缺陷,如药效不够高、选择性作用不够强、药代动力学性质不合理、生物利用度不好、化学稳定性差或毒性较大等,并非都能直接药用,但可作为结构修饰和结构改造的模型,从而最终获得预期药理作用的药物。

一、先导化合物的产生途径和方法

(一) 从天然生物活性物质中发现先导化合物

从天然的植物、微生物、动物和内源性活性物质中发现先导化合物很重要,常能发现新的结构类型。临床上使用的多种药物,如抗生素类、维生素类、生物碱类、甾体激素类等药物都是从天然资源中提取、分离、鉴定出的活性成分。目前,从天然资源特别是从植物中分离有效成分仍然是寻找新药的重要途径。

下面以我国发现的抗疟新药青蒿素(artemisinin)为例,简要说明先导化合物的发现和先导化合物的优化过程。20 世纪 50 年代,疟疾的化学治疗中由于找到了氯喹(chloroquine)等有效药物,使疟疾的传染得到了有效控制。但是 20 世纪 60 年代初,恶性疟原虫对氯喹产生了耐药性,寻找新型的抗疟药成为世界性的问题。我国学者在 20 世纪70 年代从中草药黄花蒿(青蒿)中分离出青蒿素,与临床上正在使用的抗疟药结构类型不同,为倍半萜内酯类化合物。青蒿素对耐氯喹的恶性疟原虫感染的鼠疟有效。青蒿素是从天然生物活性物质中发现的先导化合物,虽然可以作为新型抗疟药用于临床,但是存在生物利用度低和复发率高的缺点,对其进行结构优化,将青蒿素还原得到双氢青蒿素(dihydroartemisinin),其疗效比青蒿素高一倍。将双氢青蒿素甲基化得到蒿甲醚(artemether),鼠疟筛选表明后者抗疟活性强于青蒿素 10～20 倍。双氢青蒿素可制成琥珀酸单酯钠盐,又称为青蒿琥酯(artesunate),可制备注射剂,用于危重的脑型疟疾。青蒿素、蒿甲醚和青蒿琥酯均已收入中国药典,并已在国外注册,进入国际市场。

$$\text{青蒿素} \xrightarrow{\text{NaBH}_4} \text{双氢青蒿素} \longrightarrow \text{青蒿琥酯}$$

R＝CH₃ 蒿甲醚
R＝COCH₂CH₂COONa

青蒿素　　　　　　双氢青蒿素　　　　　　青蒿琥酯

(二) 以生物化学或药理学为基础发现先导化合物

药物以酶或受体为作用靶点,研究酶抑制剂及受体激动剂和拮抗剂,可以从中发现先导化合物。例如，从血管紧张素转化酶的作用机制及其天然底物的结构中研究出卡托普利等血管紧张素转化酶抑制剂（ACEI）类降血压药物；由组胺 H_2 受体的功能和组胺的结构，最终设计出西咪替丁等 H_2 受体拮抗剂类抗溃疡药物；再如，乙酰胆碱酯酶抑制剂、单胺氧化酶抑制剂等都是以酶或受体为作用靶点开发出的药物。以上事例说明以生物化学或药理学为基础发现先导化合物也是一条重要途径。

（三）基于临床副作用的观察发现先导化合物

临床用药中注意到，具有抗菌作用的磺胺类药物对心力衰竭引起代偿失调而导致水肿的病人有利尿作用，这属于磺胺类药物的副作用，究其原因是磺胺类药物抑制碳酸酐酶所致。而后，以磺胺类药物为先导化合物进行结构优化，发展了碳酸酐酶抑制剂类利尿药。

（四）基于生物转化发现先导化合物

在研究地西泮的体内代谢时发现，其活性中间代谢物奥沙西泮、替马西泮催眠镇静作用温和，副作用较小，已发展为临床上的常用药物。对乙酰氨基酚是研究非那西丁的体内代谢时发现的新药。

（五）药物合成中间体作为先导化合物

从合成五味子丙素的中间体中发现了治疗肝炎降酶药联苯双酯。

（六）组合化学方法产生先导化合物

组合化学（combinatorial chemistry）方法可在短期内生成数目巨大的化合物库，配合高通量筛选（high-throughput screening，HTS），为人们提供了发现和优化先导化合物的新途径。

（七）其他方法

先导化合物的产生途径和方法尚有随机筛选、基于生物大分子结构和作用机制设计先导化合物等。

知识链接

组合化学技术在新药研究中的应用

组合化学就是将一些基本的小分子（称为构件块，如氨基酸、单糖及各种各样的化学小分子）通过化学的、生物的合成程序将这些构件块系统地装配成不同的组合，由此得到大量的分子，这些分子具有多样性特征，从而建立化合物库。通常有两种方法：同步多重合成和并联有机合成。前者用于多肽化合物库的建立，后者是从肽库的合成方式扩展到非肽类的一般有机合成。这种技术的优点体现在短时间内可有几十种至上千种，甚至上万种肽类似物或非肽类化合物供筛选生物活性。面对如此庞大的化合物分子库，库筛选或群集筛选应运而生，短短几年，特别是肽库的合成与筛选使得用分子探针手段阐明各种病毒、各种受体及活性蛋白的表达等取得前所未见的飞速发展。可以预言，组合化学技术可能成为发掘先导化合物最快的手段之一。

二、先导化合物的优化

先导化合物的优化也是研究与开发新药的主要环节。由于先导化合物只提供一种新作用的结构类型,往往因作用强度弱、药代动力学性质不合理和不良作用的存在而不能直接在临床上使用,因此需要对该先导化合物进行化学结构的改造或修饰,以优化出具有良好的药效、合理的药代动力学性质和最低的毒副作用的新药结构。先导化合物可采用多种方法进行优化,常用的有剖裂物、类似物、引入双键、合环和开环,大基团的引入、去除或置换,改变基团的电性、生物电子等排、前药设计、软药等。其中生物电子等排和前药设计应用较普遍,近年来软药的设计理念也得到了一定应用。

(一) 生物电子等排

(1) 经典的电子等排体　经典的电子等排体(如表 1-3 所示)是指最外层电子总数相同的化合物分子、原子或基团,其产生的生物活性相同或相似。而生物电子等排体(bioisostere)是指具有相同或相似的外层电子总数的化合物分子、原子或基团,而且在分子、原子或基团的大小、形状、构象、电子云分布(包括诱导效应、共轭效应、极化度、电荷、偶极等)、脂/水分配系数、化学反应活性(包括代谢相似性)、氢键形成能力等方面存在相似性,并与生物活性相关。也正是由于上述某些重要参数的相近和相同才导致了具有相近的生物活性,即其实质是指具有相似的化学和物理性质,因而能够表现相近的生物活性的化合物。

例如,降血糖药氨磺丁脲、甲磺丁脲和氯磺丙脲是一价电子等排体—NH_2、—CH_3、Cl间相互取代的结果。

$$X-\!\!\!\!\bigcirc\!\!\!\!-SO_2NHCONHR$$

X	R	
NH_2	C_4H_9	氨磺丁脲
CH_3	C_4H_9	甲磺丁脲
Cl	C_3H_7	氯磺丙脲

表 1-3　经典的电子等排体

一价等排体		二价等排体	三价等排体	环内等排体
F	—OH	—O—	—N=	—O—
Cl	—NH_2	—S—	—P=	—S—
Br	—CH_3	—NH—	—CH=	—NH—
I	—SH	—CH_2—		—CH=CH—

(2) 生物电子等排体(非经典的电子等排体)　分子或基团的外电子层相似,或电子云密度有相似分布,而且分子的形状或大小相似时,都可以认为是生物电子等排体,或称为非经典的电子等排体。例如,氟尿嘧啶是用 F 原子取代正常代谢物尿嘧啶结构中 5 位上的 H 原子,得到的抗代谢抗肿瘤药。F 与 H 外层电子数不同,但原子半径相近,为非经典的电子等排体。

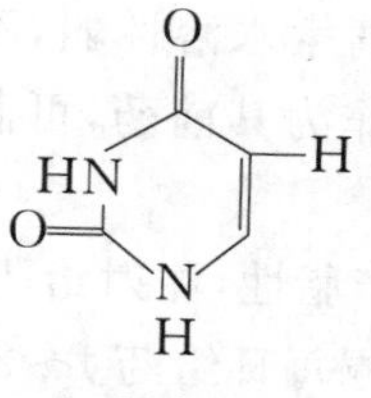

尿嘧啶 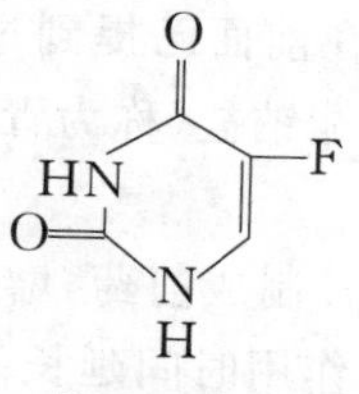　　　　　　　　氟尿嘧啶

（二）前药设计

前药修饰一般是根据修饰的目的进行设计的,将药物(母体药物或原药)与暂时转运基团(某种无毒的化合物)以共价键相连接形成前药。前药在体内到达作用部位后,在酶或非酶因素(化学因素)的作用下,暂时转运基团可逆地断裂下来,释放出有活性的原药,发挥相应的药理作用。前药设计通常是利用原药分子中的醇或酚羟基、羧基、氨基、羰基等与暂时转运基团形成酯、酰胺、亚胺等可被水解的共价键。

前药修饰的目的本书前边已经介绍过,这里重点介绍前药的设计思路。

（1）部位特异性　部位特异性即提高药物对靶部位的选择性。通常是利用靶组织存在特异酶或某种酶水平较高的生化特点,使前药在特定部位释放,提高药物的选择性,增强药效并降低毒性。例如,利用肿瘤组织中磷酸酯酶含量高的特点设计己烯雌酚的前药——己烯雌酚二磷酸酯,该药对前列腺癌疗效好。

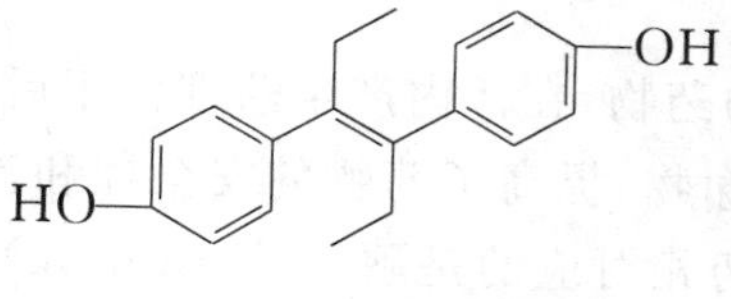

己烯雌酚 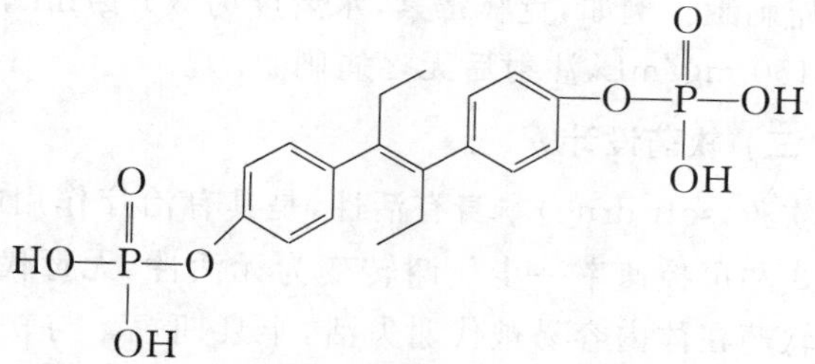　　　　　　　　　己烯雌酚二磷酸酯(前药)

（2）增强脂溶性　多数药物在体内通过被动转运被吸收,因此需要具有一定的亲脂性以提高吸收性能。氨苄西林口服吸收差,生物利用度为 20%。为改善药物吸收(即提高生物利用度),制成前药巴卡西林、匹氨西林,体内几乎定量吸收。

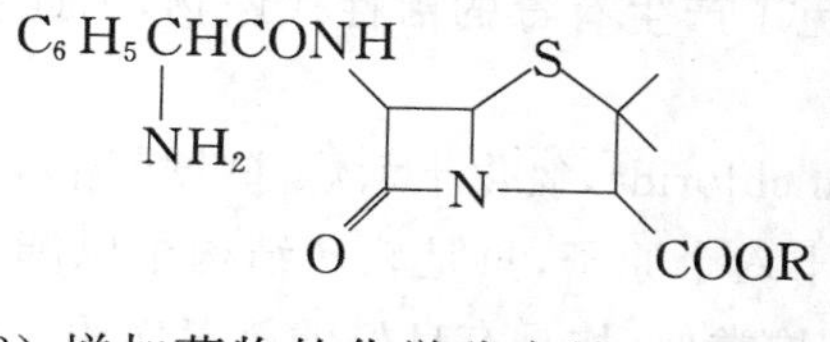

R＝H　　氨苄西林

R＝CHOCOC₂H₅　　巴卡西林
　　CH₃

R＝CH₂OCOC(CH₃)₃　匹氨西林

（3）增加药物的化学稳定性　将羧苄青霉素制成其前药羧苄青霉素茚满酯,对胃酸稳定,可以口服,改善了羧苄青霉素不耐酸、口服吸收差的缺点。

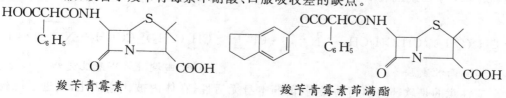

羧苄青霉素　　　　　　　　　　羧苄青霉素茚满酯

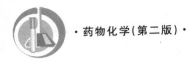

（4）增强水溶性　在前面已提到过，双氢青蒿素水溶性弱，不适宜制备注射剂，将双氢青蒿素制成琥珀酸单酯钠盐（称为青蒿琥酯），作为其前药，可制备注射剂，用于危重的脑型疟疾。

（5）延长作用时间　制成前药，增加了药物亲脂性，注射给药后储存于局部脂肪组织中，缓缓释放出原药，使作用时间延长。例如，睾酮每日给药 1～2 次；制成前药睾酮 17-丙酸酯即丙酸睾酮，每周注射 2～3 次；制成前药睾酮-17-环戊丙酸酯即环戊丙酸睾酮，每月只需注射 1 次。

R = H　　　　　　　　睾酮

R = COCH₂CH₃　　　丙酸睾酮

R = COCH₂CH₂—　　　环戊丙酸睾酮

（6）消除不适宜的制剂性质　掩盖药物的苦味（制成水溶性极弱的前药）。例如，红霉素味苦，制成其前药红霉素丙酸酯（称为依托红霉素），在水中几乎不溶，为红霉素的无味口服制剂，更适合小儿服用。

（7）减轻注射部位疼痛刺激　药物水溶性弱时，在注射部位沉积致痛，制成前药以减轻疼痛刺激。例如，克林霉素，水溶度为 3 mg/mL，制成前药克林霉素-2-磷酸酯，水溶度高于 150 mg/mL，注射后无疼痛刺激。

（三）软药设计

软药（soft drug）本身有活性，是具有治疗作用的药物，在体内产生药理作用后，经预期方式和可控速率一步代谢转变为无活性、无毒代谢物，提高了药物的安全性和治疗指数。软药在体内容易被代谢失活，半衰期短。与软药相对应的是硬药（hard drug），硬药是指不能被机体代谢，或不易被代谢，或要经过多步氧化或其他反应而失活的药物。硬药不易被代谢，半衰期长。

一般认为，药物的毒性是在代谢过程中形成有毒的活性代谢物所致，软药设计是在药物分子中有意引入一个特定的代谢敏感点（一般为易被水解的酯键），在体内呈现药理作用后，迅速经一步代谢成为无活性的代谢物，避免了产生有毒的活性代谢物，因此提高了药物的安全性和治疗指数。

例如，消毒防腐药西吡氯胺（cetylpyridinium chloride，氯化十六烷基吡啶鎓），它的软药是 N-十四烷酰氧甲基吡啶鎓，侧链组成均为十六个原子，只是软药结构中以酯基代替了西吡氯胺侧链中的两个亚甲基碳原子，两者结构类似，均具有良好的杀菌作用。实验证明，软药 N-十四烷酰氧甲基吡啶鎓的毒性比西吡氯胺低 40 倍。

$$CH_3(CH_2)_{12}CH_2CH_2CH_2—N^+\bigcirc · Cl^-$$

西吡氯胺

$$CH_3(CH_2)_{12}COCH_2—N^+\bigcirc · Cl^-$$

N-十四烷酰氧甲基吡啶鎓

应注意的是软药与前药的区别：前药本身无活性，在体内被代谢活化，改进了原药的某些缺点；软药本身有活性，在体内被一步代谢失活，减小了药物的毒副作用，提高了安全性和治疗指数。

（四）定量构效关系简介

定量构效关系（QSAR）是一种研究方法，是通过一定的数学模型，对分子的化学结构与其生物效应之间的关系进行定量解析，从而寻找出结构与活性之间的量变规律。QSAR 是一种新药设计研究方法，是计算机辅助分子设计的重要内容。20 世纪 60 年代提出了三个二维定量构效关系（2D-QSAR）模型：Hansch-藤田分析，Kier 的分子连接性法，Free-Wilson 模型。其中 Hansch-藤田分析应用较多。Hansch-藤田分析采用的理化参数，虽然涉及整体分子的结构与性质，但基本是处理分子的二维结构，没有考虑构型和构象问题。而药物分子与受体间的相互作用是在三维空间进行的。要定量地描述三维结构与生物活性之间的关系，需要对药物分子乃至受体的立体结构及药效构象进行精确表达。

三维定量构效关系（3D-QSAR）是以药物分子和（或）受体分子的三维结构特征为基础，以处理分子的内能和（或）分子间相互作用的能量变化为依据，分析生物活性间的定量关系。

同 步 检 测

一、选择题

（一）单项选择题

1. 药物亲脂性与生物活性的关系是（　　）。
   A. 增强亲脂性，有利吸收，活性增强
   B. 降低亲脂性，不利吸收，活性下降
   C. 增强亲脂性，使作用时间缩短
   D. 适度的亲脂性有最佳活性

2. 药物的解离度与生物活性的关系是（　　）。
   A. 增加解离度，离子浓度上升，活性增强
   B. 增加解离度，不利于吸收，活性下降
   C. 增加解离度，有利于吸收，活性下降
   D. 适度的解离度有最大活性

3. 下列修饰中可增强药物水溶性的是（　　）。
   A. 氢化可的松 21 位修饰成乙酸酯
   B. 氢化可的松 21 位修饰成琥珀酸单酯
   C. 水杨酸制成水杨酰胺
   D. 阿司匹林与对乙酰氨基酚拼合成贝诺酯

4. 关于前药叙述不正确的是（　　）。
   A. 在体外无活性或活性很小

B. 在体内经酶解或化学分解为原药发挥疗效

C. 前药的副作用比原药大

D. 原药制成前药后能改进原药的某些缺陷

5. 药物结构修饰方法中最不常用的是(　　)。

　　A. 成酯修饰　　　B. 成酰胺修饰　　　　C. 成盐修饰　　　　　D. 环合反应

（二）多项选择题

1. 下列属于药物变质反应的是(　　)。

　　A. 水解　　　　　B. 自动氧化　　C. 异构化　　　D. 脱羧　　　　　E. 还原

2. 影响水解的外界因素有(　　)。

　　A. 水分　　　　　B. 酸碱度　　　C. 温度　　　　D. 惰性气体　　　E. 氧气

3. 可使药物亲水性增加的基团是(　　)。

　　A. 羧基　　　　　B. 苯基　　　　C. 羟基　　　　D. 烷基　　　　　E. 磺酸基

4. 可在体内发生水解代谢反应的官能团包括(　　)。

　　A. 羧酸酯　　　　B. 磺酸酯　　　C. 酰胺　　　　D. 硝基　　　　　E. 硝酸酯

5. 药物结构修饰的主要目的有(　　)。

　　A. 延长药效　　　B. 改善吸收　　　　　　　C. 提高稳定性

　　D. 降低副作用　　E. 消除不良气味

二、名称（术语）解释

1. 构效关系。

2. 结构特异性药物。

3. 结构非特异性药物。

4. 前药。

5. 先导化合物。

三、简答题

1. 药物产生药效的两个决定因素是什么？分别与什么有关？两者之间的关系如何？

2. 为什么药物的解离度对药效有影响？

3. 软药和前药在概念上的主要区别是什么？

四、综合题

1. 酯类药物比相应的酰胺类易水解，对吗？请根据电性效应解释。

2. 比较以下两个药物哪个更易自动氧化。为什么？

COOH

OH

H_2N　　OH

NH_2

对氨基水杨酸　　　　间氨基酚

3. 发现先导化合物主要有哪些途径？举出两种从天然产物中发现先导化合物的例子。

4. 举出两个应用生物电子等排进行先导化合物优化的实例。

5. 分析将睾酮制成前药 17-丙酸酯、17-苯乙酸酯或 17-环戊丙酸酯的目的。

实训模块

实训 2 药物氧化变质实验

一、实验目的

（1）了解外界因素对药物氧化变质的影响。

（2）认识药物制备、储存中采取防止药物氧化变质措施的重要性。

二、实验原理

（1）有机药物具有还原性，药物或其水溶液置于日光下、受热、遇空气中的氧气能被氧化而变质，其氧化速率、药物颜色随放置时间延长而加快、加深。氧化剂、微量重金属离子的存在可加速、催化氧化反应的进行。加入少量抗氧化剂、金属配位剂，可消除氧化反应的发生或减慢反应速率。

（2）对氨基水杨酸钠脱羧后，生成间氨基酚，继而进一步氧化成二苯醌型化合物（红棕色）。

（3）维生素 C 结构中的连二烯醇结构，具有很强的还原性，氧化产物是去氢维生素 C（黄色）。

（4）盐酸异丙肾上腺素药物结构中含有邻苯二酚结构，容易被氧化，氧化产物是肾上腺素红（粉红色—红色—棕色）。

（5）盐酸异丙嗪结构中的吩噻嗪环被氧化成醌型化合物（红棕色）。

三、主要试药、试剂及仪器

（1）试药：对氨基水杨酸钠、维生素 C、盐酸异丙肾上腺素、盐酸氯丙嗪。

（2）试剂：3％过氧化氢溶液、2％亚硫酸钠溶液、1％硫酸铜溶液、0.05 mol/L EDTA 溶液。

（3）仪器：试管、移液管、具塞试管、试管架、小锥形瓶、温度计、水浴锅、电炉、胶头滴瓶。

四、实验步骤

（1）配制样品溶液：取对氨基水杨酸钠 0.5 g、维生素 C 0.25 g、盐酸异丙肾上腺素 0.5 g、盐酸氯丙嗪 50 mg，分别置于小锥形瓶中，各加蒸馏水 25 mL，振摇使之溶解；用移液管将上述四种药品各均分成五等份，放于具塞试管中，试管加塞、编号。

（2）将上述四种药品的 1 号管，同时拔去塞子，暴露在空气中，同时放在日光的直接照射下，观察其颜色变化。

（3）将上述四种药品的 2 号管，分别加 3％过氧化氢溶液 10 滴，同时放入沸水浴中加

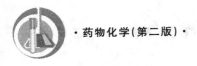
热,观察并记录 5 min、20 min、60 min 的颜色变化。

(4) 将上述四种药品的 3 号管,分别加 2% 亚硫酸钠溶液 2 mL,再加 3% 过氧化氢溶液 10 滴,同时放入沸水浴中加热,观察并记录 5 min、20 min、60 min 的颜色变化。

(5) 将上述四种药品的 4 号管,分别加硫酸铜溶液 2 滴,观察其颜色变化,并记录。

(6) 将上述四种药品的 5 号管,分别加 0.05 mol/L EDTA 溶液 2 mL,再加硫酸铜溶液 2 滴,观察颜色变化,并记录。

五、实验注释

(1) 实验中四种药品加入的试剂相同,但反应条件不同,也会影响结果,取用数量、时间、温度、空气、光线等条件,实验中均应一致。

(2) EDTA 结构:

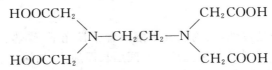

六、实验讨论

本实验中的各单项实验均应该平行操作。

学习情境 2

中枢神经系统药物

学习目标

 能力目标

（1）能说出解热镇痛药、镇痛药、镇静催眠药、抗癫痫药、抗精神失常药、中枢兴奋药的分类及代表药物。

（2）能简述解热镇痛药、非甾体抗炎药、苯二氮䓬类药物的作用机制。

（3）能够根据典型药物的化学结构特点，分析理解其理化性质。

（4）能简述镇痛药、巴比妥类药物的构效关系；能说出巴比妥的合成通法、贝诺酯及盐酸哌替啶的合成方法。

（5）能说出各类药物最典型的不良反应和最新进展。

 知识目标

（1）掌握阿司匹林、对乙酰氨基酚、布洛芬、盐酸哌替啶、苯巴比妥、苯妥英钠、奥沙西泮、卡马西平、盐酸氯丙嗪、奋乃静、氟哌啶醇、咖啡因的化学结构、理化性质与临床用途。

（2）熟悉贝诺酯、吲哚美辛、羟布宗、异戊巴比妥、地西泮、艾司唑仑、阿米替林、舒必利、丙戊酸钠、吡乙酰胺的化学结构、主要性质及用途。

（3）熟悉镇痛药、巴比妥类药物的构效关系，熟悉巴比妥的合成通法、贝诺酯和盐酸哌替啶的合成路线。

（4）了解半合成及全合成镇痛药的改造方法和各类药物的发展动向。

 素质目标

通过本节学习及查阅资料，充分了解中枢神经系统药物中各类药物的临床应用现状、最常见的不良反应和各类药物的发展方向。

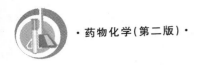

知识模块

2.1 解热镇痛抗炎药与抗痛风药

解热镇痛药是指可使发热病人的体温降至正常,但对正常人的体温没有影响的一类药物。非甾体抗炎药(NSAIDs)是一类具有抗炎作用和解热、镇痛作用的药物,临床上用于治疗风湿、类风湿性关节炎,骨关节炎等胶原性组织疾病。此类药物不同于具有抗炎作用的皮质激素类药物,其化学结构中没有甾烷基本母核,因此被称为非甾体抗炎药。

一、解热镇痛药

发热是机体对外界刺激的一种正常生理反应,研究表明前列腺素(PGs)是一种导致机体发热的物质。当机体受到刺激损伤时,在细胞内的内源性白细胞致热原被释放出来,作用在下丘脑的前列腺合成酶(环氧化酶,COX),促进合成与释放大量的前列腺素,从而使机体体温升高。

解热镇痛药的镇痛作用对牙痛、头痛、神经痛、肌肉痛和关节痛等常见的慢性钝痛有很好的疗效,而对外伤性锐痛及内脏平滑肌绞痛无效。本类药物不易产生耐受性和成瘾性。

从化学结构上划分,解热镇痛药主要有水杨酸类、苯胺类及吡唑酮类。

(一) 水杨酸类

阿司匹林(aspirin)是水杨酸类解热镇痛药的代表药物,其药用历史可追溯到 19 世纪。1838 年,水杨酸(salicylic acid)首次被从柳树皮中提取出来。1860 年,Kolbe 首次化学合成了水杨酸。1875 年,发现水杨酸钠具有解热镇痛和抗风湿作用而应用于临床;1886 年,水杨酸苯酯应用于临床。1853 年阿司匹林首次被合成,但在 1898 年才开始应用,其解热镇痛作用比水杨酸钠强,且副作用较低。因阿司匹林中有游离的羧基,呈弱酸性,口服大剂量时对胃黏膜有刺激性,甚至引起胃出血。为了克服该类药物的缺点,对水杨酸分子中的活性基团羧基和邻位酚羟基进行结构修饰,得到一系列的水杨酸衍生物。

(1) 成盐修饰　阿司匹林与赖氨酸成盐制成的赖氨匹林(lysine acetylsalicylate)水溶性强,可制成注射剂使用,避免了口服时的胃肠副作用;若制成乙酰水杨酸铝(aluminium acetylsalicylate)在胃中不被分解,进入小肠才分解成 2 分子乙酰水杨酸,故对胃刺激小。

水杨酸　　　　　水杨酸钠　　　　　阿司匹林

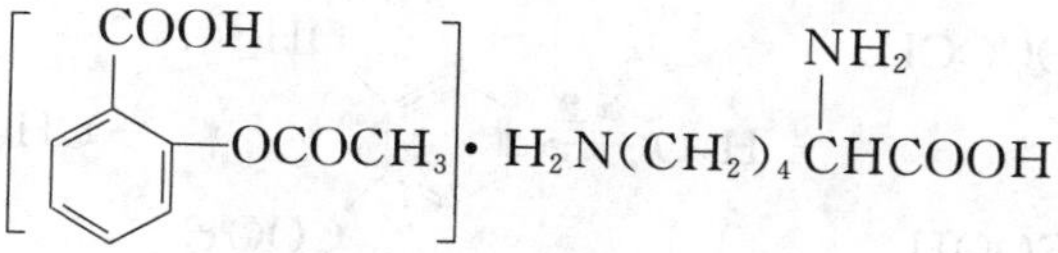

赖氨匹林

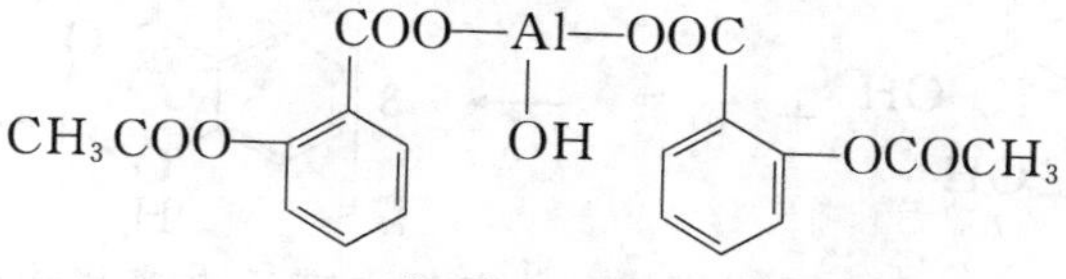

阿司匹林铝

（2）成酰胺修饰　将水杨酸制成水杨酰胺（salicylamide）后,对胃无刺激,镇痛作用是阿司匹林的 7.5 倍;若再将酚羟基乙基化制成乙水杨胺（ethenzamide）,镇痛作用比水杨酰胺强,解热作用比阿司匹林强。

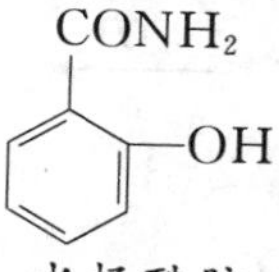

水杨酰胺

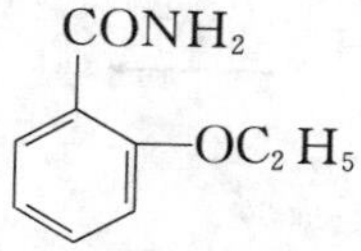

乙水杨胺

（3）成酯修饰　若将阿司匹林中的羧基与醇或酚制成酯,则可进一步降低对胃肠道的刺激。如贝诺酯（benorilate）就是阿司匹林与对乙酰氨基酚制成的酯,这也是"拼合原理"成功应用的实例。所谓拼合原理,主要是指将两种具有生物活性的化合物通过共价键连接起来,或者将两个药物的基本结构兼容在同一分子内,进入体内后分解成两个有效成分,以期减小两种药物的毒副作用,求得两者作用的联合效应。

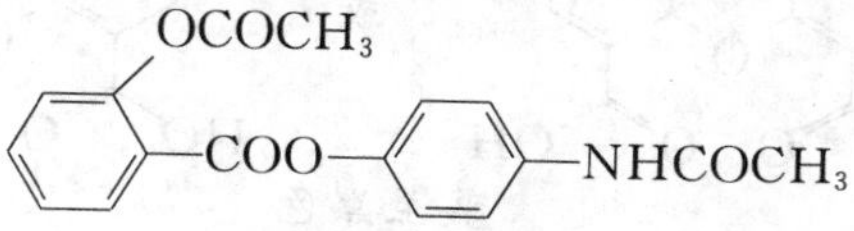

贝诺酯

典型药物

（1）阿司匹林

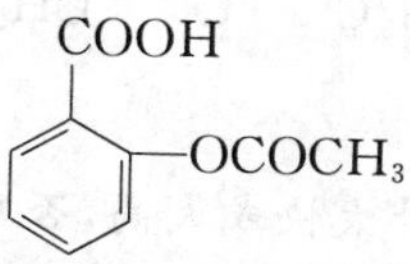

阿司匹林化学名为 2-（乙酰氧基）苯甲酸,又名乙酰水杨酸。

阿司匹林为白色结晶或结晶性粉末,无臭或微带乙酸臭,味微酸,在干燥空气中稳定,遇湿气即缓慢水解。阿司匹林在乙醇中易溶,在氯仿（三氯甲烷）或乙醚中溶解,在水中微溶,在氢氧化钠溶液或碳酸钠溶液中溶解,但同时分解。熔点为 135～140 ℃。

阿司匹林遇湿气或碱液可水解生成水杨酸和乙酸。水杨酸与三氯化铁溶液反应形成紫色的配合物。

$$\text{(图: 乙酰水杨酸水解)} + H_2O \xrightarrow{\text{加热}} \text{(图: 水杨酸)} + CH_3COOH$$

$$3\ \text{(图: 水杨酸)} + Fe^{3+} \longrightarrow 3\ \text{(图: 配合物)}_3\ Fe + 3H^+$$

水杨酸在空气中非常容易被氧化,在空气中可逐渐变成淡黄、红棕甚至黑色。其原因是分子中酚羟基被氧化而形成一系列的醌式有色物质。碱、光线、高温或微量金属离子均可促进氧化反应。

$$\text{(图: 水杨酸)} \xrightarrow{[O]} \text{(图: 二羟基苯甲酸)} \xrightarrow{[O]} \text{(图: 醌式, 黄色)}$$

$$\text{(图: 水杨酸)} + \text{(图: 醌式)} \longrightarrow$$

$$\text{(图: 蓝至黑色产物)}\quad \text{或}\quad \text{(图: 蓝至黑色产物)}$$

蓝至黑色

阿司匹林的合成是以水杨酸为原料,以乙酸酐为酰化剂,在浓硫酸的催化下,经过乙酰化反应而制得。

$$\text{(图: 水杨酸)} + \text{(图: 乙酸酐)} \xrightarrow[70\sim75\,℃]{H_2SO_4} \text{(图: 阿司匹林)}$$

反应过程中温度不应上升太快或太高,否则会产生水杨酰水杨酸、乙酰水杨酸酐等副产物,乙酰水杨酸酐含量超过 0.003%(质量分数)即可引起过敏反应。

$$\text{(图: 乙酰水杨酸)} + \text{(图: 乙酸酐)} \longrightarrow \text{(图: 乙酰水杨酸酐)}$$

该制备过程还可产生其他副产物,如乙酸苯酯、水杨酸苯酯和乙酰水杨酰苯酯等。

阿司匹林具有较强的解热镇痛作用和消炎抗风湿作用,广泛用于治疗感冒发烧、头痛、牙痛、关节痛、痛经、风湿痛等,是风湿、类风湿性关节炎的首选药物。

阿司匹林还能抑制血小板中血栓素 A_2(TXA_2)的合成,而具有很好的抗血小板凝聚作用,可用于心血管系统疾病的预防和治疗。

(2)贝诺酯(benorilate)

贝诺酯化学名为 2-(乙酰氧基)苯甲酸-4-(乙酰氨基)苯酯,又名扑炎痛。本品为白色结晶性粉末,无臭,无味,溶于氯仿、丙酮和热乙醇,不溶于水,熔点为 175~176 ℃。

贝诺酯在弱碱性条件下易水解,故须干燥保存。

贝诺酯的合成是以阿司匹林为起始原料,先将其酰化制成酰氯以增加酰化活性;然后与对乙酰氨基酚的钠盐在有机溶剂中缩合成酯。

贝诺酯为阿司匹林与对乙酰氨基酚酯化后得到的前药,既保留了原药的解热、镇痛和抗炎功能,又减少了原药的毒副作用,并有协同作用,特别适用于儿童及老年病人。

(二)苯胺类

1886 年,发现乙酰苯胺(acetanilide),因其具有很好的解热镇痛作用而应用于临床,被称为退热冰。1887 年,通过结构修饰得到非那西丁(phenacetin),与阿司匹林和咖啡因制成 APC 片,具有很好的解热镇痛作用,但由于对肾、胃和视网膜有严重的毒副作用,已退出应用。1893 年,对乙酰氨基酚应用于临床治疗发热、头痛、风湿痛、神经痛及痛经等,其解热作用与阿司匹林相当,但无抗炎作用,为复方感冒药的主要成分之一。

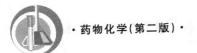

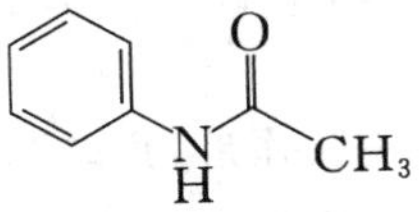

乙酰苯胺 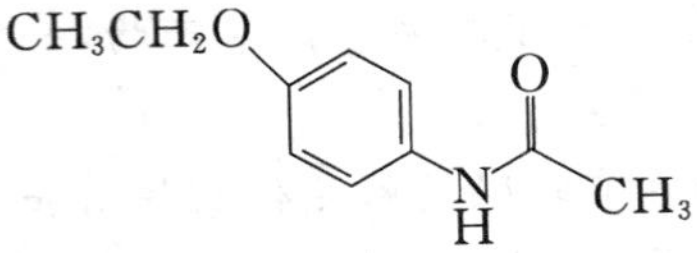　　　　　　　　　非那西丁

典型药物

对乙酰氨基酚(paracetamol)

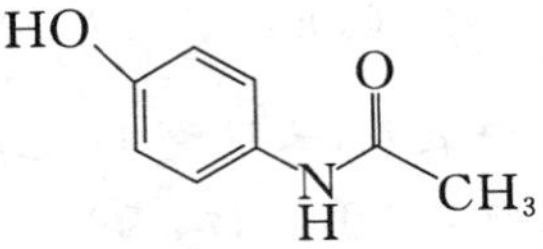

对乙酰氨基酚化学名为 *N*-(4-羟基苯基)乙酰胺,又称为扑热息痛。

对乙酰氨基酚为白色结晶或结晶性粉末,无臭,味微苦,易溶于热水或乙醇,在丙酮中溶解,在冷水中略溶,熔点为 168~172 ℃。

对乙酰氨基酚在空气中稳定,水溶液的稳定性与溶液的 pH 值有关。在 pH 值为 6 时最为稳定,在酸性及碱性条件下,稳定性较差。

对乙酰氨基酚分子中具有酚羟基,其水溶液加三氯化铁试液显蓝紫色。

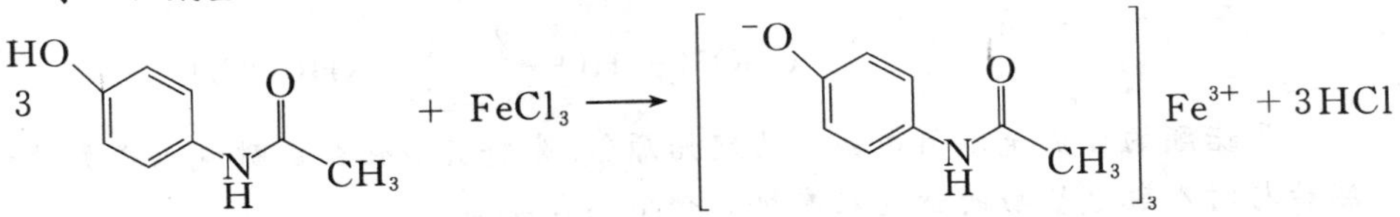

$$HO-C_6H_4-NHCOCH_3 \times 3 + FeCl_3 \longrightarrow [{}^{-}O-C_6H_4-NHCOCH_3]_3 Fe^{3+} + 3HCl$$

对乙酰氨基酚在酸性介质中水解后生成对氨基酚,滴加亚硝酸钠试液,生成重氮盐,再加碱性 β-萘酚试液,生成红色偶氮化合物。

对乙酰氨基酚是乙酰苯胺和非那西丁在体内的主要代谢产物,主要以硫酸酯和葡萄糖醛酸结合物的形式排出体外。对乙酰氨基酚和非那西丁小部分被代谢转化成有毒性的代谢物——乙酰亚胺醌,它是产生肝肾毒性的主要原因之一。

(三)吡唑酮类

1884 年应用于临床的安替比林(antipyrine)是在研究奎宁类似物的过程中偶然发现的。这类药物是 5-吡唑酮类衍生物,具有明显的解热、镇痛和一定的抗炎作用,一般用于高热和镇痛。后来又研究得到安乃近、异丙基安替比林。

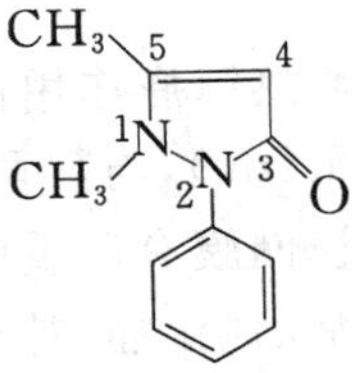

安替比林 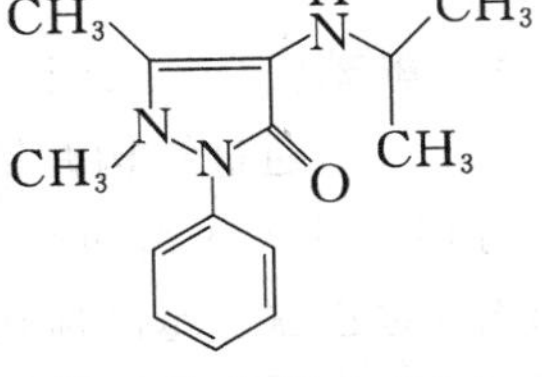　　　　　　　　　异丙基安替比林

典型药物

安乃近(metamizole sodium)

安乃近化学名为[(1,5-二甲基-2-苯基-3-氧代-2,3-二氢-1H-吡唑-4-基)甲氨基]甲烷磺酸钠盐一水合物,又名罗瓦尔精。

安乃近为白色或略带微黄色的结晶性粉末,无臭,味微苦,不溶于乙醚,略溶于乙醇,易溶于水。

安乃近溶于稀盐酸中,加次氯酸钠产生瞬间消失的蓝色,加热后变为黄色。

安乃近与稀盐酸加热后产生二氧化硫和甲醛的特殊臭气。

安乃近可用于各种发热的解热,还可治疗急性关节炎、风湿及头痛等。但由于它可引起粒细胞缺乏症,加之结构不稳定,临床现已基本不用。

二、非甾体抗炎药

炎症的产生是一个复杂的过程,是机体最常见的一种病理症状,主要表现为红肿、疼痛等。前列腺素(PGs)被公认是产生炎症的介质,当细胞膜受到损伤时,可释放前列腺素。体内的花生四烯酸经环氧化酶的作用可转化成前列腺素,非甾体抗炎药的作用机制主要是抑制环氧化酶,减少前列腺素的合成量,消除前列腺素对炎症物质的增敏作用,从而起到抗炎作用。

环氧化酶有两种亚型:环氧化酶-1(COX-1)和环氧化酶-2(COX-2)。现有的非甾体抗炎药在抑制 COX-2 发挥抗炎作用的同时,还抑制了 COX-1,导致胃肠道副作用的产生。因此,COX-2 选择性抑制剂是目前非甾类抗炎药的研究热点。

非甾体抗炎药物的研究开始于 19 世纪末水杨酸钠的使用。从 20 世纪 40 年代起抗炎药物的研究和开发得到迅速与长足的发展,特别是吲哚美辛的发现及其在临床上的应用。非甾体抗炎药按照化学结构主要分为 3,5-吡唑烷二酮类、邻氨基苯甲酸类、吲哚乙酸类、芳基烷酸类、1,2-苯并噻嗪类等。

(一) 3,5-吡唑烷二酮类

具有 3,5-吡唑烷二酮结构的保泰松(phenylbutazone)于 1946 年由瑞士科学家合成,1949 年发现其具有良好的消炎镇痛作用,并应用于临床治疗类风湿性关节炎、痛风。但临床使用中发现它对胃肠道的毒性很大,长期服用可损伤肾功能,还可以引起再生障碍性贫血和粒细胞缺乏症。1961 年发现保泰松在体内的代谢产物羟布宗(oxyphenbutazone)也有消炎抗风湿作用,且毒性较低,副作用较小。此外,还发现磺吡酮(sulfinpyrazone)的消炎抗风湿作用比保泰松弱,但有很强的排除尿酸的作用,可用于治疗痛风和风湿性关节炎。

保泰松 磺吡酮

典型药物

羟布宗(oxyphenbutazone)

羟布宗化学名为 4-丁基-1-(4-羟基苯基)-2-苯基-3,5-吡唑烷二酮,又名羟基保泰松。

羟布宗为白色结晶性粉末,无臭,味苦,易溶于乙醇、丙酮、氯仿、苯和乙醚,几乎不溶于水,一水合结晶体熔点为 96 ℃,无水结晶体熔点为 124～125 ℃。

羟布宗与冰乙酸及盐酸共热,水解生成 4-羟基氢化偶氮苯,经转位重排后生成 2,4′-二氨基-5-联苯酚和对羟基邻氨基苯胺,它们都能继续与亚硝酸钠试液作用生成黄色的重氮盐,再与 β-萘酚偶合生成橙色沉淀。

羟布宗临床上主要用于治疗痛风、风湿性及类风湿性关节炎、强直性脊椎炎等。

(二)吲哚乙酸类

典型药物

吲哚美辛(indomethacin)

吲哚美辛化学名为 2-甲基-1-(4-氯苯甲酰基)-5-甲氧基-1H-吲哚-3-乙酸。

吲哚美辛为类白色或微黄色结晶性粉末,无臭,无味,溶于丙酮,在甲醇、乙醇和乙醚中略溶,几乎不溶于水,熔点为 158～162 ℃。

吲哚美辛在室温下空气中稳定,但遇光会逐渐分解;在 pH 值为 2～8 时较稳定,遇强酸和强碱时水解生成 5-甲氧基-2-甲基吲哚-3-乙酸,进一步会被氧化成有色物质。

吲哚美辛的稀碱溶液加重铬酸钠溶液共热,用浓硫酸酸化并加热后,显紫色;如加亚硝酸钠溶液共热后,加盐酸显绿色,放置后渐变为黄色。

吲哚美辛主要用于对水杨酸类疗效不明显或不易耐受的风湿性关节炎、强直性关节炎等,但具有较严重的胃肠道副作用,尤其是能导致溃疡而出血,还可引起肝脏损害、造血系统障碍及中枢神经症状等,所以本品应在医生的指导下短暂使用。

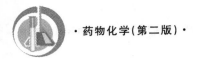
(三) 芳基烷酸类

芳基烷酸类是目前研究开发速度较快的一类非甾类抗炎药,最重要的是 α-芳基丙酸类。在临床广泛应用的品种主要有布洛芬(ibuprofen)、萘普生(naproxen)和酮洛酚(ketoprofen)和氟比洛芬(flurbiprofen),其中活性最强的是氟比洛芬。

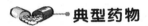

酮洛芬   氟比洛芬

因这类药物分子中多数含有一个手性碳原子,存在两个光学异构体,一般 $S(+)$ 体的活性大于 $R(-)$ 体,如布洛芬的 S 型比 R 型强 28 倍,萘普生的 S 型比 R 型强 35 倍,临床使用的萘普生为纯 $S(+)$ 体。

典型药物

(1) 布洛芬(ibuprofen)

布洛芬化学名为 2-(4-异丁基苯基)丙酸,又名异丁苯丙酸。

布洛芬为白色结晶性粉末,稍有特异味,熔点为 74.5～77.5 ℃,易溶于乙醇、丙酮和氯仿,几乎不溶于水,易溶于氢氧化钠或碳酸钠试液。药用为其消旋体。

布洛芬与氯化亚砜作用后,与乙醇成酯,在碱性条件下,与盐酸羟胺作用生成羟肟酸,加入三氯化铁在酸性条件下反应,生成红色至暗紫色的羟肟酸铁。

布洛芬比阿司匹林作用强 16～32 倍,可用于风湿性关节炎、骨关节炎、急性痛风引起的疼痛,还可以治疗组织疼痛、牙疼、痛经等。

(2) 萘普生(naproxen)

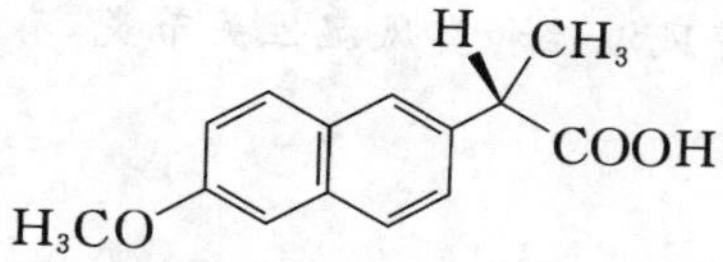

萘普生化学名为(＋)-α-甲基-6-甲氧基-2-萘乙酸。

萘普生为白色或类白色结晶性粉末,无臭或几乎无臭,在甲醇、乙醇或氯仿中溶解,略溶于乙醚,水中几乎不溶,熔点为 153～158 ℃,比旋度(又叫比旋光度)为＋63.0°～＋68.5°。

萘普生是具有光学活性的药物,临床上用其 S(＋)异构体。其药效是阿司匹林的 12 倍,布洛芬的 4 倍。但吲哚美辛的药效约是萘普生的 300 倍。

萘普生用于风湿性关节炎、骨关节炎、强直性脊椎炎、肌腱炎、滑囊炎及急性痛风,尤其对感冒发烧引起的全身酸痛效果好。

(四) 1,2-苯并噻嗪类

1,2-苯并噻嗪类药物又称为昔康(oxicams)类药物,其半衰期比较长,可一天给药一次。最早发现并应用于临床的是吡罗昔康,属于可逆的环氧化酶抑制剂,药效迅速,半衰期达 45 h,疗效显著,副作用小,是长效抗风湿病药。本类药物中美洛昔康是 COX-2 的选择性抑制剂,具有较强的抗炎活性,几乎没有胃肠道和肾脏的副作用,可用于类风湿性关节炎和骨关节炎的有效治疗。替诺昔康可对环氧化酶和脂氧化酶产生双重抑制,作用持久,消炎镇痛效果强。

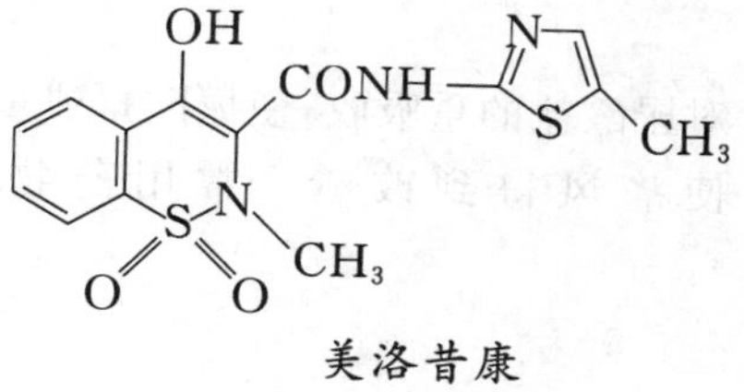

美洛昔康 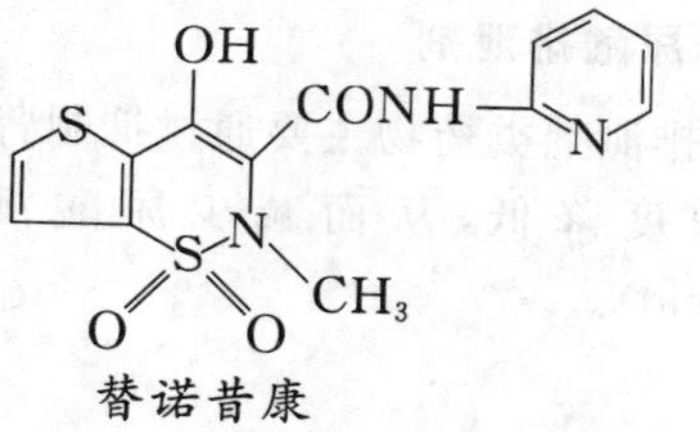　　　　替诺昔康

🔖 **典型药物**

吡罗昔康(piroxicam)

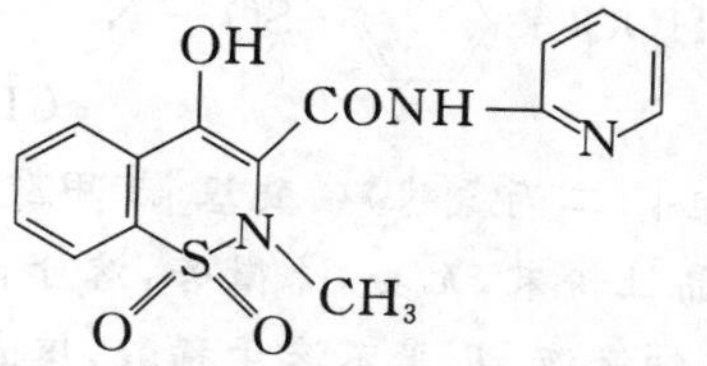

吡罗昔康化学名为 2-甲基-4-羟基-N-(2-吡啶基)-2H-1,2-苯并噻嗪-3-甲酰胺-1,1-二氧化物,又名炎痛昔康。

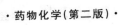

吡罗昔康为类白色或微黄绿色的结晶性粉末,无臭,无味,溶于氯仿,略溶于丙酮,几乎不溶于水,溶于酸,略溶于碱,熔点为198～202 ℃(分解)。

吡罗昔康加入三氯化铁试剂显玫瑰红色。

吡罗昔康用于治疗风湿性和类风湿性关节炎,有明显的镇痛和抗炎作用,药效持久,副作用小。

三、抗痛风药

痛风病是由于体内嘌呤代谢紊乱,血中尿酸过多,导致尿酸盐沉积于关节、肾及结缔组织中,引起痛风性关节炎、痛风性肾病和肾尿酸盐石症等。抗痛风药按其作用特点可分为以下三大类。

(一) 抗痛风发作药

本类药物主要是减轻急性痛风发作引起的炎症反应和消除痛风发作的疼痛,如吲哚美辛、秋水仙碱等。

(二) 尿酸合成阻断剂

尿酸合成阻断剂类药物通过抑制黄嘌呤氧化酶,使体内的次黄嘌呤不能转化为黄嘌呤,妨碍尿酸的合成,从而发挥抗痛风作用。常用药物别嘌醇结构如下:

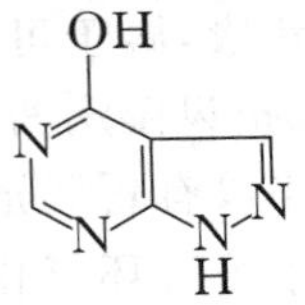

别嘌醇

(三) 尿酸排泄剂

尿酸排泄剂类药物主要通过抑制肾小管对尿酸盐的重吸收,使尿酸排泄量增加,血浆中尿酸浓度降低,从而减少尿酸沉积,使痛风得到改善。常用药物有丙磺舒(probenecid)。

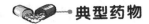 **典型药物**

丙磺舒(probenecid)

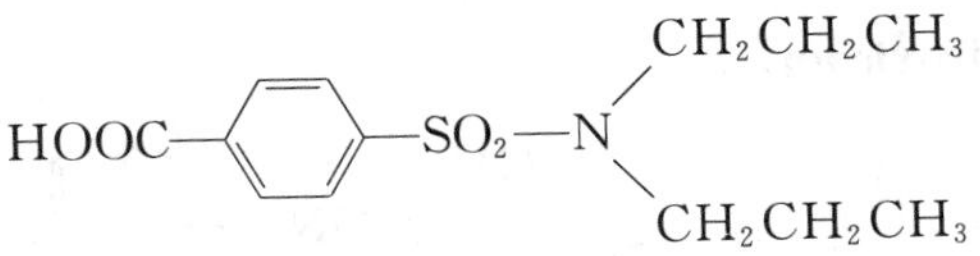

丙磺舒化学名为4-[(二丙氨基)磺酰基]苯甲酸。

丙磺舒为白色结晶性粉末,无臭,味微苦,溶于丙酮,略溶于乙醇或氯仿,几乎不溶于水,溶于稀氢氧化钠溶液,几乎不溶于稀酸,熔点为198～201℃。

丙磺舒加氢氧化钠溶液生成钠盐而溶解,再加入三氯化铁试液,即生成米黄色沉淀。

丙磺舒与氢氧化钠共热熔融,分解生成亚硫酸,放冷,经硝酸氧化生成硫酸盐,再用盐酸使呈酸性后,过滤,滤液显硫酸盐的鉴别反应。

丙磺舒用于治疗与高尿酸血症有关的痛风及痛风性关节炎,因其无抗炎、镇痛作用,故对急性痛风无效。

2.2 镇痛药

镇痛药是一类作用于中枢神经系统,减少或消除疼痛的药物。它与体内释放的内源性镇痛物质一样,直接作用于阿片受体,通过激动阿片受体,激活脑内镇痛系统,阻断痛觉传导,从而产生中枢性镇痛作用。

镇痛药的作用机制不同于解热镇痛药,它能缓解解热镇痛药不能控制的剧烈疼痛,如严重创伤、烧伤、外科手术及恶性肿瘤等引起的各种急性锐痛,以减轻病人痛苦,防止病情恶化,有利于治疗和恢复健康。由于镇痛药主要作用于中枢神经系统,故有抑制呼吸中枢的作用,长期使用能产生耐药及成瘾性等副作用。该类药物按国家《麻醉药品和精神药品管理条例》管理。

一、镇痛药的结构类型

镇痛药按药物的来源可分为植物来源的生物碱类、半合成类、合成类和内源性多肽类四类。

(一)植物来源的生物碱类

吗啡(morphine)是 1804 年从植物阿片中分离提纯得到的生物碱,1925 年确定了吗啡的分子结构,1952 年成功地进行了人工合成,1968 年确定了吗啡的绝对构型。

吗啡在化学结构上可认为是部分氢化菲的衍生物,其母体结构上含有 A、B、C、D、E 五个环,编号如下。

吗啡结构中含有五个手性中心(5R,6S,9R,10S,14R),吗啡的天然提取物为左旋体。吗啡的镇痛活性与分子的构型有密切关系,构型改变,不仅会使镇痛活性降低,甚至还会产生不同的作用。

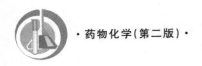典型药物

盐酸吗啡(morphine hydrochloride)

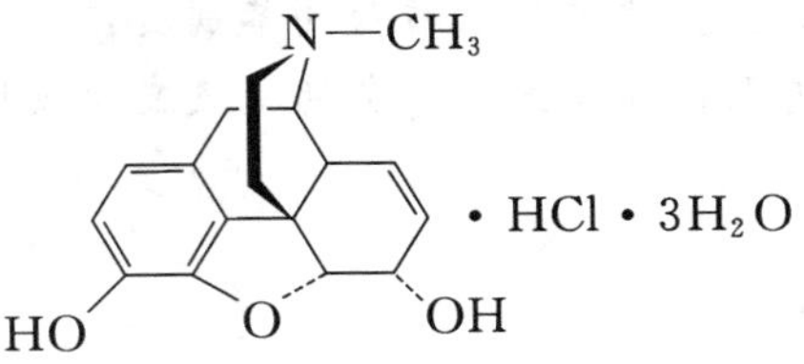

盐酸吗啡化学名为17-甲基-4,5α-环氧-7,8-二脱氢吗啡喃-3,6α-二醇盐酸三水合物。

盐酸吗啡为白色、有丝光的针状结晶或结晶性粉末;无臭,味苦;熔点为200 ℃。水溶液呈左旋性,遇光易变质。本品在水中溶解,在乙醇中略溶,在氯仿或乙醚中几乎不溶。

吗啡具有酚羟基和叔胺结构,为两性物质,临床常用其盐酸盐。

吗啡及其盐稳定性差,易被氧化为毒性较大的伪吗啡(又称为双吗啡)和 N-氧化吗啡而变色。空气中的氧气、日光、紫外线或铁离子均可促进此反应,在中性或碱性条件下氧化加速。故配制盐酸吗啡注射剂时常采取多种措施提高其稳定性。

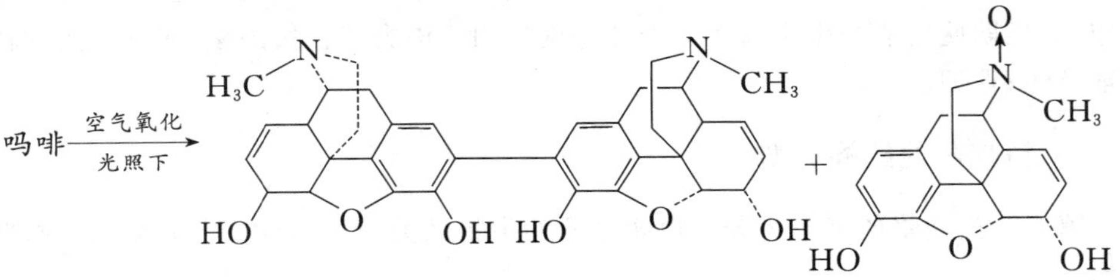

吗啡 $\xrightarrow[\text{光照下}]{\text{空气氧化}}$

伪吗啡 + N-氧化吗啡

盐酸吗啡具有生物碱的一系列呈色反应。例如:①Marquis 反应,吗啡加甲醛硫酸试液呈紫堇色;②Frohde 反应,吗啡加钼酸铵硫酸试液呈紫色,或由蓝色逐渐变为绿色;③盐酸吗啡水溶液遇中性三氯化铁试液呈蓝色。

吗啡在盐酸中加热会脱水和发生分子内重排,生成阿扑吗啡,与碘反应呈绿色。阿扑吗啡对呕吐中枢有显著兴奋作用,临床上用做催吐剂。

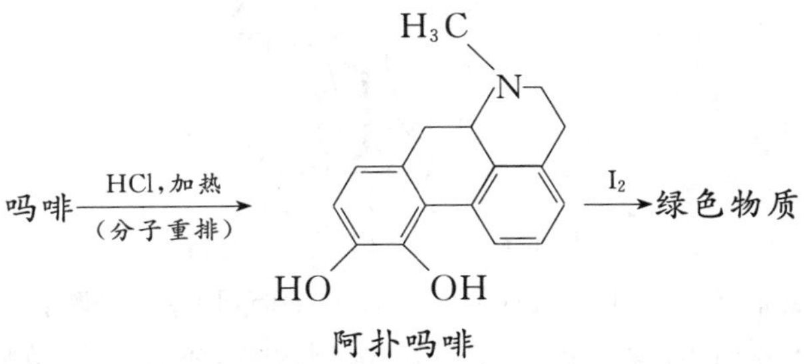

吗啡 $\xrightarrow[\text{(分子重排)}]{\text{HCl,加热}}$ $\xrightarrow{I_2}$ 绿色物质

阿扑吗啡

吗啡与亚硝酸钠的盐酸溶液反应发生芳环上的亚硝化反应,再与氨反应呈黄棕色,该反应可用于检查可待因中的微量吗啡存在。

吗啡激动阿片受体而发挥镇痛、镇咳、镇静等作用。临床主要用于抑制剧烈疼痛及麻醉前给药,但有成瘾性和抑制呼吸中枢的副作用。

（二）半合成类衍生物

为了增强吗啡的镇痛效果,减少其成瘾性等副作用,对吗啡进行了结构修饰,得到了一系列半合成的吗啡衍生物。修饰方法主要有以下几种。

（1）3 位酚羟基烷基化　在吗啡 3 位酚羟基上进行甲基化（R 为 CH_3）得到的可待因（codeine）,其镇痛活性降低,为吗啡镇痛活性的 1/6,但具有很强的中枢镇咳作用,为新型镇咳药。

（2）3、6 位羟基上的酰基化　在吗啡 3、6 位羟基上同时酰基化修饰,得到二醋吗啡（R 为 $COCH_3$）,二醋吗啡即为海洛因（heroin）,其镇痛活性为吗啡的 5～10 倍,但极易成瘾,是毒品之王。

（3）C 环上的修饰　它包括 7、8 位氢化,6 位羟基化,5 位甲基化等。美托酮（metopon）就是从 150 多种吗啡衍生物中发现的新药,其镇痛作用增强,成瘾性降低。

（4）17 位 N-CH_3 取代的修饰　以烯丙基取代位于 17 位氮原子上的氢,得到了纳洛酮（naloxone）,其镇痛作用降低,但可作为阿片受体拮抗剂和拮抗性镇痛药,用于阿片类药物中毒的解毒和戒毒治疗。

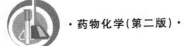

（5）碳环 6 位和 14 位之间以 —CH=CH— 或 —CH₂CH₂— 连接修饰　若在 6、14 位间以 —CH=CH— 连接，R 为 CH₃，就得到埃托啡（etorphine），其镇痛作用为吗啡的 200 倍；若以 —CH₂CH₂— 在 6、14 位间连接，R 为 CH₃，就得到二氢埃托啡（dihydroetorphine），其镇痛作用强于埃托啡，但成瘾性很强，国家进行了管制。类似的药物还有丁丙诺啡（buprenorphine），它是强效、长效拮抗性镇痛药，其镇痛效力是吗啡的 30 倍，作用时间是吗啡的 2 倍，无成瘾性和明显的副作用，是缓解手术后疼痛和癌症晚期疼痛的理想药物。

典型药物

（1）盐酸纳洛酮（naloxone hydrochloride）

盐酸纳洛酮化学名为 17-烯丙基-4,5α-环氧基-3,14-二羟基吗啡喃-6-酮盐酸盐二水合物。

盐酸纳洛酮为白色结晶或结晶性粉末，无臭，易溶于水，溶于甲醇，几乎不溶于氯仿或乙醚。

盐酸纳洛酮是吗啡拮抗剂，主要用于解救阿片类药物中毒。

（2）盐酸丁丙诺啡（buprenorphine hydrochloride）

盐酸丁丙诺啡化学名为 17-环丙甲基-7α-[(S)-1-羟基-1,2,2-三甲基丙基]-6,14-桥亚乙基-6,7,8,14-四氢东罂粟碱盐酸盐。

盐酸丁丙诺啡是 μ 受体部分激动剂,主要用于中、重度疼痛的止痛,还可用做海洛因成瘾的戒毒药。

(三)合成镇痛药

由于天然吗啡的来源有限,在吗啡半合成衍生物研究的基础上,进行了大量的吗啡结构改造研究,发现了许多新的合成镇痛药,按化学结构类型可划分为以下几类。

1. 吗啡喃类

吗啡喃母核与吗啡相比少了 E 环。左啡诺(levorphanol)的镇痛活性比吗啡强 4 倍,作用可维持 8 h;布托啡烷(burotphanol)具有激动-拮抗双重作用(阿片 μ 受体拮抗剂,κ 受体激动剂),临床上主要作为拮抗性镇痛药。

	R_1	R_2	R_3
左啡诺	CH_3	OH	H
布托啡烷	CH_2—◇	OH	OH

2. 苯吗喃类

苯吗喃类相当于在吗啡喃类的基础上再去掉 C 环,主要品种有:喷他佐辛(pentazocine),它是第一个非麻醉性镇痛药,成瘾性很小;非那佐辛(phenazocine),其镇痛作用为吗啡的 10 倍;氟痛新(fluopentazocine,赛克洛斯),其镇痛作用强于喷他佐辛,并且有安定和肌肉松弛作用。

	R
喷他佐辛	$CH_2CH=C(CH_3)_2$
非那佐辛	$CH_2CH_2C_6H_5$
氟痛新	$(CH_2)_3CO$—〇—F

3. 哌啶类

哌啶类只保留了吗啡结构中的 A、D 两个环,根据两个环的连接方式不同,分为两种情况。

(1)苯环(A 环)与哌啶环(D 环)直接相连 哌替啶(pethidine)为本类药物中的第一个合成类镇痛药,其镇痛活性只有吗啡的 1/8～1/6,但哌替啶的分子结构相对于吗啡而言则简化了许多。

	R
哌替啶	CH_3
匹米诺定	$CH_2CH_2CH_2NHC_6H_5$

（2）4-苯氨基哌啶类　在 A 环（苯环）与 D 环（哌啶环）之间插入 N 原子即得芬太尼，其镇痛活性相当于哌替啶的 550 倍，比吗啡要强 80～100 倍。

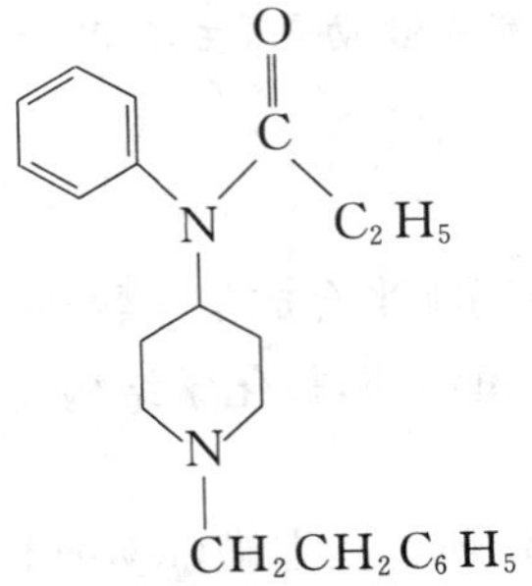

4. 氨基酮类

1946 年研究发现，一些结构中含有氨基和酮基的化合物也能产生镇痛活性，似乎吗啡 D 环（哌啶环）被简化掉也仍能保持镇痛作用，氨基酮类的典型代表是美沙酮（methadone），其化学结构如下：

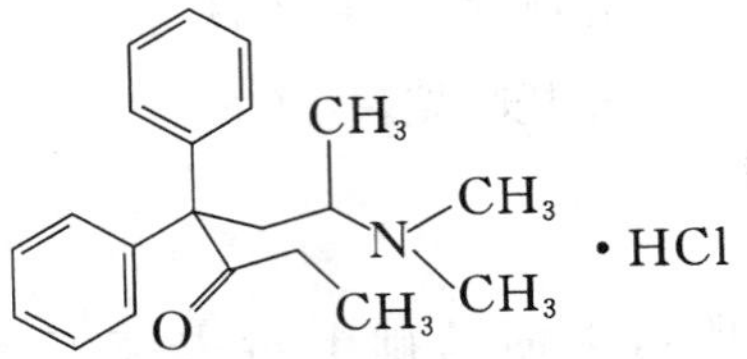

美沙酮

美沙酮结构中有两个苯环及氨基和酮基，但似乎无哌啶环结构。在美沙酮基础上进行结构修饰，1957 年人们又发现了右丙氧芬（dextropropoxyphene），在右丙氧芬中发现，其右旋体是活性异构体。

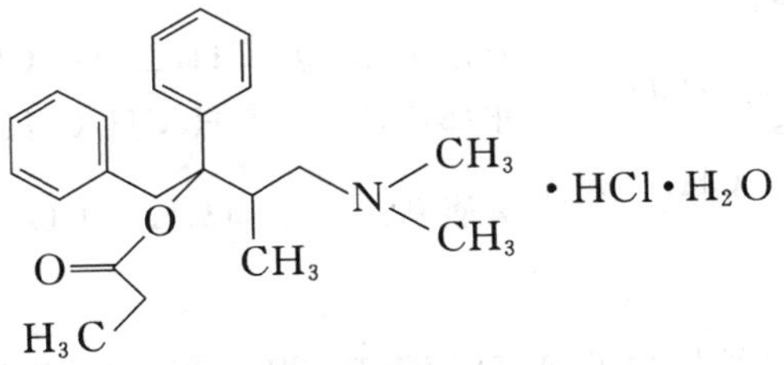

右丙氧芬

5. 其他类

后来的镇痛物质研究发现，一些环己烷衍生物也能产生镇痛作用，如曲马朵（tramadol）。

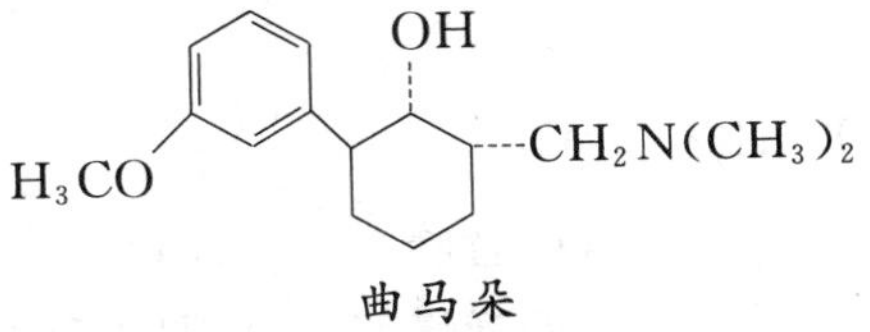

曲马朵

曲马朵有手性中心，但临床应用其外消旋体。曲马朵的镇痛作用与哌替啶相当，是吗啡的 1/10，短时间应用时认为其几乎无成瘾性，但长期、大量使用时仍可能产生成瘾性。

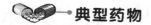

典型药物

（1）盐酸哌替啶（pethidine hydrochloride）

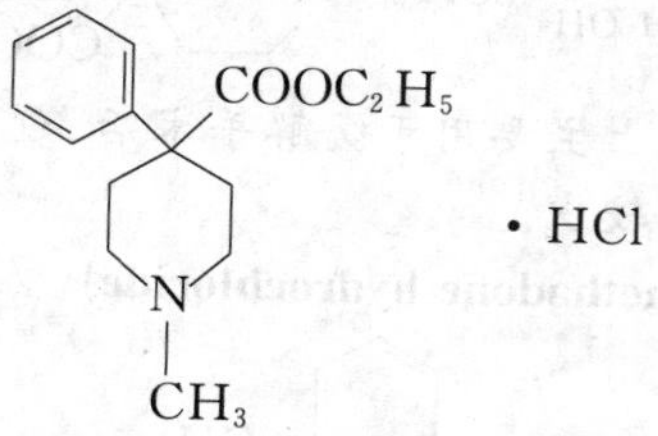

（结构式）·HCl

盐酸哌替啶化学名是 1-甲基-4-苯基-4-哌啶甲酸乙酯盐酸盐，俗称为度冷丁（又作杜冷丁）。

盐酸哌替啶分子中虽然含有酯键，但由于苯基电子效应及空间位阻的影响，其水解倾向小，稳定性提高。

在哌替啶溶液中加入苦味酸，可产生哌替啶苦味酸盐的黄色沉淀，该沉淀的熔点是 186～190 ℃，可用于哌替啶的鉴别。

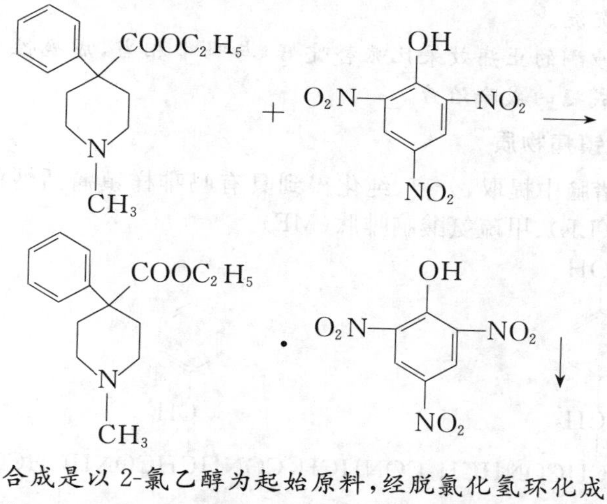

（反应式）

盐酸哌替啶的合成是以 2-氯乙醇为起始原料，经脱氯化氢环化成环氧乙烷。甲胺与环氧乙烷作用生成二羟乙基化产物，继续与氯化亚砜作用，于氨基钠存在下与苯乙腈环合；最后经酸催化水解、酯化（水解与酯化也可同时进行）和成盐即得盐酸哌替啶。

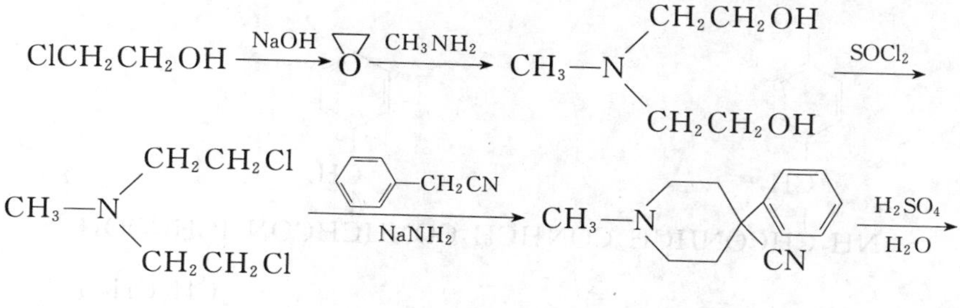

$$ClCH_2CH_2OH \xrightarrow{NaOH} \text{（环氧乙烷）} \xrightarrow{CH_3NH_2} CH_3-N\begin{smallmatrix}CH_2CH_2OH\\CH_2CH_2OH\end{smallmatrix} \xrightarrow{SOCl_2}$$

$$CH_3-N\begin{smallmatrix}CH_2CH_2Cl\\CH_2CH_2Cl\end{smallmatrix} \xrightarrow[NaNH_2]{CH_2CN} \text{（环合产物）CN} \xrightarrow[H_2O]{H_2SO_4}$$

63

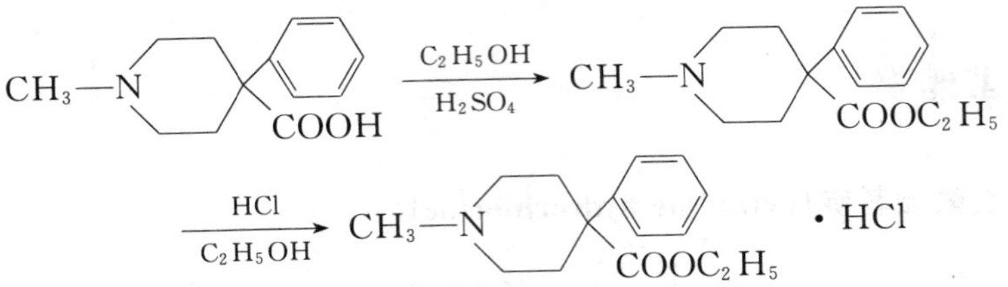

盐酸哌替啶在临床上主要用于缓解手术后、创伤、分娩、癌症晚期等的各种剧烈疼痛,成瘾性小,副作用较少。

(2) 盐酸美沙酮(methadone hydrochloride)

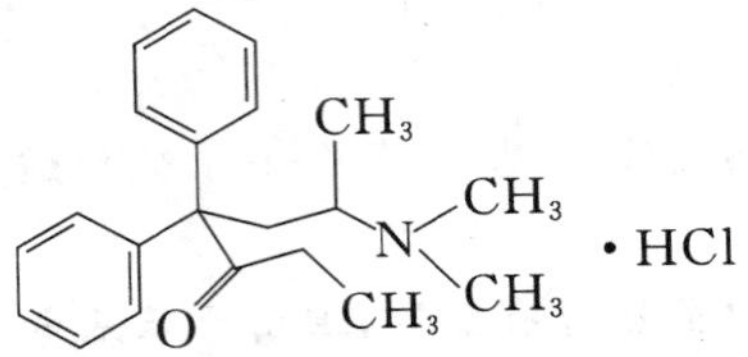

盐酸美沙酮化学名为 6-二甲氨基-4,4-二苯基-3-庚酮盐酸盐。

盐酸美沙酮含有手性碳原子,具有旋光异构体,仅左旋体有效,药用其外消旋体。

盐酸美沙酮的 3 位羰基由于位阻较大,不能发生一般的羰基反应,本品可与甲基橙生成黄色沉淀。

盐酸美沙酮的止痛效果比哌替啶好,与吗啡相当,成瘾性小,临床主要用于吗啡或海洛因等成瘾的戒除治疗。

(四) 内源性镇痛物质

1975 年,从猪脑中提取、分离、纯化得到具有吗啡样镇痛活性的五肽物质,它们分别是亮氨酸脑啡肽(LE)、甲硫氨酸脑啡肽(ME)。

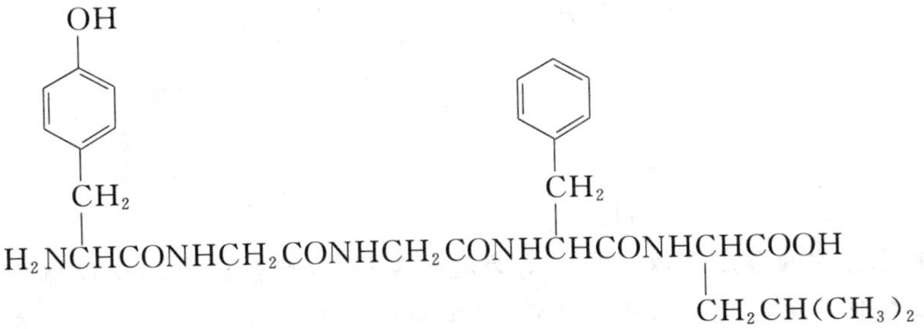

亮氨酸脑啡肽

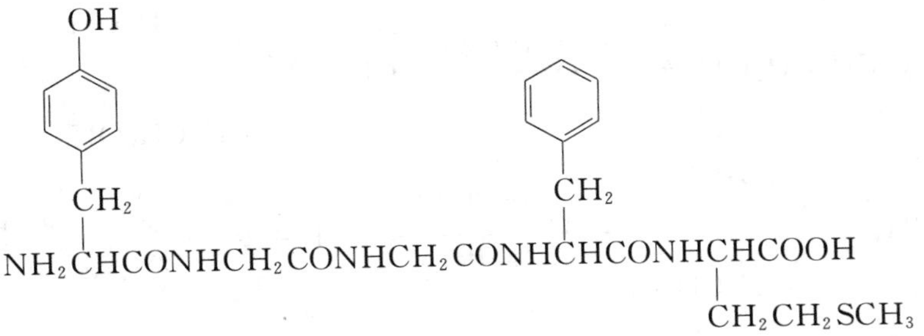

甲硫氨酸脑啡肽

以后又陆续发现具有镇痛活性的内源性物质 20 多种,其中有 16 肽的 α-内啡肽、31 肽的 β-内啡肽等。β-内啡肽的镇痛活性相当于吗啡的 10 倍。这些内源性镇痛多肽统称为内啡肽(endorphin)。

这些内啡肽在体内极易被肽酶所催化水解,十分不稳定,又难以透过血脑屏障到达中枢神经系统,故现在尚无临床实用价值。

但内源性镇痛物质的发现,不仅为寻找无成瘾性镇痛药的研究提供了新的思路,也为新药的研究和开发开辟了新途径。

二、镇痛药的构效关系

通过对吗啡及其衍生物和合成代用品结构的研究比较,认为此类药物是通过与体内具有三维立体结构的阿片受体部位相互作用而呈现镇痛活性的。

1954 年,根据吗啡及其衍生物的共同药效团,提出了阿片受体的三点模型理论。该理论认为阿片受体包括三部分(见图 2-1):①一个阴离子部位,能与镇痛药的阳离子中心发生静电吸引作用;②一个合适的凹槽部位,能与药物的凸出部位相互适应;③一个适合芳环的平坦区,可与药物的平坦芳香环发生疏水性结合。

阴离子部位

凹槽

适合芳环的平坦区

图 2-1　阿片受体的三点模型

相对于阿片受体,若药物要产生镇痛活性至少需含有相对应的三部分结构:①药物分子要有一个碱性中心(如叔胺氮原子),能在生理 pH 值环境下解离出阳离子;②分子中具有一个平坦的芳香环;③有凸出于芳环平面前方,正好与受体凹槽相适应的烃基部分。

上述阿片受体的三点模型理论可较好地说明从吗啡、喷他佐辛、哌替啶到美沙酮结构大为简化的原因,如下式所示。但镇痛活性仍存在其他原因。

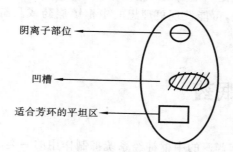

哌啶环,D 环为椅式构象

结构简化

吗啡

喷他佐辛
合成镇痛药
苯吗喃类(无 C、E 环)

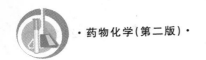

阿片受体的三点模型理论对镇痛药的研究起到了促进作用,但随着新型镇痛药的发现,阿片受体三点模型理论对一些实验结果就难以完全解释。例如,埃托啡类的高效镇痛作用机制,阿片受体激动剂和拮抗剂的本质差别,内源性镇痛多肽的镇痛机制等。因此在阿片受体三点模型理论基础上有人提出四点结合的受体模型,就是在三点模型中加上第四个附加的疏水结合部位(埃托啡与受体形成了第四个以疏水结合的作用部位)。这种模型可解释埃托啡镇痛活性比吗啡高几万倍的事实。随着对具有高选择性的阿片受体激动剂和拮抗剂的研究和开发,可能发现更理想的中枢镇痛药或具有其他生理活性特点的新型药物。

2.3 镇静催眠药

镇静催眠药属于具有普遍的中枢神经系统抑制作用的一类药物。镇静药和催眠药之间并没有明显界限,只有量的差别。小剂量使用时具有镇静效果,使病人处于安静状态,称为镇静药,适当使用镇静药有利于病人休养。能引起病人类似正常睡眠状态的药物,称为催眠药,有助于避免失眠损害人体健康和影响正常生活。

镇静催眠药种类繁多(迄今已合成 2000 余种),早在 20 世纪人们就使用安眠药,如溴剂、巴比妥类。由于它们的催眠效果不太理想,副作用较多,且易成瘾,如今已有被淘汰的趋势。

1952 年,有人对甲苯丙醇的分子结构加以改造,合成了眠尔通(安宁),此药因催眠效果好,曾一度风行。几年以后,我们最为熟悉的安定得以问世。由于安定的作用可靠,副作用较小,其使用也就越来越广泛。

镇静催眠药的作用较广,它有较好的抗焦虑作用,可以改善紧张、焦虑、恐惧等不良情绪,因而也被称为抗焦虑药。另外,安眠药有较强的抗惊厥作用,临床上把它作为抗癫痫药的类型之一。

镇静催眠药没有共同的结构特征,按化学结构可分为巴比妥类、苯二氮䓬类及其他类。

一、巴比妥类镇静催眠药

1903年德国人合成巴比妥酸盐,发现其具有催眠作用,成为临床上应用较早的一类镇静催眠药。巴比妥类药物均为丙二酰脲(由丙二酸二乙酯与脲缩合而成)的衍生物。由于可以形成烯醇型而呈现酸性,故称为巴比妥酸(barbituric acid)。

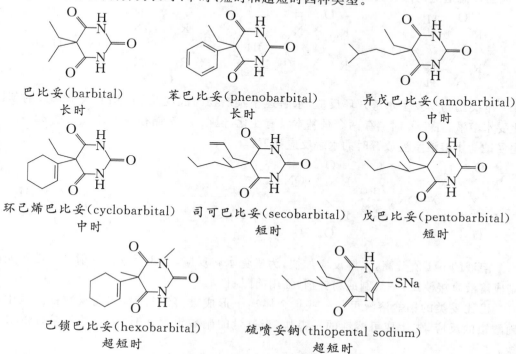

巴比妥酸　　　　　　　　　　　　　烯醇式

1. 巴比妥类药物的作用机制与构效关系

脑干网状结构上行激活系统向大脑皮层输入冲动,维持大脑皮层的兴奋性,使人处于觉醒状态。巴比妥类药物作用于网状兴奋系统的突触传递过程,通过抑制上行激活系统的功能使大脑皮层细胞兴奋性下降,从而产生镇静催眠作用。

巴比妥酸并无镇静催眠的生理活性,只有当其5位次甲基上的两个氢原子被其他基团取代后才能显示出镇静催眠的生理活性。因为两个氢原子被取代后的衍生物不易解离,脂溶性增强,易通过血脑屏障,从而进入中枢神经系统显示其生理活性。巴比妥类药物属非特异性结构类型药物,不同的取代基其理化性质及其在体内的代谢过程不同,其镇静催眠作用的强弱、起作用的快慢和持续时间长短也不同。一般按催眠作用持续时间的长短把巴比妥类药物分为长时、中时、短时和超短时四种类型。

巴比妥(barbital)
长时

苯巴比妥(phenobarbital)
长时

异戊巴比妥(amobarbital)
中时

环己烯巴比妥(cyclobarbital)
中时

司可巴比妥(secobarbital)
短时

戊巴比妥(pentobarbital)
短时

己锁巴比妥(hexobarbital)
超短时

硫喷妥钠(thiopental sodium)
超短时

研究发现巴比妥酸上氢原子被不同的基团取代后,显示出以下构效关系。

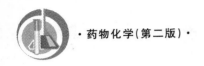

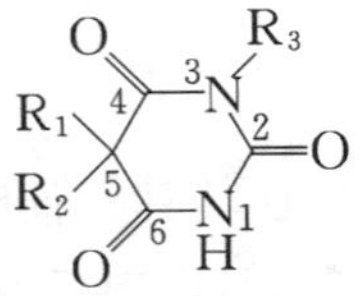

（1）5 位碳上的两个取代基（R_1，R_2）碳原子总数在 4～8 较为理想，使脂/水分配系数保持一定值，既有一定的亲水性，可以在体液中传输，又有一定的亲脂性，可穿过血脑屏障达到中枢神经系统发挥作用。当碳原子总数为 4 时，开始有镇静催眠作用，为 7～8 时作用最强，超过 8 时可导致化合物有惊厥的作用。

（2）在 N 原子上引入甲基（R_3），不仅降低了解离度，而且增加了脂溶度，如己锁巴比妥在生理 pH 值条件下未解离度达 90%，因而起效快，属于超短时巴比妥类药物。若两个 N 原子上均引入甲基，则产生惊厥作用。

（3）若 2 位碳上的氧原子被其电子等排体硫取代，即为硫代巴比妥类，则脂溶性增强，进入中枢神经系统快，故起效快，如硫喷妥钠临床上用做静脉麻醉药。

2. 巴比妥类药物的通性及合成通法

巴比妥类药物一般为白色结晶性粉末，在空气中较为稳定，不溶于水，易溶于乙醇及其他有机溶剂，含硫巴比妥类药物有令人不愉快的气味。

巴比妥类分子中具有双酰亚胺结构，因而具有弱酸性和水解性。由于它具有弱酸性，可溶解于氢氧化钠和碳酸钠溶液中而生成钠盐，但不溶于碳酸氢钠。此类钠盐不稳定，易与空气中的 CO_2 反应生成游离巴比妥类而析出沉淀，因此在该类药物的使用和保存过程中应当注意避免与酸性药物配伍和避免与空气接触。

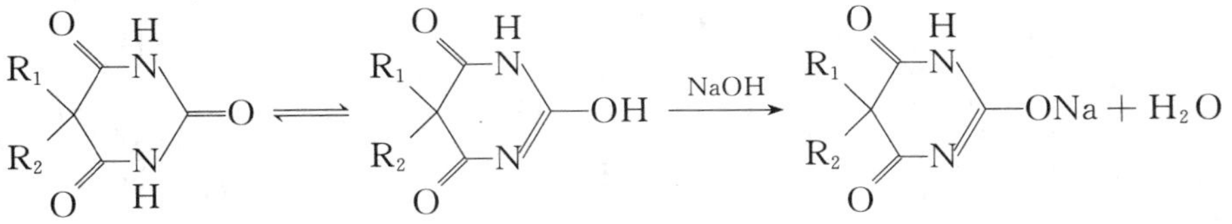

本类药物易发生水解开环反应，水解速率及产物与温度及 pH 值有关。10% 的苯巴比妥水溶液，在 1 ℃时储存两个月基本没有变化，但在 35 ℃储存一个月可分解 22%。巴比妥钠盐水溶液室温放置时的水解反应如下：

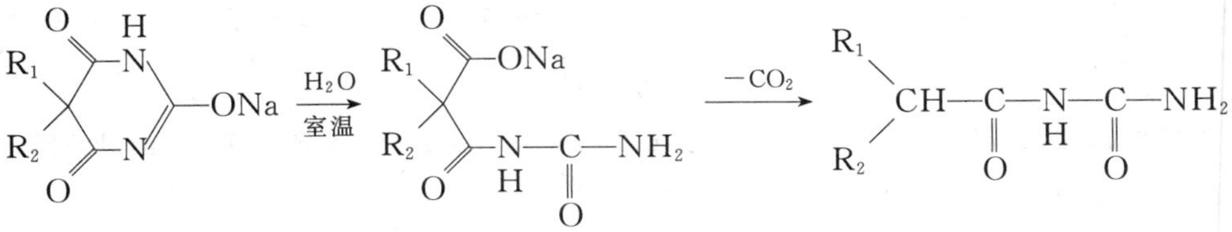

溶液的 pH 值升高，水解反应加快，为避免水解反应，巴比妥钠盐注射剂不能预先配制成溶液直接使用，一般制成粉针剂，临用前配制。

巴比妥类的钠盐溶液可与一些重金属离子形成难溶性盐类，如在碳酸钠溶液中与硝酸银的反应，先生成可溶性的一银盐，当过量的硝酸银存在时，则生成不溶性的二银盐。

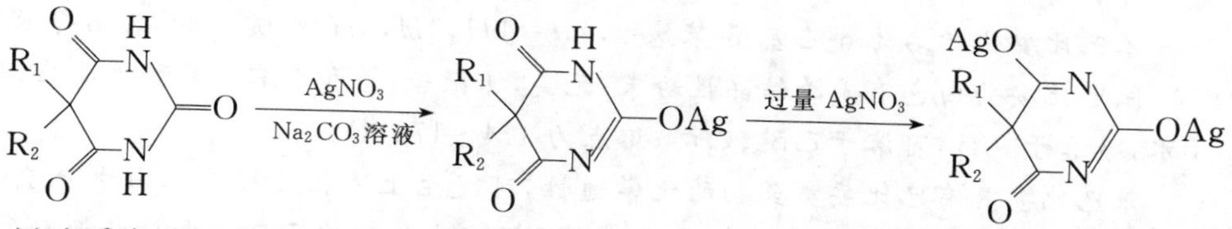

巴比妥类分子中含有—CONHCONHCO—的结构,能与铜盐产生类似双缩脲的颜色反应,与吡啶硫酸铜反应生成紫色配合物。含硫巴比妥则显绿色,可用来鉴别此类药物。

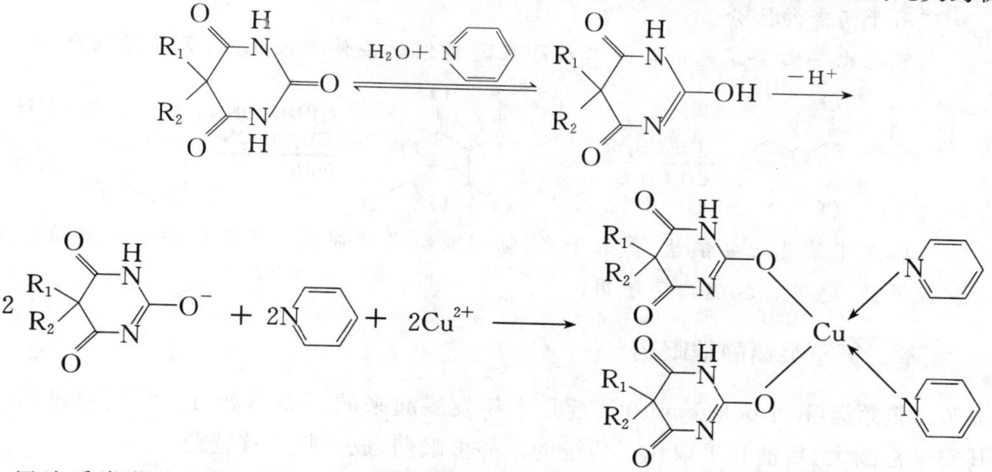

巴比妥类药物多数可采用下列合成通法制得,即用丙二酸二乙酯与相应的卤烃在醇钠的催化下引入:将两个烃基(一般先大后小,先伯后仲)分别依次引到 2 位碳原子上,再与脲(或硫脲)在醇钠催化下缩合,制成巴比妥类药物的钠盐,经酸中和得游离巴比妥类药物。

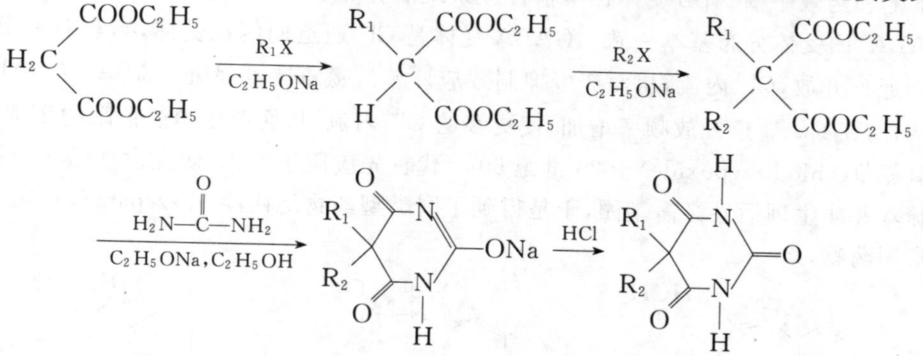

🔖📑 **典型药物**

苯巴比妥(phenobarbital)

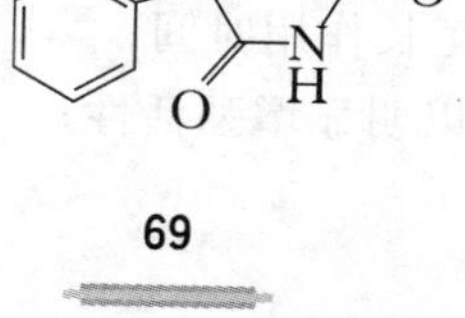

苯巴比妥化学名为 5-乙基-5-苯基-2,4,6-(1H,3H,5H)嘧啶三酮,又名鲁米那。

苯巴比妥为白色有光泽结晶性粉末;无臭,味微苦;饱和水溶液显酸性反应;难溶于水,略溶于氯仿,可溶于乙醚、乙醇;熔点为 174～178 ℃。

苯巴比妥具有巴比妥类药物的化学通性,可发生上述相关反应。由于分子中有苯环,可与甲醛-浓硫酸试剂反应,在两层液面间产生玫瑰红色环。也可与亚硝酸钾-浓硫酸试剂反应,生成橙黄色亚硝基苯衍生物。无苯环巴比妥类药物无此反应,此特点可用于两者的区分。

苯巴比妥由 2-苯基丙二酸二乙酯在醇钠催化条件下烃化后,再与脲缩合制得:

临床用苯巴比妥钠盐,易溶于水,临用前配成注射剂。苯巴比妥为镇静催眠药和抗惊厥药,也可作抗癫痫药使用。

二、苯二氮䓬类镇静催眠药

苯二氮䓬类(benzodiazepine)是近几十年发展起来的一类镇静、催眠、抗焦虑药。由于其安全范围大,目前几乎取代了传统的镇静催眠药,成为临床首选药。

(一) 苯二氮䓬类药物的作用机制与构效关系

在大脑皮层有苯二氮䓬(BZ)受体的存在,它对该类药物有高度的亲和力,亲和力大小基本上和药效平衡。BZ 受体在中枢神经系统的分布状况与中枢抑制性递质 γ-氨基丁酸(GABA)的受体分布基本一致。GABA 受体是 Cl^- 通道的门控受体,当与 GABA 结合时,Cl^- 通道开放,Cl^- 内流,从而产生抑制效应。苯二氮䓬类可促进 GABA 与 $GABA_A$ 受体的结合,使 Cl^- 通道开放频率增加,使更多的 Cl^- 内流,从而产生镇静催眠的生理活性。

氯氮䓬(chlodiazepoxide)于 20 世纪 60 年代首先应用于临床,研究发现结构中氮上的氧和胺基并非生理活性必需基团,于是得到了同类型药物地西泮(diazepam),目前依然为临床常用药物。

氯氮䓬   地西泮   结构通式

进一步构效关系研究表明:

(1) 苯二氮䓬分子中七元亚胺内酰胺环为活性必需结构;

(2) R_2 为长链烃基取代,可延长作用时间;

(3) 7 位引入吸电子基团可以明显增强活性;

（4）R₃ 为吸电子基团取代，明显增强活性；

（5）4,5 位双键被饱和，可导致活性降低，并入杂环可增强活性，并入四氢噁唑环增强镇静作用，抗抑郁。

通过对地西泮的研究和结构改造，得到了一系列苯二氮䓬类临床用药，如硝西泮（nitrazepam）、氟西泮（flurazepam）和氟硝西泮（flunitrazepam）。

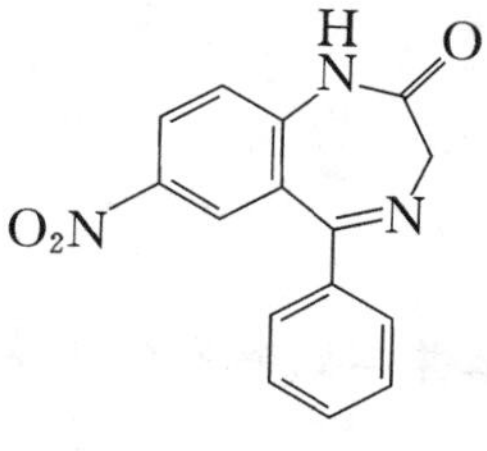

硝西泮 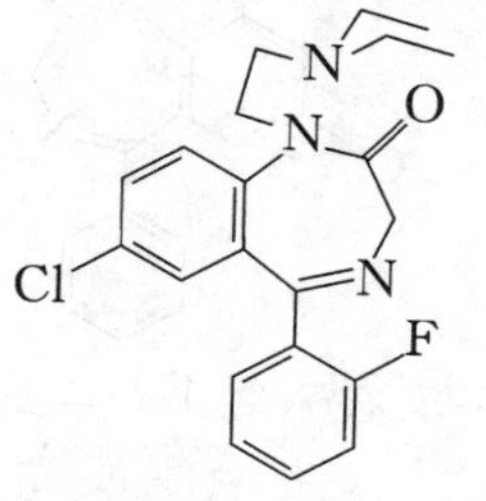   氟西泮 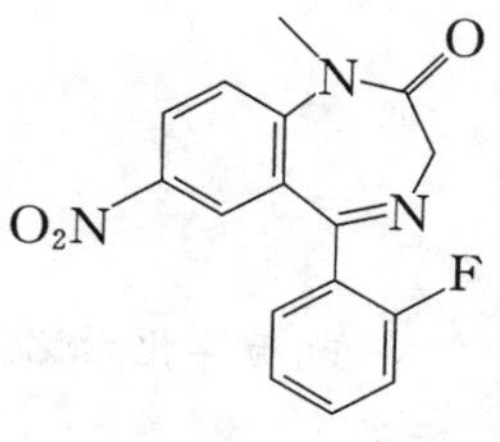   氟硝西泮

通过研究发现该类药物在体内经过脱甲基、氧化后的代谢产物，发现了作用强且毒副作用小的奥沙西泮（oxazepam）、劳拉西泮（lorazepam）及替马西泮（temazepam）等药物。

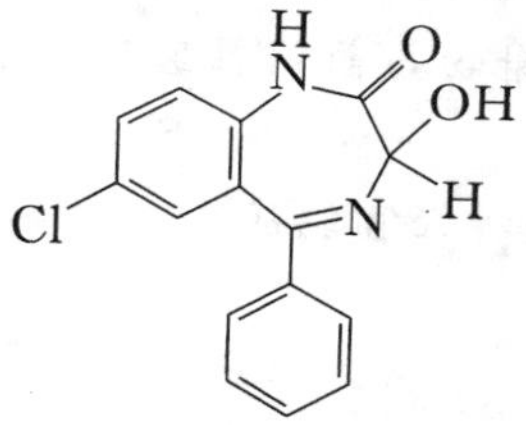

奥沙西泮 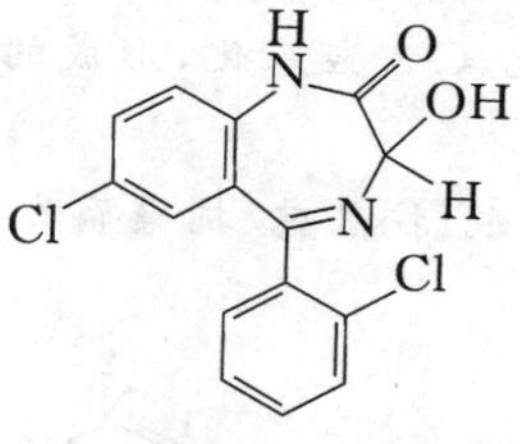   劳拉西泮 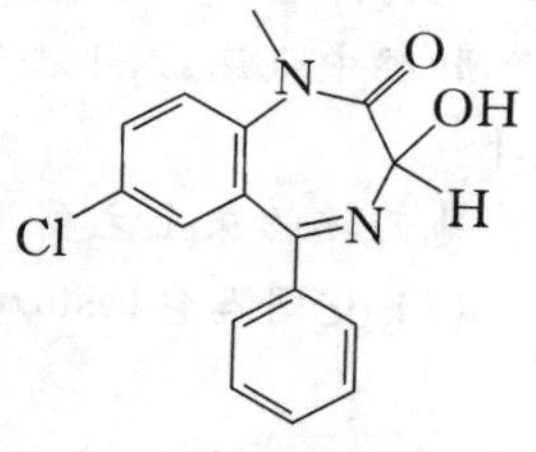   替马西泮

苯二氮䓬环 1,2 位接上三唑环后，稳定性和与受体亲和力都有所提高，生理活性提高，相对用量减少，如艾司唑仑（estazolam）、三唑仑（triazolam）及溴替唑仑（brotizolam）等。

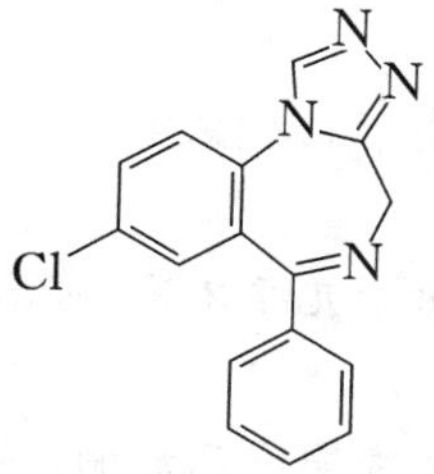

艾司唑仑 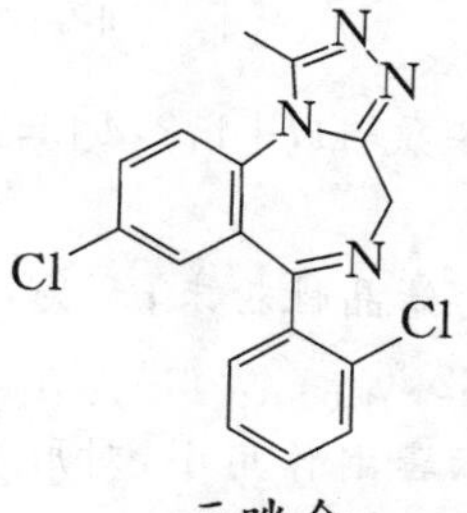   三唑仑 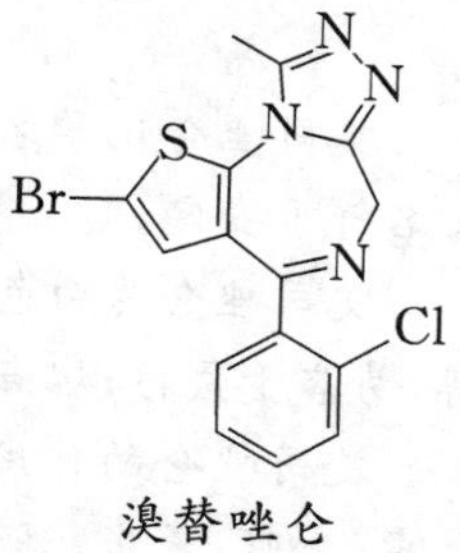   溴替唑仑

（二）苯二氮䓬类药物的一般性质与代谢

本类药品通常为白色或类白色结晶性粉末。一般条件下七元环比较稳定，但在酸或碱溶液中加热则发生 1,2 或 4,5 位水解反应。去甲安定类水解后具有芳伯氨基，经重氮化后可与 β-萘酚偶合生成橙色的偶氮化物，可供鉴别。

在体内的代谢主要在肝脏中进行，代谢途径相似，N-1 去甲基化，C-3 羟基化，苯环酚羟基化等。代谢产物有些具有生理活性，如地西泮去甲基生成的去甲西泮，然后 C-3 羟基化生成奥沙西泮，均为活性代谢物，且广泛应用于临床。

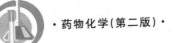

典型药物

(1) 地西泮(diazepam)

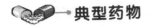

地西泮化学名为1-甲基-5-苯基-7-氯-1,3-二氢-2H-1,4-苯并二氮杂䓬-2-酮,又名安定。

地西泮为白色或类白色结晶性粉末;无臭,味微苦;在水中几乎不溶解,在乙醇中可溶,易溶于氯仿及丙酮;熔点为130~134 ℃。

地西泮酸性水溶液不稳定,开环产生二苯甲酮和甘氨酸。

肝脏中代谢,N-1去甲基化,C-3羟基化,形成的代谢物与葡萄糖醛酸结合排出体外。

地西泮临床上主要用于失眠、抗焦虑、抗癫痫及相关神经官能症。

(2) 艾司唑仑(estazolam)

艾司唑仑化学名为6-苯基-8-氯-4H-[1,2,4]三氮唑[4,3-a][1,4]苯并二氮杂䓬,又名舒乐安定。

艾司唑仑为白色或类白色的结晶性粉末;无臭,味微苦;水中几乎不溶,可溶于甲醇,易溶于氯仿;熔点为229~232 ℃。

艾司唑仑的作用强,用量小,毒副作用小,对肝肾功能、骨髓等均无影响,适用于焦虑、失眠、紧张、恐惧、癫痫和手术前镇静等。

三、其他类镇静催眠药

其他类镇静催眠药有水合氯醛、唑吡坦、佐匹克隆、扎来普隆、美乐托宁等。

(1) 水合氯醛(chloral hydrate)为三氯乙醛的水合物,是最早用于催眠的有机化合物,是较为安全的一种催眠、抗惊厥药物。水合氯醛对中枢神经系统的作用部位类似于巴比妥类药物,口服或直肠给药后,在肝脏和其他组织中迅速还原成中枢抑制作用更强的活性代谢产物三氯乙醇。由于水合氯醛有令人不愉快的臭味及胃肠道刺激作用,对其结构改造得到各种前药,如三氯福司和卡波氯醛,两者在体内迅速分解成三氯乙醛和三氯乙醇而发挥作用。

（2）唑吡坦(zolpidem)是第一个非苯二氮草类催眠药,具有咪唑并吡啶骨架结构。由于它可以选择性地与苯二氮草受体亚型结合,因而具有较强的镇静、催眠作用,而对呼吸系统无抑制作用,目前已成为欧美国家的主要镇静催眠药。

（3）佐匹克隆(zopiclone)是环吡咯酮类催眠药,通过激动 BDZ 受体,增强 GABA 的抑制作用,不仅缩短入睡潜伏期,还可以提高睡眠质量,对记忆几乎无影响。

（4）扎来普隆(zaleplon)是新型的非 BZS 类的镇静催眠药,1999 年上市,几乎没有耐药性和依赖性,是一种短效催眠药,能够缩短睡眠潜伏期,提高睡眠时间和睡眠质量,对入睡困难者效果更佳。

（5）美乐托宁(melatonin)又称为退黑素,化学名为 5-甲氧基-N-乙酰色胺,是松果体分泌的肽类激素,对许多系统有广泛的调节作用,其中对睡眠的调节尤为突出。

水合氯醛　　　　　　唑吡坦　　　　　　　佐匹克隆

扎来普隆　　　　　　　　　　美乐托宁

2.4 抗癫痫药

一、抗癫痫药的作用机制

癫痫是大脑局部病灶神经元兴奋过高,反复发生阵发性放电,并向周围扩散而出现的大脑功能失调综合征,具有突发性、暂时性和反复性的特点。它按其发作时的表现分为大发作、小发作、神经运动性发作、局限性发作和癫痫持续状态。抗癫痫药可以通过两种方式来发挥作用:一是减轻中枢病灶神经元的过度放电;二是提高正常脑组织的兴奋阈,从而减弱来自病灶的兴奋扩散,防止癫痫发作。

抗癫痫药以 1857 年溴化钾的出现为开端,它是第一个真正意义上的对控制癫痫发作有作用的药物。后来发现苯巴比妥有控制癫痫大发作的作用,进而对这类药物进一步研究,发现了若干类型的抗癫痫药。目前临床上应用的抗癫痫的药物中,一线药物主要有苯妥英钠、苯巴比妥、卡马西平、丙戊酸钠、扑米酮、乙琥胺等。

二、抗癫痫药的分类与代表药物

1938 年发现 5,5-二苯基乙内酰脲具有抗惊厥作用,通过结构改造发现具有环内酰脲结构类似物的化合物多具有抗癫痫作用,如巴比妥类、乙内酰脲类、噁唑烷酮类、丁二酰亚胺类等。

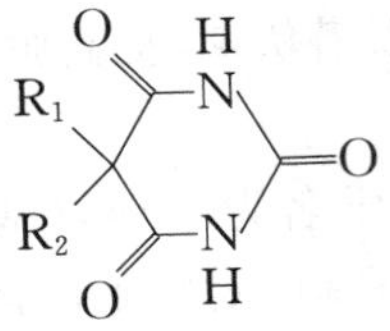

巴比妥类 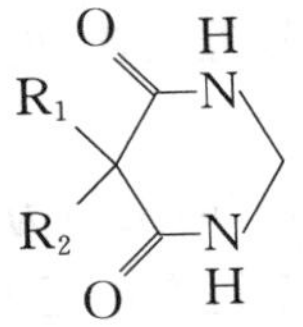   氢化嘧啶二酮类

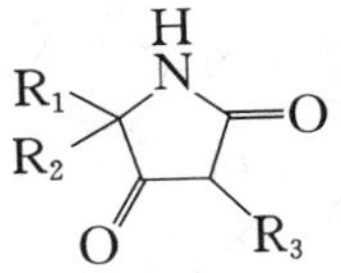

乙内酰脲类 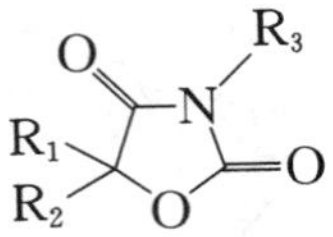   噁唑烷酮类 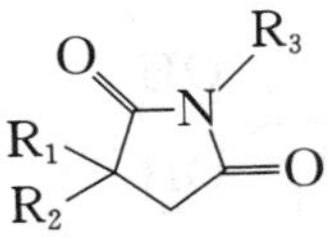   丁二酰脲类

后来发现了不同于环内酰脲结构的化合物具有抗癫痫的作用,如苯二氮䓬类、脂肪酸类及其他一些结构类型的抗癫痫药。

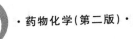 **典型药物**

(1)苯妥英钠(phenytoin sodium)

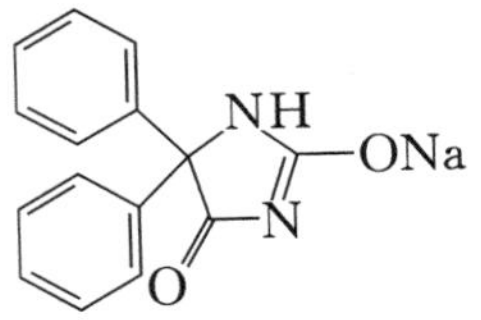

苯妥英钠化学名为 5,5-二苯基-2,4-咪基烷二酮钠盐,又名大伦丁。

苯妥英钠为苯妥英的钠盐,白色粉末;无臭,味苦;在水中易溶,在乙醇中可溶解,不溶于乙醚或氯仿。钠盐有吸湿性。苯妥英钠水溶液呈碱性,置于空气中能吸收二氧化碳,出现混浊,故苯妥英钠应密闭保存。

苯妥英钠水溶液与碱加热可水解开环,最后生成 α-氨基二苯乙酸和氨;与硝酸银试液反应生成白色沉淀,不溶于氨试液中;与吡啶硫酸铜试液反应显蓝色。这些反应均可用来鉴别苯妥英钠。

苯妥英钠化学结构与苯巴比妥类相似,但常用剂量无镇静作用。

苯妥英钠为治疗癫痫大发作和部分性发作的首选药,也用于控制癫痫的持续状态。

(2) 卡马西平(carbamazepine)

卡马西平化学名为 5H-二苯并[b,f]氮杂-5-甲酰胺。

卡马西平为白色结晶性粉末,具多晶型;几乎不溶于水,在乙醇中略溶,易溶于氯仿;熔点为 189～193 ℃。

卡马西平在干燥状态及室温下较稳定。片剂在潮湿环境中可生成二水合物而使片剂硬化,导致溶解和吸收差,使药效降低。长时间光照,固体表面由白色变为橙黄色,部分环化成二聚体和氧化成环氧化物,故卡马西平应避光保存。

卡马西平为广谱抗惊厥药,具有抗癫痫作用,对癫痫单纯和复杂部分性发作最有效。

(3) 丙戊酸钠(sodium valproate)

丙戊酸钠化学名为 2-丙基戊酸钠。

丙戊酸钠为白色结晶性粉末,易溶于水、乙醇,不溶于乙醚。丙戊酸钠吸湿性极强,通常在丙戊酸钠中加入少量有机酸(硬脂酸),使二者成复合物,可明显改善其吸湿性。

丙戊酸钠结构上属于脂肪酸类,为广谱抗癫痫药,能抑制 γ-氨基丁酸(GABA)的代谢,提高脑内 GABA 的浓度,抑制癫痫性冲动的扩散,从而发挥治疗作用。常见副作用有恶心、呕吐等胃肠道反应。

2.5 抗精神失常药

抗精神失常药是用以治疗各种精神失常疾病的药物。根据抗精神失常药的主要适应证和临床应用,可将其分为抗精神病药、抗抑郁药、抗焦虑药和抗躁狂药。

一、抗精神病药

抗精神病药主要用于精神分裂症。精神分裂症主要是由于脑内多巴胺(dopamine,DA)神经系统功能亢进使脑部多巴胺过量所致。目前认为精神分裂症与多巴胺过多有关。药物主要是阻断多巴胺受体，在不影响意识的条件下，控制兴奋、躁动及幻想等症状。

抗精神病药按化学结构可以分为以下几类：吩噻嗪类、噻吨类、丁酰苯类、苯二氮草类及其他类。

（一）吩噻嗪类

20世纪40年代在研究吩噻嗪类抗组胺药物异丙嗪（promethazine）时发现它有镇静作用，继续研究构效关系发现氯丙嗪（chlorpromazine）具有很强的抗精神病作用，从而开始了化学药物治疗精神病的新领域。但氯丙嗪毒副作用大，对它进行构效关系的研究及结构改造，得到了一系列药物，如三氟丙嗪（trifupromazine）、三氟拉嗪（trifluoperazine）、奋乃静（perphenazine）、氟奋乃静（fluphenazine）、氟奋乃静庚酸酯（fluphenazine enanthate）、哌普嗪（pipotiazine）等。

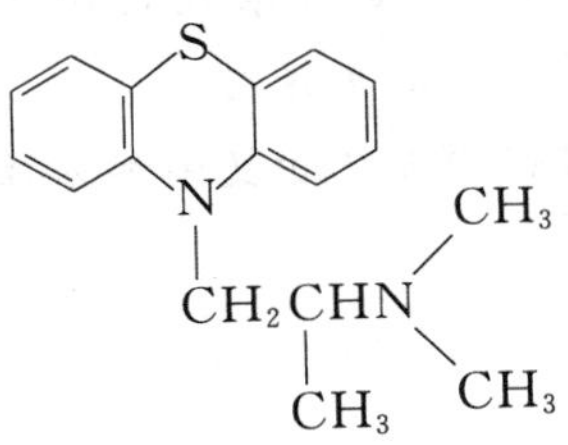

异丙嗪

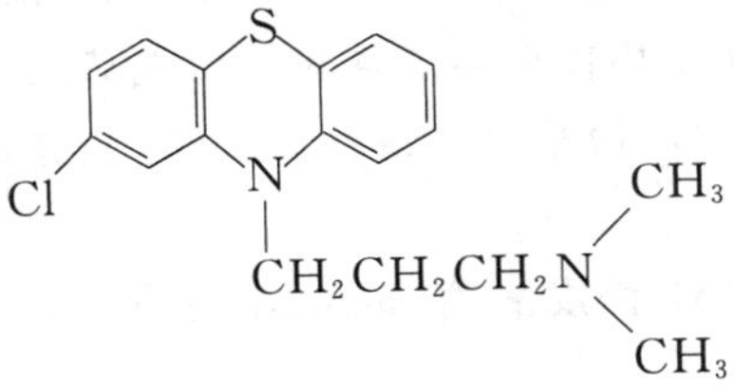

氯丙嗪

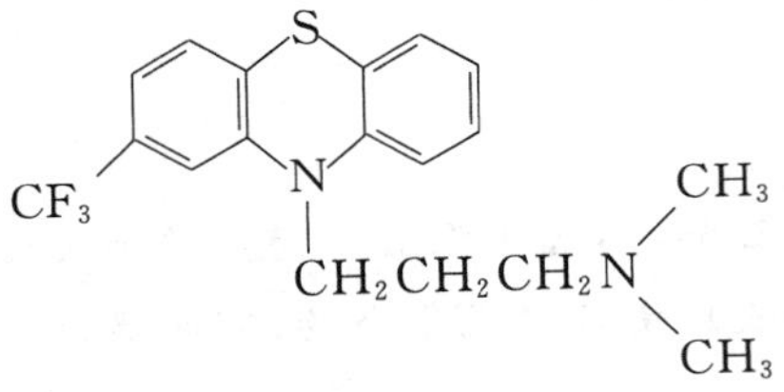

三氟丙嗪

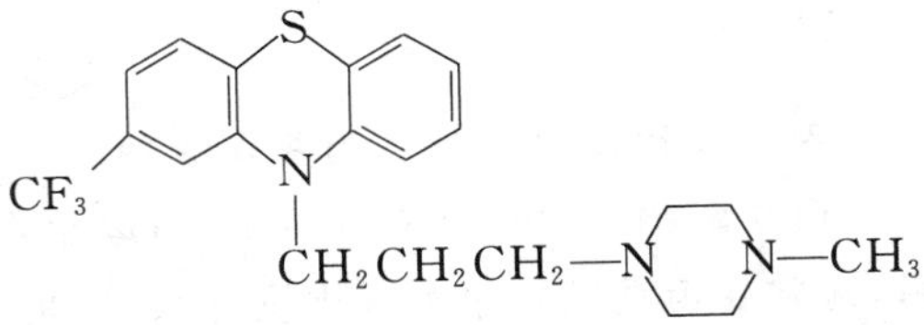

三氟拉嗪

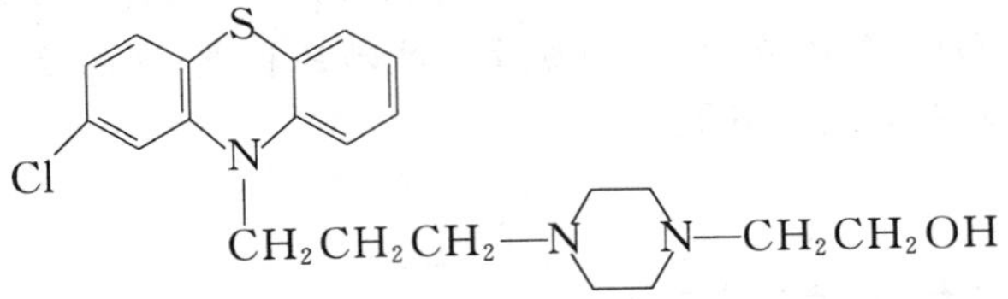

奋乃静

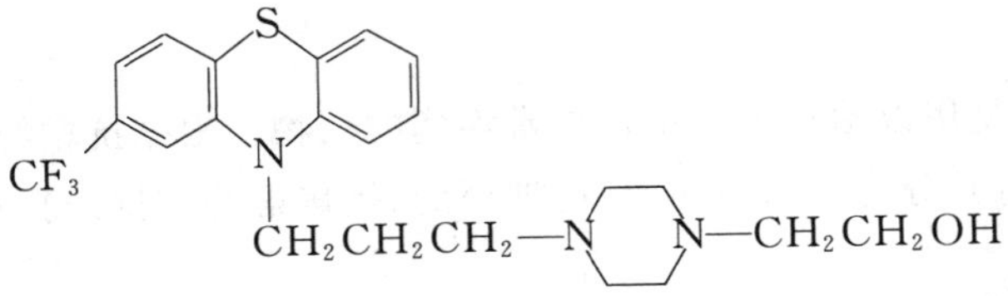

氟奋乃静

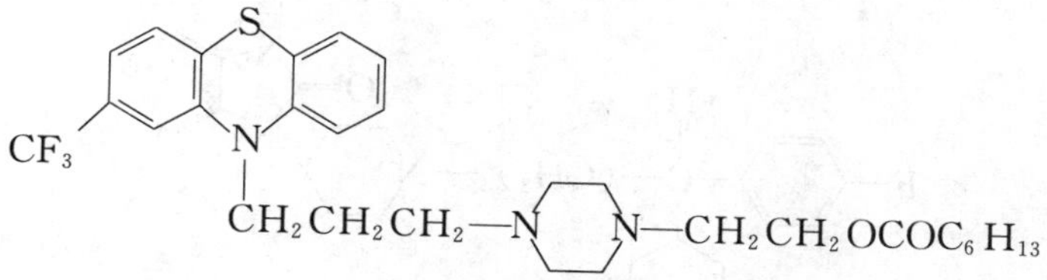

氟奋乃静庚酸酯

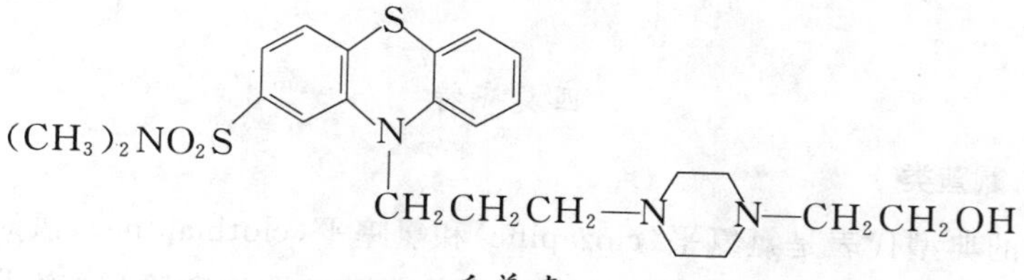

哌普嗪

（二）噻吨类

吩噻嗪环上的 N 原子被 C 原子替代，并通过双键与侧链相连，就构成了噻吨类（又称为硫杂蒽类）抗精神病药，该类化合物的侧链部分与吩噻嗪类相同。由于侧链为双键，所以存在顺、反两种异构体，活性一般是顺式大于反式。

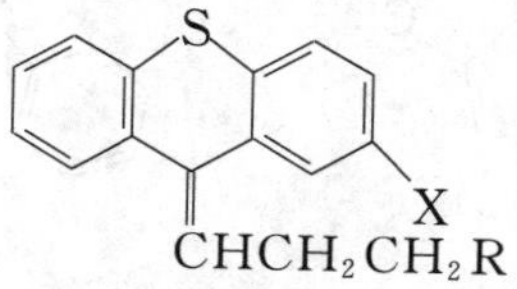

（三）丁酰苯类

在研究镇痛药哌替啶的衍生物的过程中，N 原子上连有丁酰苯侧链时具有很强的抗精神失常作用，最早应用的该类化合物为氟哌啶醇（haloperidol），通过构效关系的研究发现了生理活性更强的三氟哌多（trifluperidol）、螺哌隆（spiperone）、氟阿尼酮（fluanisone）、匹莫齐特（pimozide）等。

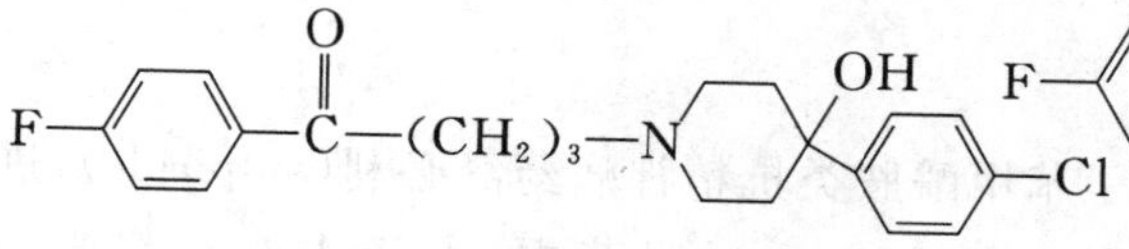

氟哌啶醇

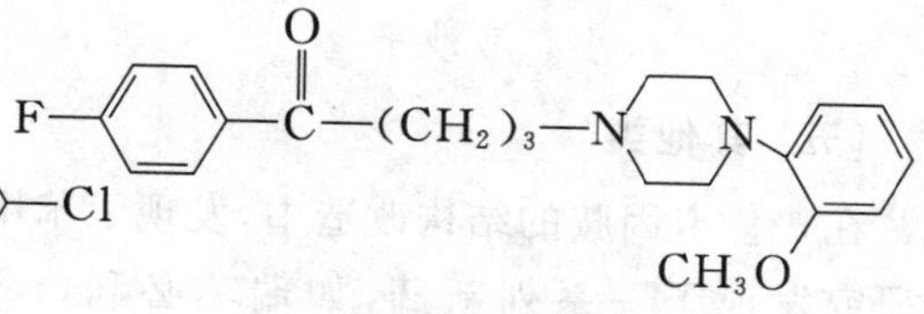

氟阿尼酮

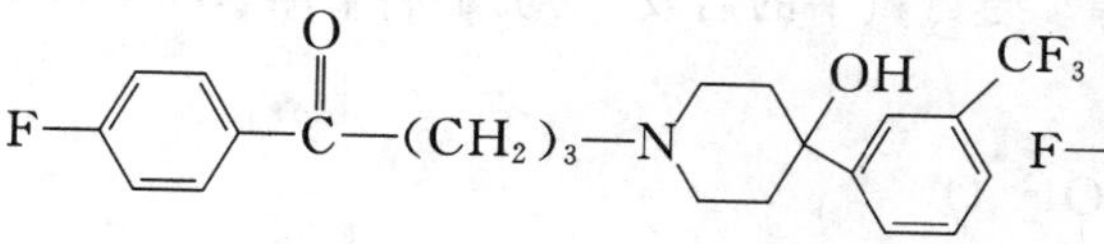

三氟哌多

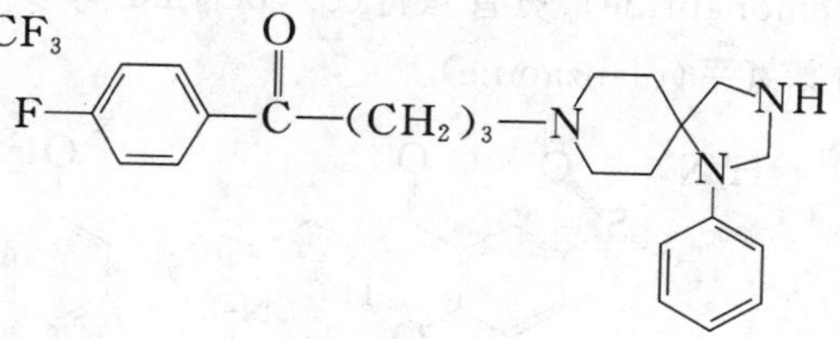

螺哌隆

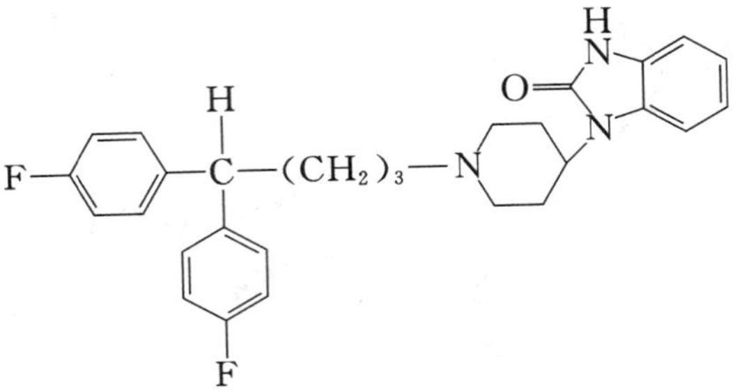

匹莫齐特

（四）苯二氮䓬类

此类药物的典型代表是氯氮平（clozapine）和氯噻平（clothiapine），氯氮平对治疗精神病有效，较少产生锥体外系副作用，且基本上不发生迟发性运动障碍，表明抗精神病作用能与锥体外系副作用分开。通过结构改造得到洛沙平（loxapine）、阿莫沙平（amoxapine）等同类药物。

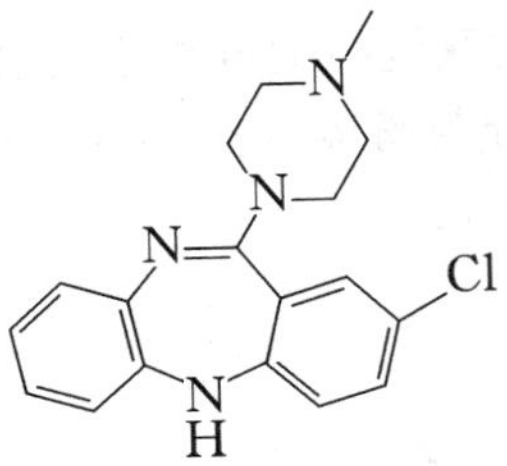

氯氮平

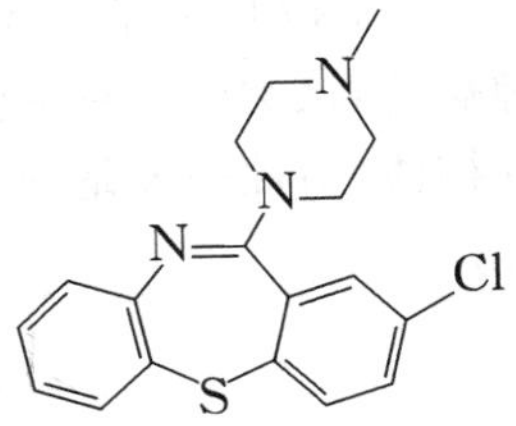

氯噻平

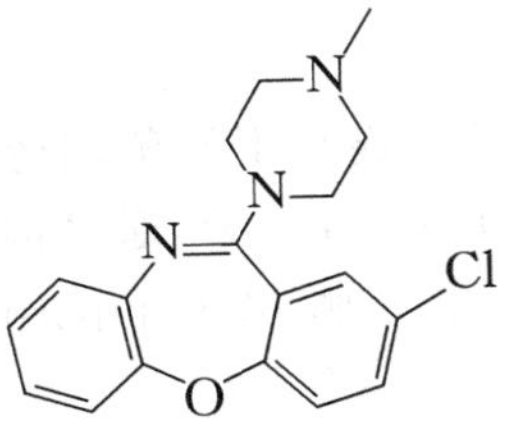

洛沙平

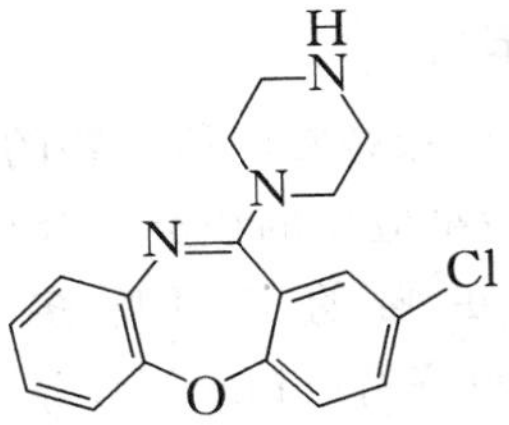

阿莫沙平

（五）其他类

在普鲁卡因胺的结构改造中，发现了苯甲酰胺类抗精神病药舒必利（sulpiride），进一步研究发现了一系列新药，如瑞莫必利（remoxipride）、吗茚酮（malindone）、萘莫必利（nemonapride）、奥昔哌汀（oxypertine）等。受氯氮平的启发，发现了利培酮（risperidone）和奥氮平（olanzapine）。

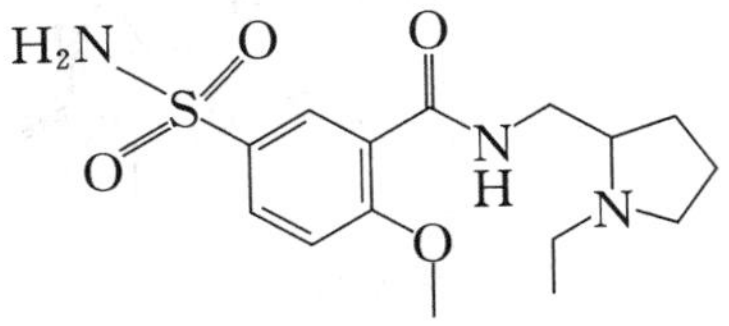

舒必利

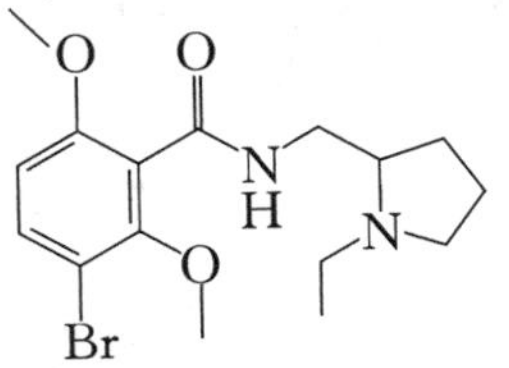

瑞莫必利

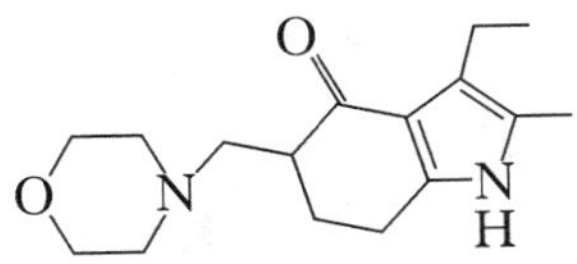

吗茚酮

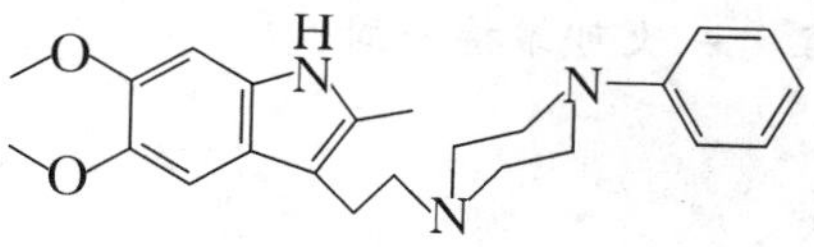

奥昔哌汀 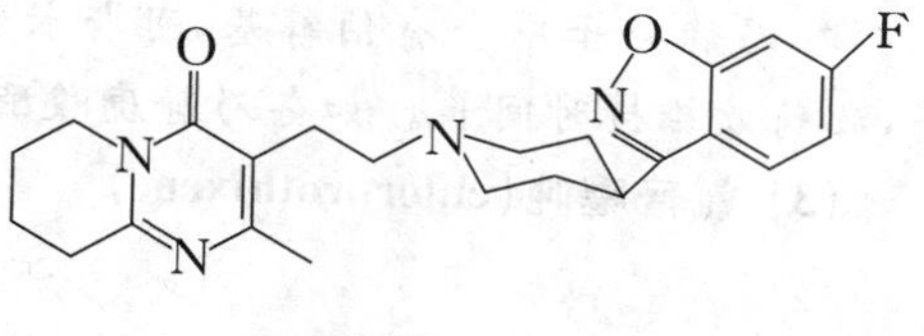　　　　　　　　　　　　利培酮

典型药物

抗精神病的典型药物有盐酸氯丙嗪、奋乃静、氯普噻吨、氯氮平、氟哌啶醇等。

（1）盐酸氯丙嗪（chlorpromazine hydrochloride）

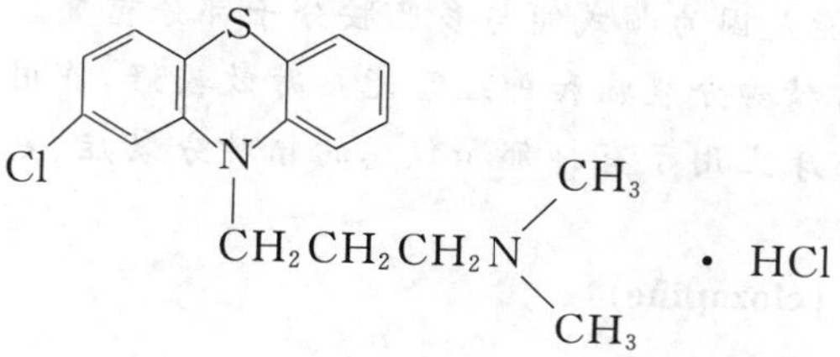

盐酸氯丙嗪化学名为 N,N-二甲基-2-氯-10H-吩噻嗪-10-丙胺盐酸盐，又名冬眠灵，是第一个用于治疗精神病的药物。

盐酸氯丙嗪为白色或乳白色结晶性粉末，有吸湿性，水、氯仿、乙醇中易溶。5% 的水溶液 pH 值约为 4.5。

盐酸氯丙嗪的吩噻嗪环易被氧化，在空气中或被日光照射会逐渐变为红色。在注射剂中加入氢醌、维生素 C 等抗氧化剂可以阻止变色。

盐酸氯丙嗪为 DA 受体拮抗剂，阻断多巴胺与受体的结合，从而发挥疗效。盐酸氯丙嗪安定作用较强，临床上用于治疗精神分裂症和躁狂症，还可用于镇吐、强化麻醉及人工冬眠等。临床使用时，有部分病人在日光照射后发生严重的光化毒反应，可能是该药分解产生了自由基所致，故这类病人在服药期间应避免过多的日光照射。

（2）奋乃静（perphenazine）

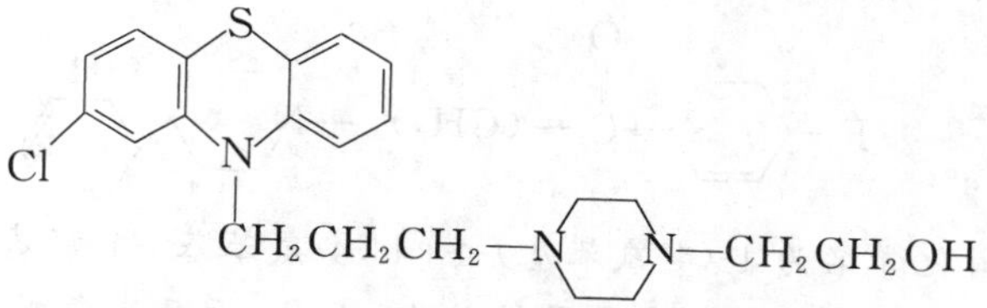

奋乃静化学名为 4-[3-(2-氯吩噻嗪-10-基)丙基]-1-哌嗪乙醇。

奋乃静为白色或淡黄色结晶性粉末，几乎不溶于水，能溶于乙醇和甲苯，易溶于氯仿和稀盐酸。熔点为 94～100 ℃。奋乃静与氯丙嗪相似，易被氧化，对光敏感，日光照射 2 h 后颜色变深，故应避光保存。

奋乃静抗精神病作用比氯丙嗪强 6～10 倍，但镇静作用较弱，临床上主要用于治疗精神分裂症及躁狂症。

奋乃静分子中含有伯醇基,可与长链脂肪酸制成酯类前药,在体内缓慢放出原药,故药效维持时间长。如奋乃静庚酸酯,注射一次可维持一周。

(3) 氯普噻吨(chlorprothixene)

氯普噻吨化学名为(Z)-N,N-二甲基-3-(2-氯-9H-亚噻吨基)-1-丙胺,又名泰尔登。

氯普噻吨为淡黄色结晶,不溶于水,溶于乙醇、醚和氯仿;熔点为97～98 ℃。

氯普噻吨中有双键的存在,有顺式和反式两种异构体,顺式的抗精神病作用比反式的强7倍,可能是因为顺式能与多巴胺分子部分重叠。

氯普噻吨对精神分裂症和神经官能症疗效较好,作用比氯丙嗪强,锥体外系不良反应也较小。临床上用于有抑郁和焦虑的精神分裂症、更年期抑郁症、焦虑性神经官能症。

(4) 氯氮平(clozapine)

氯氮平化学名为8-氯-11-(4-甲基-1-哌嗪基)-5H-二苯基[b,e][1,4]二氮杂䓬,又名氯扎平。

氯氮平为淡黄色结晶性粉末,无臭,无味。熔点为181～185 ℃。

氯氮平为广谱抗精神病药,作用强,临床上治疗多种类型精神分裂症。和其他类药品相比,氯氮平的锥体外系不良反应较小。

(5) 氟哌啶醇(haloperidol)

氟哌啶醇化学名为1-(4-氟苯基)-4-[4-(4-氯苯基)-4-羟基-1-哌啶基]-1-丁酮。

氟哌啶醇为白色或类白色结晶性粉末;无臭,无味。氟哌啶醇在氯仿中溶解,乙醇中略溶,水中几乎不溶解。在室温、避光条件下稳定,受自然光照射后颜色变深,所以氟哌啶醇所有制剂应在避光条件下存放。氟哌啶醇在105 ℃干燥发生部分降解。熔点为149～153 ℃。

氟哌啶醇为丁酰苯类抗精神病药,化学结构与吩噻嗪不同,但药理、临床用途相似,适用于急、慢性精神分裂症和其他兴奋躁狂症,具有较强的抗精神病、抗焦虑作用及兴奋作用。氟哌啶醇的癸酸酯前药,作用时间可持续3～4周。

二、抗抑郁药

随着现代生活节奏的加快，抑郁症已成为一种常见的疾病，表现为情绪过分低落，超过了正常变化的界限，常有强烈的自杀倾向。该病可能与脑内去甲肾上腺素减少和5-羟色胺相对缺乏有关。

按抗抑郁药的作用机理，可以将该类药分为以下四类。

（一）去甲肾上腺素重摄取抑制剂

通过抑制神经突出前端对去甲肾上腺素（NE）和5-羟色胺（5-HT）的重摄取，从而保持这两种物质在体内的相对浓度来发挥治疗作用。该类药物均为三环化合物，并具有叔胺或仲胺侧链。该类药物有丙咪嗪（imipramine）、阿米替林（amitriptyline）、多塞平（doxepin）、地昔帕明（desipramine）、普罗替林（protriptyline）、奥匹哌醇（opipranol）等。

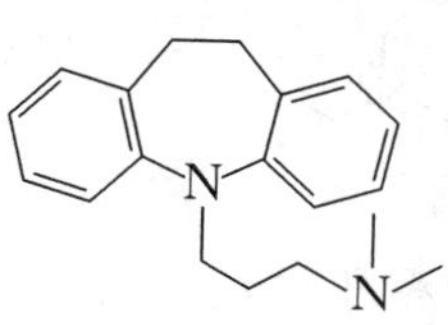

丙咪嗪 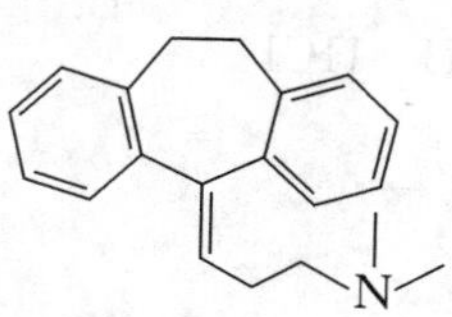   阿米替林 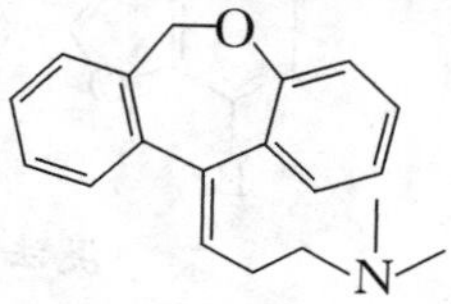   多塞平

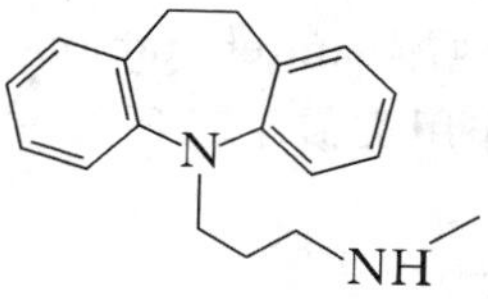

地昔帕明 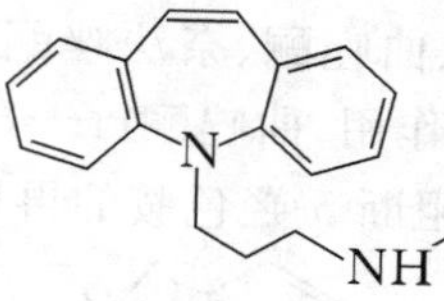   普罗替林 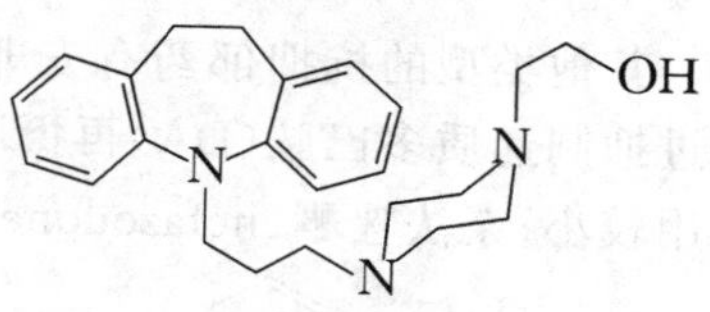   奥匹哌醇

（二）5-羟色胺重摄取抑制剂

该类药物通过抑制神经细胞对5-羟色胺的重摄取，提高其浓度而发挥治疗作用。由于其具有选择性，副作用相对较小。该类药物有氟西汀（fluoxetine）、去甲氟西汀（demethyl fluoxetine）、氟伏沙明（fluvoxamine）、氯伏沙明（clovoxamine）、舍曲林（sertraline）、茚达品（indalpine）。

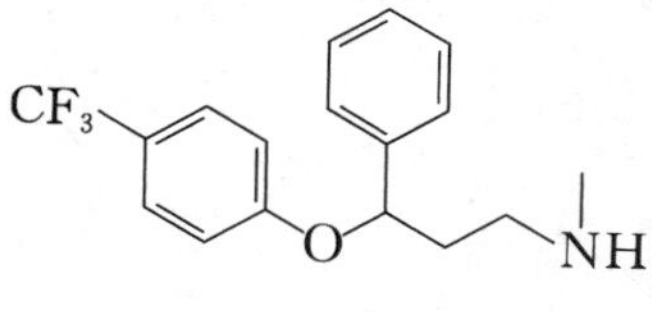

氟西汀 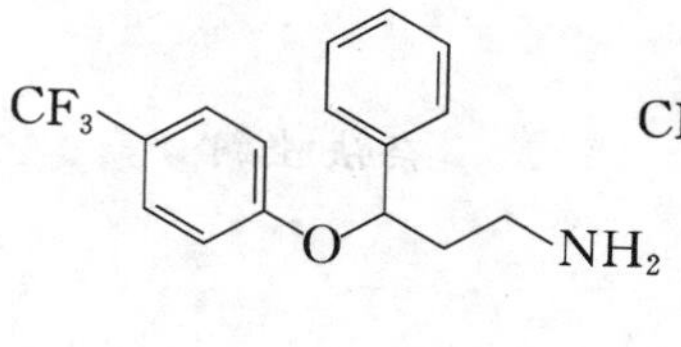   去甲氟西汀 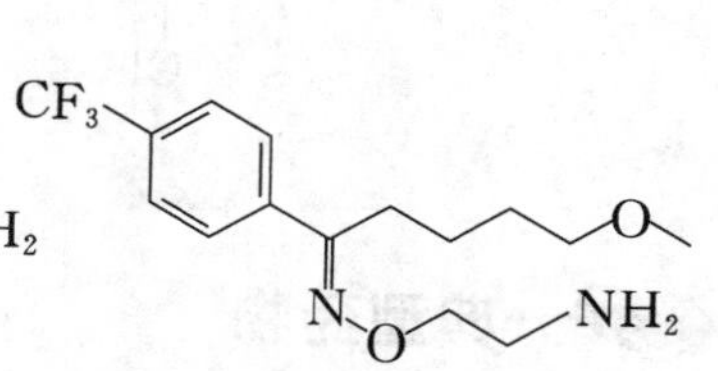   氟伏沙明

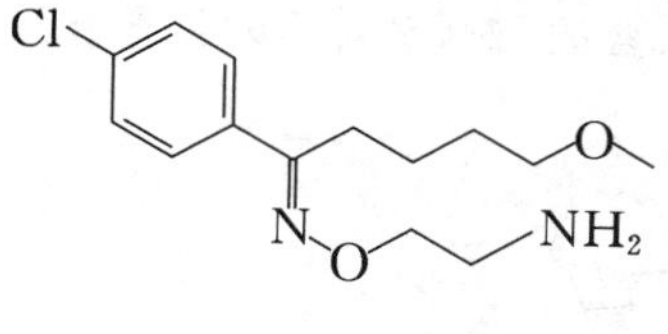

氯伏沙明 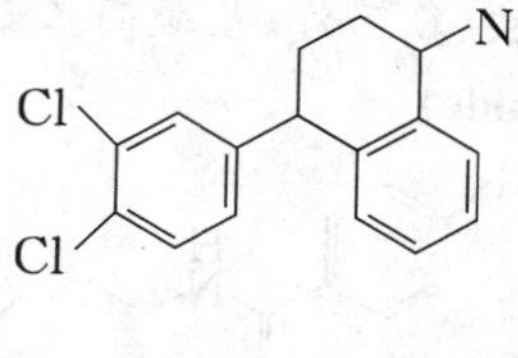   舍曲林 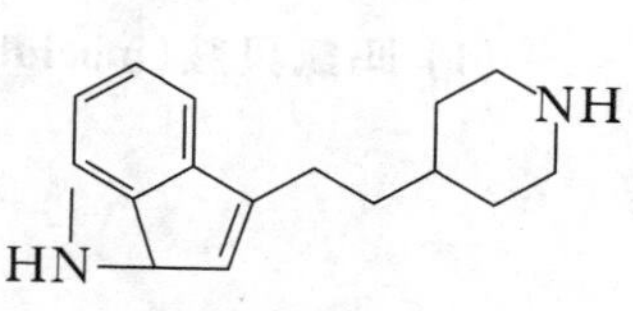   茚达品

（三）单胺氧化酶抑制剂

去甲肾上腺素、肾上腺素、5-羟色胺、多巴胺等单胺类递质在体内失活是由单胺氧化酶来完成的，该类药物通过抑制单胺氧化酶来保持单胺递质在体内的浓度，从而达到抗抑郁症的目的。该类药物有异烟肼（isoniazid）、异丙烟肼（iproniazid）、溴法罗明（brofaremine）、托洛沙酮（toloxatone）、吗氯贝胺（moclobemide）。

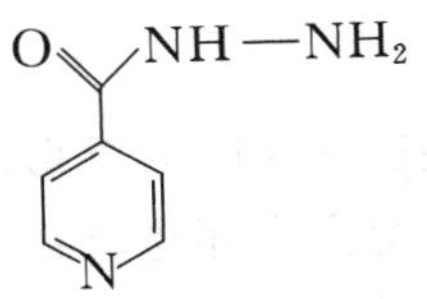

异烟肼 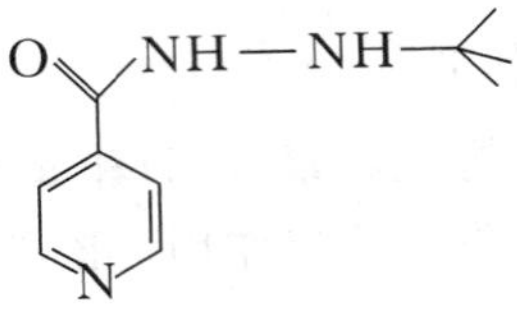　　　　　　　　异丙烟肼 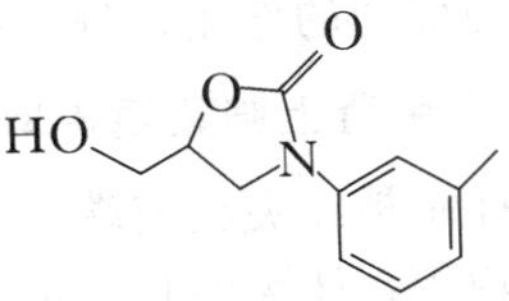　　　　　　　　托洛沙酮

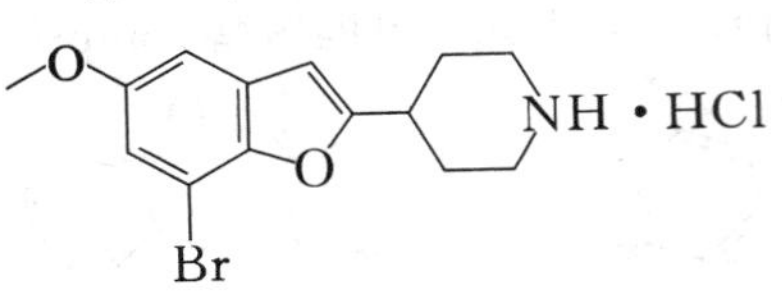

溴法罗明 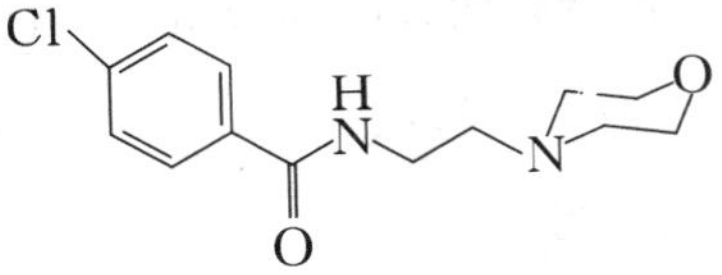　　　　　　　　　　　吗氯贝胺

（四）其他类型的抗抑郁药

其他类型的抗抑郁药有安非他酮、曲唑酮、奈法唑酮。安非他酮（amfebutamone）是通过抑制递质多巴胺（DA）再摄取发挥作用；曲唑酮（trazodone）作用类似于三环类，但副作用较小；奈法唑酮（nefazodone）可以阻断 5-羟色胺的再摄取。

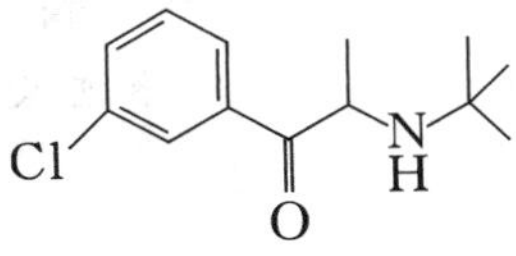

安非他酮 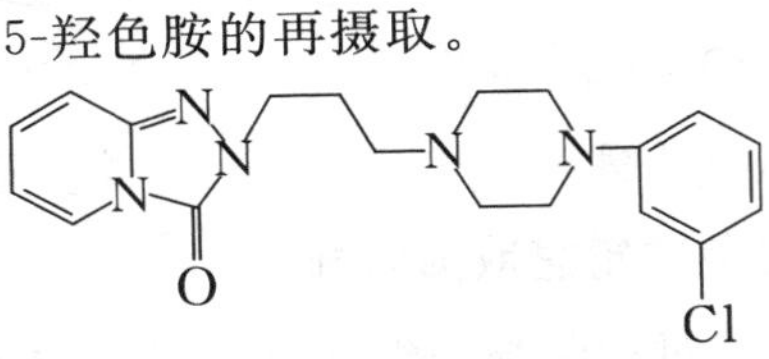　　　　　　　　　　　曲唑酮

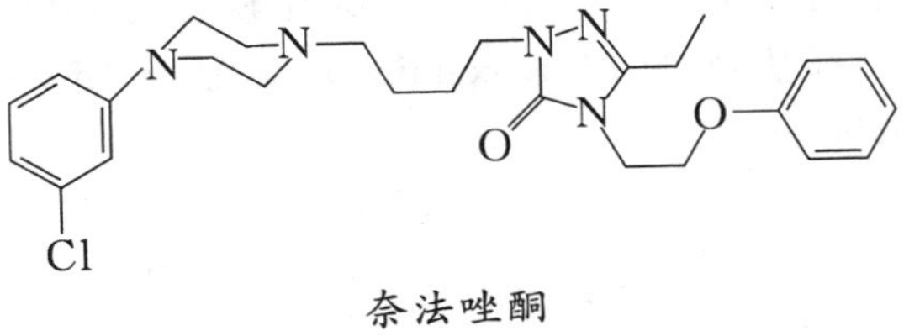

奈法唑酮

典型药物

典型抗抑郁药有吗氯贝胺、氟西汀、盐酸丙米嗪、盐酸阿米替林、多噻平等。

（1）吗氯贝胺（moclobemide）

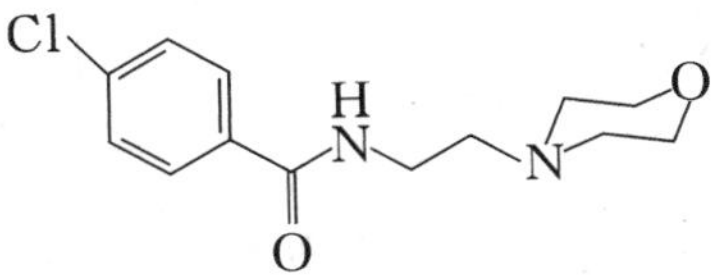

吗氯贝胺化学名为 4-氯-N-[2-(4-吗啉)乙基]丁苯甲酰胺。

吗氯贝胺为选择性和可逆性单胺氧化酶 A 抑制剂。通过抑制单胺氧化酶 A,提高脑内单胺神经递质(NA、DA、5-HT)的水平,产生抗抑郁作用。本品具有作用持续时间短和可逆的特点,没有肝毒性,疗效确切。

(2) 氟西汀(fluoxetine)

氟西汀化学名为(±)-N-甲基-[3-苯基-3-(4-三氟甲基苯氧基)]丙胺。

氟西汀通过选择性抑制中枢神经对 5-HT 的重摄取作用治疗抑郁症。氟西汀在肝脏中代谢为有活性的 N-去甲基氟西汀,并通过肾脏排泄。

氟西汀的主要副作用是胃肠道刺激和神经失调。

(3) 盐酸丙米嗪(imipramine hydrochloride)

盐酸丙米嗪化学名为 N,N-二甲基-10,11-二氢-5H-二苯并[b,f]氮杂-5-丙胺盐酸盐。

盐酸丙米嗪为白色或类白色结晶粉末,无臭;遇光渐变色,易溶于水、乙醇、氯仿,几乎不溶于醚;固体及水溶液一般情况下稳定。

盐酸丙米嗪为最早用于治疗抑郁症的三环类药物,副作用较多,显效也较迟。经过结构改造,得到了一系列三环类抗抑郁药。

(4) 盐酸阿米替林(amitriptyline hydrochloride)

盐酸阿米替林化学名为 N,N-二甲基-3-[10,11-二氢-5H-二苯并[a,d]环庚三烯-5-亚基]-1-丙胺盐酸盐。

盐酸阿米替林为无色结晶或白色、类白色粉末;无臭或几乎无臭,味苦,有灼热感,随后有麻木感;极易溶于乙醇、氯仿和水;对光敏感,易被氧化,故需避光保存。

盐酸阿米替林适用于内因性精神抑郁症,副作用较小。在肝脏中有首过效应,脱甲基生成活性代谢物去甲替林,已作为抗抑郁药在临床上使用。

(5) 多噻平(doxepin)

多噻平化学名为 3-二苯并[b,e]噁庚-11(6H)-亚基-N,N-二甲基-1-丙胺,又名多虑平、多塞平。

多噻平为三环类抗抑郁药,具有抗焦虑、抗抑郁、镇静、催眠、肌肉松弛作用,抗抑郁作用较丙咪嗪弱,抗焦虑作用较强,可用于治疗抑郁症及神经官能症。服药后可使病人感到精神愉快、思维敏捷,可改善焦虑及睡眠障碍。抗焦虑作用多在 1 周内生效。抗抑郁作用 7~10 d 显效。

三、抗焦虑药与抗躁狂药

(一) 抗焦虑药

抗焦虑药是用来消除焦虑状态,可使病人情绪稳定、减轻焦虑、紧张状态的一类药。抗焦虑药主要有苯二氮䓬类和丁螺环酮两大类。

苯二氮䓬类,如地西泮、奥沙西泮、替马西泮、劳拉西泮、三唑仑及氯巴詹等。苯二氮䓬类逐步取代了氨基甲酸酯类成为抗焦虑的首选药。该类药品在镇静催眠药中已介绍过。

焦虑及有关的精神紊乱与 5-羟色胺(5-HT)神经传导亢进有关,丁螺环酮(buspirone)对 5-HT_{1A} 受体的部分激动作用降低了 5-HT 神经传导而发挥治疗作用。

典型药物

盐酸丁螺环酮(buspirone hydrochloride)

盐酸丁螺环酮化学名为 8-[4-[4-(2-嘧啶基)-1-哌嗪基]丁基]-8-氮杂螺[4,5]癸烷-7,9-二酮盐酸盐。

盐酸丁螺环酮为白色结晶性粉末,易溶于水,在乙醇中溶解度低。熔点为 201.5~202.5 ℃。化学结构和药理作用不同于其他一些抗焦虑药品。

盐酸丁螺环酮口服给药,吸收迅速。由于首过效应,生物利用度较低。其作用与苯二氮䓬类相当,但没有镇静、催眠等作用,对从事驾驶、高空作业等工作的病人基本没有影响,是一种较好的抗焦虑药。

(二) 抗躁狂药

躁狂症和抑郁症同属情感性精神障碍,两者情感活动相反,躁狂症病人情感活动过分高涨,抑郁症病人情绪过分低落。

临床最常用的抗躁狂药有碳酸锂。碳酸锂为无机锂盐,白色无定形粉末,溶于水。主要药理作用与锂离子有关,通过不同的方式减少去甲肾上腺素对受体的作用,从而使躁狂症得到控制,主要用于治疗躁狂抑郁症的狂躁状态。常用剂量与中毒剂量比较接近,个体差异大,所以使用时应监测血药浓度。

抗精神失常的吩噻嗪类、氟哌啶类及抗癫痫的卡马西平均有治疗躁狂症的作用。

2.6 中枢兴奋药

中枢兴奋药是能提高中枢神经系统功能活动的药物,可作用于大脑、延髓和脊髓,对中枢神经的不同部位有一定程度的选择性。不过选择性是相对的,随着药物剂量的加大,不仅作用强度增加,而且作用于中枢神经系统的范围也扩大,选择性降低。当剂量过大时,则可导致中枢神经系统广泛且强烈的兴奋,导致惊厥,最后转为对中枢神经系统的抑制,危及生命,这时不能再用中枢神经兴奋药来对抗。故在使用本类药物时要仔细观察病人用药后的反应,控制用量。中枢兴奋药按其作用可分为大脑皮层兴奋药、延髓兴奋药、脊髓兴奋药、反射性兴奋药及用于治疗阿尔茨海默病(又叫老年痴呆)的药物。本类药物按化学结构可分为黄嘌呤类、酰胺类和其他类。

一、黄嘌呤类

黄嘌呤类药物有咖啡因(caffeine)、可可碱(theobromine)和茶碱(theophylline),均为黄嘌呤的 N-甲基衍生物。三者药理作用相似,均有兴奋中枢神经系统、兴奋心脏、松弛平滑肌和利尿的作用。但三者作用强度有差异。中枢兴奋作用,咖啡因>茶碱>可可碱;兴奋心脏、松弛平滑肌和利尿的作用,茶碱>可可碱>咖啡因。咖啡因在临床上主要用做中枢兴奋药,可用于中枢性呼吸衰竭等。茶碱主要作为平滑肌松弛药、利尿药及强心药。可可碱曾为利尿药,现已少用。氨茶碱(aminophylline)为茶碱与乙二胺形成的盐,能舒张平滑肌,用于支气管哮喘。此外还有:二羟丙茶碱(diprophylline),用于支气管哮喘;己酮可可碱,可改善微循环,用于抗血栓和治疗脑血管性痴呆;登布茶碱,可扩张脑血管,用于治疗脑血管梗死后遗症。

黄嘌呤　　　　咖啡因　　　　可可碱　　　　茶碱

氨茶碱　　　　　　　　　二羟丙茶碱

黄嘌呤类药物在水中的溶解度都很小。由于结构中甲基的取代位置差异,酸碱性略有不同。一般盐类很不稳定,在水或醇中即析出原生物碱,但复盐在水中溶解度较大。本类药物与盐酸和氯酸钾在水浴中共热至蒸干,所得残渣遇氨生成紫色的紫脲酸铵,再加氢氧化钠溶液数滴,紫色消失。此反应为黄嘌呤类药物共有反应,可用于鉴别,称为紫脲酸铵反应。黄嘌呤类药物具有内酰胺结构,与碱共热水解开环并脱羧。

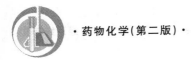

典型药物

咖啡因(caffeine)

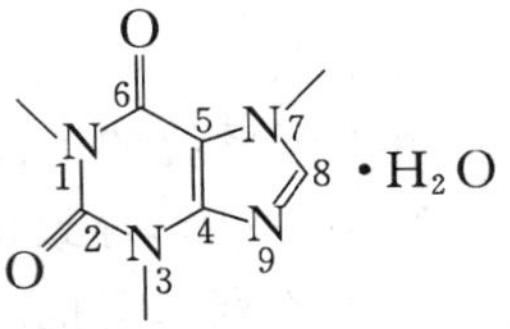

咖啡因化学名为 $1,3,7$-三甲基-$3,7$-二氢-$1H$-嘌呤-$2,6$-二酮一水合物。

咖啡因含一分子结晶水,白色柔韧针状结晶,无臭,味苦;干燥空气中可风化,受热时易升华;熔点为 $235\sim237.5\ ^\circ\mathrm{C}$;微溶于水和乙醇,可溶于氯仿。

咖啡因具酰脲结构,对碱不稳定,与碱共热水解开环生成咖啡亭(caffeidine)。

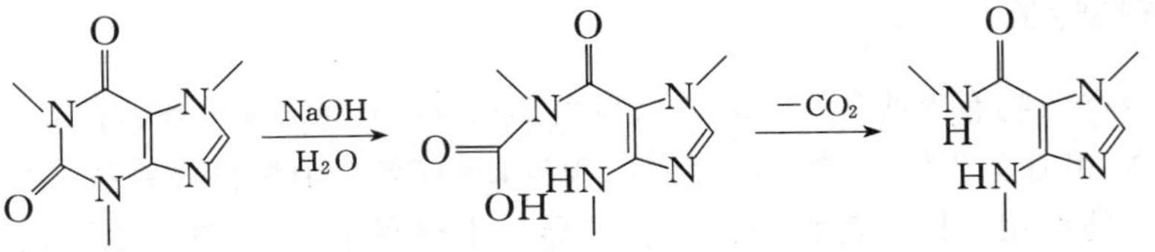

咖啡因具有升华性,可以从茶叶中直接提取。目前咖啡因主要是以尿素为起始原料,通过全合成法制备的。

咖啡因主要通过抑制磷酸二酯酶的活性,减少 cAMP 的分解而发挥作用。小剂量能增强大脑皮层的兴奋过程,振奋精神,消除疲劳,改善思维,提高工作效率。加大剂量能兴奋延髓呼吸中枢及血管运动中枢,使呼吸加快,血压上升。咖啡因还有较弱的兴奋心脏和利尿的作用。临床上咖啡因常用做苏醒药。

二、酰胺类

(一) 酰胺类药物

苯环或杂环上有 N-乙基酰胺结构的化合物具有中枢兴奋作用,如尼克刹米(nikethamide)。

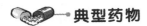

典型药物

尼克刹米(nikethamide)

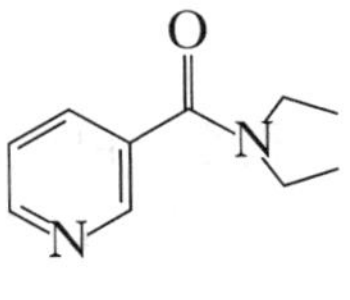

尼克刹米化学名为 N, N-二乙基-3-吡啶甲酰胺，又名可拉明。

尼克刹米为无色或淡黄色的透明油状液体，放置冷却即结晶；有微臭，味苦；有吸湿性，能与水、乙醇、乙醚和氯仿任意混溶。

尼克刹米分子中具有酰胺键，但一般条件下较稳定。当与碱共热时，可发生水解生成二乙胺，能使湿润的红色石蕊试纸变为蓝色，可与硫酸铜试液生成蓝色沉淀。

尼克刹米为中枢兴奋药，用于各种原因引起的中枢性呼吸抑制，如吗啡中毒引起的呼吸抑制。本品安全范围大，不良反应少，作用短暂。尼克刹米遇光不稳定，应避光密闭保存。

（二）吡乙酰胺及其类似物

吡乙酰胺是一类促智药，主要有吡拉西坦（piracetam）、奥拉西坦（oxiracetam）及茴拉西坦（aniracetam）等。吡拉西坦直接作用于大脑皮层，具有保护和修复神经细胞的作用，能改善大脑功能，可促进大脑对磷脂和氨基酸的利用，增加对蛋白质的合成，提高学习和记忆能力。吡拉西坦还可改善轻度及中度老年痴呆者的认知能力，但对重度痴呆者无效，对中枢作用的选择性强，仅限于脑功能的改善，神经兴奋的作用弱，无精神药品的副作用。

吡拉西坦   奥拉西坦   茴拉西坦

三、其他类

苯乙胺类药物有苯丙胺（amphetamine）、安非拉酮（amfepramone）、芬氟拉明（fenfluramine）、双甲吗啉（phendimetrazine）、盐酸哌甲酯（methylphenidate hydrochloride）、盐酸哌苯甲醇（pipradrol hydrochloride）等。

苯丙胺   安非拉酮   芬氟拉明

双甲吗啉   哌甲酯   哌苯甲醇

同步检测

一、选择题

(一)单项选择题

1. 下列叙述与阿司匹林不符的是(　　)。

　　A. 为解热镇痛药　　B. 易溶于水　　C. 微带酸臭味

　　D. 遇湿、酸、碱、热均易水解失效

2. 对乙酰氨基酚可用重氮化偶合反应鉴别,是因其结构中具有(　　)。

　　A. 酚羟基　　B. 酰氨基　　C. 潜在的芳香第一胺　　D. 苯环

3. 区别阿司匹林和对乙酰氨基酚可用(　　)。

　　A. 氢氧化钠试液　　B. 加热后加三氯化铁试液

　　C. 三氯化铁试液　　D. 碱性的 β-萘酚

4. 具有以下化学结构的药物是(　　)。

　　A. 丙磺舒　　　　B. 贝诺酯　　　　C. 吲哚美辛　　　　D. 别嘌醇

5. 盐酸吗啡易氧化变质,是因其分子结构中具有(　　)。

　　A. 酚羟基　　　　B. 苯环　　　　C. 芳香第一胺　　　　D. 含氮杂环

6. 盐酸吗啡注射液变色后不得供药用,是因易氧化生成了下列什么物质?(　　)

　　A. 去水吗啡　　B. 阿扑吗啡　　C. 双吗啡　　　　D. 可待因

7. 与吗啡的合成代用品化学结构特点不相符的是(　　)。

　　A. 分子中具有一个平坦的芳香结构

　　B. 分子中具有一个碱性中心,并在生理 pH 值条件下,可大部分解离为阳离子

　　C. 烃基部分应凸出平面前方

　　D. 碱性中心和平坦芳环不应在同一平面上

8. 地西泮的化学结构中所含的母核是(　　)。

　　A. 二苯并氮杂䓬环　　B. 氮杂䓬环　　C. 1,3-苯二氮杂䓬环　　D. 1,5-苯二氮杂䓬环

9. 巴比妥类药物具有水解性,是因为其结构中有(　　)。

　　A. 酯结构　　　　B. 醚结构　　　　C. 酰脲结构　　　　D. 氨基甲酸酯结构

10. 巴比妥类的钠盐与空气中的哪种接触会生成沉淀?(　　)

　　A. 二氧化碳　　B. 氧气　　C. 氮气　　　　D. 一氧化碳

11. 下面哪个药物不是用来治疗癫痫的?(　　)

　　A. 苯妥英钠　　B. 普鲁卡因　　C. 卡马西平　　　　D. 丙戊酸钠

12. 下面哪个药物不是镇静催眠药?(　　)

　　A. 佐匹克隆　　B. 氟硝西泮　　C. 美乐托宁　　　　D. 盐酸美沙酮

13. 咖啡因化学结构的母核是（　　）。
    A. 喹诺酮　　　　B. 黄嘌呤　　　C. 喹啉　　　　　　D. 嘌呤
14. 下列药物中哪种不具有中枢兴奋作用？（　　）
    A. 尼克刹米　　　B. 咖啡因　　　C. 诺氟沙星　　　　D. 苯丙胺
15. 碳酸锂用来治疗（　　）。
    A. 精神分裂　　　B. 抑郁症　　　C. 躁狂症　　　　　D. 焦虑症

（二）多项选择题

1. 下列叙述与贝诺酯相符的是（　　）。
    A. 是阿司匹林与对乙酰氨基酚制成的酯
    B. 水解产物显芳香第一胺的鉴别反应
    C. 水解产物显酚羟基的鉴别反应
    D. 对胃黏膜的刺激性大
    E. 为解热、消炎镇痛药
2. 关于吗啡的性质叙述正确的是（　　）。
    A. 易氧化变质　　　　　　　　　B. 在碱性溶液中较稳定
    C. 遇甲醛硫酸显紫堇色　　　　　D. 具有左旋性
    E. 在硫酸、盐酸或磷酸中加热，生成阿扑吗啡
3. 下列属于抗精神失常的药物有（　　）。
    A. 奋乃静　　　　B. 苯妥英钠　　　　　　C. 盐酸利多卡因
    D. 氟哌啶醇　　　E. 盐酸氯丙嗪
4. 按化学结构分类属于抗精神失常药的有（　　）。
    A. 吩噻嗪类　B. 丁酰苯类　C. 噻吨类　D. 巴比妥类　E. 乙内酰脲类
5. 地西泮的中间活性代谢产物有（　　）。
    A. 奥沙西泮　B. 替马西泮　C. 氯硝西泮　D. 氯氮平　E. 硝西泮
6. 分子中含有哌嗪基的药物有（　　）。
    A. 丁螺环酮　B. 奋乃静　C. 丙咪嗪　D. 氯氮平　E. 氯丙嗪
7. 下列不具有水解性的药物有（　　）。
    A. 苯巴比妥　B. 氯丙嗪　C. 地西泮　D. 奋乃静　E. 苯妥英钠
8. 下列哪些药可以用做抗焦虑药？（　　）
    A. 苯巴比妥　B. 奥沙西泮　C. 地西泮　D. 丁螺环酮　E. 苯妥英钠

二、填空题

1. 阿司匹林与氢氧化钠试液共热，主要发生_____反应；放冷后，加入稀硫酸试液立即析出白色沉淀，此白色沉淀是_____；将溶液过滤，滤液中加入乙醇和浓硫酸，并加热，即产生有特殊香味的_____。

2. 判断阿司匹林是否变质，可以在阿司匹林水溶液中加入_____试液，若产生_____色，则说明阿司匹林样品中含有分解的杂质水杨酸。

3. 对乙酰氨基酚易变色，是因为分子结构中具有_____结构。_____可以加速对乙酰氨基酚变色，故应_____储存。

4. 盐酸吗啡水溶液长时间在空气中放置,可被_____而变色,其主要产物是_____。因此,盐酸吗啡注射液变色后不能再供药用。

5. 盐酸哌替啶分子结构中虽具有酯键,但由于受到邻位苯基空间位阻的影响,不易_____,故常制备成注射液供临床使用。

6. 苯巴比妥按作用时间分类属于_____。

7. 巴比妥药物具有_____结构,因而具有水解性。

8. _____为脂肪酸类的抗癫痫药。

三、简答题

1. 简述解热镇痛药及非甾体抗炎药的分类和代表药物的名称。
2. 对水杨酸进行结构修饰的目的是什么? 主要有哪些修饰?
3. 简述镇痛药、苯二氮草类药物的构效关系。
4. 写出巴比妥类药物的结构通式,该类药物具有哪些共同的化学性质?
5. 何为中枢兴奋药? 按药理作用分为哪几类? 按化学结构分为哪几类?

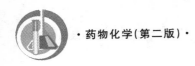

实训3 解热镇痛药的性质实验

一、实验目的

(1)掌握常用解热镇痛药的鉴别原理和鉴别方法。
(2)掌握鉴别实验操作的基本方法。

二、实验原理

利用药物中各种官能团的不同特性,使其能与某些试剂作用,产生特殊的颜色或沉淀或气味等现象来区别药物的方法,称为化学鉴别方法。

(1)阿司匹林结构中具有酯键和羧基,阿司匹林的水溶液在室温下不与三氯化铁试液显色,但加热后,能水解产生酚羟基,可与三氯化铁试液显色;在碱性条件下受热水解产生水杨酸和乙酸盐,加酸酸化后,可产生水杨酸白色沉淀和乙酸特臭。

(2)对乙酰氨基酚结构中具有酚羟基和酰胺键,其水溶液能直接与三氯化铁试液显色;在酸性条件下能水解产生芳伯氨基,可与亚硝酸钠和碱性 β-萘酚发生重氮偶合反应,生成红色沉淀。

三、主要试药、试剂及仪器

(1)试药:阿司匹林、对乙酰氨基酚。
(2)试剂:碳酸钠试液、稀硫酸、稀盐酸、0.1 mol/L 亚硝酸钠试液、碱性 β-萘酚、三氯化铁试液。

（3）仪器：试管、漏斗、小烧杯、滤纸、水浴锅。

四、操作步骤

（一）阿司匹林

（1）取阿司匹林约 0.1 g，加纯化水 10 mL，加三氯化铁试液 2 滴，不显紫堇色，将其溶液煮沸，冷却后，即显紫堇色。

（2）取阿司匹林 0.2 g，加碳酸钠试液 2～3 mL，煮沸 2 min，冷却后，加入过量的稀硫酸，即析出白色沉淀，并产生乙酸特臭。

若供试品为阿司匹林片剂，可取片粉少许（约相当于 50 mg 阿司匹林），加纯化水 5 mL，煮沸，冷却后，加三氯化铁试液 2 滴，即显紫堇色；另取片粉适量（相当于 0.3 g 阿司匹林），加碳酸钠试液 5 mL，振摇后静置 5 min，过滤，取滤液煮沸 2 min，加过量的稀硫酸，即析出白色沉淀，并同时产生乙酸特臭。

（二）对乙酰氨基酚

（1）取对乙酰氨基酚微量，加 1 mL 纯化水使其溶解，加三氯化铁试液 1～2 滴，即显蓝紫色。

（2）取对乙酰氨基酚约 0.1 g，加稀盐酸 5 mL，置水浴中加热 30 min，放冷，取出 1 mL，滴加 0.1 mol/L 亚硝酸钠试液 5～8 滴，摇匀，用 3 mL 纯化水稀释后，加碱性 β-萘酚试液 2 mL，振摇，即显红色沉淀。

五、注意事项

实验中各种药物的水解操作，应在水浴中进行，不能用火直接加热，否则药物会因温度过高，发生氧化或局部炭化，影响实验结果。

六、思考题

阿司匹林与三氯化铁试液反应过程中，开始不显色，加热后冷却能变色，为什么？

实训4 阿司匹林的制备

一、实验目的

（1）掌握酯化反应和重结晶的原理及基本操作。
（2）熟悉抽滤装置的安装及使用方法。

二、实验原理

阿司匹林为解热镇痛药，用于治疗伤风、感冒、头痛、发烧、神经痛、关节痛及风湿病

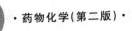
等。近年来，又证明它具有抑制血小板凝聚的作用，其治疗范围进一步扩大到预防血栓形成、治疗心血管疾患。阿司匹林化学名为 2-乙酰氧基苯甲酸，化学结构式为

$$\text{（邻位苯环：OCOCH}_3\text{、COOH）}$$

阿司匹林为白色针状或板状结晶，熔点为 135～140 ℃，易溶于乙醇，可溶于氯仿、乙醚，微溶于水。

阿司匹林的合成路线如下：

$$\text{（水杨酸 OH、COOH）} + (CH_3CO)_2O \xrightarrow{H_2SO_4} \text{（OCOCH}_3\text{、COOH）} + CH_3COOH$$

三、主要试药、试剂及仪器

(1) 试药：水杨酸。

(2) 试剂：乙酸酐、浓硫酸、乙醇、活性炭。

(3) 仪器：150 mL 锥形瓶、量筒、吸滤瓶、布氏漏斗、恒温水浴锅、球形冷凝管、100 mL 圆底烧瓶、温度计、烘箱或红外灯等。

四、实验步骤

(1) 酯化　在 150 mL 锥形瓶中，依次加入水杨酸 10 g、乙酸酐 14 mL、浓硫酸 5 滴。轻轻振摇，使水杨酸全部溶解。再将锥形瓶置于水浴中加热，边加热边用玻璃棒搅拌，待浴温升至 60 ℃时，维持在此温度反应 20 min。停止搅拌，稍冷，待有结晶析出时，倾入 90 mL 纯化水，搅拌，至阿司匹林全部析出。抽滤，用少量稀乙醇洗涤，压干，得粗品。

(2) 精制　将所得粗品置于附有球形冷凝管的 100 mL 圆底烧瓶中，加入 30 mL 乙醇，于水浴中加热至阿司匹林全部溶解，稍冷，加入活性炭回流 10 min（脱色），趁热抽滤。将滤液慢慢倾入 75 mL 热水中，自然冷却至室温，至析出白色结晶。待结晶析出完全后，抽滤，用少量稀乙醇洗涤，压干，置于红外灯下或烘箱中干燥（干燥时以温度不超过 60 ℃为宜），测熔点，计算收率。

五、实验注释

(1) 酯化时所用仪器必须干燥无水。

(2) 水浴加热时应避免水蒸气进入锥形瓶中，以防乙酸酐和生成的阿司匹林水解，同时温度不宜过高，以防增加副产物。

(3) 抽滤后得到的固体，在洗涤时，应先停止减压，用刮刀轻轻将固体拨松，用约 5 mL 水清洗结晶，再打开阀门抽滤。

(4) 为节约实验成本，也可将投料量减至原来的一半进行实验。

六、实验讨论

（1）向反应液中加入少量浓硫酸的目的是什么？

（2）本反应可能发生哪些副反应？有哪些副产物？

学习情境 3

外周神经系统药物

学习目标

能力目标

（1）能说出拟胆碱药的分类、代表药物名称、化学结构特征及主要临床应用。

（2）能写出抗胆碱药阿托品、溴丙胺太林、盐酸苯海索、氯化琥珀胆碱的化学结构、主要理化性质和临床应用。

（3）能够准确说出拟肾上腺素药的分类和代表药物的名称。

（4）能说明拟肾上腺素药化学结构不同，对受体的选择性不同，药理作用不同。

（5）能写出典型拟肾上腺素药的化学结构、化学名称、理化性质、体内代谢及主要药理作用与临床应用。

（6）能写出组胺 H_1 受体拮抗剂和局部麻醉药的结构特点及分类。

（7）能熟练应用典型药物的理化性质，解决该类药物的调配、制剂、分析检验、储存保管、使用等问题。

（8）能应用药物化学知识合成苯佐卡因，并能熟练地进行实验操作。

知识目标

（1）掌握各类药物的分类、代表药物的名称及结构特征。

（2）掌握阿托品、溴丙胺太林、盐酸苯海索、氯化琥珀胆碱、盐酸普鲁卡因、盐酸苯海拉明的名称、结构、性质及用途。

（3）熟悉盐酸赛庚啶、马来酸氯苯那敏、盐酸丁卡因、盐酸利多卡因的名称、结构、性质、体内代谢及用途。

（4）了解组胺 H_1 受体拮抗剂、局部麻醉药的发展和构效关系。

素质目标

通过对相关药物的学习，为该类药物的使用、调配、制剂、检验等奠定理论基础和实践基础。

知识模块

3.1 胆碱能神经系统用药

机体中的胆碱能神经兴奋时,其末梢分泌递质乙酰胆碱(Ach)。乙酰胆碱可与胆碱受体结合,使受体兴奋,从而产生一系列的生理效应。拟胆碱药是一类具有与乙酰胆碱相似作用的药物,能引起类似胆碱能神经兴奋效果;抗胆碱药是一类可与胆碱受体结合而不兴奋受体,却能妨碍胆碱能神经递质或拟胆碱药与受体的结合,而产生抗胆碱作用的药物。

知识链接

乙酰胆碱作为胆碱能神经的递质,具有重要的生理作用。但选择性差,副作用大;极性差,不易透过生物膜,生物利用率低;易被酯酶催化水解失去活性。故乙酰胆碱无临床应用价值。

一、拟胆碱药

临床上使用的拟胆碱药按作用机制的不同可分为两类:一类是直接作用于胆碱受体的拟胆碱药;另一类是作用于胆碱酯酶的抗胆碱酯酶药。

(一)直接作用于胆碱受体的拟胆碱药

作用于胆碱受体的拟胆碱药,又称为胆碱受体激动剂。乙酰胆碱作为化学神经递质,具有十分重要的生理作用。但是,乙酰胆碱不能成为治疗药物,原因如下:乙酰胆碱对所有的胆碱受体部位无选择性,副作用大;乙酰胆碱为季铵结构,不易通过生物膜,因此生物利用度极低;乙酰胆碱化学稳定性差,在胃部极易被酸水解,在血液中也极易经化学水解或胆碱酯酶水解,失去活性。所以临床应用的胆碱受体激动剂是依据乙酰胆碱化学结构进行结构改造,增加了稳定性的物质。如乙酰甲胆碱(methacholine,mecholyl)、氨甲酰胆碱(carbachol)、氨甲酰甲胆碱(carbamylmethylcholine)等。

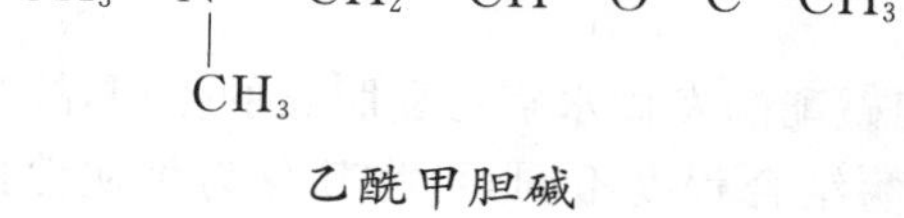

乙酰甲胆碱

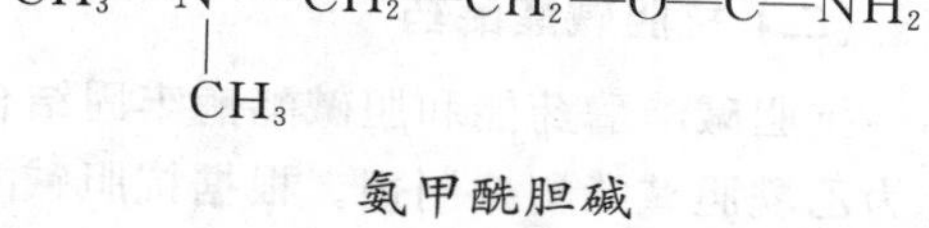

氨甲酰胆碱

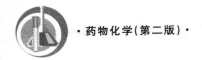
$$CH_3\text{—}\overset{\displaystyle CH_3}{\underset{\displaystyle CH_3}{N^+}}\text{—}CH_2\text{—}\overset{\displaystyle CH_3}{CH}\text{—}O\text{—}\overset{\displaystyle O}{C}\text{—}NH_2$$

氨甲酰甲胆碱

从植物中也可以提取一些生物碱,它们的结构与乙酰胆碱有很大的差别,但也具有拟胆碱作用,如毒蕈碱(muscarine)、毛果芸香碱(pilocarpine)和槟榔碱(arecoline)等。这三种生物碱都可以人工合成。拟胆碱药由于副作用较多,现临床应用已减少。目前主要根据拟胆碱药缩小瞳孔、降低眼内压的作用治疗青光眼。

毒蕈碱　　　　　　　　　　　槟榔碱

典型药物

硝酸毛果芸香碱(pilocarpine nitrate)

硝酸毛果芸香碱化学名为 4-[(1-甲基-1H-咪唑-5-基)甲基]-3-乙基二氢-2(3H)-呋喃酮硝酸盐。

硝酸毛果芸香碱为无色结晶或白色结晶性粉末,无臭,遇光易变质;易溶于水,微溶于乙醇,不溶于氯仿或乙醚;熔点为 174~178 ℃,熔融同时分解。比旋度(10%水溶液)为+80°~+83°。

硝酸毛果芸香碱为强酸弱碱盐,在碱性溶液中,分子中的内酯环易水解,生成毛果芸香酸而失效。pH 值为 4~5 时,水溶液较稳定。

配制滴眼液时,为了防止酸性过强对眼部产生刺激,一般加入磷酸缓冲液调 pH 值至 6.0 左右。此外还可以形成游离的毛果芸香碱,增强脂溶性,更易透过组织吸收,增强疗效。

硝酸毛果芸香碱水溶液加入重铬酸钾试液和过氧化氢试液后,再加入氯仿,振摇,氯仿层显紫堇色,可作鉴别。

硝酸毛果芸香碱由于含有硝酸,故水溶液显硝酸盐的鉴别反应。

硝酸毛果芸香碱主要用于治疗青光眼。遮光密封保存。

(二) 抗胆碱酯酶药

抗胆碱酯酶药能和胆碱酯酶牢固结合,阻碍胆碱酯酶发挥水解乙酰胆碱的作用,故又称为乙酰胆碱酯酶抑制剂。根据抗胆碱酯酶药与酶结合程度不同,可将其分为可逆性抗胆碱酯酶药和不可逆性抗胆碱酯酶药。

1. 可逆性抗胆碱酯酶药

可逆性抗胆碱酯酶药能与乙酰胆碱竞争胆碱酯酶的活性中心,使胆碱酯酶暂时失活。但它们的结合不牢固,一段时间后,胆碱酯酶可重新恢复活性。毒扁豆碱是较早发现并在临床上使用的可逆性抗胆碱酯酶药。由于毒扁豆碱的副作用大,性质不稳定,易分解失效,且来源受限,现已少用。通过对毒扁豆碱合成代用品的研究,发现了溴新斯的明(neostigmine bromide)、溴吡斯的明(pyridostigmine bromide)、安贝氯铵(ambenonium chloride)等可逆性抗胆碱酯酶药。

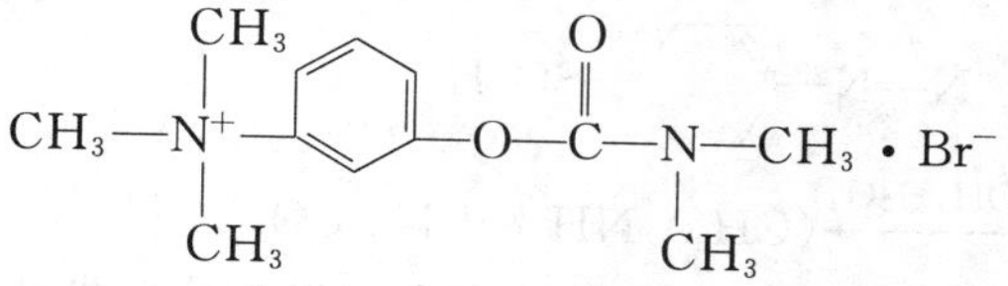

溴新斯的明

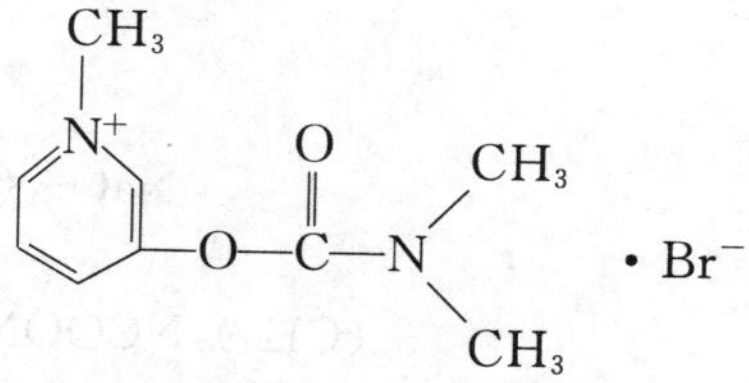

溴吡斯的明

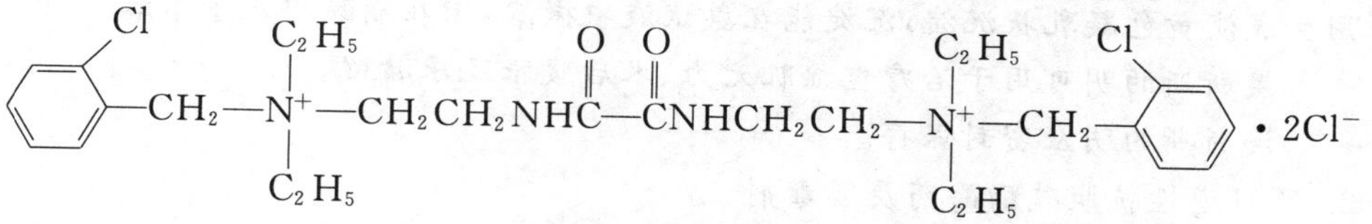

安贝氯铵

典型药物

溴新斯的明(neostigmine bromide)

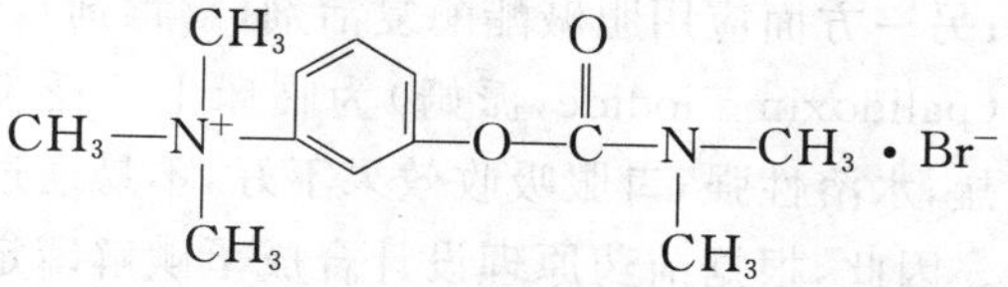

溴新斯的明化学名为溴化-N,N,N-三甲基-3-[(二甲氨基)甲酰氧基]苯铵。

溴新斯的明为白色结晶性粉末,无臭,味苦;极易溶于水,易溶于乙醇或氯仿,几乎不溶于乙醚;熔点为 171～176 ℃,熔融同时分解。溴新斯的明可与一元酸形成稳定的盐。

溴新斯的明分子中虽然含有酯键,但在一般条件下性质较稳定,不易水解。与氢氧化钠共热,酯键可被水解,生成间二甲氨基酚钠盐和二甲氨基甲酸。前者可与重氮苯磺酸试剂发生重氮化偶合反应,生成红色偶氮化合物,可供鉴别;后者可进一步水解出具有氨臭的二甲胺。

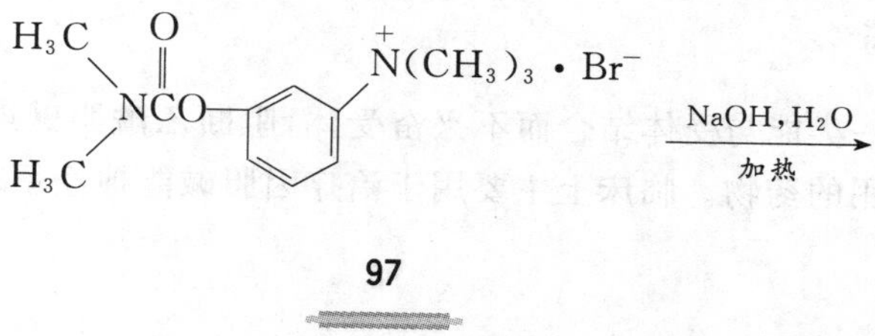

$$+ (CH_3)_2NCOONa$$

$$+ \overset{-}{ClN_2}\overset{+}{}\text{—}\!\!\!\text{—}SO_3H \longrightarrow$$

$$NaO\!-\!\!\cdots\!\!-N=N\!-\!\!-SO_3H$$

$$(CH_3)_2NCOONa \xrightarrow{NaOH,H_2O} (CH_3)_2NH\uparrow + Na_2CO_3$$

　　溴新斯的明由于含有溴离子,故还具有溴化物的鉴别反应。可与硝酸银试液作用生成淡黄色凝乳状沉淀,沉淀能在氨试液中微溶,但在硝酸中几乎不溶。

　　溴新斯的明可用于治疗重症肌无力、术后腹胀及尿潴留。

　　溴新斯的明应密封保存。

2. 不可逆性抗胆碱酯酶药及解毒剂

　　有机磷酯类衍生物为不可逆性乙酰胆碱酯酶抑制剂,与胆碱酯酶以共价键结合后,生成磷酰化乙酰胆碱酯酶复合物,难以水解,时间稍长,酶活性即难以恢复,致使体内乙酰胆碱浓度长时间异常增高,产生一系列中毒症状。此类药物多用做农药杀虫剂,其中一些毒性更大的被用做化学战争毒剂,对人畜有强烈毒性,需严加管理和防护,一旦中毒应尽早解救。这类药物没有临床应用价值。有机磷酯中毒时,一方面应用抗胆碱药以解除乙酰胆碱引起的中毒症状;另一方面应用胆碱酯酶复活剂(解毒剂),使已中毒的胆碱酯酶重新恢复活性。碘解磷定(palidoxime iodide,派姆)为临床上广泛使用的有机磷中毒的解毒剂。碘解磷定为季铵盐,水溶性强,口服吸收效果不好,不易通过血脑屏障,对中枢神经系统的解毒效果不明显。因此,根据前药原理设计合成了碘解磷定的二氢衍生物前派姆,后者在体内易通过血脑屏障,在体内氧化酶系作用下经生物氧化形成碘解磷定,发挥胆碱酯酶活化作用。

碘解磷定　　　　　　　　前派姆

二、抗胆碱药

　　抗胆碱药是一类能与受体结合而不兴奋受体,阻断乙酰胆碱或拟胆碱药与受体结合而产生抗胆碱作用的药物。临床上主要用于治疗因胆碱能神经系统过度兴奋造成的病理状态。根据作用部位的不同,抗胆碱药可分为平滑肌解痉药(节后抗胆碱药)、骨骼肌松弛药、神经节阻断药和中枢性抗胆碱药。其中神经节阻断药可发挥降压作用,属于降压药,本节不作重点介绍。

(一)平滑肌解痉药

平滑肌解痉药能选择性作用于节后胆碱能神经所支配的器官,阻断乙酰胆碱与 M 受体结合,对抗乙酰胆碱及各种拟胆碱药的 M 样作用,有松弛多种平滑肌、抑制腺体分泌、加速心率、扩张瞳孔等作用。临床上用于解除平滑肌痉挛所致的绞痛。

平滑肌解痉药最早应用于临床的是颠茄生物碱类。颠茄生物碱类也称为托烷类生物碱,是从茄科植物颠茄、曼陀罗、莨菪、东莨菪和唐古特莨菪等植物中提取分离得到的一类生物碱,其中供药用的主要有阿托品(atropine)、山莨菪碱(aisodamine)、东莨菪碱(sopolamine)、樟柳碱(anisodine)等,以及它们的合成代用品溴丙胺太林(popantheline bromide)等。

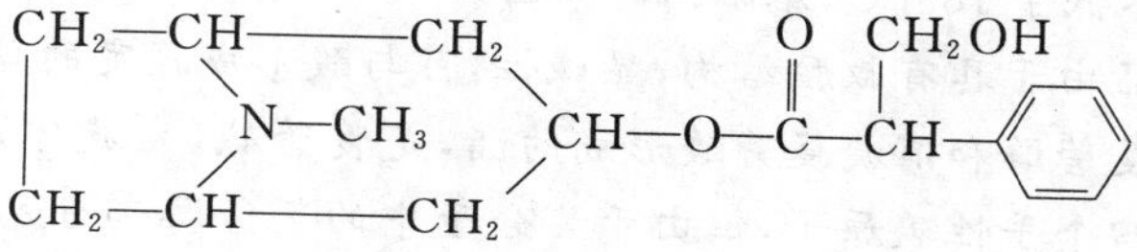

阿托品

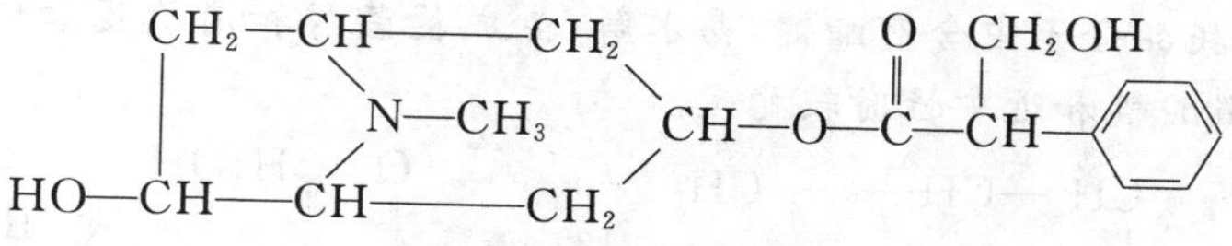

山莨菪碱

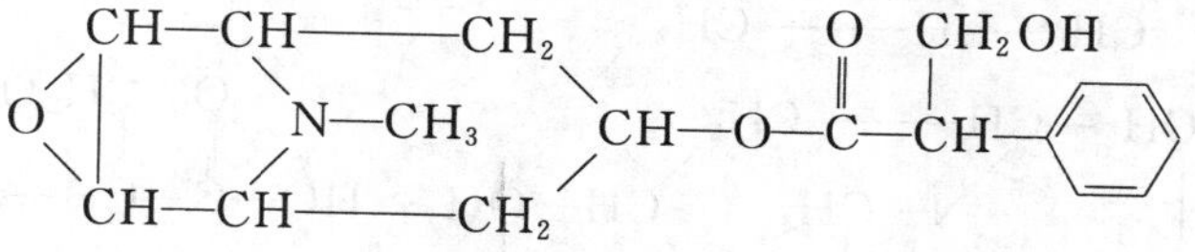

东莨菪碱

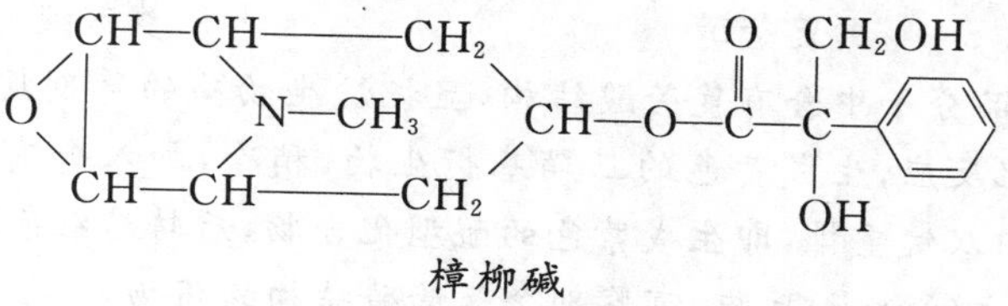

樟柳碱

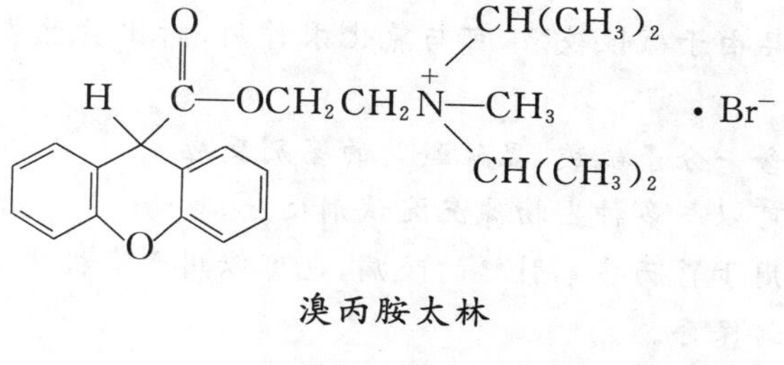

溴丙胺太林

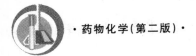 **典型药物**

（1）硫酸阿托品（atropine sulfate）

$$\left[\text{CH}_2\text{-CH}\text{-CH}_2 \quad \text{N-CH}_3 \quad \text{CH-O-C-CH} \quad \text{CH}_2\text{OH} \right]_2 \cdot \text{H}_2\text{SO}_4 \cdot \text{H}_2\text{O}$$

硫酸阿托品化学名为 α-(羟甲基)苯乙酸-8-氮杂双环(3,2,1)-3-辛酯硫酸盐一水合物。

硫酸阿托品为无色结晶或白色结晶性粉末，含一分子结晶水，露置在空气中易风化；无臭，味苦；极易溶于水，易溶于乙醇，几乎不溶于氯仿、丙酮和乙醚；经 120 ℃干燥 3 h 后熔点不低于 189 ℃，熔融同时分解。

硫酸阿托品由于具有叔胺结构，显碱性，可与酸形成稳定的盐。

阿托品是莨菪醇和消旋莨菪酸形成的酯，是莨菪碱（左旋体）的消旋体。阿托品的分子内虽有四个手性碳原子，但由于其分子中的莨菪醇部分的三个手性碳原子对称而无光学活性，莨菪酸部分的一个手性碳原子容易消旋化。

硫酸阿托品分子中含有酯键，易水解，生成莨菪醇和消旋莨菪酸，碱性条件下水解更显著，微酸性和近中性时较稳定。

莨菪醇　　　　　　　　　　　莨菪酸

硫酸阿托品分子中含有莨菪酸结构，显托烷生物碱的鉴别反应。与发烟硝酸共热，发生硝基化反应，生成黄色的三硝基衍生物，稍冷，加入含有氢氧化钾的醇溶液中，发生分子内双键重排，即生成紫色的醌型化合物，后转暗红色，最后颜色消失。此反应称为维他立(Vitali)反应，可鉴别含莨菪酸结构的药物。

游离的阿托品由于碱性较强，可与氯化汞作用，析出黄色氧化汞沉淀，加热即转变成白色。

硫酸阿托品含一分子硫酸，显硫酸盐的鉴别反应。

硫酸阿托品可以与多种生物碱沉淀试剂反应。

硫酸阿托品用于胃肠痉挛引起的绞痛，也可以用于有机磷中毒、眼科诊疗和麻醉前给药。本品密封保存。

$$\text{CH}_2-\text{CH}-\text{CH}_2 \quad \text{O} \quad \text{CH}_2\text{OH} \\ \text{N}-\text{CH}_3 \quad \text{CH}-\text{O}-\text{C}-\text{CH}-\text{C}_6\text{H}_5 \quad \xrightarrow{\text{H}_2\text{O},\text{HNO}_3} \\ \text{CH}_2-\text{CH}-\text{CH}_2$$

$$\text{CH}_2-\text{CH}-\text{CH}_2 \quad H \\ \text{N}-\text{CH}_3 \quad \text{C}-\text{OH} \quad + \quad \text{HOOC}-\text{CH}-\text{C}_6\text{H}_5 \\ \text{CH}_2-\text{CH}-\text{CH}_2 \qquad\qquad \xrightarrow{\text{HNO}_3}$$

$$\xleftarrow[\text{CO}_2]{\text{KOH},\text{C}_2\text{H}_5\text{OH}} \quad O_2N-\cdots-\text{CH}-\text{COOH}$$

（2）溴丙胺太林（popantheline bromide）

溴丙胺太林化学名为 *N*-甲基-*N*-(1-甲基乙基)-*N*-[2-(9*H*-呫吨-9-甲酰氧基)乙基]-2-丙铵溴化物，又名普鲁本辛。

溴丙胺太林为白色或类白色的结晶性粉末，无臭，味极苦，微有引湿性；在水、乙醇或氯仿中极易溶解，在乙醚中不溶；熔点为 157～164 ℃，熔融时同时分解。

溴丙胺太林与氢氧化钠试液煮沸，酯键水解，生成呫吨酸钠。用稀盐酸中和，析出呫吨酸固体，经稀乙醇重结晶，熔点为 213～219 ℃，熔融时同时分解。呫吨酸遇硫酸显亮黄或橙黄色，并微显绿色荧光。

溴丙胺太林为季铵化合物，不易通过血脑屏障，中枢副作用小，而具有较强的外周抗 M 胆碱作用，以及弱的神经节阻断作用。特点是对胃肠道平滑肌有选择性。因此，临床上主要用于胃肠道痉挛及十二指肠溃疡的治疗。

（二）中枢性抗胆碱药

研究表明，当中枢内的多巴胺分泌量减少，而乙酰胆碱含量相对增高时，会引起震颤麻痹，主要表现为肌肉强直和运动功能障碍。震颤麻痹症的治疗早期是应用阿托品及其他颠茄生物碱。由于它们的不良反应多，于是展开了合成代用品的研究，从而发现了中枢作用选择性较高、疗效较好、毒副作用较少的抗胆碱药，如盐酸苯海索（trihexyphenidyl

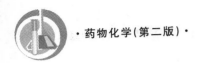

hydrochloride)、盐酸丙环定（procyclidine hydrochloride）等。

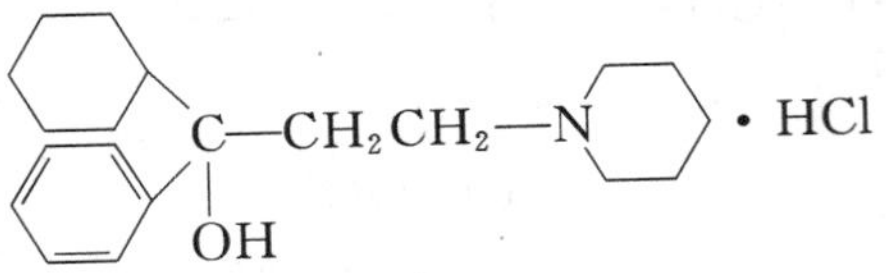

盐酸苯海索

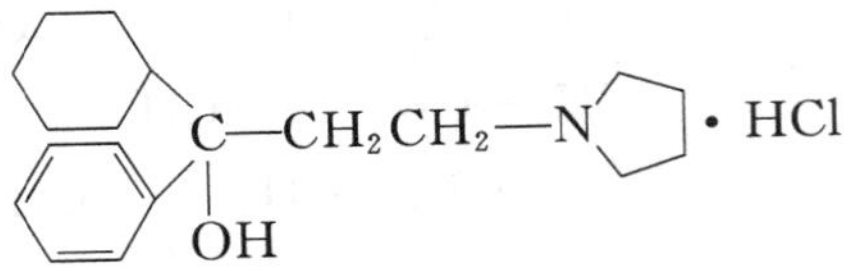

盐酸丙环定

典型药物

盐酸苯海索（trihexyphenidyl hydrochloride）

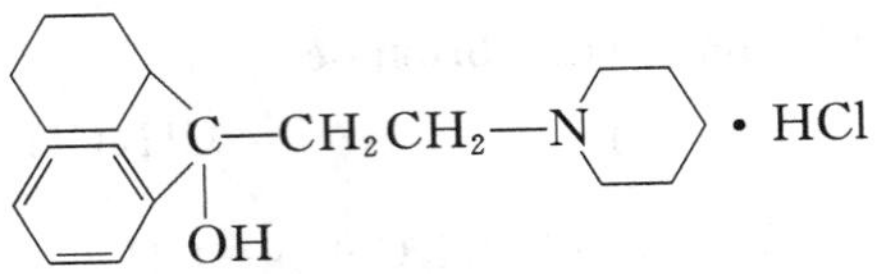

盐酸苯海索化学名为 α-环己基-α-苯基-1-哌啶丙醇盐酸盐，又名安坦（artane）。

盐酸苯海索为白色轻质结晶性粉末，无臭，味微苦，后有刺痛麻痹感；易溶于甲醇、乙醇和氯仿，微溶于水；熔点为 $250\sim256$ ℃，熔融时同时分解。

盐酸苯海索溶于乙醇后，滴加氢氧化钠试液至石蕊试纸显红色，可析出游离的苯海索沉淀，可用乙醇重结晶，熔点为 $112\sim116$ ℃。

盐酸苯海索水溶液具有氯化物的鉴别反应。

盐酸苯海索主要用于抗震颤麻痹，密闭保存。

（三）骨骼肌松弛药

骨骼肌松弛药简称为肌松剂，大多数为 N 胆碱等受体拮抗剂，作用于神经肌肉接头处，阻断神经肌肉接头的 N 胆碱受体，妨碍神经冲动的传导，使骨骼肌完全松弛。该药临床上用于辅助麻醉，当与全麻药合用时可以减少全麻药用量，在较浅的全身麻醉下使肌肉松弛，适于手术用药。

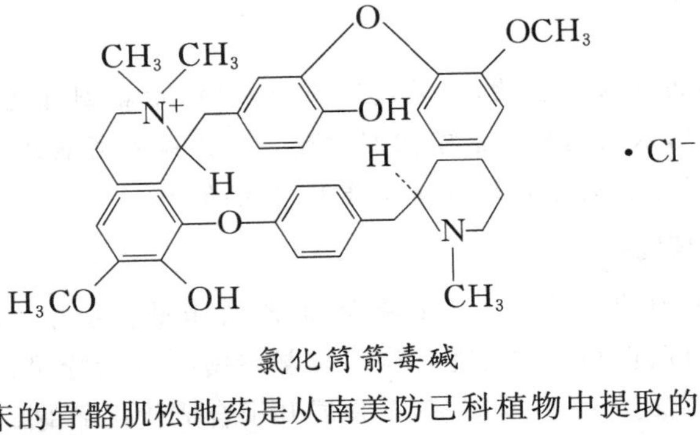

氯化筒箭毒碱

早期应用于临床的骨骼肌松弛药是从南美防己科植物中提取的有效成分右旋氯化筒箭毒碱（tubocurarine），曾广泛用于骨骼肌松弛及辅助麻醉。但该药缺点较多，来源有限，限制了它的应用。

20 世纪 70 年代以来，又发现了一些肌松作用较好的药物，如汉肌松（tetrandrine dimethiodide）。汉肌松比氯化筒箭毒碱效果好，临床上作为辅助麻醉药。

汉肌松

在合成本类药物代用品的研究方面也取得了较大进展，合成了一类结构简单的双季铵化合物，称为烃铵盐类，其结构通式如下：

$$X^- (CH_3)_3 \overset{+}{N}—(CH_2)_n—\overset{+}{N}(CH_3)_3 X^- \qquad X=Br \text{ 或 } I$$

该类药物结构中两个季铵离子间的距离决定了药理作用：当 n 为 5～6 时，作用与乙酰胆碱相当，为拟胆碱药，可治疗高血压；当 n 大于 12 时，箭毒样作用减弱；当 n 为 9～12 时，显箭毒样作用，临床作为骨骼肌松弛药，如十烃溴铵（syncurine）。

$$(CH_3)_3 \overset{+}{N}(CH_2)_{10} \overset{+}{N}(CH_3)_3 \cdot 2Br^-$$

十烃溴铵

用氧原子或硫原子取代该类化合物碳链中的亚甲基得到的双季铵盐也有效，如氯化琥珀胆碱（succinylcholine chloride）和己氨胆碱（hexcarbocholine）。

$$\begin{array}{l} CH_2COOCH_2CH_2\overset{+}{N}(CH_3)_3 \\ | \\ CH_2COOCH_2CH_2\overset{+}{N}(CH_3)_3 \end{array} \cdot 2Cl^- \cdot 2H_2O$$

氯化琥珀胆碱

$$\begin{array}{l} NHCOOCH_2CH_2\overset{+}{N}(CH_3)_3 \\ (CH_2)_6 \\ NHCOOCH_2CH_2\overset{+}{N}(CH_3)_3 \end{array} \cdot 2Br^-$$

己氨胆碱

在胆碱酚醚的研究过程中发现了戈拉碘铵（gallamine triethiodide，弛肌碘），对十甲季铵的结构改造得到肌安松（paramyom），均可作为麻醉时的麻醉辅助药，对解除肌肉紧张也有较好的效果。

戈拉碘铵

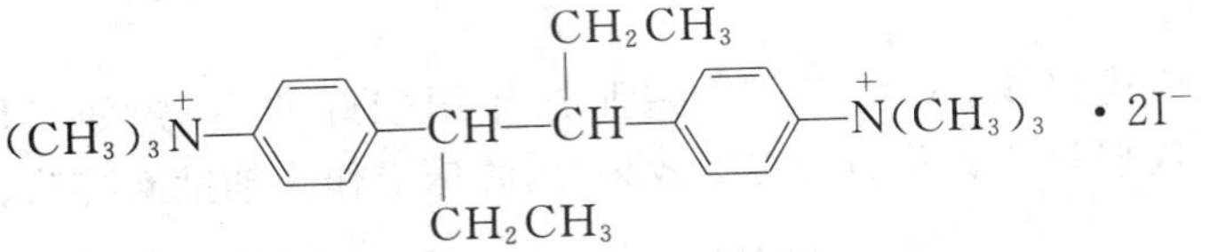

肌安松

对具有雄甾烷母核的季铵生物碱进行结构改造,合成了泮库溴铵(pancuronium bromide)。泮库溴铵肌松作用强,无明显副作用,起效快,维持时间长。

上述骨骼肌松弛药除季铵氮原子上有较大的取代基团以外,多数还含有苄基四氢异喹啉的结构。以此结构为基础,从加速药物代谢的角度,设计合成了苯磺阿曲库铵(atracurium besilate)为代表的一系列异喹啉类神经肌肉阻断剂。

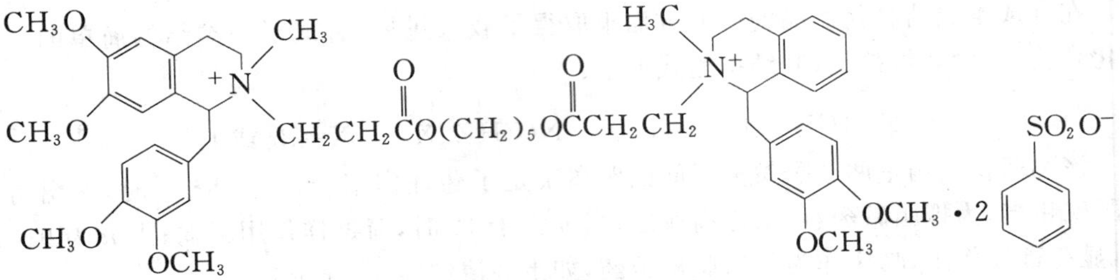

苯磺阿曲库铵

此外还有中枢性骨骼肌松弛药,如氯唑沙宗(chlorzoxazone)。氯唑沙宗是通过阻滞中枢内中间神经元的冲动传导,使骨骼肌松弛,主要用于治疗骨骼肌疾病和肌肉痉挛疼痛。

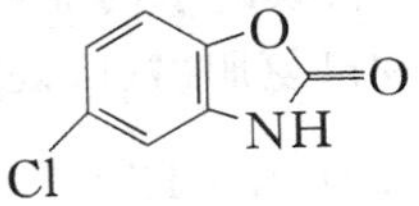

氯唑沙宗

典型药物

(1) 氯化琥珀胆碱(succinylcholine chloride)

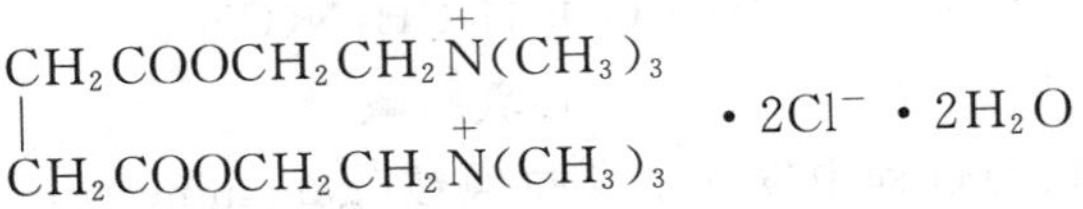

氯化琥珀胆碱化学名为2,2′-[(1,4-二氧代-1,4-亚丁基)双(氧)]双[N,N,N-三甲基乙铵]二氯化物二水合物,又名司可林。

氯化琥珀胆碱为白色或几乎白色的结晶性粉末;无臭,味咸;遇光易变质;极易溶于水,微溶于乙醇或氯仿,不溶于乙醚;熔点为157~163 ℃。1%水溶液的pH值为4~5。

氯化琥珀胆碱分子中含有酯键,水溶液不稳定,易发生水解反应,由于是二元酸,故水解分步进行,最终产物为氯化胆碱和琥珀酸。水解程度主要受pH值和温度影响。温度升高,水解速率加快。pH 值为 3~5 时较稳定,当 pH 值升高至 7 以上时水解。为延缓氯化琥珀胆碱水解,制备注射剂时应调节 pH 值 3~5,并在 4 ℃状态下冷藏,还可以用丙二醇作溶剂或制成粉针剂。

氯化琥珀胆碱为季铵盐类化合物,与氢氧化钠共热,发生霍夫曼(Hofmann)消除反应,放出三甲胺的恶臭。氯化琥珀胆碱在酸性溶液中与硫氰酸铬铵反应,生成淡红色不溶性复盐沉淀。

$$\begin{array}{l} CH_2COOCH_2CH_2\overset{+}{N}(CH_3)_3 \\ | \\ CH_2COOCH_2CH_2\overset{+}{N}(CH_3)_3 \end{array} \cdot 2Cl^- + 2NH_4[Cr(NH_3)_2(SCN)_4]$$

$$\longrightarrow \left[\begin{array}{l} CH_2COOCH_2\overset{+}{N}(CH_3)_3 \\ | \\ CH_2COOCH_2\overset{+}{N}(CH_3)_3 \end{array} \right] [Cr(NH_3)_2(SCN)_4]_2 \downarrow$$

氯化琥珀胆碱与氯化亚钴及铁氰化钾试液反应显翠绿色。

氯化琥珀胆碱用于需肌肉松弛的外科小手术和气管插管,大剂量会引起呼吸肌麻痹。

氯化琥珀胆碱应避光、密闭保存。

(2) 泮库溴铵(pancuronium bromide)

泮库溴铵化学名为 1,1′-[3α,17β-双-(乙酰氧基)-5α-雄甾烷-2β,16β-二基]双[1-甲基哌啶鎓]二溴化物,又名巴活朗。

泮库溴铵为白色或近白色结晶或结晶性粉末,无臭,味苦,有引湿性。易溶于水,能溶于乙醇、氯仿、二氯甲烷,几乎不溶于乙醚。熔点为 213~218 ℃,水溶液呈右旋性。

泮库溴铵为 5α-雄甾烷衍生物,分子中手性中心构型为 2S,3S,5S,8R,9S,10S,13S,14S,16S,17R。

泮库溴铵主要经肝脏代谢,代谢产物为 3-脱乙酰基、17-脱乙酰基及 3,17-二脱乙酰基产物,代谢产物仍有活性。3-脱乙酰基泮库溴铵作用为原药的 50%,因此,可在体内积累引起麻痹作用延长。

泮库溴铵作用约为右旋氯化筒箭毒碱的 6 倍,起效快,给药后 4~6 min 产生作用,持续时间为 120~180 min。它可作为右旋氯化筒箭毒碱的替代品,用于外科手术。

泮库溴铵用过滤法灭菌,在 2~8 ℃密闭保存。

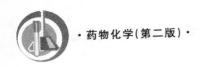

3.2 拟肾上腺素药

机体的肾上腺素能神经具有重要的生理功能,能调节机体的血压、心律、胃肠运动及支气管平滑肌张力。拟肾上腺素药是一类能与肾上腺素受体结合,使受体兴奋,产生与肾上腺素相似作用的药物,故拟肾上腺素药又称为肾上腺素能受体激动剂。因拟肾上腺素药的作用和交感神经兴奋时的效应相似,所以曾称为拟交感神经药。由于拟肾上腺素药在结构上属于胺类,部分药物又具有儿茶酚胺结构,故又被称为拟交感胺或儿茶酚胺。

肾上腺素受体分为 α 受体和 β 受体。α 受体兴奋时,皮肤黏膜血管和内脏血管收缩,血压升高,可用于升高血压和抗休克;β 受体兴奋时,心肌收缩力增强,血管和支气管扩张,可用于强心、平喘和改善微循环。根据生理效应的不同,α 受体又分为 α_1 和 α_2 两种亚型,β 受体分为 β_1 和 β_2 两种亚型。

一、发展概况

肾上腺素(adrenalin,epinephrine)是最早发现的激素,是从肾上腺髓质中提取分离出来的活性物质。1904 年,首次人工合成了肾上腺素消旋体。1908 年,肾上腺素消旋体拆分成功,并证实了人工合成的左旋体与天然品完全相同。肾上腺素髓质末梢分泌肾上腺素和少量去甲肾上腺素(noradrenaline,norepinephrine)。而后又发现了多巴胺(dopamine)。去甲肾上腺素和多巴胺均存在于外周神经组织及中枢神经组织中。

肾上腺素

去甲肾上腺素

多巴胺

肾上腺素作用于 α 受体和 β 受体,用于意外心脏骤停和过敏性休克的急救。去甲肾上腺素作用于 α 受体,用于治疗休克时的低血压。多巴胺在体内为肾上腺素和去甲肾上腺素的前体,作用于多巴胺受体和 β_1 受体,具有强心及利尿作用,可用于休克的治疗。三者在体内易受酶的作用失活,时效短,经消化道时破坏,故只能注射给药。

麻黄碱(ephedrine)是存在于草麻黄、木贼麻黄等植物中的生物碱,于 1887 年发现,1917 年证实具有与肾上腺素相似的升压作用,平喘作用持久。1930 年麻黄碱用于临床。麻黄碱作用于 α 受体和 β 受体,性质稳定,口服有效,时效长,可通过血脑屏障,可兴奋中枢、心血管、松弛支气管,用于防治低血压、哮喘和鼻塞。

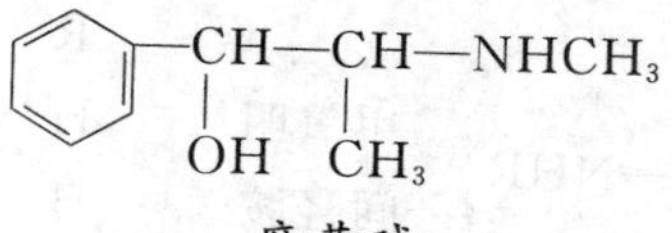

麻黄碱

二、构效关系

拟肾上腺素药的构效关系如下:

（1）常用的拟肾上腺素药具有一个苯环和乙胺侧链的基本结构。

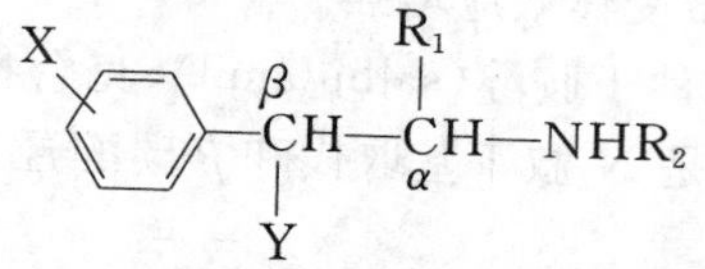

苯环和氨基相隔两个碳原子,作用最强,苯胺无升压作用,苄胺稍有作用。碳链增至三个碳原子,作用下降。

（2）苯环上酚羟基的引入一般使作用增强,但容易被代谢而使作用时间缩短。如含有两个酚羟基的肾上腺素作用强度是不含酚羟基的麻黄碱的 $100\sim300$ 倍。含有一个酚羟基的去氧肾上腺素（phenylephrine,新福林）,作用强度介于肾上腺素和麻黄碱之间。

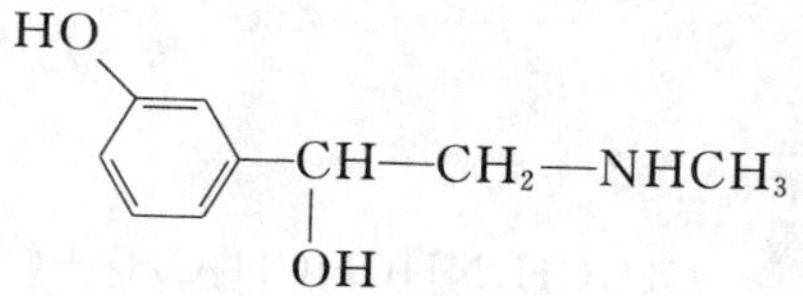

去氧肾上腺素

（3）乙胺侧链 β-碳原子上的醇羟基对活性的影响表现在立体光学异构体的差别上。通常左旋体的活性强于右旋体,左旋体的手性 β-碳原子都是 R 构型。如异丙肾上腺素（isoprenaline）和去甲肾上腺素的左旋体的活性较其右旋体分别强 800 倍和 70 倍,麻黄碱的四个光学异构体中（—）(1R,2S)-麻黄碱活性最强。

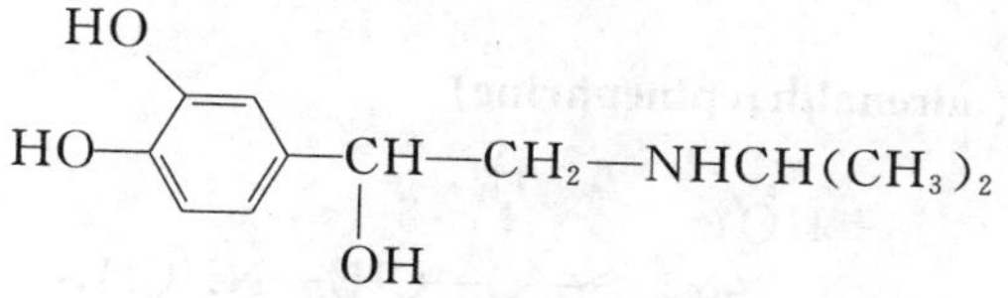

异丙肾上腺素

（4）乙胺侧链 α-碳原子引入甲基成为苯异丙胺类。甲基的空间位阻作用使其不易被代谢破坏,稳定性增加,时效增长,但作用强度减弱,毒性增加,且取代基越大,毒性越强,强度减弱。麻黄碱、甲氧明（methoxamine）和间羟胺（metaraminol）都是临床常用的 α 受体激动剂,可用于防治低血压。甲氧那明（methoxyphenamine,喘咳宁）是 β 受体激动剂,可用于治疗支气管哮喘。

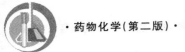
	R	R₁	R₂	R₃
甲氧明	H	OH	OCH₃	OCH₃
间羟胺	H	OH	H	OH
甲氧那明	CH₃	H	OCH₃	H

（5）乙胺侧链氮原子上有无烃基取代直接影响 α 受体效应和 β 受体效应。无取代基的去甲肾上腺素，主要表现为 α 受体效应，β 受体效应弱；甲基取代的肾上腺素兼有 α 受体效应和 β 受体效应；异丙基取代的异丙肾上腺素则主要表现为 β 受体效应。可见，随着取代基的增大，α 受体效应减弱，β 受体效应增强。

（6）选择性 β₂ 受体激动剂沙丁胺醇（salbutamil）、克仑特罗（clenbuterol）和叔丁喘宁（terbutaline）的共同结构特点是 N-叔丁基取代和 β-碳醇羟基，稳定性增加，口服有效，用做平喘药。

	R₁	R₂	R₃
沙丁胺醇	H	OH	CH₂OH
克仑特罗	Cl	NH₂	Cl
叔丁喘宁	OH	H	OH

（7）碳链上无甲基和羟基的多巴胺有强心和利尿作用，用于治疗慢性心功能不全及休克。多巴酚丁胺（dobutamine）为多巴胺的 N-取代衍生物，为 β₁ 受体激动剂，对心肌梗死并发症有效。

多巴酚丁胺

典型药物

（1）肾上腺素（adrenalin，epinephrine）

肾上腺素化学名为 (R)-4-[2-(甲氨基)-1-羟基乙基]-1,2-苯二酚，又名副肾碱。

肾上腺素为白色或类白色的结晶性粉末；无臭，味苦；在水中极微溶解，在乙醇、氯仿、乙醚、脂肪油和挥发油中不溶，在矿酸和强碱溶液中易溶，在氨溶液和碳酸钠溶液中不溶；熔点为 206～212 ℃，熔融时同时分解。肾上腺素与空气和日光接触，易氧化变质。在中性或碱性水溶液中不稳定,饱和水溶液显弱碱性反应。比旋度(2%的盐酸溶液(9→200))为 $-53.5°\sim-50°$。

肾上腺素的制备是以邻苯二酚为原料,在三氯化铝催化下与氯乙酰氯发生傅-克酰基化反应,再经甲胺化生成肾上腺素酮,经催化氢化得外消旋体,最后用酒石酸拆分可得纯光学异构体。

肾上腺素分子中含有酚羟基和二甲氨基,故显酸碱两性,易溶于氢氧化钠溶液中,但不溶于碳酸钠及氨溶液。肾上腺素能与有机酸成盐而溶于水,临床上常用其盐酸盐。

肾上腺素具有邻苯二酚结构,空气中的氧气或其他弱氧化剂、日光、热及微量金属离子均能使其氧化变质,生成红色的肾上腺素红,继而聚合成棕色多聚体。其水溶液露置于空气及日光中也会氧化变质。为延缓肾上腺素的氧化变质,药典规定注射液 pH 值为 2.5~5.0,制备时常调节 pH 值为 3.6~4.0,采用加入焦亚硫酸钠等抗氧化剂、加金属离子螯合剂、注射用水通二氧化碳或氮气饱和、安瓿内充惰性气体和 100 ℃ 流通蒸汽灭菌 15 min 等防氧化措施。储藏时应避光并避免与空气接触。

肾上腺素红　　棕色多聚物

肾上腺素具有酚羟基,其含少量盐酸的水溶液遇三氯化铁试液显翠绿色,再加氨试液即变为紫色,最后变成紫红色。肾上腺素的稀盐酸溶液,加过氧化氢煮沸,显血红色。

肾上腺素分子结构中有一个不对称碳原子,所以有两个异构体,供药用的为左旋体,作用比右旋体约大 15 倍。但在酸性条件下,也可发生消旋化,形成外消旋体,作用消失一半左右。温度和 pH 值对消旋化有影响,加热可加速消旋化,pH 值为 4 时消旋化反应最慢。因此,对肾上腺素水溶液应注意控制温度和 pH 值。

肾上腺素用于过敏性休克、支气管哮喘和心率骤停的急救,还可用于局部鼻黏膜充血和牙龈出血等。

(2) 重酒石酸去甲肾上腺素(noradrenaline bitartrate)

重酒石酸去甲肾上腺素化学名为(R)-4-(2-氨基-1-羟基乙基)-1,2-苯二酚重酒石酸盐一水合物,又名酒石酸正肾上腺素。

重酒石酸去甲肾上腺素为白色或几乎白色结晶性粉末;无臭,味苦;易溶于水,微溶于乙醇,不溶于乙醚或氯仿;比旋度(5%水溶液)为 $-12.0°\sim-10.0°$;熔点为 $100\sim106$ ℃,熔融时同时分解并出现混浊。

重酒石酸去甲肾上腺素在酒石酸氢钾的饱和溶液中遇碘液后(过量的碘用硫代硫酸钠试液除去),溶液无色或显微红色,可与肾上腺素或异丙肾上腺素区别。

重酒石酸去甲肾上腺素遇三氯化铁试液显翠绿色,缓缓加入碳酸氢钠或氨试液后,显蓝色,最后转为红色。

重酒石酸去甲肾上腺素由于具有邻苯二酚结构,遇光、空气或弱氧化剂易被氧化变质,故注射液需加抗氧化剂焦亚硫酸钠,避光保存,防止与空气接触。

重酒石酸去甲肾上腺素还显酒石酸的鉴别反应。

重酒石酸去甲肾上腺素用于抗休克和毛细血管、上消化道等局部血管的止血。

(3) 盐酸异丙肾上腺素(isoprenaline hydrochloride)

盐酸异丙肾上腺素化学名为 4-[(2-异丙氨基-1-羟基)]-1,2-苯二酚盐酸盐,又名喘息定。

盐酸异丙肾上腺素为白色或类白色结晶性粉末;无臭,味苦;易溶于水,略溶于乙醇,不溶于氯仿或乙醚;熔点为 $165.5\sim170$ ℃,熔融时同时分解;药用消旋体。

异丙肾上腺素具有烃氨基,显弱碱性,可与多种酸成盐。

盐酸异丙肾上腺素具有邻苯二酚结构,露置在空气中遇光易被氧化变质。

盐酸异丙肾上腺素水溶液遇三氯化铁试液,显深绿色;滴加新制的 5% 碳酸氢钠溶液,即变蓝色,进而变成红色。

盐酸异丙肾上腺素遇过氧化氢试液时显橙黄色,而肾上腺素显血红色,去甲肾上腺素显黄色,去氧肾上腺素无色。这可作为鉴别使用。

盐酸异丙肾上腺素水溶液加盐酸至 pH 值为 $3\sim3.5$,加碘试液放置,则被碘氧化成异丙肾上腺素红,再加入硫代硫酸钠除去多余的碘,溶液显淡红色。肾上腺素也有此反应。

盐酸异丙肾上腺素遇硅钨酸试液,即生成白色沉淀,放置后逐渐变为淡棕色。肾上腺素无此反应。

盐酸异丙肾上腺素用于治疗支气管哮喘、心搏骤停、房室传导阻滞等。

(4) 盐酸麻黄碱(ephedrine hydrochloride)

盐酸麻黄碱化学名为(1R,2S)-2-甲氨基-苯丙烷-1-醇盐酸盐,又名麻黄素。

麻黄碱分子中有两个手性碳原子,有四个光学异构体,其中(1R,2S)-(—)-麻黄碱活性最强。

(—)-麻黄碱　　　(—)-伪麻黄碱　　　(＋)-麻黄碱　　　(＋)-伪麻黄碱
(1R,2S)　　　　　(1R,2R)　　　　　(1S,2R)　　　　　(1S,2S)

盐酸麻黄碱为白色针状结晶或结晶性粉末;无臭,味苦;易溶于水,溶于乙醇,不溶于乙醚和氯仿;熔点为217~220 ℃;比旋度(5％水溶液)为—35.5°~—33°。

盐酸麻黄碱干燥品较稳定,遇空气、光、热均不易被破坏。但由于盐酸麻黄碱分子结构上 β-碳原子上含有 α-羟基,可被氧化剂氧化。例如,与碱性高锰酸钾共热生成甲胺和苯甲醛,前者可使湿润的红色石蕊试纸变蓝,后者有苦杏仁的特殊气味。

盐酸麻黄碱水溶液与硫酸铜试液和氢氧化钠试液作用,仲氨基与铜离子形成蓝紫色配合物,加乙醚振摇,静置,化合物溶于乙醚而使醚层显紫红色,水层显蓝色。

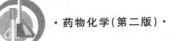

盐酸麻黄碱显氯化物的鉴别反应。

盐酸麻黄碱作用与肾上腺素相似,主要用于支气管哮喘、过敏性疾病、鼻黏膜充血及低血压等。它的优点是性质稳定,作用缓慢而温和,持续时间长,口服有效。

(5) 硫酸沙丁胺醇(salbutamol hemisulfate)

$$\left[\begin{array}{c} \text{HO} \\ \text{HO} \end{array}\text{—}\text{CH—CH}_2\text{NH—C(CH}_3)_3 \atop \text{OH}\right]_2 \cdot \text{H}_2\text{SO}_4$$

硫酸沙丁胺醇化学名为1-(4-羟基-3-羟甲基苯基)-2-(叔丁氨基)乙醇硫酸盐,又名舒喘灵。

硫酸沙丁胺醇为白色结晶性粉末,无臭,几乎无味;溶于乙醇,略溶于水,不溶于乙醚;熔点为154～158 ℃,熔融同时分解。

硫酸沙丁胺醇具有酚羟基,遇三氯化铁试液,溶液显紫色,加碳酸氢钠试液,溶液转为橙红色。

硫酸沙丁胺醇显硫酸盐的鉴别反应。

硫酸沙丁胺醇主要用于防治支气管哮喘、哮喘性气管炎及肺气肿病人的支气管痉挛等,口服有效,作用时间长。

(6) 盐酸克仑特罗(clenbuterol hydrochloride)

$$\begin{array}{c} \text{Cl} \\ \text{H}_2\text{N}\text{—}\end{array}\text{—}\text{CH—CH}_2\text{NH—C(CH}_3)_3 \cdot \text{HCl} \atop \text{OH}$$

盐酸克仑特罗化学名为(±)-4-氨基-3,5-二氯-α-[[(1,1-二甲基乙基)氨基]甲基]苯甲醇盐酸盐,又名盐酸双氯醇胺、氨哮素。

盐酸克仑特罗为白色或几乎白色结晶性粉末;无臭,味微苦;熔点为172～176 ℃;在水中或乙醇中溶解,在氯仿和丙酮中微溶,乙醚中不溶。

盐酸克仑特罗被高锰酸钾试液氧化,生成3,5-二氯-4-氨基苯甲醛,加适量草酸使溶液退色,加2,4-二硝基苯肼的高氯酸液,生成腙析出,盐酸克仑特罗显芳伯胺、氯化物的反应。

盐酸克仑特罗在氯化汞存在下,能与高氯酸定量地生成克仑特罗高氯酸盐。

盐酸克仑特罗用于防治支气管哮喘和喘息型支气管炎。

3.3 神经退行性疾病治疗药物

一、抗帕金森病药

帕金森病又称震颤麻痹,是一种中枢神经系统锥体外系功能障碍的慢性进行性疾病,主要症状是受累肢体自主运动时肌肉震颤不止，并表现肌肉强直或僵硬以及运动障碍，并伴有知觉、识别和记忆障碍，是中老年人的常见病。多巴胺和乙酰胆碱之间的平衡被破坏，最终表现为多巴胺的功能减弱，乙酰胆碱的功能相对亢进，从而引起一系列的帕金森病的症状。抗帕金森病药根据作用机制分为拟多巴胺药、外周脱羧酶抑制剂、多巴胺受体激动剂、多巴胺加强剂和其他药物。

（一）拟多巴胺药

本类药物有左旋多巴（L-dopa）、左旋多巴乙酯（levodopo ethyl ester）等。

左旋多巴　　　　　　　　　　左旋多巴乙酯

这类药物广泛用于治疗各类型帕金森病病人，无论年龄、性别差异和病程长短均适用。副作用：安全范围小，仅有 $1\%\sim3\%$ 的原形药物能通过血脑屏障进入中枢神经系统转化为多巴胺而发挥作用，外周不良反应多，主要有恶心、呕吐、食欲减退等胃肠道反应。

（二）外周脱羧酶抑制剂

外周脱羧酶抑制剂不易进入中枢神经系统，可抑制外周多巴胺脱羧酶，阻止 α-甲基多巴在外周降解，使循环中的 α-甲基多巴的量增加 5～10 倍，促使多巴胺进入中枢神经系统而发挥作用。与 α-甲基多巴合用，既可减少 α-甲基多巴的用量，又可降低 α-甲基多巴对心血管系统的不良效应。本类药物有卡比多巴、苄丝肼等。

卡比多巴　　　　　　　　　　苄丝肼

（三）多巴胺受体激动剂

多巴胺受体激动剂能选择性地激动多巴胺受体，特别是选择性地激动 D_2 受体，从而发挥作用。本类药物有溴隐亭、培高利特、阿扑吗啡、罗匹尼罗、普拉克素和吡贝地尔等。

溴隐亭　　　　　　　培高利特　　　　　　阿扑吗啡

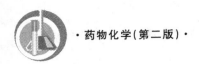

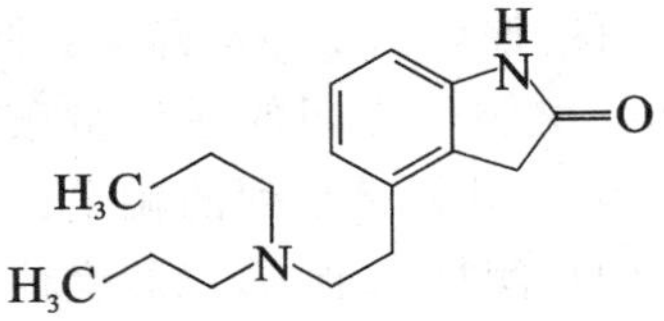

罗匹尼罗 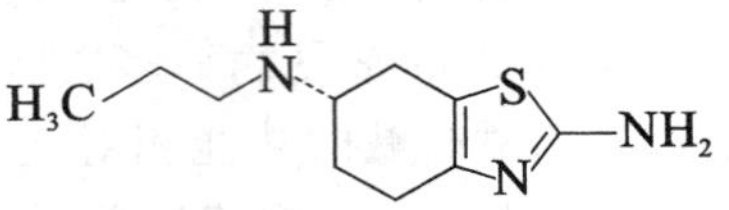　　　　　　　普拉克素 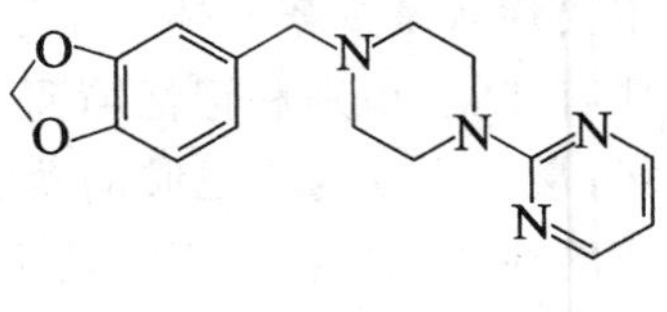　　　　　　　吡贝地尔

(四) 多巴胺加强剂及其他药物

多巴胺的体内代谢主要通过单胺氧化酶(MAO)、多巴胺-β-羟基化酶(DBH)和儿茶酚-O-甲基转移酶(COMT)进行。这三种酶的抑制剂都能够降低脑内多巴胺的代谢,从而提高脑内多巴胺水平,称为多巴胺加强剂或多巴胺保留剂,对帕金森病有治疗作用。

目前临床使用的主要是单胺氧化酶抑制剂(MAOI)和儿茶酚-O-甲基转移酶抑制剂(COMTI)。

MAOI　　　　　　　司来吉林 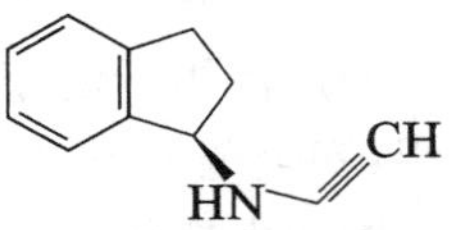　　　　　　　　　　雷沙吉兰

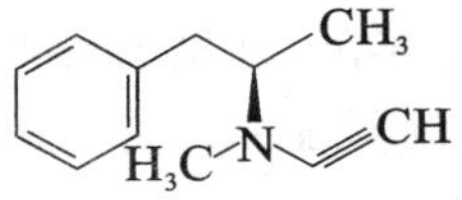

COMTI　　　　　　　恩他卡朋 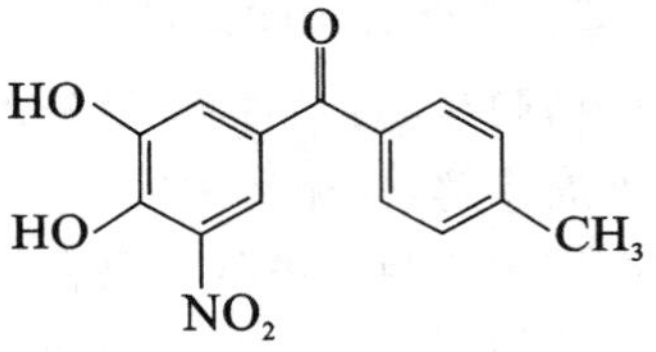　　　　　　　　　　托卡朋

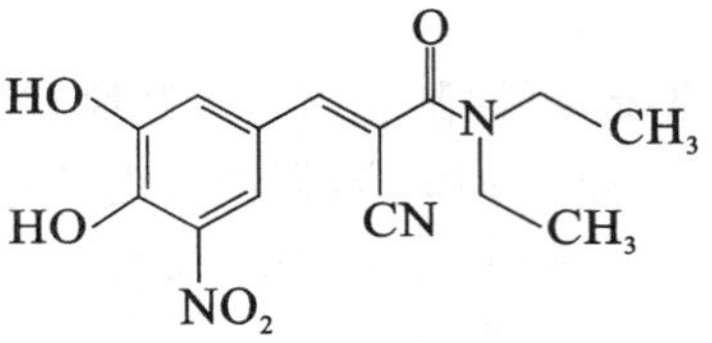

二、抗阿尔茨海默病药物

原发性老年痴呆症又称阿尔茨海默病(Alzheimer disease,AD),其病人数占老年痴呆症病人总数的70%左右。AD是一种与年龄高度相关的、以进行性认知功能障碍和记忆力损害为主的中枢神经系统退行性疾病。AD表现为记忆力、判断力及抽象思维等一般智力的丧失,但视力、运动能力等则不受影响。

(一) 乙酰胆碱酯酶抑制剂

乙酰胆碱酯酶抑制剂(AChEI)是目前唯一一类明确用于AD治疗的药物,为胆碱能增强剂。该类药物主要有他克林、多奈哌齐、卡巴斯汀、加兰他敏、(一)-石杉碱甲和美曲膦酯等。

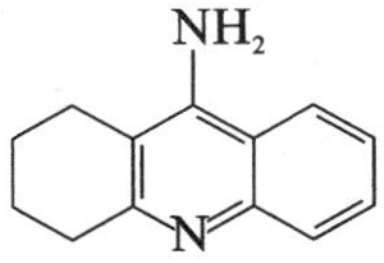

他克林 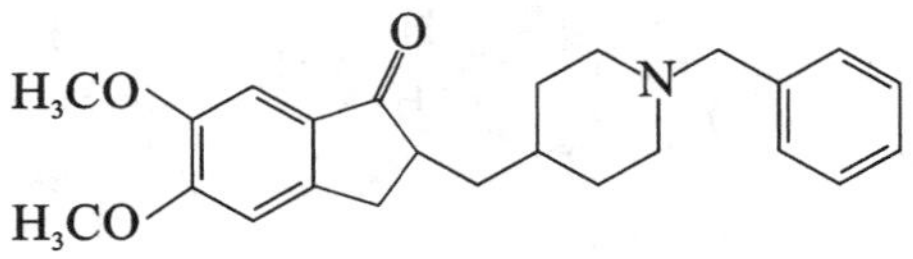　　　　　　　多奈哌齐 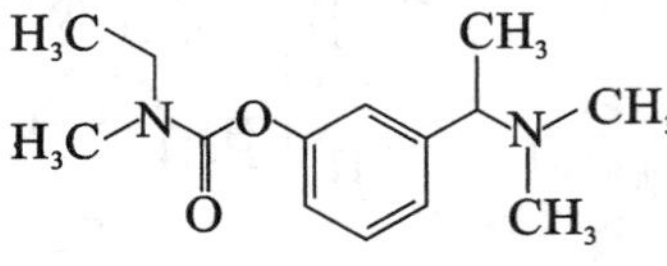　　　　　　　卡巴斯汀

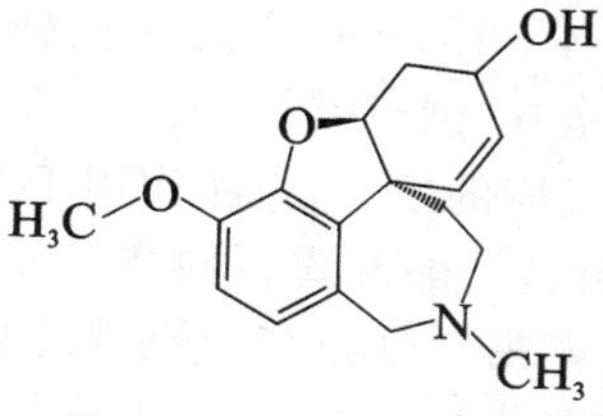

加兰他敏　　　　　　（一）-石杉碱甲 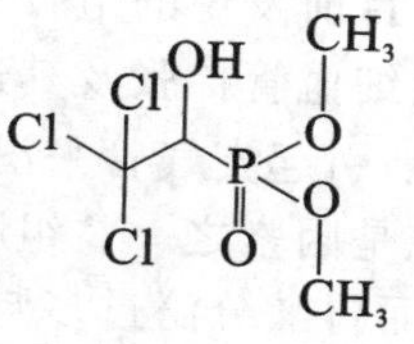　　　　　　美曲膦酯

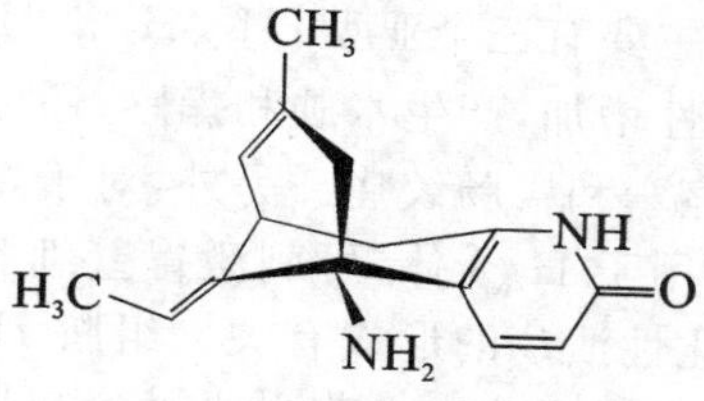

（二）其他药物

其他类型治疗 AD 的药物主要有占诺美林（xanomeline）、吡拉西坦（piracetan）、丙戊茶碱（propentofyline）、美金刚（memantine）、司来吉林（selegiline）和维生素 E（vitamin E）。

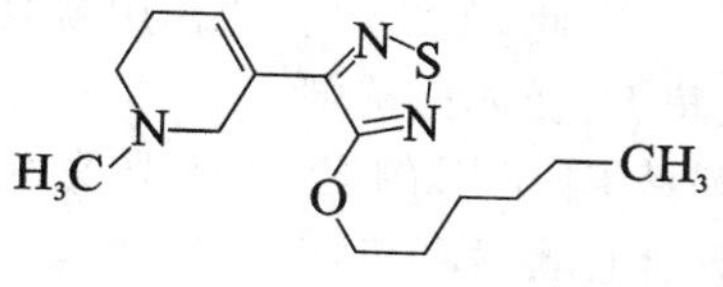

占诺美林 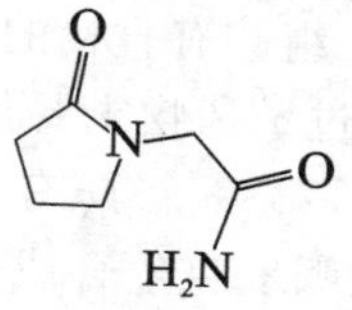　　　　　　　吡拉西坦 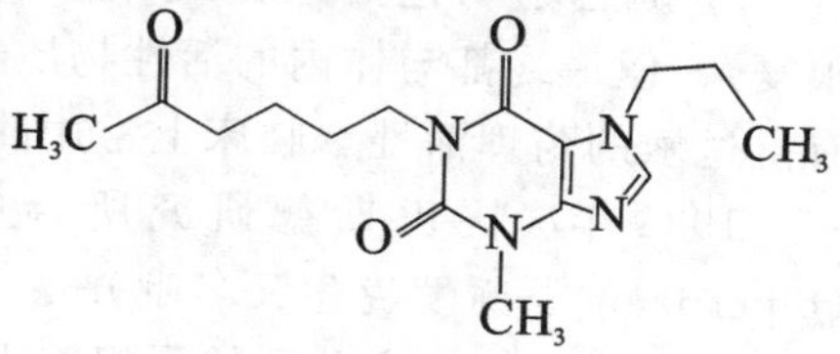　　　　　　　丙戊茶碱

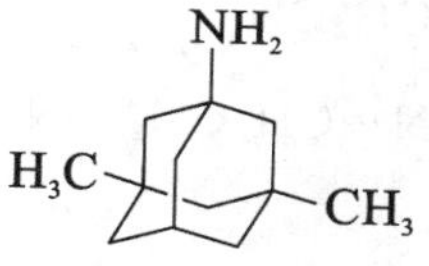

美金刚 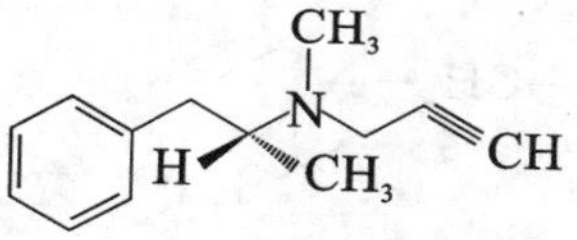　　　　　　　　司来吉林

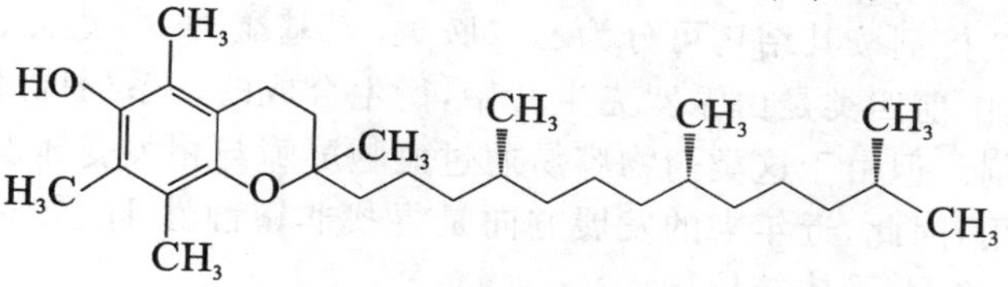

维生素 E

3.4　组胺 H_1 受体拮抗剂

组胺（histamine）是一种很重要的化学递质，在细胞之间传递信息。它广泛存在于自然界多种植物、动物和微生物体内，是由食物中的组氨酸在脱羧酶的催化下，脱羧形成的产物。通常组胺分子与肝素蛋白配位形成粒状复合物，储存于肥大细胞中。当这些细胞膜上的抗体受到毒素、水解酶、食物及一些化学物品的刺激后，可引发抗原-抗体反应，释放出组胺分子，组胺分子与组胺受体作用，从而产生相应的生理效应。

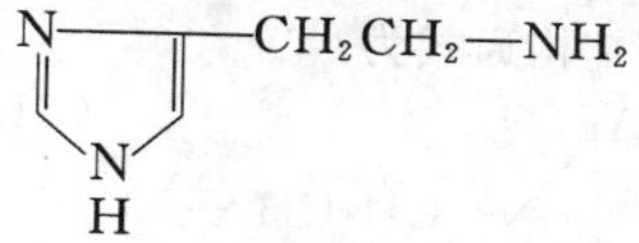

组胺

目前发现的组胺受体主要有三个亚型：H_1、H_2 和 H_3 受体。组胺作用于 H_1 受体可引起毛细血管扩张及其通透性增加，产生水肿和痒感；还可兴奋支气管和胃肠道等器官的平滑肌，引起支气管平滑肌痉挛和胃肠绞痛。另外，对于变态反应的发生，组胺作用于 H_1 受体也是因素之一。组胺作用于 H_2 受体，可刺激胃壁细胞，引起胃酸和胃蛋白酶分泌量增加，而胃酸分泌过多与消化性溃疡的形成有关。组胺 H_3 受体主要分布在中枢神经系统，参与组胺合成与释放的负反馈调节。本节主要讨论与抗过敏药有关的组胺 H_1 受体的拮抗剂。

一、组胺 H_1 受体拮抗剂和抗过敏药

过敏性疾病（包括哮喘、荨麻疹等）是人类的常见病、多发病，其致病因素和疾病机制很复杂，但最终都与体内的活性物质——组胺有直接的关系。因此，阻断组胺的作用就具有抗过敏的药理活性。临床上常用的抗过敏药物主要是组胺 H_1 受体拮抗剂。

1933 年法国巴斯德研究所合成了第一个具有缓解哮喘作用的药物哌罗克生（piperoxan）。哌罗克生又名吡并生。在哌罗克生合成的基础上继续研究，四年后合成了乙二胺类化合物。由此开始了组胺 H_1 受体拮抗剂的研究。

哌罗克生　　　　　　　　　　乙二胺类化合物

组胺 H_1 受体拮抗剂按其结构可分为乙二胺类、氨基醚类、丙胺类、三环类、哌嗪类及哌啶类等六类。其中前四类是由哌罗克生开始，衍生合成的一系列抗过敏药物，被称为经典的 H_1 受体拮抗剂。但由于这类药物容易通过血脑屏障与相关受体发生亲和，从而造成嗜睡、镇静的副作用，因此，近年来的发展方向是寻找非镇静性 H_1 受体拮抗剂，于是就又有了哌嗪类及哌啶类 H_1 受体拮抗剂。

二、经典 H_1 受体拮抗剂

经典 H_1 受体拮抗剂可分为如下几类。

（一）乙二胺类

1942 年合成的芬苯扎胺（phenbenzamine）又名安体根（antergan）。芬苯扎胺活性高，毒性较低，是乙二胺类第一个临床应用的抗过敏药物。通过对芬苯扎胺进行结构改造，衍生出一系列乙二胺类 H_1 受体拮抗剂。如曲吡那敏（tripelennamine）、美吡拉敏（mepyramine）（又名新安体根）、松齐拉敏（thonzylamine）、美沙芬林（methapheniline）等。其中曲吡那敏的抗组胺作用较强且持久，副作用较小，是至今临床上应用得较好的抗组胺药之一。

乙二胺类 H_1 受体拮抗剂的结构通式为

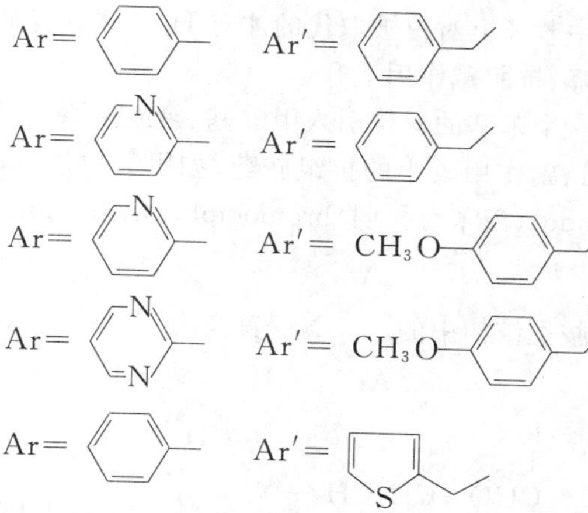

Ar = (苯基)	Ar' = (苄基)	芬苯扎胺
Ar = (吡啶基)	Ar' = (苄基)	曲吡那敏
Ar = (吡啶基)	Ar' = CH₃O—(对甲氧基苄基)	美吡拉敏
Ar = (嘧啶基)	Ar' = CH₃O—(对甲氧基苄基)	松齐拉敏
Ar = (苯基)	Ar' = (噻吩甲基)	美沙芬林

如将乙二胺的两个氮原子构成一个较小的杂环,仍为有效的抗组胺药,如克立咪唑(clemizole)和安他唑啉(antazoline)。

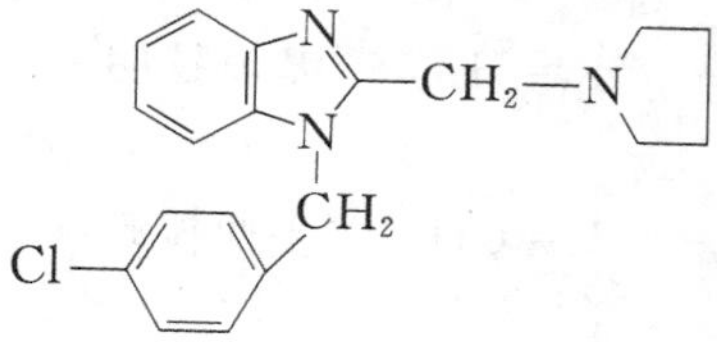

克立咪唑 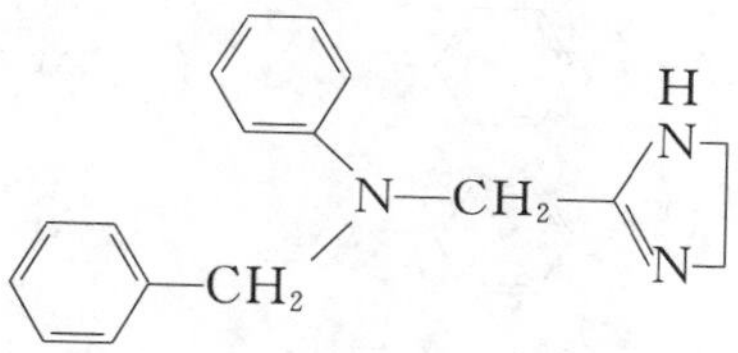　　　　　　　　　　　　安他唑啉

(二)氨基醚类

1943 年发现的氨基醚类化合物苯海拉明(diphenhydramine)具有良好的抗组胺活性,毒副作用较小,临床应用较广,常用其盐酸盐,但它有嗜睡、神经过敏和镇静等副作用。

知识链接

苯海拉明除用做抗过敏药外,也可用于抗晕动药。为克服其副作用,将苯海拉明和中枢兴奋药 8-氯茶碱结合成盐,称为茶苯海明(dimenhydrinate)。茶苯海明又名乘晕宁,是临床上常用的抗晕动病药。

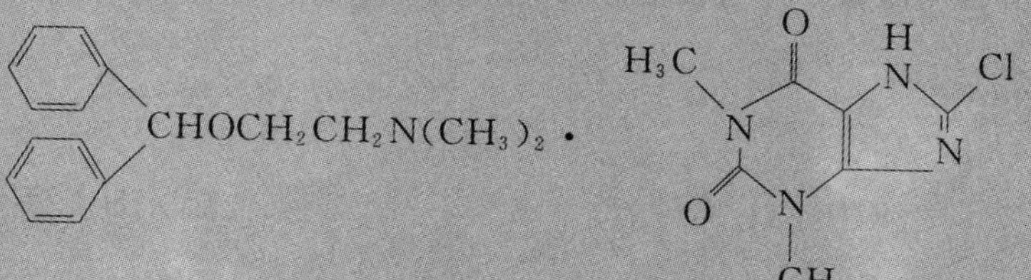

CHOCH₂CH₂N(CH₃)₂·

茶苯海明

对苯海拉明的结构进一步改造,得到一系列作用更强的氨基醚类药物,如多西拉敏(doxylamine)、卡比沙明(carbinoxamine)等。这是因为这些药物结构中的立体异构对抗

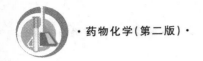

组胺作用起到一定的影响。其中苯环上对位被取代的才对 H_1 受体具有拮抗作用,而邻位被取代的会导致抗组胺活性下降、抗胆碱作用上升。

如果在苯海拉明分子中的一个苯基的对位引入甲氧基、氯或溴原子,可阻止它们在体内的代谢,获得一系列作用较强、副作用较小的抗组胺药,如甲氧拉敏(medrylamine)、氯苯海拉明(chlorodiphenhydramine)、溴苯海拉明(bromodiphenhydramine)等。

氨基醚类药物就是把乙二胺类结构中的 $\overset{\displaystyle Ar}{\underset{\displaystyle Ar'}{\diagdown}} N-$ 置换为 $\overset{\displaystyle Ar}{\underset{\displaystyle Ar'}{\diagdown}} \overset{\displaystyle R}{\underset{}{C}}O-$,其结构通式为

$$\overset{\displaystyle Ar}{\underset{\displaystyle Ar'}{\diagdown}}\overset{\displaystyle R}{\underset{}{C}}HO-CH_2CH_2-N\overset{\displaystyle CH_3}{\underset{\displaystyle CH_3}{\diagup}}$$

相关药物结构为

| Ar= | Ar'= | R=H | 苯海拉明 |

| Ar= | Ar'=(吡啶) | R=CH₃ | 多西拉敏 |

| Ar=Cl— | Ar'=(吡啶) | R=H | 卡比沙明 |

| Ar=CH₃O— | Ar'= | R=H | 甲氧拉敏 |

| Ar=Cl— | Ar'= | R=H | 氯苯海拉明 |

| Ar=Br— | Ar'= | R=H | 溴苯海拉明 |

司他斯丁(setastine)是由氯苯海拉明衍生得到的一种新的氨基醚类 H_1 受体拮抗剂,该药对中枢神经的镇静副作用小。氯马斯汀(clemastine)是氨基醚类中第一个非镇静性抗组胺药,它不仅抗组胺作用强,而且起效快,作用时间可维持 12 h,并具有显著的止痒作用。临床用其富马酸盐治疗过敏性鼻炎、荨麻疹、湿疹及其他过敏性皮肤病,也可用于治疗支气管哮喘。

司他斯丁　　　　　　　　　　氯马斯汀

(三) 丙胺类

丙胺类 H_1 受体拮抗剂的脂溶性较乙二胺类和氨基醚类药物稍强,抗组胺作用时间持久。主要药物有非尼拉敏(pheniramine)(又名苯那敏)。用卤原子取代非尼拉敏的苯环

的对位氢原子后,抗组胺作用增强约 20 倍,而且毒副作用没有相应地上升。所衍生的药物有氯苯那敏(chlorpheniramine)和溴苯那敏(brompheniramine),临床常用二者的马来酸盐,抗组胺作用强而持久。

丙胺类药物就是把乙二胺类结构中的 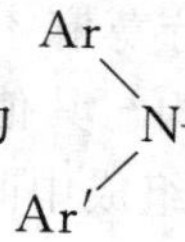 置换为 ,结构通式为

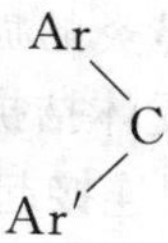

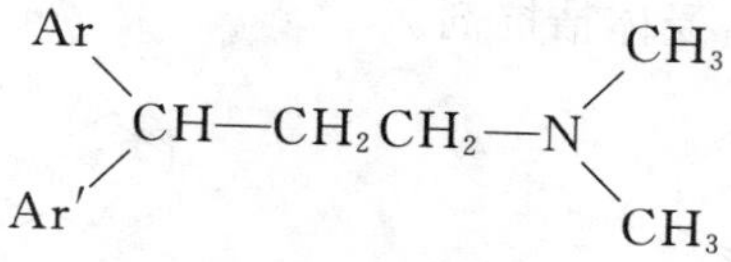

相关药物结构为

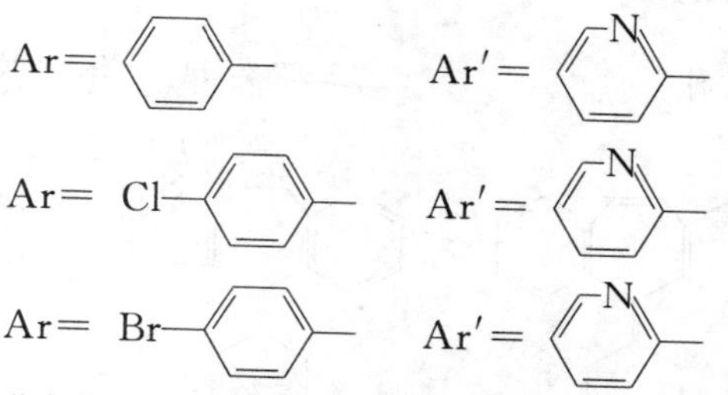

Ar= [苯基]   Ar′= [吡啶基]   非尼拉敏

Ar= Cl—[苯基]   Ar′= [吡啶基]   氯苯那敏

Ar= Br—[苯基]   Ar′= [吡啶基]   溴苯那敏

在对该类药物进行结构改造时,发现引入不饱和双键的衍生物同样具有抗组胺活性,如曲普利啶(triprolidine)、吡咯他敏(pyrrobutamine)和阿伐斯汀(acrivastine)等。

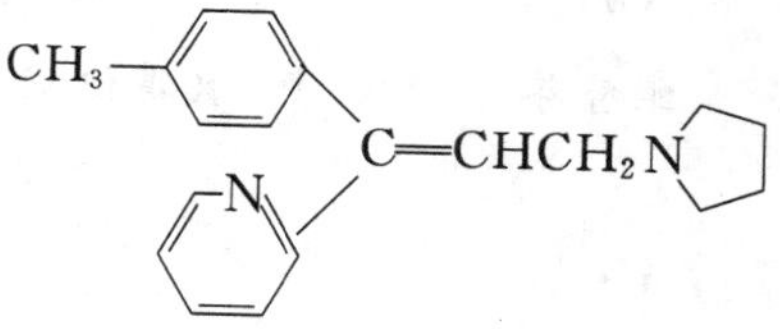

曲普利啶

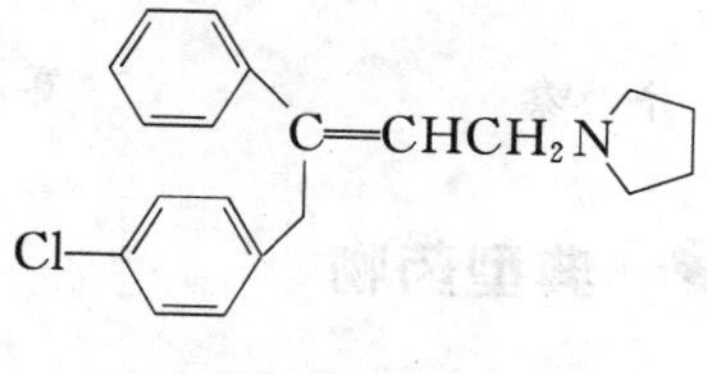

吡咯他敏

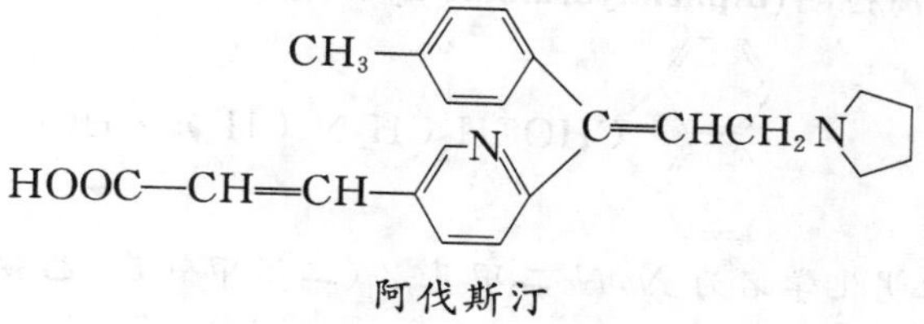

阿伐斯汀

(四)三环类

将乙二胺类、氨基醚类和丙胺类 H_1 受体拮抗剂的两个芳香环通过一个或两个原子连接起来就构成了三环类药物。由于三环类药物仍有 H_1 受体拮抗剂的基本结构特征,所以同样具有抗组胺活性。如 1945 年发现的异丙嗪(promethazine)为三环吩噻嗪类抗过敏药,其抗组胺作用比苯海拉明强而持久,至今仍在临床上应用。但异丙嗪的结构与抗精神病药氯丙嗪结构类似,有明显的镇静副作用。

对吩噻嗪环的杂原子用电子等排体取代,可得到许多更好的三环类抗组胺药。如赛庚啶(cyproheptadine)不仅抗组胺作用较强,还具有抗 5-羟色胺作用。酮替芬

(ketotifen)、氯雷他定(loratadine)的结构均与赛庚啶类似。酮替芬既有强大的抗组胺作用,又可抑制过敏介质的释放,多用于哮喘的预防和治疗。氯雷他定是强效选择性对抗外周 H_1 受体的拮抗剂,因而无抗胆碱活性和中枢神经系统抑制作用,口服吸收快,作用持久,适用于减轻过敏性鼻炎的症状及治疗荨麻疹和过敏性关节炎。

可以把三环类 H_1 受体拮抗剂的结构与其他 H_1 受体拮抗剂结构进行对比,看做是将两个芳环用一个 Y 基团连接起来了,而组成中间环的另一个基团为 X 基团。当 X=N,Y=S 时,即为吩噻嗪类三环 H_1 受体拮抗剂。

H_1 受体拮抗剂   三环类 H_1 受体拮抗剂

异丙嗪   赛庚啶   酮替芬   氯雷他定

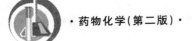典型药物

(1) 盐酸苯海拉明(diphenhydramine hydrochloride)

$$CHOCH_2CH_2N(CH_3)_2 \cdot HCl$$

盐酸苯海拉明化学名为 N,N-二甲基-2-(二苯甲氧基)乙胺盐酸盐,又名苯那君(benadryl)。

盐酸苯海拉明为白色结晶性粉末,无臭,味苦,随后有麻痹感;熔点为 $167\sim171$ ℃;极易溶于水,易溶于乙醇和氯仿,略溶于丙酮,极微溶于乙醚和苯。

盐酸苯海拉明化学性质不活泼,在碱溶液中稳定。纯品对光稳定,当含有二苯甲醇杂质时,在日光下渐变色。盐酸苯海拉明虽为醚类化合物,但因自身结构特点,分子中有两个苯环与同一个 α-碳原子存在共轭效应,比一般醚更容易受酸的催化而分解,生成二苯甲醇和二甲氨基乙醇。

知识链接

　　二苯甲醇的水溶性极弱,可分散在水层而成白色乳浊液,影响澄明度,如加热煮沸则聚集成油状物,放冷后凝固成白色蜡状固体,加入热水后重结晶呈长针形无色结晶。另外二苯甲醇也是造成苯海拉明药物变色的原因之一,所以在生产中应注意这种未反应完全的中间体。

　　盐酸苯海拉明能被过氧化氢、酸性重铬酸钾或碱性高锰酸钾试液氧化,均生成二苯甲酮。盐酸苯海拉明遇硫酸初显黄色,继变橙红色,加水稀释后,呈白色乳浊液。

　　盐酸苯海拉明口服后少量以原药分子随尿排出,大部分经酶催化氧化为 N-氧化物和 N-去甲基化物。

　　盐酸苯海拉明主要用于治疗过敏性疾病,也可用于乘车、乘船引起的恶心、呕吐、晕动病的治疗。

（2）马来酸氯苯那敏 (chlorphenamine maleata)

　　马来酸氯苯那敏化学名为 N,N-二甲基-γ-(4-氯苯基)-2-吡啶丙胺顺丁烯二酸盐,又名扑尔敏。

　　马来酸氯苯那敏为白色结晶性粉末,无臭,味苦;熔点为 $131\sim135\ ℃$;易溶于水、乙醇和氯仿,微溶于乙醚。马来酸氯苯那敏具有升华性,其升华物为特殊晶形,可用做鉴定。

　　马来酸氯苯那敏分子中的马来酸是一种较强的酸,故其水溶液呈酸性,1‰水溶液的 pH 值为 $4.0\sim5.0$。

　　氯苯那敏分子结构中有一个手性碳原子,存在一对旋光异构体,临床使用其消旋体,然而 S 构型右旋体的活性比 R 构型的左旋体要高。

S 构型（右旋）   R 构型（左旋）

马来酸氯苯那敏含有叔胺结构，与枸橼酸-乙酸酐试液在水浴中加热显红紫色，与苦味酸生成黄色沉淀。

马来酸氯苯那敏分子中的马来酸具有不饱和双键，能使酸性高锰酸钾试液退色。

$$CH—COOH \xrightarrow[\text{H}_2\text{O}]{[O]} HO—CH—COOH$$
$$CH—COOH \qquad\qquad HO—CH—COOH$$

马来酸氯苯那敏口服后迅速经胃肠道吸收完全，排泄缓慢，作用时间可持续 3～6 h。主要是以 N-去甲基、N-去二甲基、N-氧化物及未知的极性代谢物随尿排出。

马来酸氯苯那敏的抗组胺作用较强，用量少，副作用小，适用于小儿，主要用于过敏性鼻炎、皮肤黏膜过敏、枯草热、荨麻疹、药物及食物过敏等疾病。

(3) 盐酸赛庚啶(cyproheptadine hydrochloride)

$$\cdot HCl \cdot 1\frac{1}{2}H_2O$$

盐酸赛庚啶化学名为 1-甲基-4-(5H-二苯并[a,d]环庚三烯-5-亚基)哌啶盐酸盐倍半水合物。

盐酸赛庚啶为白色或微黄色结晶性粉末，几乎无臭，味微苦，易溶于甲醇，溶于氯仿，略溶于乙醇，微溶于水，不溶于乙醚。水溶液呈酸性反应。因盐酸赛庚啶分子中含有 1.5 分子结晶水，在有机溶剂中溶解过程中会出现乳化现象；若以干燥品溶解则无此现象，溶液澄明。

赛庚啶为含氮碱型化合物，能与生物碱显色剂反应，用于鉴别。如与甲醛-硫酸试液反应，显灰绿色。

盐酸赛庚啶易吸收，几乎等量地从尿及大便中排出。在体内的主要代谢物为 N-脱甲基物、芳环羟基化、N-去甲基化和杂环氧化产物，以及形成相应的葡萄糖醛酸苷。

盐酸赛庚啶具有较强的 H_1 受体拮抗作用，并具有抗 5-羟色胺作用，适用于荨麻疹、湿疹、皮肤瘙痒症及其他过敏性疾病。由于还可抑制下丘脑饱觉中枢，故尚有刺激食欲的作用，服用一定时间后可见体重增加。

三、非镇静性 H_1 受体拮抗剂

从 1980 年开始,发现了对中枢神经系统渗透较低,对中枢神经系统有关受体亲和力较低的新一代 H_1 受体拮抗药物。这些药物在化学结构上与经典的 H_1 受体拮抗剂有所不同。最重要的是这些药物的嗜睡、镇静副作用明显较小,故称为非镇静性 H_1 受体拮抗剂,主要有哌嗪类及哌啶类。

（一）哌嗪类

将乙二胺的两个氮原子组成一个哌嗪环,则构成哌嗪类药物。哌嗪类药物如氯环嗪(chlorcyclizine)、美克洛嗪(meclizine)仍具有抗组胺活性,而且作用时间较长,但它们仍有镇静的副作用。1987 年上市的西替利嗪(cetirizine)是哌嗪类非镇静性 H_1 受体拮抗剂。它是将氯环嗪的甲基置换为羧甲氧乙基后得到的。由于氯环嗪为极性化合物,不易穿过血脑屏障,故中枢镇静副作用较弱。又因氯环嗪选择性地作用于 H_1 受体,对胆碱受体和 5-羟色胺受体作用甚微,故与抗胆碱活性相关的副反应也很少。因此,氯环嗪是临床上常用的抗过敏药。

$$R= \quad —CH_3 \qquad 氯环嗪$$

$$R= \quad —CH_2 \text{—} \qquad 美克洛嗪$$

$$R= \quad —CH_2CH_2OCH_2COOH \qquad 西替利嗪$$

（二）哌啶类

将哌嗪类药物结构中的氮原子以碳原子取代,则得到哌啶类药物。哌啶类药物是目前非镇静性 H_1 受体拮抗剂的主要类型。如特非那定(terfenadine)抗组胺作用强,几乎没有中枢镇静作用,也无抗胆碱、抗 5-羟色胺和抗肾上腺素的作用,耐受性好,安全性高,药效持久。阿司咪唑(astemizole)又名息斯敏,是一个作用时间长的强效 H_1 受体拮抗剂。上述两种药物临床上均用于过敏性鼻炎及过敏性皮肤病的治疗。

左卡巴斯汀(levocabastine)是近年上市的强效抗组胺药物。该药起效快,专一性高,药用其盐酸盐。常制成滴眼液和鼻喷雾剂应用于局部,治疗过敏性眼结膜炎和鼻炎等。

特非那定

阿司咪唑

左卡巴斯汀

知识链接

特非那定与某些药物(如某些抗生素及抗真菌药等)合用时可导致严重的心脏病。于是,由生产商自愿提出,经美国食品和药物管理局(FDA)批准,特非那定于1998年从市场上撤出。

阿司咪唑也由于心脏毒性于1999年由FDA决定撤出,由此可见,非镇静性H_1受体拮抗剂的心脏毒性已备受关注。

1990年在西班牙上市的依巴斯汀(ebastine)是由苯海拉明和特非那定的部分结构拼合而成的,因此综合了两者的优点,对H_1受体具有选择性的阻断作用,且持续时间比特非那定要长,临床上用于治疗过敏性鼻炎和结膜炎及慢性荨麻疹等。

依巴斯汀

四、组胺 H_1 受体拮抗剂的构效关系

组胺H_1受体拮抗剂属于竞争性拮抗剂,其基本结构可以用以下通式来表示:

X=N	乙二胺类、哌嗪类
X=CHO	氨基醚类
X=CH	丙胺类、哌啶类、三环类

组胺H_1受体拮抗剂的构效关系可以归纳如下。

(1)距离要求 芳环和叔氮原子之间的距离要求为0.5~0.6 nm(相隔2~3个碳原子的距离)。这是保持活性的较好距离。缩短或延长这个长度都将引起活性及毒副作用的变化。因此在芳环上引入不同取代基,用含氮杂环替代二甲氨基,在 X 与 N 之间延长碳链或增加支链都将降低药物的作用强度,影响代谢及药物到达作用部位的能力,降低毒副作用。

(2)不共平面要求 只有当分子结构中两个芳环(或杂环)Ar、Ar′不在同一平面时,药物才能具有较大的抗组胺活性,否则活性将降低。如苯海拉明的两个苯环、氯苯那敏的对氯苯基和吡啶基均不在同一平面上。三环类药物也必须符合这个要求,如异丙嗪结构中的噻嗪环呈船式构象,使两个苯环不共平面。因此,以上三种药物都具有较高的抗组胺

活性。

（3）手性　许多组胺 H_1 受体拮抗剂结构中存在手性碳原子。这些药物的光学异构体之间的抗组胺活性有着很大的差别。但一般来说，只有在手性碳原子靠近芳环时才有立体选择性。如氯苯那敏的右旋体活性比左旋体高，因为其 S 构型右旋体的不对称中心位于芳环的 α-碳原子上，而异丙嗪的手性碳原子靠近二甲氨基。两种异构体之间的活性和毒性相同，未发现对抗组胺活性有立体选择性。

五、其他抗过敏药

通过对过敏发病机制的深入研究，发现引起过敏性反应的化学介质除组胺外，还有其他一些体内活性物质，如白三烯、缓激肽等也能引起多种过敏性反应。当单独使用组胺 H_1 受体拮抗剂仍不能缓解过敏症状时，就应该考虑通过阻断这些过敏介质来治疗。

（一）过敏介质释放抑制剂

通常储藏在肥大细胞、嗜碱细胞中的组胺分子是与肝素蛋白配位以颗粒形式存在的。过敏介质释放抑制剂具有抑制细胞释放组胺分子的作用。色甘酸钠（cromolyn sodium）、里多酸钠（nadocromil sodium）和酮替芬（ketotifen）就属于这类药物。酮替芬除有过敏介质阻滞作用外，还具有组胺 H_1 受体拮抗作用，其抗组胺作用是马来酸氯苯那敏的 10 倍，但它也具有中枢镇静副作用（详见三环类 H_1 受体拮抗剂）。

色甘酸钠　　里多酸钠

（二）过敏介质拮抗剂

（1）白三烯拮抗剂　白三烯（peptidoleukotriene）是一类无环、具有三个共轭双键的 20 碳羟基酸的总称。它是花生四烯酸的代谢物，是过敏性哮喘的致病因素，也是皮肤炎症的重要介质。其化学结构于 1979 年才被确定，因其化学结构不同分为 LTA、LTB、LTC、LTD、LTE 等，分子中的双键数目 3，4，…在右下角标明。白三烯拮抗剂是正在发展中的一类抗过敏药，是以天然白三烯（如 LTD_4）为模型的化合物，通过结构改造衍生而来的。

（2）缓激肽拮抗剂　缓激肽（bradykinin）是一种内源性直链状九肽，是由激肽原经激肽释放酶催化，通过蛋白质酶酶解而产生的。它可引发出广泛病理反应：过敏反应、哮喘、胰腺炎及卡他性鼻炎等炎症。如果把缓激肽某个位置上的氨基酸去除或更换，或改变构型就可以得到激肽受体拮抗剂。这是一类正在发展中的抗过敏反应、抗炎症、治疗哮喘的药物。

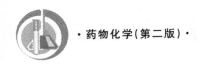

3.5 局部麻醉药

局部麻醉药简称为局麻药,是一类以适当浓度在身体局部使用时,可逆性地阻断神经冲动的发生与传导,能在意识清醒状态下使局部痛觉暂时消失,以便进行外科手术的药物。

优良的局麻药具备以下特性:①麻醉作用强,吸收快,作用时间长;②无明显毒性,安全范围大;③选择性地作用于神经组织,对相邻的其他组织无刺激性和局部毒性;④能透过黏膜并在组织中扩散,穿透神经组织的能力强;⑤产生麻醉的诱导期短;⑥性质稳定,可制成水溶液等。

一、局麻药的发展

最早应用的局麻药是从南美洲植物古柯树叶中提取出来的一种生物碱,人们将其称为古柯碱,也就是可卡因(cocaine),并于 1844 年应用于临床。但可卡因的结构中含有两个易水解的酯键,导致其水溶液不稳定,而且其安全性差,有成瘾性,从而限制了它在临床上的应用。于是,人们开始对可卡因进行结构改造,寻找更理想的局麻药。

可卡因

将可卡因完全水解或部分水解,得到的水解产物爱康宁(ecgonine)和爱康宁甲酯均不具有麻醉作用。但仅去除 C-2 位上的甲氧羰基而得到的托哌可卡因(tropacocaine)仍有局麻作用,再用其他羧酸代替苯甲酸与爱康宁成酯,麻醉作用减弱或消失。这说明苯甲酸酯是可卡因产生局麻作用的主要结构。

| 爱康宁 | 爱康宁甲酯 | 托哌可卡因 |

改造可卡因的莨菪烷双环基本母核,对其进行简化后合成了 α-优卡因(α-eucaine)和 β-优卡因(β-eucaine),二者均具有局麻作用。这说明莨菪烷双环结构也不是必需的。

于是,科学家们意识到可卡因分子中的苯甲酸酯在局麻作用的重要地位,开始集中研

α-优卡因　　　　　　　　　　　β-优卡因

究苯甲酸酯类化合物。1890 年，首先发现了对氨基苯甲酸乙酯——苯佐卡因（benzocaine）具有局麻作用。但因其溶解度小，而且制成盐酸盐后酸性太强，不宜注射应用，仅能用于表面麻醉。经过在其分子中引入强碱性的叔氨基侧链，并制成盐酸盐，终于在 1904 年得到了优良的局麻药——盐酸普鲁卡因（procaine hydrochloride），并在临床上应用至今。

$$H_2N-\!\!\!\!-\!\!\!\!-COOC_2H_5$$

苯佐卡因

$$H_2N-\!\!\!\!-\!\!\!\!-COOCH_2CH_2N(C_2H_5)_2 \cdot HCl$$

盐酸普鲁卡因

　　局麻药从可卡因到普鲁卡因的发展过程说明，可以从简化天然产物的结构中来寻找新药。

二、局麻药的分类

　　局麻药按化学结构可分为苯甲酸酯类、酰胺类、氨基醚类、氨基酮类和其他五种类型。

（一）苯甲酸酯类

　　苯甲酸酯类局麻药的基本结构特征为，都含有由芳香酸和氨基醇形成的苯甲酸酯母核，如普鲁卡因。虽然普鲁卡因稳定性差，易水解，与可卡因相比局麻作用不够强，穿透力弱，作用时间短，但因其毒性小，至今仍在临床上广泛使用。为了克服普鲁卡因的缺点，已合成许多具有苯甲酸酯类结构的化合物。

　　（1）在普鲁卡因苯环上引入其他基团取代时，因空间位阻增加，酯基水解速率减慢，局麻作用增强。如氯普鲁卡因（chloroprocaine，Ⅰ）的麻醉作用比普鲁卡因强 2 倍，毒性约小 1/3，作用时间延长，临床上用于浸润麻醉。

　　（2）普鲁卡因苯环上的对位—NH₂上的氢被烷基取代，可以增强局麻作用，但毒性也随之增加，如丁卡因（tetracaine，Ⅱ），其麻醉作用比普鲁卡因强 10 倍，且作用时间也较长，临床上用于浸润麻醉和眼角膜的表面麻醉。

知识链接

　　丁卡因毒性虽比普鲁卡因强，但使用剂量小，所以临床使用实际毒副作用小于普鲁卡因，可以安全使用。

　　（3）改变侧链氨基上的取代基，得到的某些化合物的局麻作用比普鲁卡因强，如布他卡因（butacaine，Ⅲ）作用比普鲁卡因强 3 倍，可用于浸润麻醉和表面麻醉。

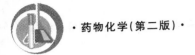

（4）改变侧链,增加空间位阻,阻滞酯键水解,麻醉作用时间延长,如徒托卡因（tutocaine,Ⅳ）。

（5）将羧酸酯中酯键的氧原子以硫原子置换,由于硫原子是氧原子的电子等排体,引入后增强了分子的脂溶性,显效快,局麻作用也增强了,如硫卡因（thiocaine,Ⅴ）。但由于毒性也增大了,故临床上已停止使用。

$$R_1HN \underset{}{\overset{}{\bigcirc}} \overset{O}{\overset{\parallel}{C}} - X - \underset{\underset{R_2}{\vert}}{CH} \underset{\underset{R_3}{\vert}}{CH} N(R_4)_2$$

Ⅰ	$R_1 = H$	$R_2 = H$	$R_3 = H$	$R_4 = C_2H_5$	$X = O$
Ⅱ	$R_1 = C_4H_9$	$R_2 = H$	$R_3 = H$	$R_4 = CH_3$	$X = O$
Ⅲ	$R_1 = H$	$R_2 = H$	$R_3 = H$	$R_4 = C_4H_9$	$X = O$
Ⅳ	$R_1 = H$	$R_2 = CH_3$	$R_3 = CH_3$	$R_4 = C_2H_5$	$X = O$
Ⅴ	$R_1 = H$	$R_2 = H$	$R_3 = H$	$R_4 = C_2H_5$	$X = S$

（二）酰胺类

普鲁卡因的酯键不稳定,易水解失效,经研究发现可以用较不易水解的酰氨基取代酯基来改进,因而于1946年发现了酰胺类局麻药利多卡因（lidocaine）。利多卡因的作用强于普鲁卡因,而且起效快,作用时间延长1倍,为临床常用局麻药,主要用于阻滞麻醉和硬膜外麻醉。此外,利多卡因还具有抗心律失常作用。

$$\underset{CH_3}{\overset{CH_3}{\bigcirc}} NHCOCH_2N \overset{C_2H_5}{\underset{C_2H_5}{}}$$

利多卡因

利多卡因的发现开创了对酰苯胺类局麻药的研究新局面,其后相继合成了一些有临床价值的酰苯胺类局麻药。如三甲卡因（trimecaine）、丙胺卡因（prilocaine）,其麻醉作用和时间较利多卡因长,而毒性小,可用于浸润麻醉、表面麻醉及硬膜外麻醉。布比卡因（bupivacaine）的局麻作用比利多卡因约强4倍,作用时间可持续5h,是一种安全、长效的局麻药,可用于浸润麻醉。辛可卡因（cinchocaine）在组织中较普鲁卡因稳定,因此作用时间约为后者的3倍,强度约为后者的15倍,临床上用于硬膜外麻醉和腰麻,但其毒性也很大,很少用于浸润麻醉。

$$H_3C \underset{CH_3}{\overset{CH_3}{\bigcirc}} NHCOCH_2N \overset{C_2H_5}{\underset{C_2H_5}{}}$$

三甲卡因

$$\underset{CH_3}{\overset{}{\bigcirc}} NHCOCHN \overset{H}{\underset{C_3H_7}{\underset{\vert}{CH_3}}}$$

丙胺卡因

128

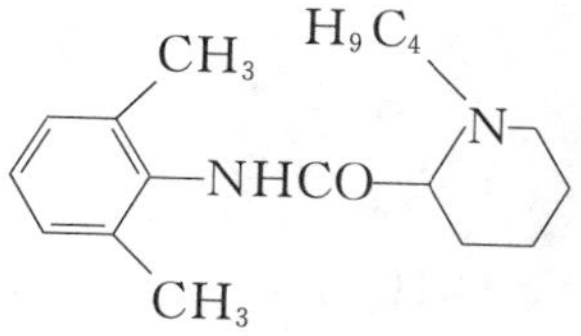

布比卡因

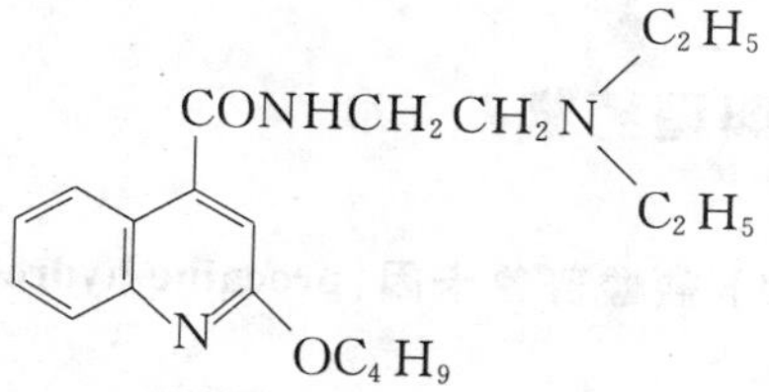

辛可卡因

知识链接

辛可卡因毒性约比普鲁卡因大 10 倍,但用药剂量很低,总剂量不超过 15 mg,在此剂量下,临床使用的毒副作用不大。

（三）氨基醚类

用醚键取代局麻药化学结构中的酯或酰胺键,由于稳定性增加,其麻醉作用强而持久,获得一些有临床价值的局麻药,如奎尼卡因（quinisocaine）和普莫卡因（promacaine）。奎尼卡因和普莫卡因在临床上用于表面麻醉。

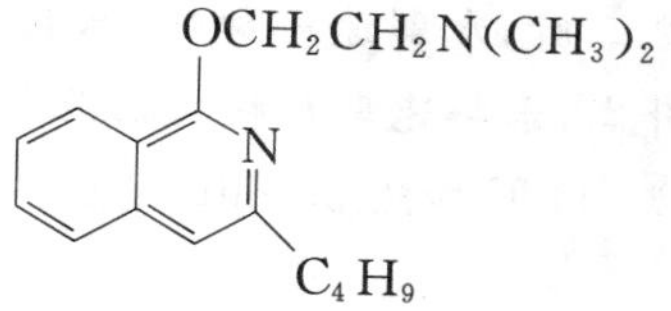

奎尼卡因

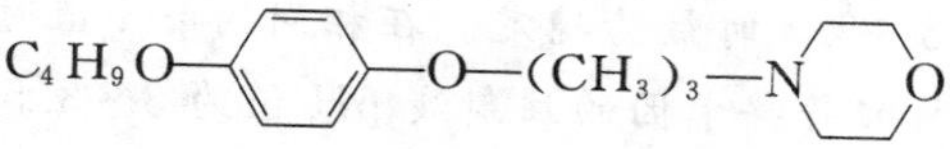

普莫卡因

（四）氨基酮类

以电子等排体—CH_2—取代酯基中的—O—,得到氨基酮类化合物,如达克罗宁（dyclonine）,其麻醉作用和穿透力强,作用迅速且持久,毒性小于普鲁卡因,但注射给药刺激性大,不宜浸润麻醉,适用于表面麻醉。

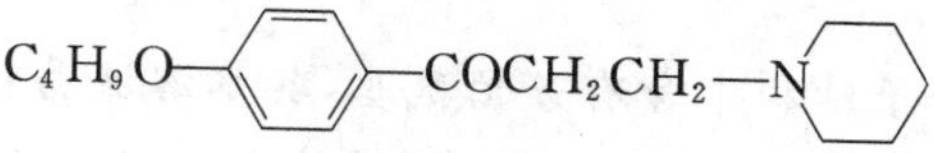

达克罗宁

（五）其他类型

除以上类型外,还有氨基甲酸酯类、脒类等。氨基甲酸酯类化合物盐酸卡比佐卡因（carbizocaine hydrochloride）是一种高效、强效的局麻药,可用于有炎症组织的麻醉。非那卡因（phenacaine）为脒类化合物,常用于眼科表面麻醉。

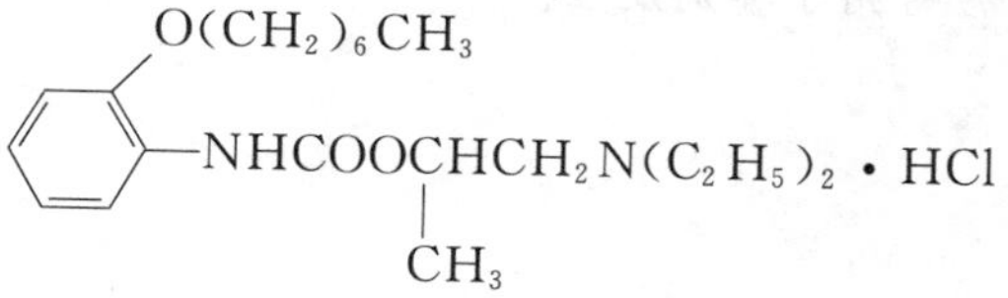

盐酸卡比佐卡因

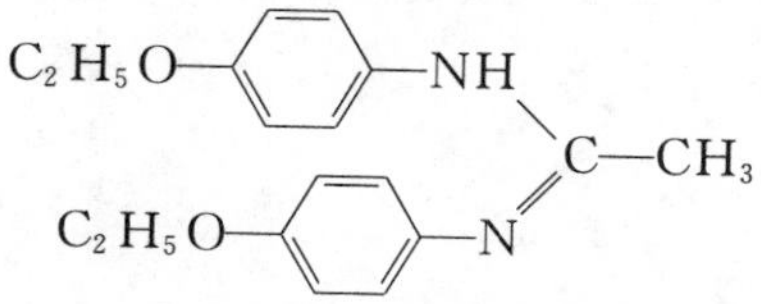

非那卡因

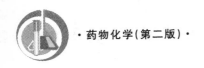**典型药物**

(1) 盐酸普鲁卡因(procaine hydrochloride)

$$H_2N-\langle\bigcirc\rangle-COOCH_2CH_2N\begin{matrix}C_2H_5\\C_2H_5\end{matrix}\cdot HCl$$

盐酸普鲁卡因化学名为 4-氨基苯甲酸-2-(二乙氨基)乙酯盐酸盐,又名盐酸奴佛卡因(novocaine hydrochloride)。

盐酸普鲁卡因为白色结晶或结晶形粉末,无臭,味微苦而麻舌。熔点为 154～157 ℃,易溶于水,略溶于乙醇,微溶于氯仿,几乎不溶于乙醚。2%水溶液的 pH 值为 5～6.5,呈中性反应。盐酸普鲁卡因在空气中稳定,但对光敏感,宜避光保存。水溶液的 pK_a 为 8.8,加氢氧化钠或碳酸钠碱化后,有油状的普鲁卡因析出。

盐酸普鲁卡因由于分子结构中含有酯键,水溶液不稳定,易被水解生成对氨基苯甲酸和二乙氨基乙醇而失效。水解速率受温度和 pH 值的影响较大。在碱性条件下较酸性条件下更易水解。在酸性条件下,当 pH<2.5 时,水解速率加快,只在 pH 值为 3～3.5 时最为稳定。在相同的 pH 值时,温度升高,水解速率加快。因此,药典规定盐酸普鲁卡因的注射液 pH 值为 3～3.5,灭菌以 100 ℃加热 30 min 为宜。

知识链接

盐酸普鲁卡因水解产物对氨基苯甲酸经久储或高温加热后可进一步脱羧为苯胺,而苯胺易氧化变色,使注射液变黄。而且对氨基苯甲酸作用于人体时会产生刺激性,故药典规定要对注射液中的对氨基苯甲酸进行限量检测。

盐酸普鲁卡因分子结构中含有芳伯氨基,其水溶液易被氧化而变色。pH 值增大和温度升高均可加速氧化,紫外线、氧气、重金属离子等也可加速盐酸普鲁卡因的分解变色。所以制备盐酸普鲁卡因注射液时,要控制溶液的 pH 值和温度,可采取通入惰性气体,加入抗氧化剂、稳定剂、金属离子掩蔽剂等措施。

盐酸普鲁卡因具有芳伯氨基结构,在稀盐酸中与亚硝酸钠生成重氮盐后与碱性 β-萘酚偶合生成猩红色的偶氮化合物沉淀(Ⅰ),在酸性条件下可与二甲氨基苯甲醛缩合生成黄色的 Schiff 碱(Ⅱ)。以上反应可用于鉴别反应。

$$H_2N\text{—}C_6H_4\text{—}COOCH_2CH_2N(C_2H_5)_2 \xrightarrow{NaNO_2, HCl} Cl^-\ N_2^+\text{—}C_6H_4\text{—}COOCH_2CH_2N(C_2H_5)_2$$

$$\downarrow \text{(N(CH}_3)_2\text{-C}_6H_4\text{-CHO)} \qquad \downarrow \text{(OH, NaOH 萘酚)}$$

$$(CH_3)_2N^+\text{—}C_6H_4\text{—}CH=N\text{—}C_6H_4\text{—}COOH \qquad \text{萘酚-N=N-}C_6H_4\text{—}COOCH_2CH_2N(C_2H_5)_2$$

（Ⅱ）　　　　　　　　　　　（Ⅰ）

盐酸普鲁卡因的合成是以对硝基甲苯为起始原料,先经二甲苯共沸带水酯化后,再还原成普鲁卡因,最后成盐而得。

$$O_2N\text{—}C_6H_4\text{—}CH_3 \xrightarrow[H_2SO_4]{Na_2Cr_2O_7} O_2N\text{—}C_6H_4\text{—}COOH$$

$$\xrightarrow[\text{二甲苯回流带水}]{HOCH_2CH_2N(C_2H_5)_2} O_2N\text{—}C_6H_4\text{—}COOCH_2CH_2N(C_2H_5)_2$$

$$\xrightarrow{Fe, HCl} H_2N\text{—}C_6H_4\text{—}COOCH_2CH_2N(C_2H_5)_2$$

$$\xrightarrow{HCl} H_2N\text{—}C_6H_4\text{—}COOCH_2CH_2N(C_2H_5)_2 \cdot HCl$$

盐酸普鲁卡因在体内吸收迅速,很快进入神经组织,降解速度也快,维持药效 30～60 min。其中大部分经酯酶作用后迅速水解成对氨基苯甲酸及二乙氨基乙醇而失活。前者 80% 随尿排出,或与葡萄糖醛酸等结合形成葡萄糖苷酸后由肾脏排出。后者约 30% 随尿排出,余下部分又发生脱氨、脱羧和氧化后排出。

盐酸普鲁卡因是一种短效局麻药,作用较强,毒性较小。临床上主要用于浸润麻醉、传导麻醉、硬膜外麻醉和封闭疗法等。因其穿透力差,一般不用于表面麻醉。

（2）盐酸丁卡因(tetracaine hydrochloride)

$$CH_3(CH_2)_3\text{—}\overset{H}{N}\text{—}C_6H_4\text{—}COOCH_2CH_2N(CH_3)_2 \cdot HCl$$

盐酸丁卡因化学名为 4-(丁氨基)苯甲酸-2-(二甲氨基)乙酯盐酸盐,又名盐酸地卡因(dicaine hydrochloride)、潘托卡因(prontocaine)。

盐酸丁卡因为白色结晶性粉末,无臭,味苦而麻;熔点为 147～151 ℃,有吸湿性;易溶于水,可溶于氯仿和乙醇,不溶于苯、乙醚和丙酮。1% 水溶液的 pH 值为 4.5～6.5,水溶液的 pK_a 为 8.39。

盐酸丁卡因分子结构为仲胺,无芳伯氨基,一般不易氧化变色,也不能采用重氮化偶合反应鉴别。但因其结构中仍有酯键,具有与普鲁卡因相似的易水解性,只是速度较慢而已。

盐酸丁卡因能与亚硝酸反应,生成白色亚硝基化合物沉淀。与铬酸钾试液反应,生成黄色沉淀。加硫氰酸铵试液,可生成结晶性沉淀。

$$C_4H_9HN-\!\!\!\!\!\!\!\bigcirc\!\!\!\!\!\!\!-COOCH_2CH_2N(CH_3)_2 \cdot HCl \xrightarrow[-H_2O]{NaNO_2}$$

$$C_4H_9N-\!\!\!\!\!\!\!\bigcirc\!\!\!\!\!\!\!-COOCH_2CH_2N(CH_3)_2 + NaCl$$
$$\qquad\quad |$$
$$\qquad\quad NO$$

$$C_4H_9HN-\!\!\!\!\!\!\!\bigcirc\!\!\!\!\!\!\!-COOCH_2CH_2N(CH_3)_2 \cdot HCl \xrightarrow[-NH_4Cl]{NH_4SCN}$$

$$C_4H_9HN-\!\!\!\!\!\!\!\bigcirc\!\!\!\!\!\!\!-COOCH_2CH_2N(CH_3)_2 \cdot HSCN \downarrow$$

盐酸丁卡因的局麻作用比普鲁卡因强,毒性也较大,穿透力强,能透过黏膜。用药后 1~3 min 起效,可维持 2~3 h。主要用于黏膜表面麻醉、硬膜外麻醉、传导麻醉、蛛网膜下腔麻醉等。

(3) 盐酸利多卡因(lidocaine hydrochloride)

$$\begin{array}{c} CH_3 \qquad\qquad\qquad C_2H_5 \\ \bigcirc\!\!-NHCOCH_2N \qquad\qquad \cdot HCl \cdot H_2O \\ CH_3 \qquad\qquad\qquad C_2H_5 \end{array}$$

盐酸利多卡因化学名为 N-(2,6-二甲苯基)-2-(二乙氨基)乙酰胺盐酸盐一水合物,又名塞罗卡因(xylocaine)。

盐酸利多卡因为白色结晶性粉末,无臭,味苦,继有麻木感,熔点为 75~79 ℃。盐酸利多卡因易溶于水和乙醇,可溶于氯仿,不溶于乙醚。4.42% 水溶液为等渗溶液,0.5% 水溶液 pH 值为 4.0~5.5。

游离的利多卡因为白色结晶性粉末,有特臭,在空气中稳定,熔点为 65~69 ℃。几乎不溶于水,易溶于乙醇、氯仿和乙醚。

盐酸利多卡因为酰胺类化合物,与含酯键的苯甲酸酯类药物相比,性质更稳定。另外由于盐酸利多卡因结构中的酰胺键还受到邻位上两个甲基的空间位阻作用影响,故利多卡因不易水解,在酸性、碱性溶液中均较稳定,在体内酶解的速度也比较慢。

盐酸利多卡因含有碱性叔胺结构,其醇溶液中加入三硝基苯酚试液可发生反应产生沉淀,熔点为 228~232 ℃,熔融时分解为利多卡因的苦味酸盐结晶,可用于鉴别。

盐酸利多卡因游离碱可与一些金属离子生成有色的配合物,如将其醇溶液与氯化钴试液一起振摇,可生成蓝绿色沉淀。盐酸利多卡因水溶液与硫酸铜试液和碳酸钠试液反应,即显蓝紫色,加入氯仿振摇后放置,氯仿层显黄色。

盐酸利多卡因注射后,组织分布快而广,能透过血脑屏障和胎盘。大部分先经肝脏中的肝微粒酶降解为仍有局麻作用的 N-脱乙基中间代谢物,生成仲胺及伯胺,对中枢神经系统的毒副作用增强;再经酰胺酶水解,生成苯胺及其氧化物,经尿排出。约有 10% 的药物以原药分子排出,少量出现在胆汁中。

盐酸利多卡因局麻强度大,比普鲁卡因强 2 倍,起效快,作用维持时间延长一倍,加肾上腺素还可延长其作用时间。同时毒性也相应增大。因其穿透性好,扩散性强,适用于表面麻醉、浸润麻醉、硬膜外麻醉及神经传导阻滞。

盐酸利多卡因还作用于细胞膜的钠离子通道,可作为抗心律失常药使用,用于治疗室性心律失常。

三、局麻药结构类型与构效关系

局麻药的作用是由其化学结构决定的。目前使用的局麻药化学结构类型较多,有苯甲酸酯类、酰胺类、氨基醚类、氨基酮类、氨基甲酸酯类、脒类等类型,难以用一种通式表示其基本结构。但局麻药大部分是由普鲁卡因和利多卡因结构衍生而来的。根据这些药物的基本结构,可以概括出局麻药的基本骨架为亲脂性部分、亲水性部分和介于二者之间的中间连接部分。

亲脂性部分　　中间连接部分　　亲水性部分

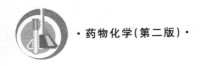
（一）亲脂性部分

亲脂性部分的可改变范围较大,可以是芳烃基及芳杂环,但必须具有一定的亲脂性,其中以苯的衍生物局麻作用较强。这一部分修饰对理化性质变化大,影响作用强度的顺序为

$$\bigcirc > \underset{\underset{H}{N}}{\bigcirc} > \underset{S}{\bigcirc} > \underset{O}{\bigcirc}$$

给苯环邻对位上引入给电子取代基,如氨基或烷氧基时,由于氨基或烷氧基的供电子性,能与苯环上的酯羰基形成共轭体系,使羰基的极性增加,局麻作用增强,故以氨基处于羰基的对位作用最强。反之,引入吸电子取代基时作用则减弱。同时苯环上引入的基团如氯、羟基或烷氧基,可以增加空间位阻,而延缓药物的水解,延长作用时间。如氯普鲁卡因的局麻作用比普鲁卡因强 2 倍,效果更持久。在苯环氨基上引入烷基取代可以增强活性,但毒性也随之增加,如丁卡因。

（二）中间连接部分

中间连接部分由酯基或其电子等排体和一个次烃基碳链组成。当 X 以电子等排体—CH₂—、—NH—、—S—、—O—取代时,根据水解的难易程度,其麻醉作用持续时间为

$$\underset{\overset{\parallel}{O}}{-C}-CH_2- > \underset{\overset{\parallel}{O}}{-C}-NH- > \underset{\overset{\parallel}{O}}{-C}-S- > \underset{\overset{\parallel}{O}}{-C}-O-$$

根据不同的电子等排体形成的不同结构,其麻醉的作用强度为

$$\underset{\overset{\parallel}{O}}{-C}-S- > \underset{\overset{\parallel}{O}}{-C}-O- > \underset{\overset{\parallel}{O}}{-C}-CH_2- > \underset{\overset{\parallel}{O}}{-C}-NH-$$

烷基部分$(C)_n$的碳原子数 n 为 2～3 较好,当 $n=3$ 时,麻醉作用最强。当酯键旁的α-碳原子上有烷基取代时,由于空间位阻的增加,使酯键较难水解,麻醉作用增强,但毒性也随之增大。

（三）亲水性部分

亲水性部分通常为仲胺或叔胺,但因仲胺的刺激性较大,故以叔胺为好。因合成方便,叔胺以两个烷基相同者最为常见。烷基以 3～4 个碳原子时作用最强,但 3 个碳原子以上时刺激性也增大;也可以是可氢化的含氮杂环,如哌啶基、吗啉基或吡咯基等,其中以吡啶基的作用最强。

局麻药的亲水性有利于药物在体内穿透细胞和组织液,迅速转运和分布。局麻药还必须有一定的脂溶性,这样才能穿透各种脂质生物膜到达疏水性的神经纤维组织。药物要维持一定时间的局麻作用,就要保持局部的高浓度。但脂溶性太强,会通过血脑屏障,产生副反应,还容易透过血脂屏障,随血液流到全身,使药物在局部的浓度降低而达不到应有效果,并产生不必要的全身作用。所以药物结构中的亲水性部分和亲脂性部分应有适当的脂/水分配系数,达到一定的平衡,才有利于发挥其麻醉作用。

同步检测

一、选择题

（一）单项选择题

1. 常用的拟胆碱药是（　　）。
   A. 硫酸阿托品　　　　　　　　　　B. 肾上腺素
   C. 硝酸毛果芸香碱　　　　　　　　D. 氯琥珀胆碱

2. 属于可逆性抗胆碱酯酶药的是（　　）。
   A. 溴新斯的明　　　B. 碘解磷定　　　C. 硫酸阿托品　　　D. 尼可刹米

3. 具有溴离子鉴别反应的是（　　）。
   A. 硫酸阿托品　　　　　　　　　　B. 肾上腺素
   C. 硝酸毛果芸香碱　　　　　　　　D. 溴新斯的明

4. 阿托品是左旋莨菪碱的（　　）。
   A. 右旋体　　　B. 对映体　　　C. 消旋体　　　D. 左旋体

5. 肾上腺素药用的为（　　）。
   A. 右旋体　　　B. 对映体　　　C. 消旋体　　　D. 左旋体

6. 苯海拉明属于组胺 H_1 受体拮抗剂的哪种结构类型？（　　）
   A. 乙二胺类　　　B. 哌嗪类　　　C. 丙胺类　　　D. 氨基醚类

7. 若以下图代表局麻药的基本结构,则局麻作用最强的 X 为（　　）。

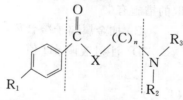

亲脂性部分　　中间连接部分　　亲水性部分

   A. —O—　　　　B. —NH—　　　C. —S—　　　D. —CH$_2$—

8. 盐酸普鲁卡因最易溶于哪种试剂？（　　）
   A. 水　　　　B. 乙醇　　　　C. 氯仿　　　　D. 乙醚

9. 盐酸普鲁卡因重氮化后与碱性 β-萘酚偶合后生成猩红色偶氮染料,因其具有（　　）。
   A. 苯环　　　B. 伯氨基　　　C. 酯基　　　D. 芳伯氨基

10. 盐酸利多卡因的乙醇溶液加氯化钴试液即生成（　　）。
    A. 结晶性沉淀　　B. 蓝绿色沉淀　　C. 黄色沉淀　　D. 紫色沉淀

11. 下列药物中可用重氮化-偶合反应鉴别的是（　　）。
    A. 盐酸氯胺酮　　B. 盐酸丁卡因　　C. 盐酸普鲁卡因　　D. 盐酸利多卡因

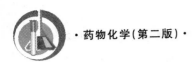

12. 下列哪种叙述与盐酸赛庚啶不符？（　　　）

    A. 结构中含有哌啶环

    B. 结构中含有一个手性中心

    C. 具有轻、中度的抗 5-HT 及抗胆碱作用

    D. 主要代谢物是葡萄糖醛酸苷季铵物

13. 下列哪条叙述与盐酸普鲁卡因的性质不符？（　　　）

    A. 易溶于水和几乎不溶于乙醚

    B. 与亚硝酸钠反应后遇碱性 β-萘酚试液产生猩红色沉淀

    C. 水溶液加硫酸铜试液及碳酸钠试液呈蓝紫色

    D. 水溶液加入苦味酸试液可产生沉淀

14. 苯海拉明的化学名为（　　　）。

    A. 二甲氨基乙醇二苯甲醚　　　　　B. N,N-二甲基-2-二苯甲氧基乙胺

    C. 2-二甲氨基-乙醇二苯甲醚　　　　D. N,N-二甲基-1-二苯甲氧基乙胺

（二）多项选择题

1. 抗胆碱药可分为哪几类？（　　　）

    A. 平滑肌解痉药　　　　B. 骨骼肌松弛药　　　　C. 神经节阻断药

    D. 中枢性抗胆碱药　　　E. 局麻药

2. 属于硫酸阿托品性质的有（　　　）。

    A. 叔胺，显碱性　　　　　B. 含酯键，易水解

    C. 具莨菪酸鉴别反应　　　D. 与多种生物碱沉淀试剂反应

    E. 具有风化性

3. 为防止肾上腺素变质采取的措施有（　　　）。

    A. 加抗氧化剂　　　　　　B. 加金属离子螯合剂

    C. 安瓿内充惰性气体　　　D. 注射液调 pH 值

    E. 储藏时应避光

4. 与铁离子作用显色的有（　　　）。

    A. 肾上腺素　　　　　　　B. 盐酸异丙肾上腺素

    C. 重酒石酸去甲肾上腺素　D. 氯琥珀胆碱

    E. 盐酸克仑特罗

5. 盐酸麻黄碱活性最强的不包括（　　　）。

    A. (1R,2S)-(一)麻黄碱　　　B. (1R,2R)-(一)麻黄碱

    C. (1S,2R)-(＋)麻黄碱　　　D. (1S,2S)-(＋)麻黄碱

    E. 外消旋体

6. 非镇静性抗组胺药中枢副作用低的原因是（　　　）。

    A. 对外周组胺 H_1 受体选择性高，对中枢受体亲和力低

    B. 未进入中枢已被代谢

    C. 难以进入中枢

D. 具有中枢镇静和兴奋的双重作用,两者相互抵消

E. 中枢神经系统没有组胺受体

7. 若下图表示局麻药的通式,则(　　)。

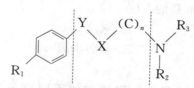

A. 苯环可被其他芳烃、芳杂环置换,作用强度不变

B. X 部分可用电子等排体置换,并对药物稳定性和作用强度产生不同影响

C. n 等于 2～3 为好

D. Y 为杂原子可增强活性

E. R_1 为吸电子取代基时活性下降

8. 盐酸苯海拉明酸性水解的产物有(　　)。

　　A. 二苯甲醇　　　　　　B. 苯甲酸　　　　　　C. 二苯甲酮

　　D. 二甲氨基乙醇　　　　E. 二甲胺

9. 普鲁卡因具有的性质是(　　)。

　　A. 易氧化变质

　　B. 水溶液在弱酸性条件下相对稳定,中性、碱性条件下水解速率加快

　　C. 可发生重氮化-偶合反应

　　D. 氧化性

　　E. 弱酸性

10. 有关局麻药的叙述相符的是(　　)。

　　A. 盐酸丁卡因属于苯甲酸酯类

　　B. 盐酸布比卡因具有长效的特点

　　C. 盐酸普鲁卡因可用于表面麻醉和封闭疗法

　　D. 盐酸利多卡因具有抗心律失常作用

　　E. 局麻药的基本骨架包括芳环、氨基和中间连接三部分

11. 局麻药的结构类型有(　　)。

　　A. 苯甲酸酯类　　　　　B. 酰胺类　　　　　　C. 氨基醚类

　　D. 巴比妥类　　　　　　E. 氨基酮类

12. 属于抗组胺类的药物有(　　)。

　　A. 苯海拉明　　　　　　B. 赛庚啶　　　　　　C. 法莫替丁

　　D. 奥美拉唑　　　　　　E. 氯雷他定

13. 属于苯甲酸酯类局麻药的有(　　)。

　　A. 盐酸普鲁卡因　　　　B. 硫卡因　　　　　　C. 盐酸利多卡因

　　D. 盐酸丁卡因　　　　　E. 布他卡因

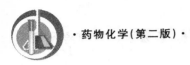

14. 分子中有 2,6-二甲基苯胺结构片段的局麻药有( )。

    A. 盐酸利多卡因   B. 盐酸丁卡因   C. 盐酸布比卡因

    D. 盐酸普鲁卡因   E. 可卡因

15. 下列药物中属于局麻药的有( )。

    A. 盐酸氯胺酮   B. 氟烷   C. 利多卡因

    D. γ-羟基丁酸钠   E. 普鲁卡因

二、填空题

1. 临床上使用的拟胆碱药按作用机制的不同可分为两类:一类是直接作用于_____的拟胆碱药;另一类是作用于_____的抗胆碱酯酶药。

2. 溴新斯的明分子中虽然含有_____,但在一般条件下性质较稳定,不易水解。

3. 维他立(Vitali)反应,可鉴别含_____结构的药物。

4. 肾上腺素分子中含有_____和_____,故显酸碱两性,易溶于氢氧化钠溶液中,但不溶于碳酸钠及氨溶液中。能与有机酸成盐而溶于水,临床上常用其盐酸盐。

5. 麻黄碱分子中有_____手性碳原子,有_____光学异构体。

6. 盐酸苯海拉明分子中有两个_____与同一个_____存在共轭效应,比一般醚更容易受酸的催化而分解,生成_____和_____。

7. 经典 H_1 受体拮抗剂分为_____、_____、_____和_____类。

8. 制备盐酸普鲁卡因注射液时,要控制溶液的_____和_____,可采取_____,加入_____、_____、_____等措施。

9. 局麻药的基本骨架包括_____部分、_____部分和介于二者之间的_____部分。

三、名词解释

1. 拟胆碱药。

2. 抗胆碱药。

3. 拟肾上腺素药。

4. 局麻药。

5. 抗过敏药。

6. 抗组胺药。

四、简答题

1. 简述拟肾上腺素类药物的构效关系。

2. 经典 H_1 受体拮抗剂有何突出不良反应?为什么?第二代 H_1 受体拮抗剂如何克服这一缺点?

3. 经典 H_1 受体拮抗剂的几种结构类型是相互联系的。试分析由乙二胺类到氨基醚类、丙胺类、三环类、哌嗪类的结构变化。

4. 根据普鲁卡因的结构,说明与之有关的稳定性方面的性质。

5. 为什么药典规定对盐酸普鲁卡因注射液要检查对氨基苯甲酸的含量?

实训模块

实训 5　苯佐卡因的合成

一、实验目的

（1）通过苯佐卡因（benzocaine）的合成，了解药物合成的基本过程。

（2）学习多种合成制备苯佐卡因的原理和方法。

（3）掌握氧化、酯化和还原反应的原理及基本操作。

（4）巩固回流、过滤和结晶等基本操作技术。

二、实验原理

苯佐卡因是对氨基苯甲酸乙酯的俗称，临床上用做局麻药，用于手术后小面积创伤止痛、溃疡痛、一般性痒等。其化学结构式为

苯佐卡因为白色结晶性粉末，味微苦而麻。熔点为 $88\sim90$ ℃。易溶于乙醇，极微溶于水。苯佐卡因以对硝基甲苯为原料有以下三种不同的合成路线。

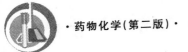

第一条路线步骤多,产率较低;第二、第三条路线步骤少,产率较高。本实验采用第三条路线,以对硝基甲苯为原料,先氧化,后酯化,最后还原合成苯佐卡因。

第一步是氧化反应,以重铬酸钠为氧化剂,在酸性介质中将对硝基甲苯氧化成对硝基苯甲酸。

$$\text{(对硝基甲苯)} + Na_2Cr_2O_7 + 4H_2SO_4 \longrightarrow \text{(对硝基苯甲酸)} + Na_2SO_4 + Cr_2(SO_4)_3 + 5H_2O$$

第二步是酯化反应,对硝基苯甲酸与无水乙醇在酸性条件催化下发生酯化反应,生成对硝基苯甲酸乙酯。

$$\text{(对硝基苯甲酸)} + C_2H_5OH \xrightleftharpoons{H_2SO_4} \text{(对硝基苯甲酸乙酯)} + H_2O$$

第三步是还原反应,用 Fe 粉将对硝基苯甲酸乙酯还原成对氨基苯甲酸乙酯。

$$\text{(对硝基苯甲酸乙酯)} + 2Fe + H_2O \longrightarrow \text{(对氨基苯甲酸乙酯)} + Fe_2O_3$$

三、主要试药、试剂及仪器

(1) 试药:对硝基甲苯。

(2) 试剂:重铬酸钠(含两个结晶水)、浓硫酸、5%硫酸、5%氢氧化钠溶液、活性炭、无水乙醇、95%乙醇、碳酸钠、冰乙酸、铁粉。

(3) 仪器:三颈烧瓶、滴液漏斗、圆底烧瓶、回流冷凝管(球形冷凝管)、水浴锅、电热套、磁力搅拌器、布氏漏斗、烧杯、乳钵、量筒、循环水真空泵。

四、实验步骤

(1) 对硝基苯甲酸的制备(氧化) 在 250 mL 三颈烧瓶上安装回流冷凝管、磁力搅拌子和滴液漏斗,加入重铬酸钠(含两个结晶水)23.6 g 和水 50 mL,开始磁力搅拌。待重铬酸钠溶解后,加入对硝基甲苯 8 g,同时用滴液漏斗滴加 32 mL 浓硫酸。滴加完毕后,加热保持反应液微沸 60～90 min(反应中,回流冷凝管中可能有白色针状的对硝基甲苯析出,可适当关小冷凝水,使其熔融)。待反应液冷至室温后,将其倾入 80 mL 冷水中抽滤。残渣用 45 mL 水分三次洗涤。将滤渣转移到烧杯中,加入 5%硫酸 35 mL,水浴加热 10 min,并不时搅拌。待冷却后抽滤,滤渣溶于温热的 5%氢氧化钠溶液 70 mL 中,稍冷后再次抽滤。向滤液中加入活性炭 0.5 g 脱色 5～10 min,趁热抽滤。冷却后在充分搅拌下,将滤液慢慢倒入 5％硫酸 50 mL 中,抽滤,洗涤,干燥得本品,计算收率。

（2）对硝基苯甲酸乙酯的制备（酯化） 将所得的对硝基苯甲酸 6 g 放入干燥的 100 mL 圆底烧瓶中,加入无水乙醇 24 mL,并逐滴加入浓硫酸 2 mL,振摇使其混合均匀。装上回流冷凝管,加热回流 80 min。待反应液稍冷后,将其倾入 100 mL 水中,抽滤。滤渣移至乳钵中,研细,再加入 5％碳酸钠溶液 10 mL（由 0.5 g 碳酸钠和 10 mL 水配成）,研磨 5 min,测 pH 值（检查反应物是否呈碱性）,抽滤,用少量水洗涤,干燥,计算收率。

（3）对氨基苯甲酸乙酯的制备（还原） 在 250 mL 三颈烧瓶上安装回流冷凝管、磁力搅拌子,加入 35 mL 水、冰乙酸 2.5 mL 和已经处理过的铁粉 8.6 g,启动磁力搅拌器,水浴加热至 95～98 ℃,反应 5 min。待稍冷后,加入实验所得的对硝基苯甲酸乙酯 6 g 和 95％乙醇 35 mL,在剧烈搅拌下,加热回流 90 min。冷却,在搅拌下,分次加入温热的碳酸钠饱和溶液（由碳酸钠 3 g 和水 30 mL 配成）,搅拌片刻,立即趁热抽滤（布氏漏斗需预热）,滤液冷却后析出结晶,抽滤,用稀乙醇洗涤,干燥得粗品。

（4）精制 将粗品置于装有回流冷凝管的 100 mL 圆底烧瓶中,加入 10～15 倍体积 50％乙醇（用无水乙醇配制）,水浴加热溶解。待稍冷后,加活性炭脱色,加热回流 20 min,趁热抽滤（布氏漏斗、抽滤瓶应预热）。将滤液趁热转移至烧杯中,冷却至室温,待结晶完全析出后,抽滤,用少量 50％乙醇洗涤两次,压干,干燥,计算收率。

五、实验注释

（1）氧化反应一步在用 5％氢氧化钠溶液处理滤渣时,温度应保持在 50 ℃左右,若温度过低,对硝基苯甲酸钠会析出而被滤去。

（2）酯化反应须在无水条件下进行,如有水进入反应系统中,收率将降低。无水操作的要点如下:原料干燥无水;所用仪器、量具干燥无水;反应期间避免水进入反应瓶。

（3）对硝基苯甲酸乙酯及少量未反应的对硝基苯甲酸均溶于乙醇,但均不溶于水。反应完毕,将反应液倾入水中,乙醇的浓度降低,对硝基苯甲酸乙酯及对硝基苯甲酸便会析出。这种分离产物的方法称为稀释法。

（4）还原反应中,因铁粉密度大,沉于瓶底,必须将其搅拌起来,才能使反应顺利进行,故充分剧烈搅拌是铁酸还原反应的重要因素。

（5）所用的铁粉预处理方法如下:称取铁粉 10 g 置于烧杯中,加入 2％盐酸 25 mL,在石棉网上加热至微沸,抽滤,水洗至 pH 值为 5～6,烘干,备用。

六、实验讨论

（1）氧化反应完毕,将对硝基苯甲酸从混合物中分离出来的原理是什么?
（2）酯化反应为什么需要无水操作?
（3）试提出其他合成苯佐卡因的路线,并比较它们的优缺点。

学习情境 4

消化系统药物

学习目标

能力目标

（1）能说出抗溃疡药的分类及主要代表药物。

（2）能熟练应用典型药物的理化性质，解决该类药物的调配、制剂、分析检验、储存保管、使用等问题。

（3）能写出西咪替丁、奥美拉唑、多潘立酮、联苯双酯的化学结构；认识雷尼替丁、法莫替丁、昂丹司琼、阿扑吗啡、熊去氧胆酸的化学结构。

（4）能写出雷尼替丁、昂丹司琼的合成路线。（制药专业）

知识目标

（1）掌握西咪替丁、奥美拉唑、多潘立酮、联苯双酯的化学结构、理化性质及临床应用。

（2）熟悉雷尼替丁、法莫替丁、昂丹司琼、甲氧氯普胺、阿扑吗啡、熊去氧胆酸的化学结构特征及应用。

（3）了解抗溃疡药和止吐药的分类。

（4）熟悉雷尼替丁、昂丹司琼的合成方法。

（5）能够了解止吐药和催吐药、促动力药的发展、作用机制、结构特征及临床应用。

（6）能知道常见的肝胆疾病辅助治疗药物的名称及临床应用。

素质目标

通过对消化系统药物中抗溃疡药、止吐药与催吐药、促动力药、肝胆疾病辅助治疗药的药物化学知识学习，为该类药物的调配、制剂、分析检验、储存保管、使用等奠定理论和实践基础。

知识模块

在临床上消化系统的疾病种类多而常见,用药复杂。近 30 年来,出现了一系列新型、高效、选择性好、不良反应少的药物,从很大程度上改变了消化系统疾病的治疗情况。本章主要介绍抗溃疡药、止吐药和催吐药、促动力药和肝胆疾病辅助治疗药。

4.1 抗溃疡药

消化性溃疡多发生在胃幽门和十二指肠处,是由胃液的消化作用所引起的胃黏膜损伤。消化性溃疡的发生与很多因素有关,可以将这些因素分为保护因子和损伤因子。前者包括胃黏膜细胞分泌的黏液和前列腺素等,后者包括胃酸、胃蛋白酶和幽门螺旋杆菌。在正常情况下,两种因子处于动态平衡状态,当胃酸的分泌相对地超过了胃黏膜对胃的保护能力和十二指肠液中和胃酸的能力时,含有胃蛋白酶、低 pH 值的胃液使胃壁自身消化,从而形成消化性溃疡。

临床上使用的抗溃疡药(antiulcer agents)主要通过抑制损伤因子和增强保护因子而发挥作用。抗溃疡药根据作用机制可分为四类:①中和过量胃酸的抗酸药;②抑制胃酸分泌的抑酸药,包括抗胆碱能药物、H_2 受体拮抗剂、抗胃泌素药和质子泵抑制剂等;③加强胃黏膜抵抗力的黏膜保护药如枸橼酸铋钾(bismuth potassium citrate)和硫糖铝(sucralfate);④抗幽门螺杆菌感染的药物。本节主要介绍临床上最常用的 H_2 受体拮抗剂和质子泵抑制剂。主要药物见表 4-1。

表 4-1 各类抗溃疡药

类 别	药物名称	化 学 结 构	作 用 机 制
抗酸药	碳酸氢钠 sodium bicarbonate	$NaHCO_3$	中和胃酸
	氢氧化铝 aluminum hydroxide	$Al(OH)_3$	中和胃酸 保护胃黏膜
受体拮抗剂	哌仑西平 pirenzepine		胆碱 M_1 受体 拮抗剂
	西咪替丁 pimetidine		H_2 受体拮抗剂

类　别	药物名称	化学结构	作用机制
受体拮抗剂	丙谷胺 proglumide	COOH构型（苯甲酰氨基戊二酸二丙酰胺结构）	胃泌素受体拮抗剂
质子泵抑制剂	奥美拉唑 omeprazole	H_3CO 苯并咪唑-亚砜-吡啶结构（CH_3、OCH_3、CH_3取代）	H^+/K^+-ATP 酶抑制剂
黏膜保护药	枸橼酸铋钾 bismuth potassium citrate	组成不定的含铋复合物，含铋量35%～38.5%	在溃疡表面形成保护膜,刺激内源性前列腺素释放,改善胃黏膜血流

知识链接

幽门螺杆菌

　　幽门螺杆菌感染是引起消化性溃疡的另一主要因素,也是消化性溃疡反复发作、难以治愈的重要原因。1982 年,澳大利亚学者巴里·马歇尔(Barry J. Marshall)和罗宾·沃伦(Robin J. Warren)发现幽门螺杆菌感染胃部会导致胃炎、胃溃疡和十二指肠溃疡。这一成果改变了消化性溃疡传统的以针对胃酸为主的治疗模式,两位科学家也因此获得了 2005 年诺贝尔医学生理学奖。大量研究表明,超过90%的十二指肠溃疡和80%左右的胃溃疡,都与幽门螺杆菌感染有关。

一、H_2受体拮抗剂

　　H_2受体拮抗剂可阻断组胺 H_2受体,可逆性地竞争壁细胞基底膜上的 H_2受体,显著抑制胃酸分泌,也称为组胺 H_2受体阻断剂。H_2受体拮抗剂按化学结构不同,可分为如下四类:咪唑类,代表药物西咪替丁(cimetidine);呋喃类,代表药物盐酸雷尼替丁(ranitidine hydrochloride);噻唑类,代表药物法莫替丁(famotidine);哌啶甲苯类,代表药物罗沙替丁。

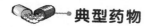**典型药物**

（1）西咪替丁（cimetidine）

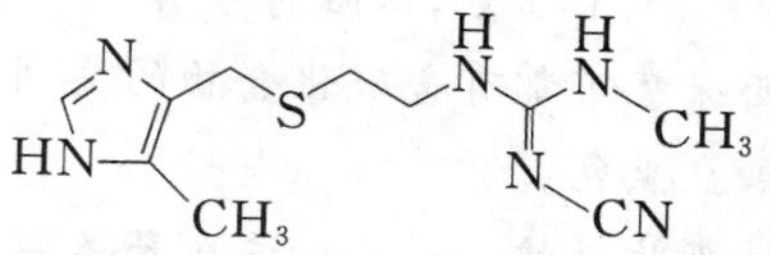

西咪替丁化学名为 1-甲基-2-氰基-3-[2-[[（5-甲基咪唑-4-基）甲基]硫代]乙基]胍。

西咪替丁为白色或类白色结晶性粉末，味微苦涩；微溶于水，溶解于乙醇，在甲醇中易溶，稀盐酸中溶解；熔点为 139～144 ℃。本品饱和水溶液呈弱碱性，pH 值为 9.0。

西咪替丁化学稳定性良好，在室温、干燥、密闭状态下，5 年未见分解。本品对湿、热稳定。在过量稀盐酸中，氰基缓慢水解，生成氨甲酰胺，加热则进一步水解成胍。

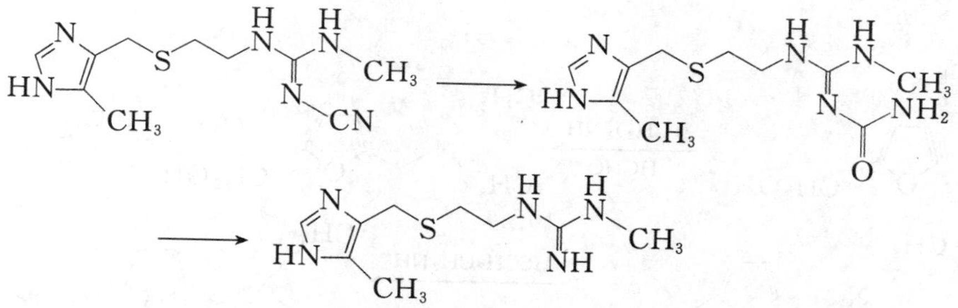

西咪替丁与铜离子结合生成蓝灰色沉淀，可与一般胍类化合物相区别；西咪替丁经灼烧，放出硫化氢，能使乙酸铅试纸显黑色。

西咪替丁用于治疗胃及十二指肠溃疡，预防溃疡复发。对胃溃疡、胃食管反流病、预防与治疗应激性溃疡等均有效。临床应用中发现中断用药后复发率高，需维持治疗。因西咪替丁有抗雄激素作用，可引起男性轻微性功能障碍和乳房发育，妇女溢乳等副作用，有的还引起精神紊乱。

西咪替丁吸收迅速，生物利用度约为 70%，服药后 45～90 min 血药浓度达高峰，血浆蛋白结合率为 15%～20%，半衰期为 2～2.5 h。药物进入体内后，一般代谢为无活性的亚砜，另一半以原形从尿中排出。

（2）盐酸雷尼替丁（ranitidine hydrochloride）

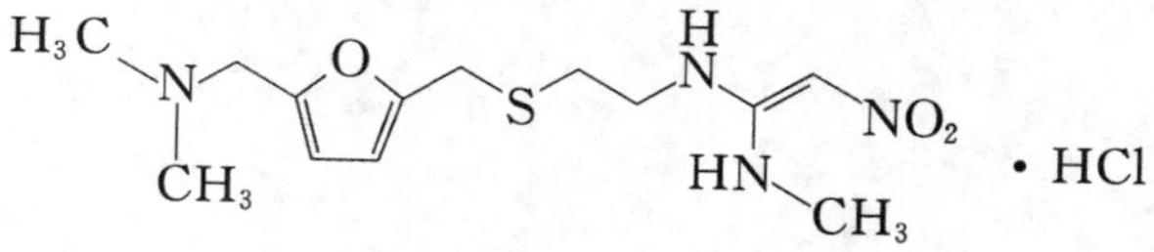

盐酸雷尼替丁化学名为 N'-甲基-N-[2-[[[5-[(二甲氨基)甲基]-2-呋喃基]-甲基]硫代]乙基]-2-硝基-1,1-乙烯二胺盐酸盐。

盐酸雷尼替丁为类白色至浅黄色结晶性粉末,有异臭,味微苦带涩。易溶于水和甲醇,略溶于乙醇,在丙酮中几乎不溶。本品极易潮解,吸潮后颜色变深。盐酸雷尼替丁为反式体,熔点为 137~143 ℃,熔融时分解。

盐酸雷尼替丁和西咪替丁都有含硫化合物的鉴别反应:灼烧后产生硫化氢气体,能使湿润的乙酸铅试纸显黑色。

盐酸雷尼替丁口服吸收很快,1~2 h 达血药浓度高峰,不受食物和抗酸性药物的影响,生物利用度为 50%~60%,体内分布广泛,半衰期为 2.5~3 h。大部分以原形代谢由肾脏经尿中排出。

盐酸雷尼替丁的合成是以呋喃甲醇为起始原料,进行氨甲基化反应,在呋喃环上取代上二甲氨基甲基后用亚硫酰氯氯化得 2-氯甲基-5-二甲氨基甲基呋喃中间体(Ⅰ)。接着利用 2-氯甲基-5-二甲氨基甲基呋喃中间体(Ⅰ)与半胱胺进行 S-烷基化制得 2-[[5-[(二甲氨基)甲基]呋喃甲基]硫代]乙胺(Ⅱ),再与 N-甲基-1-甲巯基-2-硝基乙烯胺(Ⅲ)反应而制得盐酸雷尼替丁。也可用会聚法,以 2-氯甲基-5-二甲氨基甲基呋喃中间体(Ⅰ)与 N-甲基-N-(2-巯乙基)-2-硝基乙烯醚(Ⅳ)直接缩合制得。

盐酸雷尼替丁作用较西咪替丁强 5~8 倍,对胃及十二指肠溃疡疗效高,且有速效和长效的特点,副作用较西咪替丁小。临床上主要用于治疗十二指肠溃疡、良性胃溃疡、术后溃疡、胃食管反流病等。

知识链接

抗溃疡药物发展中的一次革命

20世纪60年代中期,人类发现了胃壁细胞存在着促进胃酸分泌的组胺 H_2 受体后,就试图得到拮抗 H_2 受体的抗溃疡新药。研究工作从组胺的结构改造开始,历时 10 年,终于在 1975 年研究出了第一个高活性的 H_2 受体拮抗剂——西咪替丁(cimetidine,泰胃美)。它很快就取代了传统的抗酸药,成为当时治疗消化性溃疡的首选药物,掀起了消化性溃疡治疗史上的"泰胃美"革命。西咪替丁的成功,结束了传统的用碱性药物中和过多胃酸治疗胃溃疡的时代,也开拓了寻找抗溃疡药物的新领域。雷尼替丁、法莫替丁相继于 1981 年和 1986 年上市,雷尼替丁还三次被《吉尼斯纪录大全》收为最畅销药物。一系列 H_2 受体拮抗剂的相继问世,使得其在消化性溃疡的临床治疗中发挥着重要作用。

(3) 法莫替丁(famotidine)

法莫替丁化学名为[1-氨基-3-[[[2-[(二氨基亚甲基)氨基]-4-噻唑基]-甲基]硫代]亚丙基]磺酰胺。

法莫替丁为白色或类白色的结晶性粉末,味微苦,遇光色变深;微溶于甲醇,易溶于乙酸,在水或氯仿中几乎不溶;熔点为 160~165 ℃,熔融时同时分解。

法莫替丁含有胍基,与铜离子反应生成有色沉淀,与雷尼替丁、西咪替丁一样可发生硫原子的鉴别反应。

法莫替丁口服生物利用度为 40%~50%,2~3 h 达血药浓度高峰,半衰期为 3~3.5 h,主要经肾脏排泄。

法莫替丁为第三代 H_2 受体拮抗剂,其作用比西咪替丁强 30~100 倍,比雷尼替丁强 6~10 倍。临床上用于治疗胃及十二指肠溃疡、消化道出血、胃食管反流病及卓-艾氏综合征。不良反应少。

知识链接

H_2 受体拮抗剂的构效关系

H_2 受体拮抗剂的构效关系研究表明大部分 H_2 受体拮抗剂在化学结构上由三部分构成:一是碱性芳杂环或碱性基团取代的芳杂环,二是平面的极性基团"胍脲基团",这两个基团对活性的影响很大,中间由易曲绕的四原子链连接起来。四原子链中以含硫原子为最佳。

| 碱性芳杂环 | —— | 易曲绕的四原子链 | —— | 平面的极性基团 |

需要注意的是,H₂受体拮抗剂一般不推荐儿童使用,此外餐后服用比餐前服用效果更佳,主要是因为餐后胃排空延迟,有更多的缓冲作用,同理 H₂受体拮抗剂不宜与促胃动力药联合使用。H₂受体拮抗剂能引起幻觉、定向力障碍,因此对司机、高空作业者、精密仪器操作者慎用,或提示在服用后休息 6 h 再从事工作。

二、质子泵抑制剂

与 H₂受体拮抗剂相比,质子泵抑制剂具有作用专一、选择性高、副作用较小等优点,可以治疗各种原因引起的消化性溃疡,是抑制胃酸分泌和防治消化性溃疡的最有效药物。质子泵即 H^+/K^+-ATP 酶,分布于胃壁细胞表面,具有排除氢离子、氯离子,重吸收钾离子的作用。目前,质子泵抑制剂发展较快,许多具有新结构又有不同作用机制的化合物正在研究中,也有药品相继上市,如兰索拉唑(lansoprazole)、埃索美拉唑(esomeprazole)等。

兰索拉唑   埃索美拉唑

🔬 典型药物

奥美拉唑(omeprazole)

奥美拉唑化学名为 5-甲氧基-2[[(4-甲氧基-3,5-二甲基-2-吡啶基)-甲基]-亚磺酰基]-1H-苯并咪唑,又名洛塞克。

奥美拉唑为白色或类白色结晶性粉末;无臭,遇光易变色;在二氯甲烷中易溶,在甲醇或乙醇中略溶,在丙酮中微溶,不溶于水;在 0.1 mol/L 氢氧化钠溶液中溶解;熔点为 156 ℃。

奥美拉唑在体外无活性,进入胃壁细胞后,在氢离子的影响下,依次转化为螺环中间体、次磺酸(Ⅰ)和次磺酰胺(Ⅱ)形式。研究表明次磺酰胺是活性代谢物,与 H^+/K^+-ATP 酶上的巯基作用,形成二硫键的共价结合,使 H^+/K^+-ATP 酶失活,产生抑制作用。实际上,奥美拉唑是其活化形式次磺酰胺的前药。因次磺酰胺的极性太大,不被体内吸收,不能直接作为药物使用;而在本药物的作用部位,能积聚奥美拉唑,并有使其活化的机制。这使奥美拉唑成了次磺酰胺理想的前药。

次磺酸活性物
（Ⅰ）

次磺酰胺活性物
（Ⅱ）

奥美拉唑是第一个上市的质子泵抑制剂,对基础胃酸分泌和由其他原因引起的胃酸分泌都有强而持久的抑制作用。适用于胃及十二指肠溃疡、胃食管反流病、消化性溃疡急性出血、急性胃黏膜病变出血,与抗菌药物联合用于幽门螺旋杆菌感染根除治疗。

4.2　止吐药和催吐药

一、止吐药

呕吐是人体的一种本能,可将胃中的有害物质排除,从而保护人体。但频繁而剧烈的呕吐可能妨碍饮食,导致失水、电解质紊乱、酸碱失调平衡、营养障碍等。恶心、呕吐是胃运动和排空紊乱的特征,胃肠道疾病、晕动症、妊娠反应、放射治疗及某些药物治疗均可引起恶心、呕吐。

呕吐神经反射受多种神经递质影响,止吐药物通过阻断该反射弧起作用。根据受体的选择性不同,常用的止吐药可分为乙酰胆碱受体拮抗剂、H_1受体拮抗剂、多巴胺受体拮抗剂、$5\text{-}HT_3$受体拮抗剂及神经激肽(neurokinin,NK_1)受体拮抗剂,各类止吐药见表 4-2。近年来发现影响呕吐反射弧的 5-羟色胺(5-HT,5-hydroxytryptamine)受体的亚型 $5\text{-}HT_3$,主要分布在肠道。由此开发出新型的 $5\text{-}HT_3$ 受体拮抗剂,如昂丹司琼(ondansetron),特别适用于对抗癌症病人因化学治疗或放射治疗引起的呕吐反射。许多作用于这些受体的药物除了具有止吐作用外,还兼有其他用途,已在其他章节中介绍。本节重点介绍 $5\text{-}HT_3$ 受体拮抗剂。

表 4-2　各类止吐药

类　　别	药物名称	化学结构
H_1受体拮抗剂	苯海拉明 diphenhydramine	

续表

类　　别	药物名称	化学结构
多巴胺受体拮抗剂	硫乙拉嗪 thiethylperazine	
乙酰胆碱拮抗剂	地芬尼多 diphenidol	
5-HT$_3$受体拮抗剂	昂丹司琼 ondansetron	
NK$_1$受体拮抗剂	阿瑞匹坦 aprepitant	

典型药物

昂丹司琼(ondansetron hydrochloride)

　　昂丹司琼化学名为2,3-二氢-9-甲基-3-[(2-甲基咪唑-1-基)甲基]-4(1H)-咔唑酮盐酸盐一水合物,又名奥丹西隆、枢复宁。

　　昂丹司琼为白色或类白色结晶性粉末,无臭,味苦;熔点为175～180 ℃,熔融时分解。

　　昂丹司琼咔唑环上的3位碳原子具有手性,其中(R)体活性较大,临床上使用外消旋体。

　　昂丹司琼可静脉注射或口服,口服的生物利用度为60%。口服后吸收迅速,分布广泛,半衰期为 3.5 h。90％以上在肝内代谢,尿中代谢产物主要为葡萄糖醛酸及硫酸酯的结合物,也有少量羟基化和去甲基代谢物。

昂丹司琼的合成可从邻溴代苯胺出发,用经典的吲哚酮合成的方法得到三环吲唑酮-4,然后进行氨甲基化反应,接上二甲氨基甲基,季铵化后,连上咪唑环,最后制成盐酸盐。

昂丹司琼为强效、高选择性的 $5-HT_3$ 受体拮抗剂。对肾上腺素、胆碱、组胺等受体都无拮抗作用。癌症病人在化学治疗或放射治疗时引起小肠与延髓释放 $5-HT$,通过 $5-HT_3$ 受体引起迷走神经兴奋而导致呕吐反射。昂丹司琼可有效对抗该过程。

昂丹司琼临床上用于治疗癌症病人的恶心、呕吐症状,辅助癌症病人的药物治疗,无锥体外系反应,毒副作用极小。昂丹司琼还用于预防和治疗手术后的恶心和呕吐。

知识链接

呕吐的形成与作用

呕吐是一个复杂的反射动作,主要受延脑的外侧网状结构内的呕吐中枢所控制,当催吐化学感受区受到某种药物、毒素、代谢因素或胃肠道、咽、腹膜等外周因素刺激可引起呕吐以排除胃内毒物和刺激物,但持久呕吐可导致失水、失离子。临床治疗中有时需要引起呕吐,有时需要抑制呕吐。

二、催吐药

催吐药是一类能引起呕吐的药物,用于排出胃内有毒物质,防止有毒物质被机体吸收。催吐药物的作用:一是兴奋延脑催吐化学感受区,大剂量也能直接兴奋呕吐中枢产生呕吐,如盐酸阿扑吗啡;二是刺激胃黏膜,反射性地兴奋呕吐中枢而引起呕吐,主要药物是无机盐类如硫酸锌和硫酸铜。

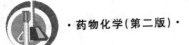**典型药物**

盐酸阿扑吗啡(apomorphine hydrochloride)

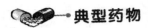

盐酸阿扑吗啡化学名为(R)-6-甲基-5,6,6a,7-四氢-4H-二苯并[de,g]喹啉-10,11-二酚盐酸盐半水合物,又名盐酸去水吗啡。

盐酸阿扑吗啡为白色或灰白色有闪光的结晶或结晶性粉末,无臭,在空气或日光中渐变绿色。微溶于水或乙醇,在热水中溶解。

盐酸阿扑吗啡具有邻二酚结构,有较强的还原性,固体露置在空气中或日光下渐渐氧化变质,水溶液氧化更快,氧化成邻二醌结构的绿色物质,丧失催吐作用。故盐酸阿扑吗啡临用前应检查颜色深度。也可被碘溶液氧化,在水和醚存在下,水层为棕色,醚层为红色,以此反应检查吗啡中有无阿扑吗啡的存在。

盐酸阿扑吗啡体内代谢,两个羟基均可与葡萄糖醛酸结合由尿中排出。

盐酸阿扑吗啡是中枢多巴胺受体激动剂,对呕吐中枢有很强的兴奋作用。通过兴奋催吐化学感受区的多巴胺受体,反射性地兴奋呕吐中枢,大剂量亦能直接兴奋呕吐中枢。用于误服毒物而不宜洗胃病人的催吐,但有中枢抑制引起脑贫血而致虚脱的可能,对麻醉药中毒及衰弱病人忌用。

4.3 促动力药

促动力药(prokinetics)是促进胃肠道内容物向前移动的药物,临床上用于治疗胃肠道动力障碍的疾病。功能性胃肠病也是目前常见的消化系统疾病,如功能性消化不良、功能性便秘等,表现为胃排空延缓,胃窦、幽门和十二指肠协调异常或肠道内容物通过过缓,病人有腹胀、恶心、便秘等症状。促动力药是近年来发展起来的一类药物,现常用的有通过乙酰胆碱起作用的西沙必利(cisapride),多巴胺 D_2 受体拮抗剂甲氧氯普胺(metoclopramide),外周性多巴胺 D_2 受体拮抗剂多潘立酮(domperidone),以及抗生素类红霉素等。其中甲氧氯普胺、多潘立酮也可作止吐药使用。红霉素在胃及十二指肠部位有明显的促动力效应,但因其伴有明显的不良反应如上腹痛、恶心、呕吐等,其临床应用受到限制。

典型药物

(1) 西沙必利(cisapride)

西沙必利化学名为(±)顺式-4-氨基-5-氯-N-[1-[3-(4-氟苯氧基)丙基]-3-甲氧基-4-哌啶基]-2-甲氧基苯甲酰胺,又名普瑞博思。

西沙必利为白色或类白色结晶性粉末,无臭;易溶于冰乙酸或二甲基甲酰胺,溶于二氯甲烷,难溶于乙醇和乙酸乙酯,几乎不溶于水;熔点为 140 ℃,有同质多晶现象。

西沙必利经口服后,在胃肠道被迅速吸收,在肝脏发生首过效应,半衰期为 10 h。经氮上的氧化脱烃基和芳香基的羟基化作用被广泛地代谢,几乎全部代谢产物近似均等地经粪便、尿排泄,哺乳期乳汁排泄很少。其口服生物利用度为 40%。

西沙必利为新型的胃肠促动力药,其作用机制主要是通过肠肌层神经丛释放乙酰胆碱而起作用,可明显增强胃及十二指肠消化活性,协调并加强胃排空,但不影响胃分泌。

西沙必利为全胃肠道促动力药,无拮抗多巴胺受体功能,故无止吐功能。临床上主要用于功能性消化不良和慢性胃炎病人因胃肠动力下降引起的胃饱胀感、上腹痛、厌食、烧心(胃灼热)、恶心和呕吐等消化道症状的治疗。能导致严重心脏不良反应,限制了其应用。

(2) 甲氧氯普胺(metoclopramide)

甲氧氯普胺化学名为 N-[(2-二乙氨基)乙基]-4-氨基-2-甲氧基-5-氯-苯甲酰胺,又名胃复安、灭吐灵。

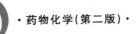

甲氧氯普胺为白色结晶性粉末，无臭，味苦；在氯仿中溶解，在乙醇或丙酮中微溶，在酸性溶液中溶解，几乎不溶于水；熔点为 $147 \sim 151 \ ℃$，显碱性。

甲氧氯普胺与硫酸共热显紫黑色，加水有绿色荧光，加入碱性溶液荧光消失。因结构中含有芳伯氨基结构，可发生重氮化偶合反应，用于鉴别。

甲氧氯普胺结构与普鲁卡因胺类似，均为苯甲酰胺的类似物，但无局麻和抗心律失常作用。

甲氧氯普胺自胃肠道吸收，进入血液循环后，经肝脏代谢，半衰期为 $4 \sim 6 \ h$，经肾脏排泄，口服约有 85% 以原形及与葡萄糖醛酸结合后随尿排出。

甲氧氯普胺是中枢性和外周性多巴胺 D_2 受体拮抗剂，具有促动力作用和止吐作用，是第一个用于临床的促动力药。临床上用于治疗功能性消化不良、糖尿病性胃滞留（胃轻瘫）、胃食管反流病等。甲氧氯普胺易透过血脑屏障，故易引起椎外体系反应，常见为嗜睡和倦怠等。

（3）多潘立酮（domperidone）

多潘立酮化学名为 5-氯-1-[1-[3-(2,3-二氢-2-氧代-1H-苯并咪唑-1-基)丙基]-4-哌啶]-2,3-二氢-1H-苯并咪唑-2-酮，又名吗丁啉。

多潘立酮为白色结晶性粉末，几乎不溶于水，溶于二甲基甲酰胺，微溶于乙醇和甲醇。熔点为 $242.5 \ ℃$。

多潘立酮为作用较强的一种多巴胺受体拮抗剂，主要是增加胃的收缩和蠕动，加强胃内固体和液体的排空。

多潘立酮不易透过血脑屏障，故对中枢的多巴胺受体不会产生阻断作用，只能阻断外周的多巴胺受体，连续应用不会产生镇静、嗜睡及锥体外系反应。

多潘立酮口服吸收迅速，主要分布在胃肠道。几乎全部在肝脏代谢，半衰期为 7 h，主要通过尿液和粪便排出体外。

多潘立酮的适应证和甲氧氯普胺相似，也可治疗恶心、呕吐。常见的不良反应有口干、头痛等。但本品极性较大，对血-脑屏障的渗透力差，不能透过血-脑屏障，正常剂量下不易导致椎外体系反应。

4.4 肝胆疾病辅助治疗药

一、肝病辅助治疗药物

肝脏病变可由病毒、细菌、原虫等病原体感染引起，也可由毒素、化学药品损害引起，还可由遗传基因缺陷所致代谢障碍及自身免疫抗体反应异常引起。常见的肝脏病变有急性肝炎、慢性肝炎、肝硬化、肝性脑病及肝细胞癌变。其中病毒性肝炎的发病率高,危害最大。临床上用于治疗肝脏疾病的多数药物仅具有辅助治疗作用,尚属对症治疗。其中有些药物的疗效还有待于评价,它们多为必需氨基酸或参与正常生化过程的一些物质,并无特异的药理作用。常用的有谷氨酸(glutamate)、联苯双酯(bifendate)、水飞蓟宾(silybin)等。在使用这类药物时应适当补充 B 族维生素、维生素 C 等。同时也应调理饮食,劳逸结合,增强体质。

谷氨酸   水飞蓟宾

典型药物

(1) 联苯双酯(bifendate)

联苯双酯化学名为 4,4-二甲氧基-5,6,5′,6′-二次甲二氧-2,2′-二甲酸甲酯联苯。联苯双酯为白色结晶性粉末,无臭无味;在氯仿中易溶,在乙醇或水中几乎不溶。熔点为 180～183 ℃。

联苯双酯是药学工作者用现代手段在中药五味子的研究中得到的治疗肝炎的药物。20 世纪 70 年代初,在临床应用的过程中发现五味子蜜丸和粉剂可以降低病毒性肝炎病人血清谷丙转氨酶(sGPT)的作用,并能改善病人的一系列症状。后来对五味子进行提取、分离、临床比较,把联苯双酯发展为一新的保肝药物,于 20 世纪 80 年代在我国上市,供临床应用。

联苯双酯含有酯的结构,与异羟肟酸铁盐反应显紫色。联苯双酯具有联苯的分子骨架,有联苯的特征紫外吸收带((278±1) nm),可用于定性分析和定量分析。

联苯双酯代谢时先发生甲氧基上 O-脱甲基,随后与葡萄糖醛酸结合,主要从尿中排出。

联苯双酯能使血清谷丙转氨酶降低,有增强肝脏的解毒功能和保护肝脏的作用。

（2）水飞蓟宾（Silybin）

HO、O、OH 结构式

水飞蓟宾化学名为 2-［2,3-二氢-3-（4-羟基-3-甲氧基苯基）-2-（羟基甲基）-1,4-苯并二噁烷-6-基］-2,3-二氢-3,5,7-三羟基-4*H*-1-苯并吡喃-4-酮。又名益肝灵、西利马灵、利肝隆。

水飞蓟宾为类白色结晶性粉末，无臭，味微苦，有吸湿性；溶于丙酮、乙酸乙酯，略溶于乙醇，不溶于水。在稀碱液中易溶解。熔点为 167℃。

水飞蓟宾是从菊科水飞蓟属植物水飞蓟草果实中提取分离而得到的一种黄酮类化合物。为改善其溶解性，可做成水飞蓟宾葡甲胺，该产物为黄色结晶性粉末，溶于水，其疗效与吸收速度均优于不溶于水的水飞蓟宾。

水飞蓟宾适用于急、慢性肝炎，早期肝硬化，肝中毒等症，具有改善肝功能，稳定肝细胞膜的作用。

二、胆病辅助治疗药物

胆汁酸的肠肝循环可促进脂肪及脂溶性维生素的吸收。许多疾病可干扰肠肝循环，干扰肝脏由胆固醇合成胆汁酸。利胆药属于能促进胆汁分泌和排出的一类药物。利胆药通过引起胆囊收缩，促进胆汁分泌，增加胆汁的排出量，从而治疗胆系疾病。利胆药的间接作用是改善肝脏功能，促进胆汁的分泌。胆病辅助治疗药物还可用于急慢性肝炎的治疗。常用的胆病辅助治疗药物有羟甲香豆素（hymecromone）、柳胺酚（osalmide）、熊去氧胆酸（ursodesoxycholic acid）、非布丙醇（febuprol）等。

羟甲香豆素　　　　柳胺酚　　　　非布丙醇

知识链接

胆汁的形成与生理作用

正常人体每天能分泌 500～1200 mL 胆汁，其分泌量随肝血流量的增加而成比例地增加。胆汁由肝细胞所分泌并蓄积于胆囊中，由胆囊吸收其中的水分浓缩到最初体积的 1/10。胆汁的作用如下：①在消化过程中乳化人体所食用的脂肪，促进消化；②某些药物经胆汁排出；③某些药物（如脂溶性维生素）需要胆汁帮助吸收。

典型药物

熊去氧胆酸(ursodeoxycholic acid)

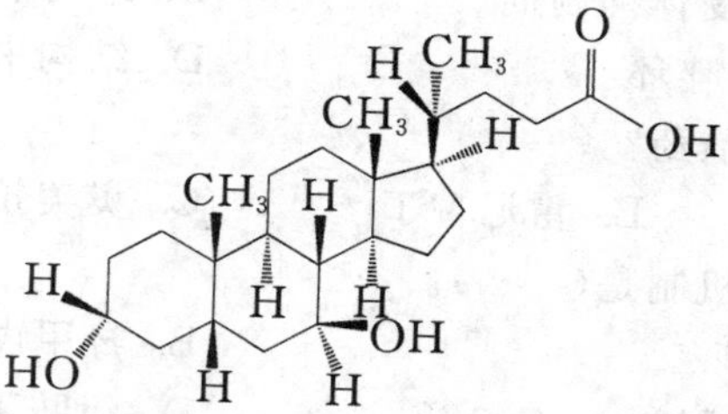

熊去氧胆酸化学名为 $3\alpha,7\beta$-二羟基-5β-胆甾烷-24-酸。

熊去氧胆酸为白色粉末,无臭味苦;在乙醇和冰乙酸中易溶,在氯仿中不溶,在氢氧化钠试液中溶解。比旋度为 $+59.0°$～$+62.0°$,熔点为 200～$204\ ℃$,易与其 C-7 光学活性异构体鹅去氧胆酸($119\ ℃$)相区别。

熊去氧胆酸遇甲醛硫酸试液,生成蓝绿色悬浮物,此反应可用于鉴别,这也是胆酸类药物的一般鉴别方法。

熊去氧胆酸有利胆作用,临床上可用于治疗胆固醇结石及预防药物性结石的形成。熊去氧胆酸疗效优于鹅去氧胆酸,并且副作用更小。

同步检测

一、选择题

(一)单项选择题

1. 下列哪个药物是呋喃类 H_2 受体抑制剂?(   )

   A. 西咪替丁　　　　B. 法莫替丁　　　　C. 奥美拉唑　　　　D. 雷尼替丁

2. 如下结构的药物是(   )。

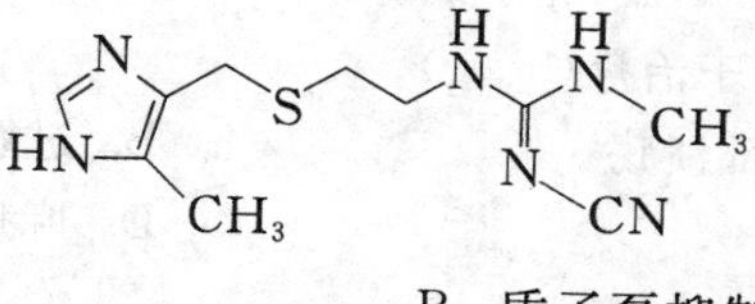

   A. 组胺 H_2 受体抑制剂　　　　　　　B. 质子泵抑制剂

   C. 胃黏膜保护剂　　　　　　　　　　D. 组胺 H_1 受体抑制剂

3. 西咪替丁的主要临床用途为(   )。

   A. 促胃动力　　　　　　　　　　　　B. 抗胃及十二指肠溃疡

   C. 肝病辅助用药　　　　　　　　　　D. 催吐

4. 组胺 H_2 受体抑制剂的结构类型包括(   )。

   A. 咪唑类、呋喃类、噻唑类、吡啶甲苯类

B. 咪唑类、呋喃类、噻唑类、哌啶甲苯类

C. 咪唑类、吡喃类、噻唑类、哌啶甲苯类

D. 咪唑类、呋喃类、噻吩类、哌啶甲苯类

5. 法莫替丁不具备下列哪种特点？（　　）

    A. 高选择性 H_2 受体抑制剂　　　　　B. 结构中含有噻唑环

    C. 结构中含有咪唑环　　　　　　　　D. 结构中含有磺酰氨基

6. 下列哪个药物是前药？（　　）

    A. 西咪替丁　　　　　B. 雷尼替丁　　　　　C. 奥美拉唑　　　　　D. 昂丹司琼

7. 奥美拉唑的作用机制是（　　）。

    A. 质子泵抑制剂　　　　　　　　　　B. 羟甲戊二酰辅酶 A 还原酶抑制剂

    C. 5-HT_3受体抑制剂　　　　　　　　D. 组胺 H_2 受体抑制剂

8. 与其他药物归类不同的是（　　）。

    A. 西咪替丁　　　　　B. 雷尼替丁　　　　　C. 枸橼酸铋钾　　　　　D. 法莫替丁

9. 西咪替丁遇铜离子生成（　　）沉淀。

    A. 蓝紫色　　　　　B. 紫红色　　　　　C. 蓝绿色　　　　　D. 蓝灰色

10. 熊去氧胆酸遇甲醛硫酸试液生成（　　）悬浮物。

    A. 蓝紫色　　　　　B. 紫红色　　　　　C. 蓝绿色　　　　　D. 蓝灰色

11. 可用于胃溃疡治疗的含咪唑环的药物是（　　）。

    A. 西咪替丁　　　　　B. 奋乃静　　　　　C. 盐酸氯丙嗪　　　　　D. 盐酸丙咪嗪

12. 下列药物中，不含带硫的四原子链的 H_2 受体拮抗剂为（　　）。

    A. 尼扎替丁　　　　　B. 罗沙替丁　　　　　C. 西咪替丁　　　　　D. 雷尼替丁

13. 联苯双酯是从中药（　　）的研究中得到的新药。

    A. 五倍子　　　　　B. 五加皮　　　　　C. 五味子　　　　　D. 五灵脂

14. 熊去氧胆酸和鹅去氧胆酸在结构上的区别是（　　）。

    A. 环系不同　　　　　　　　　　　　B. 20 位取代的光学活性不同

    C. 7 位取代基不同　　　　　　　　　D. 7 位取代的光学活性不同

15. 下列药物中，第一个上市的 H_2 受体拮抗剂为（　　）。

    A. 甲咪硫脲　　　　　B. 咪丁硫脲　　　　　C. 雷尼替丁　　　　　D. 西咪替丁

16. 西咪替丁主要用于治疗（　　）。

    A. 十二指肠球部溃疡　　　　　　　　B. 过敏性皮炎

    C. 结膜炎　　　　　　　　　　　　　D. 麻疹

（二）多项选择题

1. 西咪替丁含有下列哪些结构？（　　）

    A. 咪唑环　　　　　　　B. 氰基　　　　　　　C. 胍基

    D. 硫醚　　　　　　　　E. 呋喃环

2. 下列药物属于促胃动力药的有（　　）。

    A. 西沙必利　　　　　　B. 甲氧氯普胺　　　　　C. 昂丹司琼

    D. 多潘立酮　　　　　　E. 奥美拉唑

二、名称（术语）解释

1. 质子泵。
2. 促动力药。
3. 利胆药。
4. 消化性溃疡。
5. 催吐药。

三、简答题

1. 按化学结构，可将 H_2 受体拮抗剂分为哪几类？
2. 如何检查吗啡中有无阿扑吗啡的存在？
3. 抗溃疡药物按照作用机制不同可分为哪几类？
4. 为什么说奥美拉唑是次磺酰胺理想的前药？
5. 止吐药按照作用机制不同可分为哪几类？

四、综合题

1. 为什么说奥美拉唑是前药？
2. 写出从邻溴代苯胺出发合成昂丹司琼的路线。

实训模块

实训6　药物的水解变质反应

一、实验目的

（1）理解不同结构的药物发生水解反应的原理。
（2）了解外界因素对水解反应的影响。

二、实验原理

（1）药物最常见的水解反应是酯类和酰胺类的水解。

酯类药物的水解反应为

$$R-\overset{O}{\underset{}{C}}-OR' + H_2O \rightleftharpoons RCOOH + R'OH$$

酰胺类药物的水解反应为

$$R-\overset{O}{\underset{}{C}}-NHR' + H_2O \rightleftharpoons RCOOH + R'NH_2$$

（2）盐酸普鲁卡因的水解产物是二乙氨基乙醇，其蒸气使湿润的红色石蕊试纸变蓝。
（3）青霉素钠（钾）发生分子内重排生成青霉二酸的白色沉淀。

(4) 苯巴比妥钠水解成苯基乙基乙硫脲,进一步分解放出氨气。

(5) 尼可刹米酰胺键断裂生成乙二胺和烟酸。

(6) 影响药物水解的外因及防止药物水解的方法见表4-3。

表4-3　影响药物水解的外因及防止药物水解的方法

序　号	影响药物水解的外因	防止药物水解的方法
1	水分	应尽量考虑制成固体药剂使用;干燥处储存
2	溶液的酸碱性	调节稳定 pH 值
3	温度	注射剂灭菌时,应考虑药物水溶液的稳定性而选择适当的温度,如流通蒸汽灭菌 30 min
4	重金属离子	加入配位剂 EDTA-Na

三、主要试药、试剂及仪器

(1) 试药:盐酸普鲁卡因、青霉素钠(钾)、苯巴比妥钠、尼可刹米。

(2) 试剂:3％过氧化氢溶液、2％亚硫酸钠溶液、硫酸铜试液、0.05 mol/L EDTA 溶液、10％氢氧化钠试液、稀盐酸、红色石蕊试纸。

(3) 仪器:电子天平、试管、水浴锅、量筒等。

四、实验步骤

(一) 盐酸普鲁卡因水解实验

取两支试管,分别加入盐酸普鲁卡因约 0.1 g,分别加入纯化水 3 mL,振摇使其溶解。

(1) 取其中一支试管,在试管口覆盖一条湿润的红色石蕊试纸,于沸水浴中加热,观察石蕊试纸的颜色变化,并做好记录。

(2) 取另外一支试管,加入 10％氢氧化钠试液 1 mL,在试管口覆盖一条湿润的红色石蕊试纸,于沸水浴中加热,观察石蕊试纸的颜色变化,并做好记录。

(二) 青霉素钠(钾)水解实验

取两支试管分别加入青霉素钠(钾)约 0.1 g,分别加入纯化水 5 mL,振摇使其溶解。

(1) 取其中一支试管,观察溶液澄清度,放置 2 h 后观察其变化,同时做好记录。

(2) 取另外一支试管,加入稀盐酸 2 滴,观察其变化并做好记录。

(三) 苯巴比妥钠水解实验

(1) 取苯巴比妥钠约 0.1 g,加纯化水 5 mL 使其溶解,观察溶液澄清度,放置 2 h 后观察其变化,同时做好记录。

(2) 取苯巴比妥钠约 0.1 g,加入 10％氢氧化钠试液 5 mL,然后,在试管口覆盖一条湿润的红色石蕊试纸,于沸水浴中加热,观察石蕊试纸的颜色变化,并做好记录。

(四) 尼可刹米的水解

取两支试管,分别加入尼可刹米 10 滴,分别加入纯化水 3 mL,振摇使其溶解。

(1) 取其中一支试管,在试管口覆盖一条湿润的红色石蕊试纸,于沸水浴中加热,观察石蕊试纸的颜色变化,并做好记录。

（2）取另外一支试管,加入 10％氢氧化钠试液 3 mL,然后,在试管口覆盖一条湿润的红色石蕊试纸,于沸水浴中加热,观察石蕊试纸的颜色变化,并做好记录。

五、注意事项

（1）实验中各种药品加入的试剂相同,但反应条件不同,也会影响结果,取用数量、时间、温度、空气、光线等条件,实验中均应注意一致。

（2）盐酸普鲁卡因干燥品稳定,在水溶液中随温度升高、pH 值增大而水解加快。青霉素钠（钾）干燥品稳定,在水溶液中室温久置即水解,更不耐酸、碱。苯巴比妥钠干燥品稳定,水溶液不耐热、不耐碱,室温久置后有部分分解。尼可刹米干燥品和水溶液均稳定,但不耐强碱。

六、实验讨论

（1）哪些结构类型的药物在一定条件下容易发生水解反应?
（2）影响药物水解变质的外界因素有哪些?

学习情境 5

心血管系统药物

学习目标

 能力目标

(1) 能熟练应用典型药物的理化性质,解决该类药物的调配、制剂、分析检验、储存保管、使用等问题。

(2) 能写出硝酸甘油、硝苯地平、卡托普利、氢氯噻嗪的化学结构;能认识洛伐他汀、非诺贝特、硝酸异山梨酯和利血平的化学结构。

 知识目标

(1) 掌握硝酸甘油、硝苯地平、卡托普利、氢氯噻嗪、利血平的名称、化学结构、理化性质和临床用途。

(2) 熟悉洛伐他汀、非诺贝特、硝酸异山梨酯、地高辛、洛伐他汀及抗心律失常药的化学结构、理化性质及应用。

(3) 了解抗高血压药、抗心律失常药、调血脂药的分类。

 素质目标

通过对心血管系统药物中抗高血压药、抗心绞痛药、抗心律失常药、调血脂药、抗心力衰竭药的药物化学知识的学习,为该类药物的调配、制剂、分析检验、储存保管、使用等奠定理论基础和实践基础。

知识模块

心血管系统是维持生命最重要的系统,心血管功能失衡,会引起严重的疾病,是人类死亡的重要因素之一。心血管系统药物在临床上占有十分重要的地位,心血管系统药物的研究已成为世界各国医药领域的科学家们格外重视的科学问题。近 20 年以来,一系列新型、高效、选择性好的药物在临床上应用,改变了心血管系统疾病的防治状况。本章主要介绍抗高血压药、抗心绞痛药、抗心律失常药、抗心力衰竭药和调血脂药。

5.1 抗高血压药

抗高血压药(antihypertensive drugs)能降低血压,减小脑出血或肾、心功能丧失发生率,从而减小死亡率并延长寿命。血压高低主要取决于心输出量和全身血管阻力两个因素。两者又受交感神经系统、肾素-血管紧张素系统与血容量的调节。抗高血压药按其作用部位和机制可分为自主神经系统抑制药、血管紧张素转化酶抑制剂和血管紧张素 II 受体拮抗剂、血管平滑肌扩张药、钙通道阻滞剂、利尿药、影响肾上腺素能神经介质储存和释放的药物等。

知识链接

根据世界卫生组织(WHO)国际诊断规定,人在安静休息时血压超过 21.3/12.7 kPa(160/95 mmHg)者即为高血压病人。高血压可分为原发性和继发性两类,原发性高血压发病原因不明,约占高血压病人的90%,继发性高血压又称为症状性高血压,是某些疾病的症状之一,约占高血压病人的10%。

一、自主神经系统抑制药

自主神经系统抑制药按其作用部位和机制不同,分为以下几种。
(1) 中枢性降压药,如可乐定(clonidine)、甲基多巴(methyldopa)。
(2) 去甲肾上腺素能神经末梢阻断药,如利血平(reserpine)、胍乙啶(guanethidine)。
(3) 肾上腺素 α、β 受体拮抗剂,如哌唑嗪(prazosin)。
(4) 神经节阻断药。

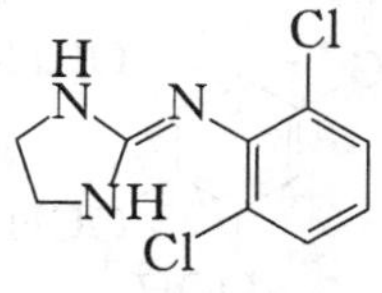

可乐定

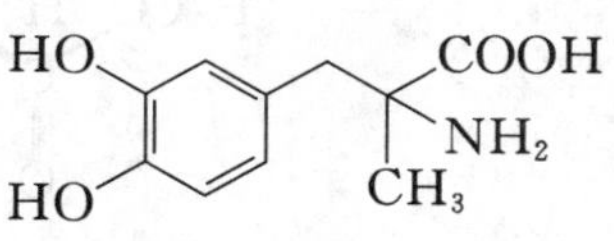

甲基多巴

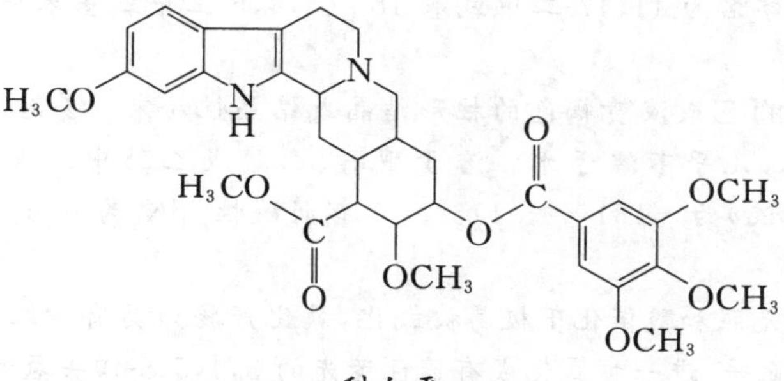

利血平

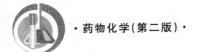

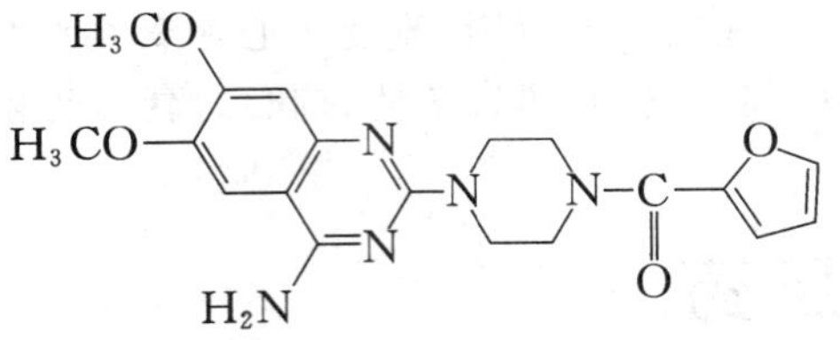

哌唑嗪

典型药物

(1) 盐酸可乐定(clonidine hydrochloride)

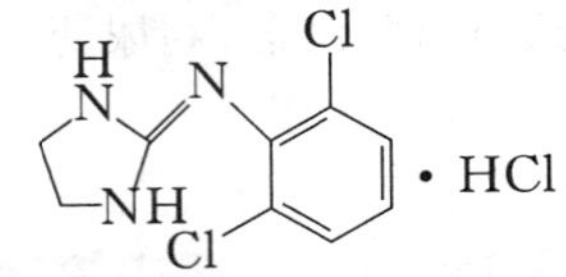

盐酸可乐定化学名为2-[(2,6-二氯苯基)亚氨基]咪唑烷盐酸盐。

盐酸可乐定为白色结晶性粉末;溶于水或乙醇,极微溶于氯仿,几乎不溶于乙醚。熔点为305 ℃。

盐酸可乐定的盐酸溶液在272~279 nm 波长处有最大吸收峰。

盐酸可乐定与溴化金溶液反应,可生成不规则叶片状或针状结晶。

盐酸可乐定在碱性条件下与亚硝基铁氰化钠溶液反应呈紫色,放置后颜色进一步加深。

盐酸可乐定为抗高血压药,也可用于预防偏头痛。

(2) 利血平(reserpine)

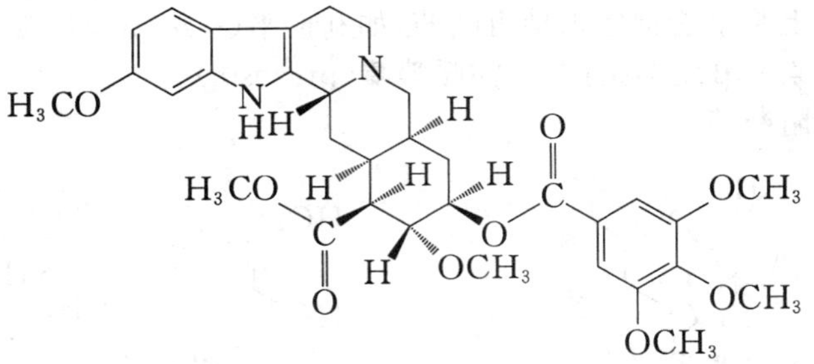

利血平化学名为11,17-二甲氧基-18-[(3,4,5-三甲氧基苯甲酰)氧]育亨烷-16-甲酸甲酯。

利血平为白色或淡黄褐色的柱形结晶或结晶性粉末。易溶于氯仿、冰乙酸,微溶于丙酮或苯,几乎不溶于水。溶于甲醇、乙醇或乙醚中。具有旋光性,比旋度(1%的氯仿溶液)为$-131°$~$-115°$。具有弱碱性,pK_b为6.6。熔点为264~265 ℃。

利血平在光照和酸催化下极易被氧化,氧化产物为具有黄绿色荧光的黄色物质3,4-二去氢利血平,进一步氧化成有蓝色荧光的3,4,5,6-四去氢利血平,再进一步被氧化成无荧光的褐色和黄色聚合物。氧化是利血平分解失效的主要原因,故配制利血平注射液时要采取防止其自动氧化的措施(如加抗氧化剂,通氮气,调整 pH 值,控制温度等)。

利血平分子结构中虽含有两个酯键,但其水溶液相对稳定。在酸、碱催化下利血平在水溶液中易发生水解反应,生成利血平酸而降效。

利血平在光和热的影响下,C-3 位上发生差向异构化现象,生成无效的 3-异利血平。

利血平为吲哚类生物碱,具有显色反应,如:遇钼酸钠硫酸溶液立即显黄色,放置后变蓝色;加新制的香草醛试液放置后,显玫瑰红色。

利血平为历史悠久的抗高血压药,多与其他抗高血压药合用,广泛用于轻度和中度高血压。

利血平应遮光、密封保存。

(3)盐酸哌唑嗪(prazosin hydrochloride)

盐酸哌唑嗪化学名为 1-(4-氨基-6,7-二甲氧基-2-喹唑啉基)-4-(2-呋喃甲酰)哌嗪盐酸盐。

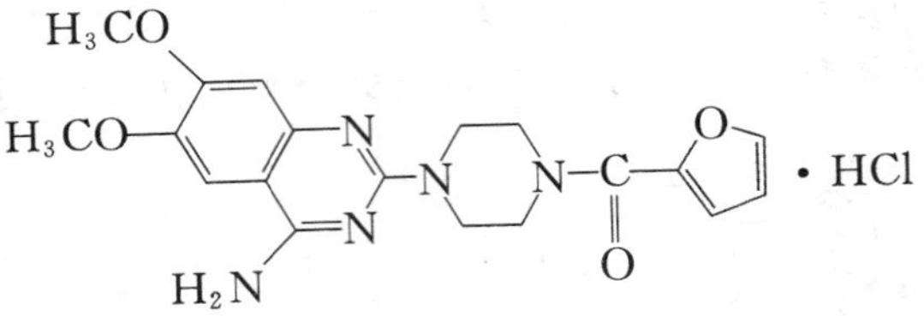

盐酸哌唑嗪为白色或类白色结晶性粉末；无臭，无味。在乙醇中微溶，在水中几乎不溶。

盐酸哌唑嗪在 251 nm 波长处有最大吸收峰。

盐酸哌唑嗪能与 1,2-萘醌-4-磺酸钠反应，生成紫堇色的对醌型缩合物。

盐酸哌唑嗪适用于治疗各型高血压及充血性心力衰竭等病症。

二、利尿药

利尿药是一类直接作用于肾脏，增加水和电解质（特别是 Na^+）的排出量，使尿量增加的药物，也常作为高血压病的辅助治疗药。

利尿药按化学结构分为以下几种：

（1）有机汞化合物、多羟基化合物（如甘露醇（mannitol）、葡萄糖）等。其主要作用是迅速提高血浆和肾小管的渗透压，从而带走大量水分而起利尿作用。故该类药物又称为渗透性利尿药。

（2）含氮杂环类，如氨苯蝶啶（triamterene）等。其作用是增加 Na^+、Cl^- 等离子的排泄作用而产生利尿作用。

（3）磺酰胺类及苯并噻嗪类。磺胺类药物能抑制肾脏内碳酸酐酶，有一定利尿作用，但副作用大。苯并噻嗪类，如氢氯噻嗪能定量地排出 Na^+、Cl^- 及少量的 HCO_3^-，对正常的水盐代谢影响不明显，利尿的同时兼有降压作用。

（4）α、β-不饱和酮类，如依他尼酸（etacrynic acid）。其主要作用是抑制肾小管对 Na^+ 的再吸收而起利尿作用。

（5）醛甾酮拮抗剂类，如螺内酯（spironolactone）。其主要作用是通过降低体内 K^+-Na^+ 交换，使 Na^+ 排出量增加，同时使 Cl^- 排出量也增加而产生利尿作用。

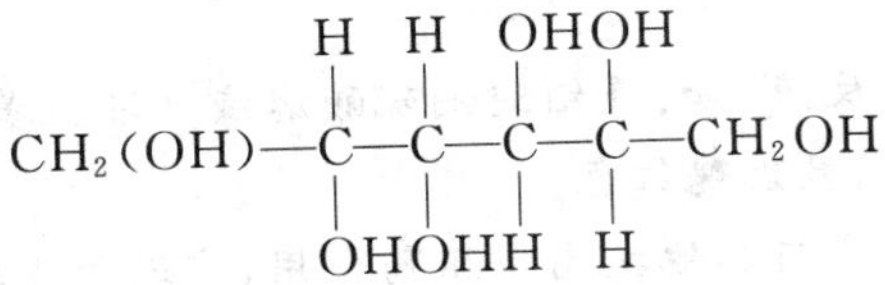

甘露醇

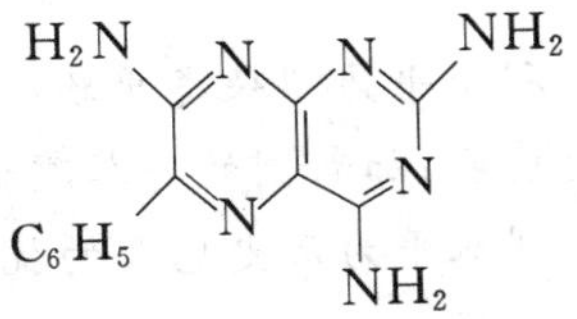

氨苯蝶啶

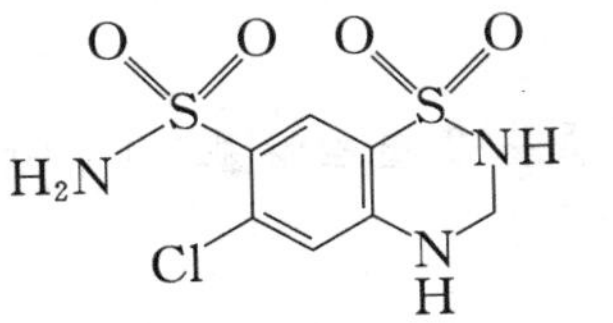

氢氯噻嗪

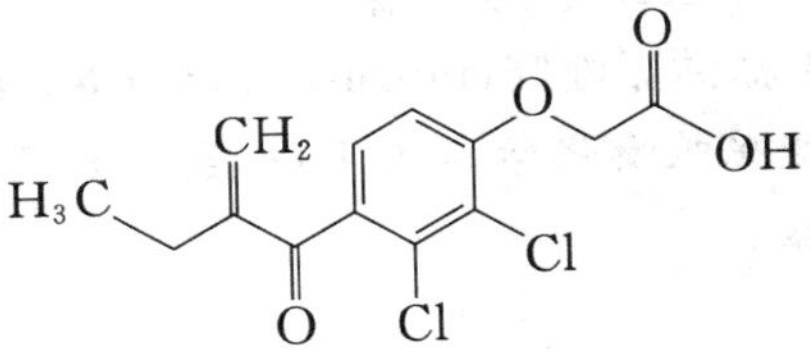

依他尼酸

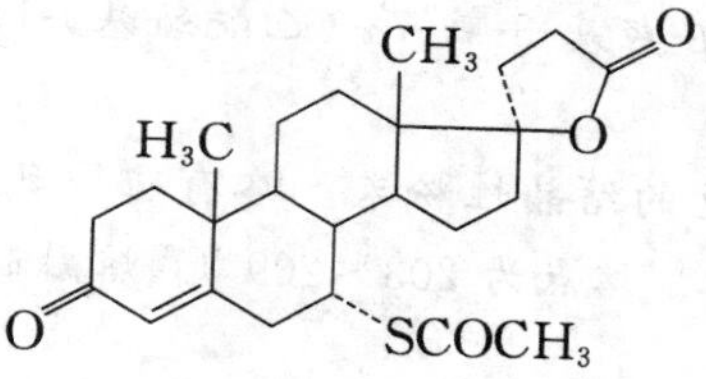

螺内酯

典型药物

（1）氢氯噻嗪（hydrochlorothiazide）

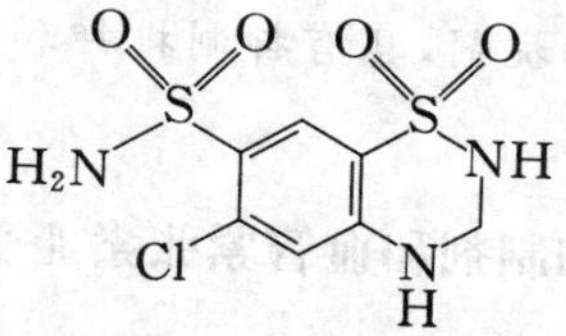

氢氯噻嗪化学名为 6-氯-3,4-二氢-2H-1,2,4-苯并噻二嗪-7-磺酰胺-1,1-二氧化物，又名双氢克尿塞。

氢氯噻嗪为白色结晶粉末；无臭，略带苦味。在丙酮中溶解，在乙醇中微溶，不溶于水、氯仿或乙醚。熔点为 265～273 ℃，熔融时分解。

氢氯噻嗪具有酸性，因其结构中具有两个磺酰氨基，其 pK_a 分别为 7.9 和 9.2，可与碱作用生成盐而溶于水。

氢氯噻嗪的水溶液遇碱遇热迅速水解，生成 5-氯-2,4-二氨磺酰基苯胺和甲醛。

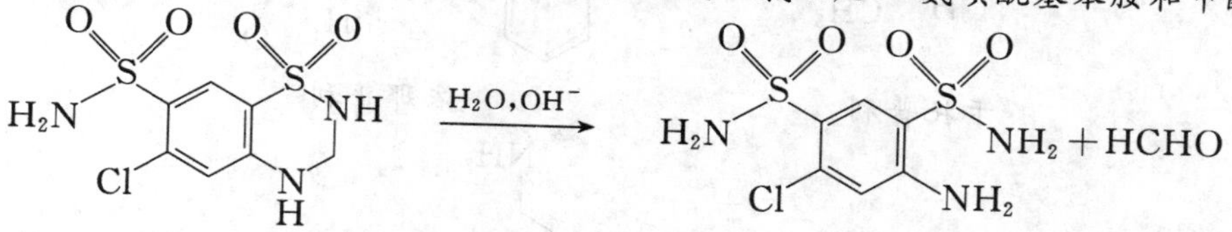

水解产物 5-氯-2,4-二氨磺酰基苯胺分子结构中含有芳香第一胺，可发生重氮化偶合反应。

水解产物甲醛，加硫酸酸化后，可与变色酸发生缩合反应，生成蓝紫色化合物。

氢氯噻嗪为利尿药、抗高血压药，可治疗各种类型的水肿，并有降压作用，大剂量或长期应用时应补钾。

（2）螺内酯（spironolactone）

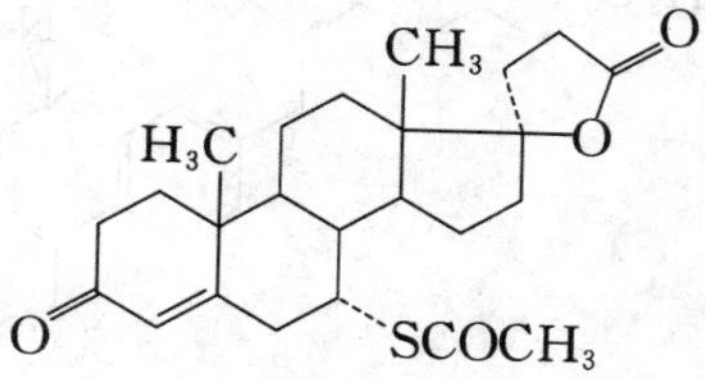

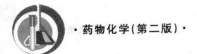

　　螺内酯化学名为 17β-羟基-3-氧-7α-(乙酰巯基)-17α-孕甾-4-烯-21-羟酸-γ-内酯，又名安体舒通。

　　螺内酯为略带黄白色的结晶性粉末。略有硫醇臭。极易溶于氯仿，易溶于乙酸乙酯，溶于乙醇，不溶于水。熔点为 203～209 ℃，熔融时分解。比旋度(1%氯仿溶液)为－37°～－33°。

　　螺内酯分子结构中具有甾环，加硫酸溶液显橙黄色，有强烈的黄绿色荧光，缓缓加热溶液即变为深红色，并有硫化氢气体产生，遇湿润的乙酸铅试纸显黑色；若将此溶液倾入水中，即成为黄绿色的乳状液。

　　螺内酯的甲酸溶液可与异烟肼反应，生成可溶性黄色产物。

　　螺内酯的甲酸溶液可与羟胺盐酸盐、三氯化铁反应，生成红色配合物。

　　螺内酯为醛固酮的拮抗剂，具有抑制排钾和重吸收钠的作用，从而具有利尿作用。

三、血管紧张素转化酶抑制剂和血管紧张素Ⅱ受体拮抗剂

　　血管紧张素转化酶抑制剂(ACEI)主要是抑制血管紧张素转化酶，减少血管紧张素Ⅱ的生成量而使血压下降，主要药物有卡托普利(captopril)、依那普利(enalapril)、赖诺普利(lisinopril)等。血管紧张素Ⅱ受体(AngⅡ)拮抗剂，主要是选择性地阻断血管紧张素Ⅱ与血管紧张素Ⅱ受体的结合而发挥抗高血压作用，如氯沙坦(losartan)等。

卡托普利　　　　　　　　依那普利

赖诺普利

氯沙坦

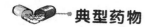典型药物

（1）卡托普利（captopril）

$$\text{HS-CH}_2-\underset{\overset{|}{\text{H}}}{\overset{\overset{\text{CH}_3}{|}}{\text{C}}}-\overset{\overset{\text{O}}{\|}}{\text{C}}-\text{N}\langle\text{ proline ring }\rangle\text{COOH}$$

卡托普利化学名为 1-[（2S）-2-甲基-3-巯基-1-氧化丙基]-L-脯氨酸，又名巯甲丙脯酸。

卡托普利为白色或类白色结晶性粉末，有类似大蒜的特臭；味咸。在甲醇、乙醇或氯仿中易溶，在水中溶解。有两种晶形：一种为不稳定型，熔点为 87～88 ℃；另一种为稳定型，熔点为 105.2～105.9 ℃。比旋度（2%的乙醇溶液）为 −132°～−126°，有酸性，其羧酸的 pK_{a1} 为 3.7，其巯基的 pK_{a2} 为 9.8。

卡托普利固体稳定性好，其水溶液易氧化，既能发生自动氧化生成二硫化合物，也可被氧化剂氧化，同时，在强烈条件下，酰胺也可水解。

卡托普利分子结构中含有巯基，可与亚硝酸作用，生成亚硝酰硫醇酯，显红色，可供鉴别。

$$R-SH + HNO_2 \longrightarrow O=N-S-R$$
$$\text{红色}$$

卡托普利适用于各种类型高血压及充血性心力衰竭等的治疗。

（2）氯沙坦钾（losartan potassium）

卡托普利化学名为 2-丁基-4-氯 1-[[2′-(1H-四唑-5-基)[1,1′-联苯]-4-基]甲基]-1H-咪唑-5-甲醇单钾盐，又名科素亚。

氯沙坦钾为白色或白色结晶性粉末，易溶于水，在乙醇中溶解。熔点为 183.5～184.5 ℃，pK_a 为 5～6。

氯沙坦钾分子结构由四氮唑环、联苯和咪唑环三部分组成。

氯沙坦钾为第一个非肽类且选择性强的 Ang Ⅱ 受体拮抗剂，临床上用于治疗高血压。

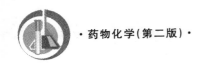

5.2 抗心绞痛药

心绞痛是冠状动脉粥样硬化性心脏病(冠心病)的常见症状。心绞痛发生的主要原因是心肌供血不足,使心肌需氧与供氧之间平衡失调。抗心绞痛药(antianginal drugs)是通过降低心肌耗氧量,或通过扩张冠状动脉促进侧支循环的形成以增加心肌供氧量,达到缓解和治疗心绞痛的目的。按化学结构和作用机制不同,抗心绞痛药可分为硝酸酯及亚硝酸酯类、钙通道阻滞剂和β受体拮抗剂三类。

一、硝酸酯及亚硝酸酯类

硝酸酯及亚硝酸酯类药物是最早应用的抗心绞痛药,该类药物在体内释放外源性NO分子,通过激活体内鸟苷酸环化酶,使血管平滑肌松弛,从而降低心肌耗氧量而缓解心绞痛症状。所以该类药物又称为NO供体药物,是临床上治疗心绞痛的主要药物。代表药物有硝酸甘油(nitroglycerin)、丁四硝酯(erythrityl tetranitrate)、硝酸异山梨酯(isosorbide dinitrate)、单硝酸异山梨酯(isosorbide mononitrate)等。

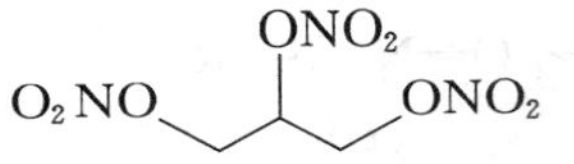

硝酸甘油

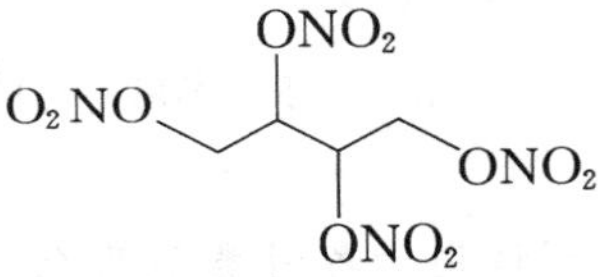

丁四硝酯

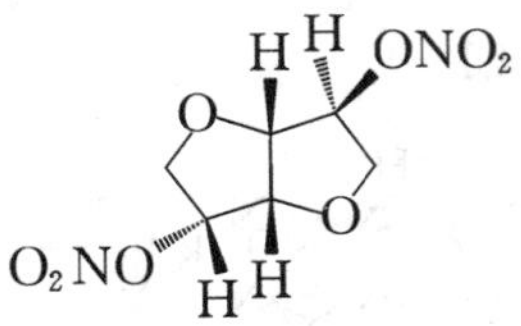

硝酸异山梨酯

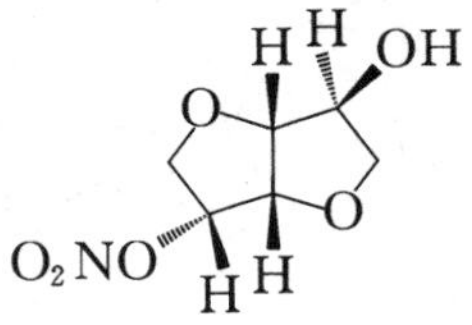

单硝酸异山梨酯

典型药物

(1)硝酸甘油(nitroglycerin)

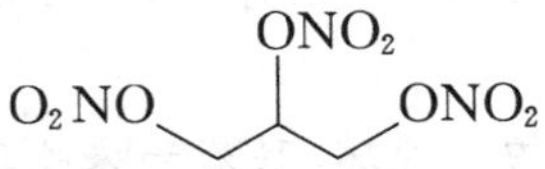

硝酸甘油化学名为1,2,3-丙三醇三硝酸酯。

硝酸甘油为浅黄色、无臭、带甜味的油状液体,具挥发性,也能吸收水分子成塑胶状,溶于乙醇,混溶于丙酮、乙醇、冰乙酸等有机溶剂,略溶于水。沸点为145 ℃。硝酸甘油在低温条件下可凝固成两种固体形式:一种为稳定的双菱形晶体,熔点为13.2 ℃;另一种为不稳定的三斜晶形,熔点为2.2 ℃。不稳定晶形可转变为稳定晶形。

硝酸甘油在遇热或撞击下易爆炸,产生大量氮和二氧化碳等气体,故一般配制成 10％乙醇溶液,以便运输或储存。

$$C_3H_5(ONO_2)_3 \longrightarrow N_2 \uparrow + CO_2 \uparrow + O_2 \uparrow + H_2O$$

硝酸甘油在碱性条件下迅速水解,如与氢氧化钾试液反应生成甘油,再与硫酸氢钾作用,产生有刺激性特臭的丙烯醛,在中性和弱酸性条件下相对稳定。

$$C_3H_5(ONO_2)_3 \xrightarrow[\text{加热}]{KOH} C_3H_5(OH)_3 \xrightarrow[\text{加热}]{KHSO_4} H_2C=CHCHO \uparrow$$

硝酸甘油能松弛血管平滑肌,扩张静脉与冠状动脉,主要用于治疗和缓解心绞痛。硝酸甘油作用方式除常用的片剂供舌下含服外,还有气雾剂舌下喷雾,见效更快。含服时尽量采取坐位,用药后由卧位或坐位突然站立时必须谨慎,防止发生体位性低血压。

(2) 硝酸异山梨酯(isosorbide dinitrate)

硝酸异山梨酯化学名为 1,4：3,6-二脱水-D-山梨醇二硝酸酯,又名消心痛。

硝酸异山梨酯为白色结晶性粉末,无臭。在丙酮或氯仿中易溶,略溶于乙醇,微溶于水。熔点为 68～72 ℃。比旋度(1％无水乙醇溶液)为 +135°～+140°。

硝酸异山梨酯在强热或撞击下会发生爆炸。在酸、碱溶液中,硝酸酯容易水解,生成脱水山梨醇及亚硝酸。

硝酸异山梨酯加新制儿茶酚溶液,摇匀,加硫酸后,即显暗绿色。

硝酸异山梨酯还显硝酸盐的鉴别反应。

硝酸异山梨酯主要用于治疗和预防心绞痛。

二、钙通道阻滞剂

钙通道阻滞剂又称为钙拮抗剂,主要通过抑制细胞外 Ca^{2+} 内流,减小细胞内 Ca^{2+} 浓度,使心肌和心血管平滑肌细胞内缺乏足够的 Ca^{2+},从而导致心肌的收缩力减弱,心率减慢,耗氧量降低,同时血管松弛,外周血管阻力降低,从而最终减轻心脏负荷。钙通道阻滞剂按化学结构可分为二氢吡啶、苯烷胺、苯二氮䓬和三苯哌嗪四类(见表5-1)。

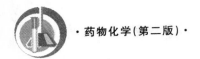
表 5-1　临床常用钙通道阻滞剂类药物

结构类型	药物名称	药物结构	作用特点
二氢吡啶类	尼莫地平 nimodipine		适用于治疗脑血管痉挛、蛛网膜下腔出血、脑卒中和偏头痛等脑血管疾病
苯烷胺类	维拉帕米 verapamil		具有冠状动脉舒张作用,适用于治疗心绞痛、心律失常和高血压
苯二氮䓬类	地尔硫䓬 diltiazem		具有高度特异性,可有效地预防心血管意外的发生,适用于治疗心绞痛,并有降低血压作用
三苯哌嗪类	氟桂利嗪 flunarizine		具有强烈的血管扩张作用,能明显地改善脑循环及冠状循环

典型药物

硝苯地平(nifedipine)

硝苯地平化学名为 2,6-二甲基-4-(2-硝基苯基)-1,4 二氢-3,5-吡啶二甲酸二甲酯,又名心痛定、硝苯啶。

硝苯地平为黄色结晶性粉末,无臭、无味。易溶于丙酮或氯仿,略溶于乙醇,在水中几乎不溶。熔点为 $172\sim174\ ℃$。

硝苯地平遇光极不稳定,发生光催化的歧化反应,降解为硝基苯吡啶衍生物和亚硝基苯吡啶衍生物。后者对人体极为有害,故在生产、使用及储存过程中应注意遮光。

硝苯地平主要作用是抑制心肌及血管平滑肌细胞膜的 Ca^{2+} 内流,用于治疗高血压,预防心绞痛等。

三、β受体拮抗剂

β受体拮抗剂(β受体阻滞剂)竞争性地与β受体结合,阻止内源性儿茶酚胺类肾上腺素等递质和拟肾上腺素药与β受体结合,减慢心率,减弱心肌收缩力,并降低外周血管阻力,从而减少心肌耗氧量,缓解心绞痛。β受体拮抗剂还具有抗心律失常和抗高血压作用。目前临床上使用的β受体拮抗剂有 30 多种,可分为非选择性β受体拮抗剂、选择性β₁受体拮抗剂和非典型的β受体拮抗剂三类。常用药物有普萘洛尔(propranolol)、阿替洛尔(atenolol)等。

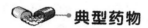

阿替洛尔

典型药物

盐酸普萘洛尔(propranolol hydrochloride)

盐酸普萘洛尔化学名为 1-异丙氨基-3-(1-萘氧基)-2-丙醇盐酸盐。

盐酸普萘洛尔为白色或类白色的结晶性粉末。无臭,味微甜后苦。溶于水、乙醇,微溶于氯仿。熔点为 162～165 ℃。

盐酸普萘洛尔侧链含一个手性碳原子,S 构型左旋体活性比 R 构型右旋体的活性强,药用品为外消旋体。

盐酸普萘洛尔对热较稳定,对光、酸不稳定,在稀酸中易分解,遇光易变质。

盐酸普萘洛尔溶液与硅钨酸试液作用,生成淡红色沉淀。

盐酸普萘洛尔水溶液显氯化物的特殊鉴别反应。

盐酸普萘洛尔为非选择性β受体拮抗剂,主要用于治疗心绞痛、高血压、心律失常等。

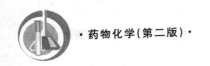

5.3 抗心律失常药

抗心律失常药(antiarrhythmic drugs)主要通过影响心肌细胞 Na^+、Ca^{2+} 或 K^+ 等离子转运,纠正电生理异常而发挥作用。按作用机制,通常分为四类:Ⅰ类,钠通道阻滞剂;Ⅱ类,β 受体拮抗剂(见抗心绞痛药);Ⅲ类,钾通道阻滞剂;Ⅳ类,钙通道阻滞剂(见抗心绞痛药)。其中Ⅰ类又被分为 Ⅰa、Ⅰb 和 Ⅰc 三种类型。

一、钠通道阻滞剂

钠通道阻滞剂是一类能抑制 Na^+ 内流,从而抑制心肌细胞动作电位振幅及超射幅度,减慢传导,延长有效不应期的药物,因而具有良好的抗心律失常作用。

典型药物

(1) 盐酸美西律(mexiletine hydrochloride)

盐酸美西律化学名为 1-(2,6-二甲基苯氧基)-2-丙胺盐酸盐,又名慢心律、脉律定。

盐酸美西律是白色或类白色结晶性粉末,几乎无臭,味苦。在水或乙醇中易溶,在乙醚中几乎不溶。熔点为 200~204 ℃。药用品为外消旋体。

盐酸美西律水溶液加碘试液生成棕红色复盐沉淀。

盐酸美西律主要用于治疗室上性心律失常。

(2) 盐酸普罗帕酮(propafenone hydrochloride)

盐酸普罗帕酮化学名为 1-[2-[2-羟基-3-(丙氨基)丙氧基]苯基]-3-苯基-1-丙酮盐酸盐。

盐酸普罗帕酮为白色或类白色结晶性粉末,微溶于乙醇、氯仿或冰乙酸,在水中几乎不溶。熔点为 171~174 ℃。

盐酸普罗帕酮乙醇溶液加入 2,4-二硝基苯肼试液生成金黄色沉淀。

盐酸普罗帕酮主要用于治疗室上性心律失常、房室结折返性心动过速、阵发性房颤、房性及室性早搏。

二、钾通道阻滞剂

钾通道阻滞剂又称为延长动作电位时程药。钾通道阻滞剂主要是通过抑制性钾通道,延长动作电位时程,即延长复极化过程而使有效不应期明显延长,从而恢复窦性心律,使心律恢复正常。钾通道阻滞剂药物有苯并呋喃类的盐酸胺碘酮,苯乙醇胺类的索他洛尔和 N-乙酰普鲁卡因胺。

典型药物

盐酸胺碘酮(amiodarone hydrochloride)

盐酸胺碘酮化学名为(2-丁基-3-苯并呋喃基)[4-[2-(二乙氨基)乙氧基]-3,5-二碘苯基]甲酮盐酸盐。

盐酸胺碘酮为白色或微黄色结晶性粉末;无臭,无味;易溶于氯仿、乙醇,微溶于丙酮,几乎不溶于水;熔点为 158～162 ℃,熔融时分解。

盐酸胺碘酮乙醇溶液可与 2,4-二硝基苯肼的高氯酸溶液反应,生成黄色沉淀。

盐酸胺碘酮与硫酸共热分解氧化产生紫色的碘蒸气。

盐酸胺碘酮在 242 nm 波长处有最大吸收峰。

盐酸胺碘酮用于室上性心律失常、室性早搏、室性心动过速、心室颤动的控制及预防。

5.4 抗心力衰竭药

心力衰竭又称心功能不全,是一组心脏泵血功能不全的复杂综合征。心力衰竭可以表现为不同类型,如射血分数正常或下降、左心心力衰竭、右心心力衰竭或全心心力衰竭等。目前推荐使用的主要药物有很多类型,如强心药、血管紧张素转换酶抑制剂等。本节重点介绍强心药。

强心药(cardiac agents)可以选择性地增强心肌收缩力,所以又称为正性肌力药,临床上主要用于治疗充血性心力衰竭。强心药按化学结构分为强心苷类、磷酸二酯酶抑制剂和钙敏化药等。

一、强心苷类

强心苷类强心药可抑制 Na^+/K^+-ATP 酶,使钠泵失灵,细胞内 Na^+ 浓度增高,兴奋 Na^+-Ca^{2+} 交换系统,使 Na^+ 外流量增加,Ca^{2+} 内流量增加,从而增加心肌收缩力。代表药物有地高辛(digoxin)、洋地黄毒苷(digitoxin)等。

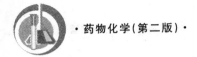 **典型药物**

地高辛(digoxin)

地高辛化学名为 3β-[[O-2,6-二脱氧-β-D-核-己吡喃糖基-(1→4)-2,6-二脱氧-β-D-核-己吡喃糖基-(1→4)-2,6-二脱氧-β-D-核-己吡喃糖基]氧代]-12β,14β二羟基-5β-心甾-20(22)烯内酯。又名狄戈辛、异羟基洋地黄毒苷。

地高辛为白色结晶或结晶性粉末;无臭,味苦;在吡啶中易溶,微溶于稀乙醇、氯仿,在水或乙醚中不溶;熔点为235~245 ℃,熔融时分解。比旋度(2%吡啶溶液)为+13.3°。

地高辛为甾体衍生物,C-17 位连接的是五元不饱和内酯环,具有一些颜色反应,与苦味酸试液形成有色的配合物,且该配合物 λ_{max} 为 495 nm;与亚硝基铁氰化钠的碱液反应产生红色。

地高辛的水溶液易水解。

地高辛为强心药,主要用于充血性心力衰竭及室上性心动过速、心房颤动和扑动等。地高辛口服制剂是唯一经过安慰剂对照临床试验评估,也是唯一被 FDA 确认能有效治疗慢性心力衰竭的正性肌力药。该药不能与含钙注射液合用。如漏服地高辛,发觉后尽快服用弥补;如果漏服时间超过 12 h,就不要补服,以免与下次服用时间间隔太近而增加中毒危险。

二、磷酸二酯酶抑制剂

磷酸二酯酶抑制剂类药物选择性地抑制磷酸二酯酶,阻碍心肌细胞内的 cAMP 降解。细胞内高浓度的 cAMP 的作用是激活多种蛋白酶,使心肌膜上钙通道开放,Ca^{2+} 内流而增加心肌收缩力。磷酸二酯酶抑制剂类药物有吡啶联吡酮类化合物,该类物质性质相对稳定,如氨力农(amrinone)、米力农(milrinone)等。

氨力农   米力农

三、钙敏化药

钙敏化药能增加肌纤维丝对 Ca^{2+} 的敏感性,能使生理浓度的 Ca^{2+} 游离产生更强张力。钙敏化药有匹莫苯(pimobendan)等。

5.5 调血脂药

血脂是指血浆或血清中的脂质,包括胆固醇、胆固醇酯、甘油三酯、磷脂以及它们与载脂蛋白形成的各种可溶性的脂蛋白(lipoproteins)。血浆中的脂蛋白有乳糜微粒(CM)、极低密度脂蛋白(VLDL)、低密度脂蛋白(LDL)和高密度脂蛋白(HDL)。其中 VLDL 和 LDL 是造成动脉粥样硬化的主要原因。临床上血浆胆固醇高于 230 mg/100 mL 和甘油三酯高于 140 mg/100 mL 统称为高脂血症。调血脂药(antilipemic agents)主要是通过降低血中胆固醇和甘油三酯,预防和消除动脉粥样硬化。调血脂药主要有苯氧乙酸类、羟甲戊二酰辅酶 A 还原酶抑制剂类和其他类。

一、苯氧乙酸类

苯氧乙酸类药物能明显降低甘油三酯中的 VLDL,而轻度升高 HDL,并具有一定的降胆固醇作用。氯贝丁酯(clofibrate)是苯氧乙酸类最早应用的降血药。在氯贝丁酯的结构改造中,又发现了许多效果更好的药物,如非诺贝特(fenofibrate)、吉非罗齐(gemfibrozil)、利贝特(lifibrate)等。

氯贝丁酯   非诺贝特

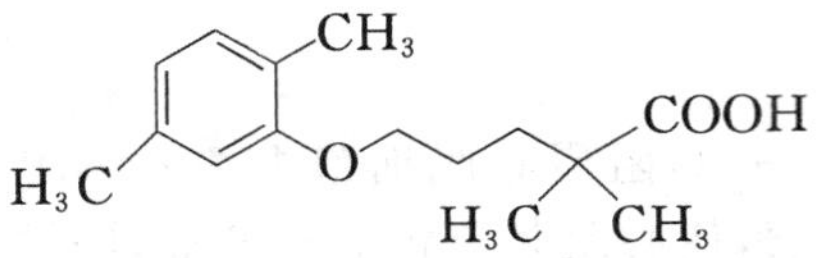

吉非罗齐

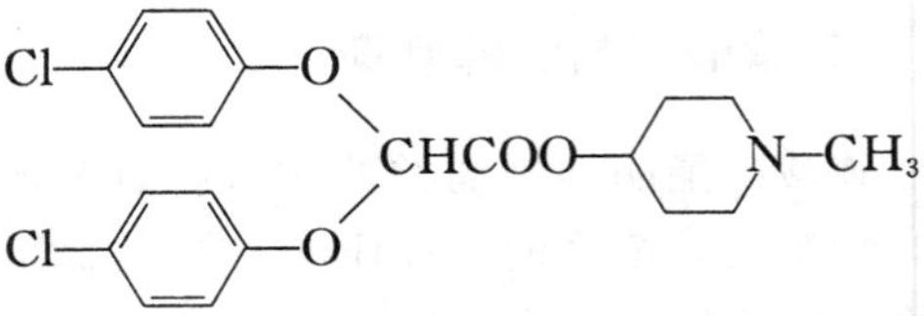

利贝特

典型药物

非诺贝特(fenofibrate)

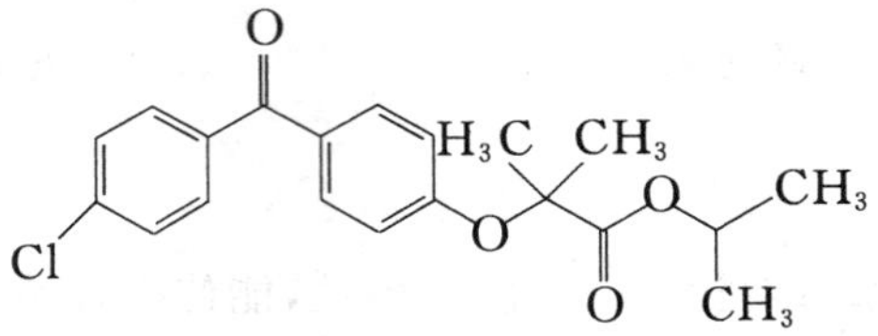

非诺贝特化学名为 2-甲基-2-[4-(4-氯苯甲酰基)苯氧基]丙酸异丙酯。

非诺贝特为白色或类白色结晶性粉末;无臭、无味;极易溶于氯仿,易溶于丙酮或乙醚,略溶于乙醇,几乎不溶于水;熔点为 78~82 ℃。

非诺贝特无水乙醇溶液(10 μg/mL)在 286 nm 波长处有最大吸收峰。

非诺贝特的制备是以 4-氯苯甲酰氯和苯甲醚为起始原料,经傅-克酰化反应后,用氢溴酸裂解醚键;然后再与丙酮、氯仿在碱催化下缩合,用盐酸中和游离出羧基;最后与异丙醇发生酯化反应,并用苯回流带水,促进反应而制得。

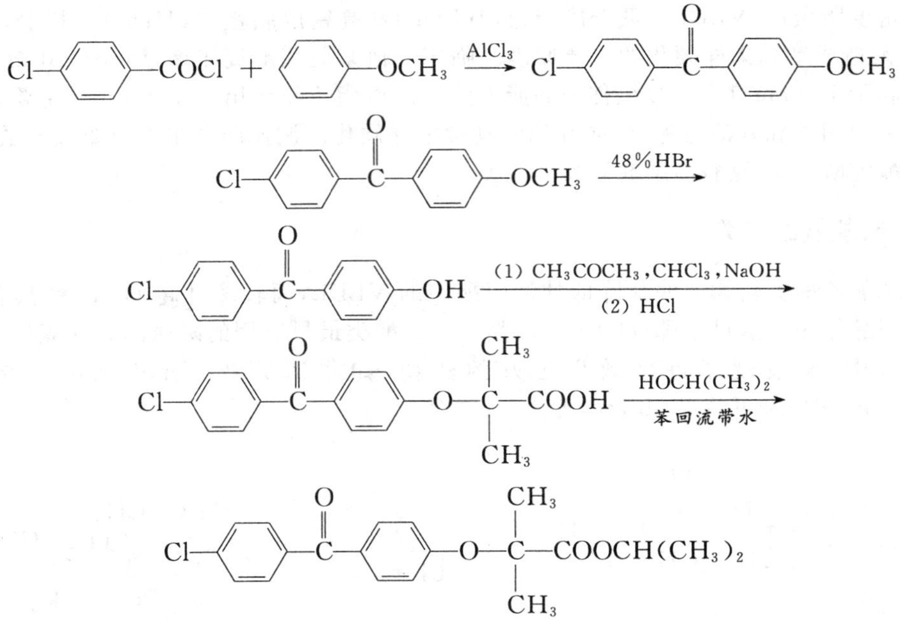

非诺贝特在体内迅速代谢为非诺贝特酸而发挥降血脂作用。

非诺贝特药效较强,具有显著降低胆固醇、甘油三酯、VLDL、LDL 的作用,同时还能升高 HDL,临床上用于治疗各种类型高脂血症。

二、烟酸类

烟酸为 B 族维生素,当用量超过作为维生素使用的剂量时,有明显的降脂作用。烟酸是较为全效的调血脂药,随着治疗剂量的增加,烟酸升高 HDL-ch、降低 TG 及 LDL-ch 的作用也增强,并同时伴有脂蛋白 a 降低。常用药物有烟酸肌醇酯(inositol nicotinate)、戊四烟酯(niceritrol)等。

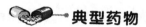 **典型药物**

烟酸(nicotinic acid)

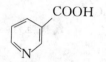

烟酸化学名为吡啶-3-羧酸,又名维生素 PP。

烟酸为白色结晶粉末,无臭,味微酸;溶于水、乙醇,在乙醚中几乎不溶;熔点为 $234\sim237$ ℃。

烟酸的水溶液在(262 ± 1) nm 波长处有最大吸收峰。

烟酸的碱性溶液与 $CuSO_4$ 反应,生成蓝色烟酸铜沉淀。

烟酸受热易分解,放出吡啶的特异臭。

烟酸为维生素药,能有效降低血浆中甘油三酯和 VLDL,临床上用于降血脂,也用于治疗糙皮病。

三、羟甲戊二酰辅酶 A 还原酶抑制剂

羟甲戊二酰辅酶 A(HMG-CoA)还原酶抑制剂简称为他汀类药,其与羟甲戊二酰辅酶 A 结构相似,且对羟甲戊二酰辅酶 A 还原酶产生竞争性抑制作用,结果使血总胆固醇(TC)、低密度脂蛋白和载脂蛋白 B 水平降低,对动脉粥样硬化和冠心病有防治作用。该类药也降低甘油三酯水平和轻度升高高密度脂蛋白。他汀类药是目前调血脂药中作用最强的一类。该类药物选择性高,疗效确切,能明显降低冠心病的发生率和死亡率。代表药物如洛伐他汀(lovastatin)、辛伐他汀(simvastatin)、普伐他汀(pravastatin)和氟伐他汀(fluvastatin)等。本类药物是生物前药,分子中具有内酯环,口服后可被水解,内酯环打开,转化为 β-羟基酸显效。

辛伐他汀

普伐他汀

氟伐他汀

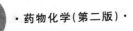典型药物

洛伐他汀(lovastatin)

洛伐他汀化学名为[1S-[1α(R^*)3α,7β,8β(2S^*,4S^*)8α,β]]-2-甲基丁酸,1,2,3,7,8,8α 六氢-3,7-二甲基-8-[2-(四氢-4-羟基-6-氧-2H-吡喃-2-基)2 基]-1-萘酚酯。

洛伐他汀为白色结晶性粉末;易溶于氯仿、丙酮、乙腈,不溶于水;熔点为 174.5 ℃;比旋度(乙腈)为＋32.3°。

洛伐他汀水溶液易发生水解反应,生成羟基酸衍生物。

洛伐他汀在储存过程中发生氧化反应,生成二酮吡喃衍生物。

洛伐他汀是一种无活性前药,它在体内水解的 β-羟基酸衍生物是 HMG-CoA 还原酶的有效抑制剂。

洛伐他汀能降低血液中总胆固醇含量,临床上用于治疗高胆固醇血症,也可用于预防冠状动脉粥样硬化。

同 步 检 测

一、选择题

（一）单项选择题

1. 能发生重氮化-偶合反应的药物是（　　）。
   A. 硝苯地平　　　　　B. 普鲁卡因胺　　　　C. 肾上腺素　　　　D. 普萘洛尔

2. 盐酸美西律属于（　　）类钠通道阻滞剂。
   A. Ⅰa　　　　　　　B. Ⅰb　　　　　　　C. Ⅰc　　　　　　D. Ⅰd

3. 氢氯噻嗪与下列叙述不符的是（　　）。
   A. 无水碳酸钠灼烧后，其水溶液可检出氯离子
   B. 在碱性溶液中水解生成甲醛
   C. 碱性溶液中的水解物具有重氮化反应，并与变色酸偶合生成红色沉淀
   D. 乙醇液加对-二甲氨基苯甲醛试液显红色

4. 不是抗高血压的药物是（　　）。
   A. 卡托普利　　　　　B. 洛伐他汀　　　　　C. 依那普利　　　　D. 氯沙坦

5. 醛固酮拮抗剂类利尿药是（　　）。
   A. 甘露醇　　　　　　B. 依他尼酸　　　　　C. 螺内酯　　　　　D. 氨苯蝶啶

6. 不属于抗心律失常的药物是（　　）。
   A. 美西律　　　　　　B. 胺碘酮　　　　　　C. 普鲁卡因胺　　　D. 地高辛

7. 下列药物中受撞击或高热有爆炸危险的是（　　）。
   A. 胺碘酮　　　　　　B. 硝苯地平　　　　　C. 硝酸甘油　　　　D. 普萘洛尔

8. 下列调血脂药中，不属于 HMG-CoA 还原酶抑制剂的是（　　）。
   A. 氟伐他汀　　　　　B. 辛伐他汀　　　　　C. 洛伐他汀　　　　D. 非诺贝特

（二）多项选择题

1. 可用于治疗心绞痛的药物是（　　）。
   A. 氯贝丁酯　　　　　　　　B. 盐酸普萘洛尔　　　　　C. 硝苯地平
   D. 甲基多巴　　　　　　　　E. 卡托普利

2. 关于地高辛的说法，错误的是（　　）。
   A. 结构中含三个 α-D 洋地黄毒糖　　　B. C-17 上连接一个六元内酯环
   C. 属于半合成的天然苷类药物　　　　D. 能抑制磷酸二酯酶活性
   E. 能抑制 Na^+/K^+-ATP 酶活性

3. 下列与利血平有关的是（　　）。
   A. 遇光色渐变深　　　　　　　　B. 遇酸或碱易分解成利血平酸
   C. 遇香草醛试液显玫瑰红色　　　D. 具有抗心律失常作用
   E. 具有 β 受体阻滞作用

4. 下列与盐酸普萘洛尔有关的是（　　）。

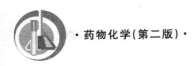

A. 属于 β 受体拮抗剂　　　　　B. 具有抗凝血作用

C. 光学异构体的活性强度不同　　　D. 药用品为右旋体

E. 药用品为外消旋体

5. 属于钙通道阻滞剂的药物是(　　　)。

A. 维拉米　　　　　B. 尼卡地平　　　　　C. 桂利嗪

D. 美西律　　　　　E. 地尔硫草

6. 属于血管紧张素转化酶抑制剂的降压药是(　　　)。

A. 利血平　　　　　B. 硝苯地平　　　　　C. 卡托普利

D. 依那普利　　　　E. 氢氯噻嗪

二、填空题

1. 按作用机制抗心律失常药通常分为四类：Ⅰ类为_____；Ⅱ类为_____；Ⅲ类为_____；Ⅳ类为_____。

2. 钙通道阻滞剂主要是通过抑制细胞外_____内流,导致心肌收缩力_____,心率_____,耗氧量_____。钙通道阻滞剂按化学结构可分为_____、_____、_____和_____四类。

3. 血压高低主要取决于_____和_____两个因素。抗高血压药按其作用部位和机制可分为_____、_____、_____、_____、影响肾上腺素能神经介质储存和释放的药物等。

三、简答题

1. 利血平分解失效的主要原因是什么?

2. 心血管系统药物包括哪几类? 列举出常用药物。

3. 氢氯噻嗪在水溶液中水解产物有哪些? 能与什么特征的化学试剂反应?

实训模块

实训7　心血管系统药物的性质实验

一、实验目的

掌握常用心血管系统药物的主要性质、鉴定原理和操作方法。

二、实验原理

(一)盐酸普鲁卡因胺

盐酸普鲁卡因胺分子结构中具有芳香第一氨基,可发生重氮化-偶合反应,生成红色的偶氮化合物。

（二）硝酸异山梨酯

（1）硝酸异山梨酯与硫酸和硫酸亚铁反应后，生成硫酸氧氮合亚铁，在两液层界面处显棕色环。

（2）硝酸异山梨酯经硫酸水解后，滴加儿茶酚溶液反应后生成对亚硝基儿茶酚，在硫酸溶液中生成醌肟，又与过量的儿茶酚缩合成暗绿色靛酚类化合物。

（三）卡托普利

卡托普利结构中具有巯基（—SH），能与亚硝酸反应，生成红色的亚硝酰硫醇酯。

$$R—SH + HNO_2 \longrightarrow O=N—S—R$$

（四）利血平

（1）利血平在乙酸和硫酸溶液中，能与对二甲氨基苯甲醛反应显绿色，再加冰乙酸则变为红色。

（2）利血平与香草醛试液反应，显玫瑰红色。

（五）盐酸胺碘酮

（1）盐酸胺碘酮结构中的羰基与 2，4-二硝基苯肼反应，生成黄色胺碘酮-2，4-二硝基苯腙沉淀。

$$\begin{array}{c} R' \\ | \\ C=O \\ | \\ R \end{array} + H_2N-NH-\!\!\!\!\bigcirc\!\!\!\!-NO_2 \longrightarrow \begin{array}{c} R' \\ | \\ C=N-NH-\!\!\!\!\bigcirc\!\!\!\!-NO_2 \\ | \\ R \end{array} \downarrow$$

（黄色）

（2）盐酸胺碘酮加硫酸后加热，分解逸出紫色的碘蒸气。

三、主要试药、试剂及仪器

（1）试药：盐酸普鲁卡因胺、硝酸异山梨酯、卡托普利、利血平、盐酸胺碘酮。

（2）试剂：盐酸、亚硝酸钠溶液、碱性 β-萘酚试液、硫酸、硫酸亚铁试液、10％儿茶酚溶液、氢氧化钠试液、香草醛试液、对二甲氨基苯甲醛试液、冰乙酸、乙醇、亚硝酸钠、稀硫酸、2，4-二硝基苯肼高氯酸溶液。

（3）仪器：天平、移液管、试管、水浴锅。

四、实验步骤

（一）盐酸普鲁卡因胺

取本品约 0.1 g，加稀盐酸 10 mL，置水浴加热使药品溶解，放冷，滴加亚硝酸钠溶液数滴，摇匀，用水 3 mL 稀释后，加碱性 β-萘酚试液 2 mL 振摇后生成猩红色沉淀。

（二）硝酸异山梨酯

（1）取本品约 10 mg，加水 1 mL，再加硫酸 2 mL，摇匀使药品溶解后放冷，沿管壁缓缓加硫酸亚铁试液 3 mL，不振摇，形成两液层，界面处出现棕色环。

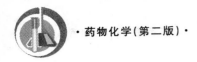

(2) 取本品约 2 mg,加入新制的 10％儿茶酚溶液 3 mL,摇匀后慢慢滴加硫酸 6 mL,溶液显暗绿色。

(三) 卡托普利

取本品约 25 mg,滴加乙醇 2 mL 溶解后,加亚硝酸钠结晶少许和稀硫酸 10 滴,振摇,溶液显红色。

(四) 利血平

(1) 取本品约 1 mg,加新鲜配制的香草醛试液 0.2 mL,显玫瑰红色。

(2) 取本品约 1 mg,加对二甲氨基苯甲醛试液 5 mL、冰乙酸 0.2 mL 与硫酸 0.2 mL,混匀,即显绿色;再加冰乙酸 1 mL,转变为红色。

(五) 盐酸胺碘酮

(1) 取本品约 20 mg,滴加乙醇 2 mL 溶解后,再加 2,4-二硝基苯肼高氯酸溶液 2 mL,加水 5 mL,放置,析出黄色沉淀。

(2) 取本品约 50 mg,加硫酸 1 mL,微热后即有紫色蒸气产生。

五、实验注释

(1) 硝酸异山梨酯在室温及干燥状态下较稳定,但遇强热或撞击下会发生爆炸。

(2) 主要试液的配制方法如下。

① 对二甲氨基苯甲醛试液:取对二甲氨基苯甲醛 2 g,加乙醇溶解并稀释成 100 mL,用盐酸调 pH 值为 3～4 即得。

② 2,4-二硝基苯肼高氯酸溶液:取 2,4-二硝基苯肼 1.2 g,加 30％高氯酸溶液 50 mL 溶解即得。

③ 硫酸亚铁试液:取硫酸亚铁结晶 8 g,加新沸过的冷水 100 mL,使其溶解即得。本液应临用新制。

(3) 若供试药品为片剂,需将片剂研细,取片粉适量,提取过滤,用滤液或残渣进行实验。

六、实验讨论

(1) 说出本实验中五种药品的主要性质。

(2) 心血管系统药物分为哪几类? 分别有哪些主要的药物?

学习情境 6

抗肿瘤药物

学习目标

能力目标

（1）能说出抗肿瘤药物的分类及主要代表药物。

（2）能简述烷化剂、抗代谢抗肿瘤药物的作用机制。

（3）能够根据典型药物的化学结构特点，分析理解其理化性质。

（4）能写出环磷酰胺、氟尿嘧啶的合成路线（制药专业）。

知识目标

（1）掌握环磷酰胺、卡莫司汀、氟尿嘧啶、巯嘌呤、顺铂的化学结构、理化性质及临床应用。

（2）熟悉美法仑、噻替哌、甲氨蝶呤、卡铂的化学结构特征及其应用。

（3）熟悉环磷酰胺、氟尿嘧啶的合成方法。

（4）了解抗肿瘤抗生素、抗肿瘤植物药的发展、作用机制、结构特征及临床应用。

（5）了解常见的化疗辅助药物的名称及临床应用。

素质目标

（1）通过自学和查阅资料，充分了解恶性肿瘤药物的特征与主要危害；了解化疗的主要适应证和不良反应；了解抗肿瘤药的发展方向。

（2）了解抗肿瘤药及其中间体多数能致癌的现象。

知识模块

　　肿瘤是一种常见病，严重威胁人类健康，在我国因恶性肿瘤而死亡的人数仅次于心脑血管疾病，跃居于第二位。目前对肿瘤的病因和发病机制尚未完全阐明，大多数恶性肿瘤还缺乏满意的预防和治疗方法。抗肿瘤药物（antineoplastic agents）是指抗恶性肿瘤的药物，又称为抗癌药。自1943年氮芥用于治疗恶性淋巴瘤以来，几十年来化学治疗已经有了很大进展：从单一的化学治疗（chemotherapy，简称化疗）进入联合化疗和综合化疗阶段。化疗因能成功治愈某些病人，明显延长病人的生命而备受重视。尽管临床上对肿瘤的治疗多采用手术切除、放射线治疗、化学药物治疗以及免疫治疗的联合方案，但肿瘤的治疗在很大程度上仍然是以化学药物治疗为主。全身肿瘤首选化疗，多数实体瘤手术后进行化疗（可杀死游走的癌细胞）。化疗还适用于浅表肿瘤的局部治疗以及晚期肿瘤的姑息治疗。

 助记卡片

> **化疗药的适应证**
> 全身肿瘤首选疗，多数肿瘤术后疗；浅表肿瘤局部疗，晚期肿瘤姑息疗。

从中草药中寻找抗肿瘤有效成分和中西医结合的方法，是我国研究抗肿瘤药物的重要途径。从海洋生物中寻找活性成分来预防和治疗肿瘤，越来越引起人们的重视。另外，其他相关学科的发展也为肿瘤的药物治疗带来了积极的影响。

根据作用机制、结构特征和来源，现有的抗肿瘤药物可分为烷化剂、抗代谢物、抗肿瘤天然药物、铂配合物和生物效应调节剂等。

6.1　烷化剂

烷化剂（alkylating agents）又称为生物烷化剂，在抗肿瘤药物中占有重要地位。烷化剂是指一类在体内能形成缺电子活泼中间体或其他具有活泼亲电性基团的化合物。烷化剂能与生物大分子（如DNA、RNA或某些主要的酶类）中富电子基团（如氨基、巯基、羟基、羧基、磷酸基等）发生共价结合，使其丧失活性或使DNA分子发生断裂，从而抑制恶性肿瘤细胞的增殖与生长。大多数烷化剂的选择性不高，增殖较快的正常细胞，如骨髓细胞、肠上皮细胞、毛发细胞和生殖细胞等会被抑制，受到伤害。所以烷化剂能产生许多严重的副作用，如恶心、呕吐、骨髓抑制、脱发、黏膜溃疡等。由于烷化剂毒性较大，所以又称烷化剂为细胞毒类药物。

依据化学结构，烷化剂可分为四大类：氮芥类、亚乙基亚胺类、磺酸酯及卤代多元醇类和亚硝基脲类。

一、氮芥类

氮芥类药物是 β-氯乙胺类化合物的总称。氮芥类药物多数为双 β-氯乙胺类化合物。其通式如下：

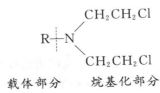

载体部分　　烷基化部分

氮芥类药物的结构可分为两部分：一部分是烷基化部分，是抗肿瘤活性的功能基；另一部分是载体部分（R），载体的功能是改善药物在体内的吸收、分布和稳定性，提高抗肿瘤活性，降低毒性。因此对氮芥类抗肿瘤药物的结构改造和修饰主要是载体部分的变更。

小贴示

氮芥具有强烈刺激性，触及皮肤及黏膜会立即起泡、红肿。游离碱具有挥发性，作用更强。制备时要采取劳动保护措施，使用时要注意防止输液外渗。

依据载体部分的化学结构特征，氮芥类药物又可分为五类：脂肪氮芥、芳香氮芥、氨基酸氮芥、甾体氮芥和杂环氮芥。

（一）脂肪氮芥

脂肪氮芥类药物中最早用于临床的是盐酸氮芥（chlormethine hydrochloride）和盐酸氧化氮芥（nitromin），后者进入人体内还原为氮芥而发挥作用，因而作用相对缓慢而持久。两者均为广谱抗肿瘤药物，用于治疗淋巴肉瘤、网状细胞肉瘤，但对肿瘤细胞选择性都不高，毒性大。

盐酸氮芥　　　　　　　　　　　盐酸氧化氮芥

（二）芳香氮芥

芳香氮芥的载体一般为取代苯，抗肿瘤活性与芳环上的取代基有关，有供电子基时活性增强。在芳烷基酸氮芥中，抗肿瘤作用与侧链的碳原子数有关。苯丁酸氮芥（chlorambucil，瘤可宁）的效用最强，毒副作用较低。苯丁酸氮芥对慢性淋巴细胞白血病疗效较好，是首选药物。苯丁酸氮芥对淋巴肉瘤、霍奇金病、卵巢癌、多发性骨髓瘤、神经母细胞瘤等也有一定的疗效。口服有效。临床用其钠盐，水溶性强，在体内迅速转化为游离的苯丁酸氮芥，易被胃肠道吸收。

苯丁酸氮芥

（三）氨基酸氮芥

氨基酸氮芥中，多以苯丙氨酸为载体制成苯丙氨酸氮芥。因氨基酸氮芥分子中有一个手性碳原子，故有两个旋光异构体。左旋体是优对映体，活性较强；右旋体活性很弱。临床所用的美法仑（melphalan，溶肉瘤素）是外消旋体，对卵巢癌、乳腺癌、淋巴肉瘤、多发性骨髓瘤、霍奇金病等均有较好的疗效。为了改善美法仑选择性不高和必须注射给药的缺点，我国研究者将美法仑中伯氨基进行甲酰化修饰，得到的氮甲（formylmelphalan，甲酰溶肉瘤素）毒性低，可以口服，适应证和美法仑基本相同。

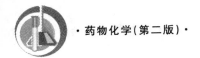

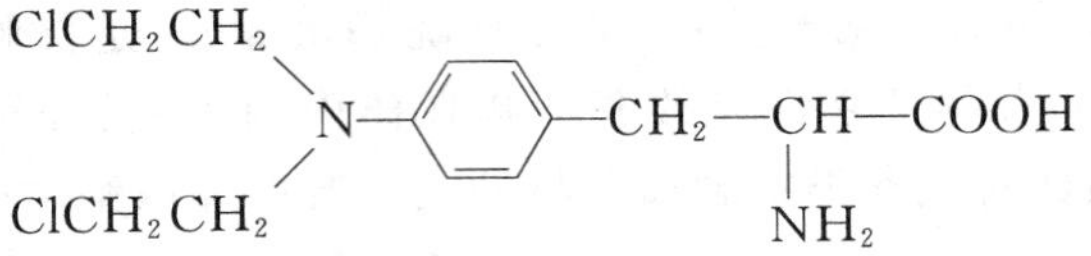

美法仑

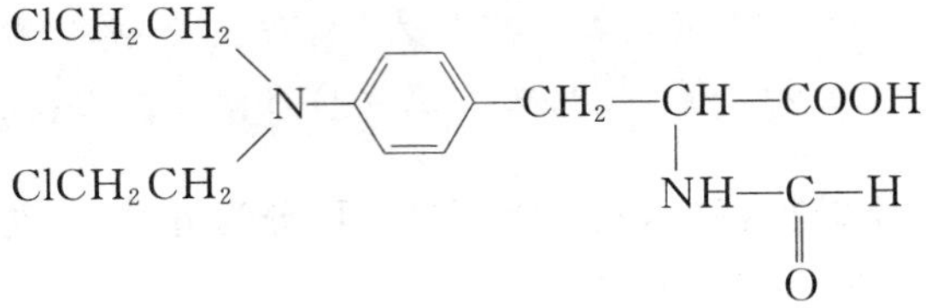

氮甲

(四)甾体氮芥

某些肿瘤细胞中存在甾体激素受体,皮质激素能被肿瘤细胞选择性地摄取。用甾体激素为载体制成的甾体氮芥具有烷化剂和激素双重作用,也能增加药物对肿瘤组织的选择性。如将泼尼松龙 C-21 的羟基与苯丁酸氮芥中的羧基酯化,得到的泼尼莫司汀(prednimustine)用于治疗慢性淋巴细胞白血病,选择性好,毒性比苯丁酸氮芥小。雌二醇大剂量时能治疗前列腺癌,若在雌二醇分子中引入氮芥,得到磷酸雌莫司汀(estramustine phosphate),能蓄积在前列腺中用于前列腺癌的治疗,对于晚期前列腺癌仍然有效,且毒性较小,可以长期使用。

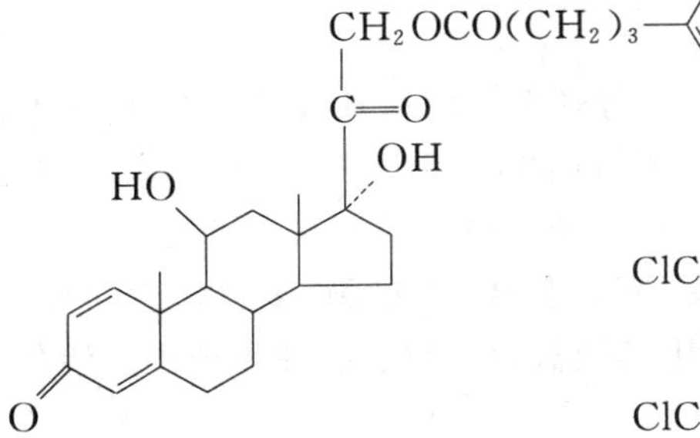

泼尼莫司汀

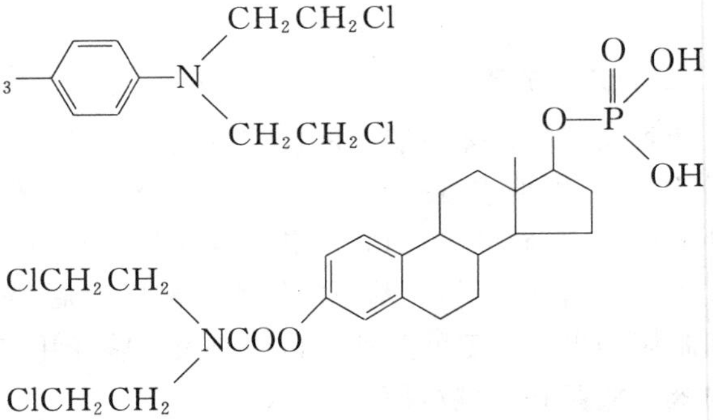

磷酸雌莫司汀

(五)杂环氮芥

为了降低毒性,将尿嘧啶作为载体引入分子中,用于临床的有乌拉莫司汀(uramustine),为手术后联合用药的口服药物,对卵巢癌、乳房癌、淋巴肉瘤和多发性骨髓瘤等恶性肿瘤有较好的疗效。我国首创的嘧啶苯芥(uraphetin)为尿嘧啶氧苯氮芥,其抗瘤谱广,疗效较好。

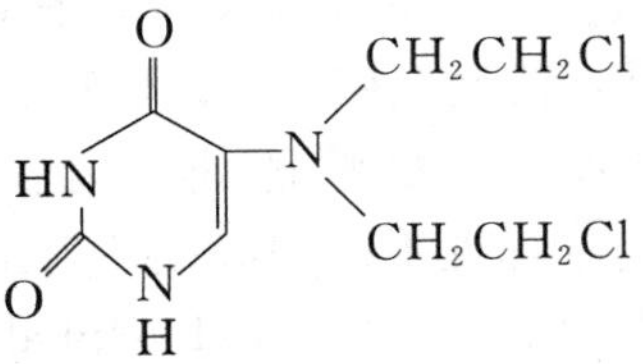

乌拉莫司汀

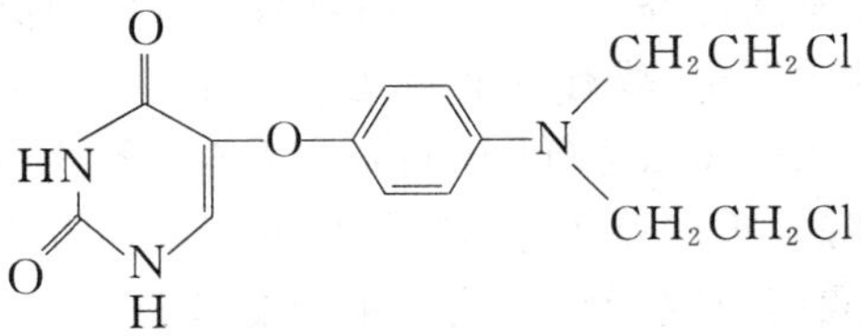

嘧啶苯芥

为了提高氮芥的选择性和疗效,降低毒性,运用前药原理设计的前药环磷酰胺(cyclophosphamide)和异环磷酰胺(ifosfamide)是临床最常用的氮芥类抗肿瘤药物。环磷酰胺疗效最好,是该类药物中的代表药物。异环磷酰胺较环磷酰胺治疗指数高,毒性低,与其他烷化剂无交叉耐药性,用于卵巢癌、乳腺癌、睾丸癌和软组织肉瘤等治疗。因其对尿路刺激较大,应同时使用尿路保护剂,以减轻不良反应。

环磷酰胺   异环磷酰胺

二、亚乙基亚胺类

在研究氮芥类药物作用机制的过程中,发现该类药物是转化为亚乙基亚铵离子后才发挥作用的。于是,合成了一系列亚乙基亚胺衍生物。亚乙基亚胺衍生物中最早用于临床的是曲他胺(tretamine),其治疗作用和毒性与盐酸氮芥相似。后来又合成了亚乙基亚胺的磷酰胺衍生物,用于临床的主要有替哌(tepa)和噻替哌(thiotepa)。噻替哌是治疗膀胱癌的首选药物,直接灌注膀胱内,效果较好,经静脉或肝动脉插管给药治疗原发性肝癌均有一定疗效,副作用较低。

曲他胺   替哌   噻替哌

三、磺酸酯及卤代多元醇类

磺酸酯具有很强的烷基化活性,临床应用的有白消安(busulfan,马利兰)和1,6-二甲基磺酸甘露醇酯(mannosulfan)。它们的分子中含有两个甲磺酸酯基,均为双功能烷化剂,可与DNA中的鸟嘌呤结合,产生分子内交联,从而使肿瘤细胞死亡。白消安用于慢性粒细胞白血病,效果显著,对原发性血小板增多症也有效,口服吸收良好,主要随尿排出。白消安的主要不良反应为消化道反应和骨髓抑制。

$CH_2CH_2OSO_2CH_3$
$CH_2CH_2OSO_2CH_3$

白消安

$CH_3O_2SOCH_2-C-C-C-CH_2OSO_2CH_3$

1,6-二甲基磺酸甘露醇酯

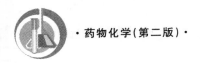

卤代多元醇在体内代谢转化为烷化能力很强的环氧化合物而起到抗肿瘤的作用。该类药物有二溴甘露醇(dibromomannitol)和二溴卫矛醇(dibromidulcitol)。二溴甘露醇主要用于治疗慢性粒细胞白血病。二溴卫矛醇的抗瘤谱较广,它在弱碱性(pH8)条件下,或它与人血清接触后,生成双脱水卫矛醇(dianhydrogalactitol)。双脱水卫矛醇对白血病L_{1210}的效果比二溴卫矛醇强 3 倍,并且能通过血脑屏障,对某些实体肿瘤如胃癌、肺癌和乳腺癌有一定疗效。

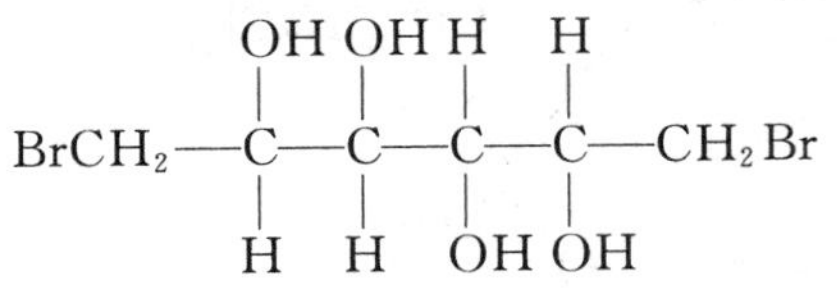

二溴甘露醇

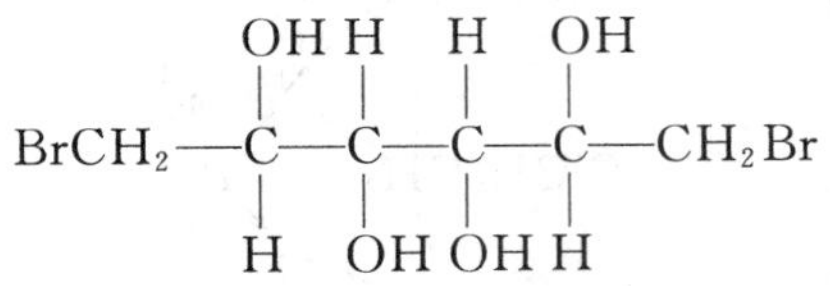

二溴卫矛醇

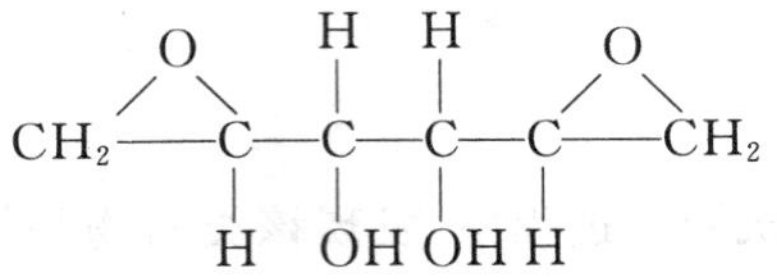

双脱水卫矛醇

四、亚硝基脲类

该类药物是一类 β-氯乙基亚硝基脲类化合物,具有广谱抗肿瘤活性,是典型的烷化剂。亚硝基脲类有两个显著的特点:一是脂溶性强,易透过血脑屏障,有利于治疗某些中枢神经系统的肿瘤;二是骨髓抑制滞后,用药 6～8 周后对骨髓的毒性才达到最大。目前临床上广泛应用的有卡莫司汀(carmustine)和洛莫司汀(lomustine)。洛莫司汀主要用于中枢神经系统肿瘤,对肺癌、淋巴内瘤及霍奇金病等也有一定疗效。

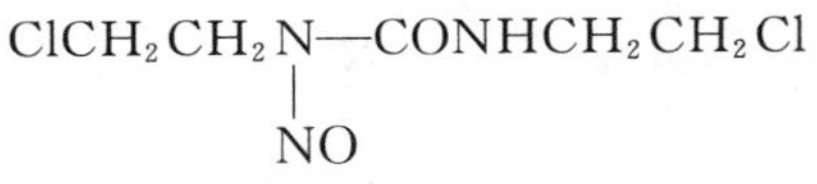

卡莫司汀

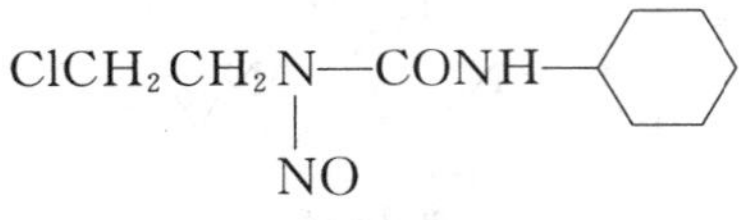

洛莫司汀

亚硝基脲类药物中对骨髓、肺和肾毒性较小的药物有链佐托星(streptozotocin)、雷莫司汀（ranimustine）、牛黄莫司汀（tauromustine）和盐酸尼莫司汀（nimustine hydrochloride）。

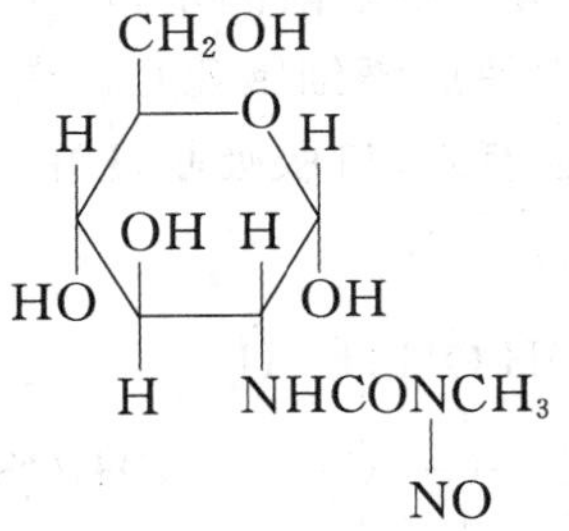

链佐托星

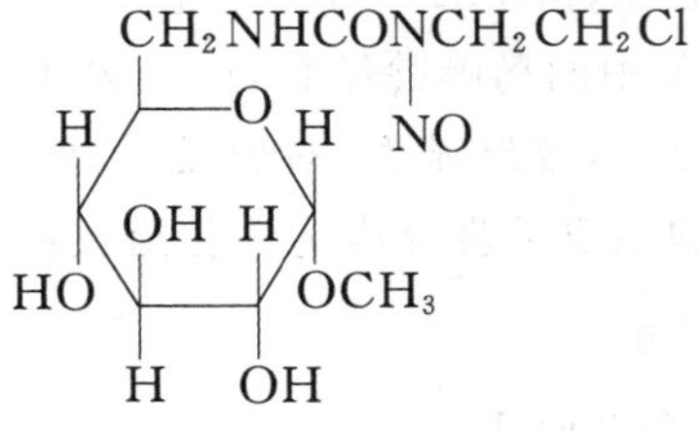

雷莫司汀

$$(CH_3)_2NSO_2(CH_2)_2NHCONCH_2CH_2Cl$$
$$\underset{NO}{|}$$

牛黄莫司汀

$$H_2N \overset{NH_2}{\underset{}{\bigcirc}} CH_2NHCONCH_2CH_2Cl$$
$$\underset{NO}{|}$$

盐酸尼莫司汀

知识链接

肿瘤的分类

按对人体危害程度的不同,肿瘤可分为良性肿瘤和恶性肿瘤。①良性肿瘤:肿瘤细胞在形态和功能上接近于相应组织的正常细胞。肿瘤多呈缓慢、膨胀性生长,形成包膜,与正常组织分界清楚,并压迫周围的正常组织。良性肿瘤不发生转移,大多数可被完全切除而不复发,对人体危害较小。②恶性肿瘤:肿瘤细胞的结构和功能与相应正常细胞有较大的差异,形态怪异,功能减弱、增强或丧失;肿瘤生长快,常侵入周围的正常组织,与正常组织分界不清;肿瘤细胞易从瘤体上脱落并通过淋巴管、血管或其他腔道运行到别处形成新的转移瘤。恶性肿瘤除了引起压迫和阻塞症状外,还能合并出血、坏死、发热等。因恶性肿瘤呈浸润性生长,转移快,难以完全切除,术后易复发,因而较难彻底治愈。

良性肿瘤与恶性肿瘤之间有时并无绝对的界限,一些肿瘤介于良性与恶性之间,这样的肿瘤称为交界性肿瘤。例如,膀胱的乳头状瘤具有良性细胞形态,但容易复发,甚至转变成恶性肿瘤。

恶性肿瘤按发生的部位不同,又可分为:①癌——来源于上皮组织的恶性肿瘤,出现在皮肤、神经组织、消化组织中;②肉瘤——来源于中胚层组织的恶性肿瘤,出现在中胚层组织与骨、肌肉、软骨之间;③母细胞瘤——来源于胚胎细胞和未成熟的肿瘤,如肾母细胞瘤、神经母细胞瘤、肌母细胞瘤;④白血病——骨髓或其他造血组织中的细胞及幼稚细胞呈肿瘤性异常增生,而正常血细胞生成减少。

典型药物

(1)盐酸氮芥(chlormethine hydrochloride)

$$CH_3-N\begin{matrix}CH_2CH_2Cl\\\\CH_2CH_2Cl\end{matrix} \quad \cdot HCl$$

盐酸氮芥化学名为 *N*-双(*β*-氯乙基)甲氨基盐酸盐。

盐酸氮芥为白色或几乎白色的片状结晶或结晶性粉末。熔点为 $108\sim111\ ℃$。有吸湿性和腐蚀性,触及皮肤或黏膜立即起泡和红肿。游离碱具有挥发性,腐蚀性更甚。易溶于水,几乎不溶于有机溶剂。水溶液不稳定,以新鲜配制为宜。

盐酸氮芥临床应用范围较广,对某些淋巴肉瘤、慢性白血病、网状细胞肉瘤、肺癌及支气管癌等均有效,对霍奇金病的效用显著。

盐酸氮芥的缺点是毒性较大,尤其是对胃肠道和造血系统的毒性更严重,故服药后应注意胃肠功能和血象的变化。静脉注射时勿使药液外溢,并忌与眼、皮肤和黏膜接触。

(2) 环磷酰胺(cyclophosphamide)

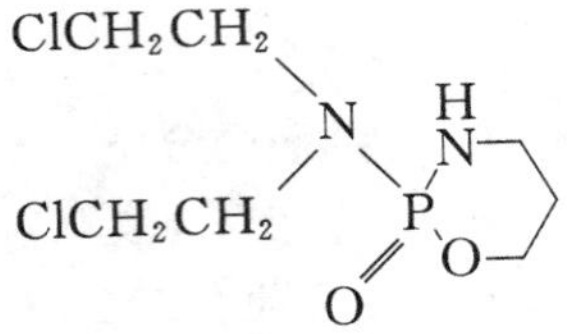

$$ClCH_2CH_2—N(—CH_2CH_2Cl)—P(=O)(—NH—CH_2CH_2CH_2—O—)$$

环磷酰胺化学名为 P-[N,N-双(β-氯乙基)]-1-氧-3-氮-2-磷杂环己烷-P-氧化物,又名癌得星(endoxan)。

环磷酰胺的合成是以二乙醇胺为起始原料,在无水吡啶中与过量的三氯氧磷反应,同时发生羟基的氯置换和磷酰氯化,直接转化为氮芥磷酰二氯。再于二氯乙烷中以三乙胺为催化剂,与3-氨基丙醇缩合得油状无水物,最后,在无水丙酮中滴加定量的蒸馏水,环磷酰胺的水合物以结晶形式析出。

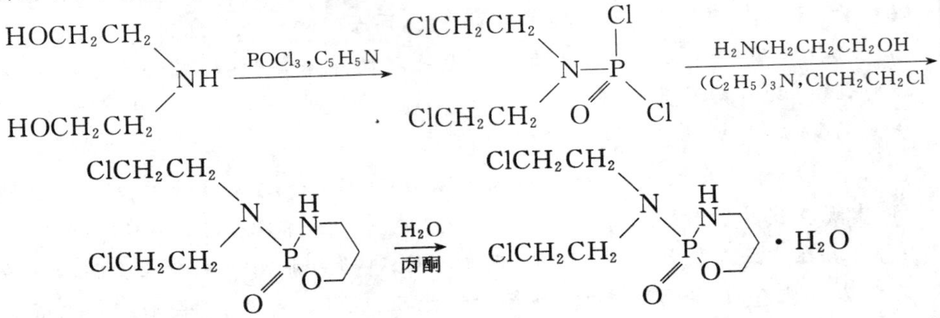

$$HOCH_2CH_2—NH—CH_2CH_2OH \xrightarrow{POCl_3,C_5H_5N} ClCH_2CH_2—N(—CH_2CH_2Cl)—P(=O)(—Cl)(—Cl) \xrightarrow[\;(C_2H_5)_3N,ClCH_2CH_2Cl\;]{H_2NCH_2CH_2CH_2OH}$$

$$ClCH_2CH_2—N(—CH_2CH_2Cl)—P(=O)(—NH—CH_2CH_2CH_2—O—) \xrightarrow[\text{丙酮}]{H_2O} ClCH_2CH_2—N(—CH_2CH_2Cl)—P(=O)(—NH—CH_2CH_2CH_2—O—)·H_2O$$

环磷酰胺为白色结晶性粉末,含一分子结晶水,无臭,味微苦,熔点为49～53 ℃。失水后成油状物。环磷酰胺易溶于水,2%水溶液 pH 值为4.0～6.0。水溶液不稳定,易水解脱氯,形成水不溶物而产生混浊。加热更易分解。

环磷酰胺的体内代谢活化过程如图6-1所示。

环磷酰胺分子中氮芥基连在吸电子的磷酰基上,降低了氯原子的活性,在体外无抗肿瘤活性,在肝脏内经酶转化,生成4-羟基环磷酰胺(Ⅰ),再经两条途径代谢。4-羟基环磷酰胺在正常组织中可经酶促反应转化为无毒的4-酮环磷酰胺(Ⅱ)、羧基磷酰胺(Ⅲ)和4-烷基硫代环磷酰胺(Ⅳ)。

肿瘤细胞中因缺乏正常组织所具有的酶,不能进行以上转化,4-羟基环磷酰胺分解成磷酰胺氮芥(Ⅴ),最后转化成对肿瘤细胞呈强烈毒性的亚乙基亚铵离子(Ⅵ)发挥抗肿瘤作用。此外,分解生成的丙烯醛(Ⅶ)和去甲氮芥(Ⅷ)也是很强的烷化剂。

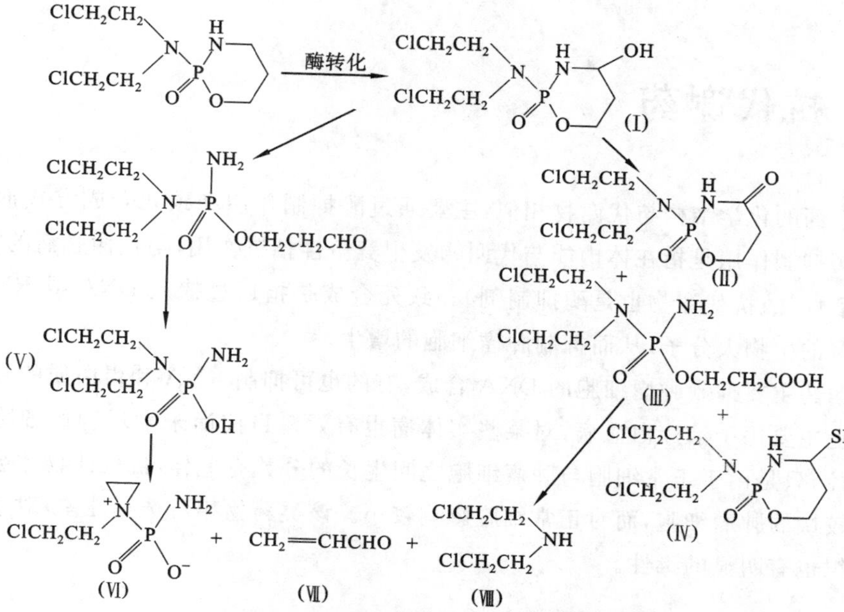

ClCH₂CH₂—N(—CH₂CH₂Cl)—P(=O)(—NH—CH₂CH₂CH₂—O) 酶转化→ (I)

图 6-1　环磷酰胺的体内代谢活化过程

环磷酰胺用于恶性淋巴瘤、急性或慢性淋巴细胞白血病、多发性骨髓瘤、乳腺瘤、睾丸肿瘤、卵巢癌、鼻炎癌等。环磷酰胺的水解物丙烯醛可刺激膀胱,大剂量使用,可引出出血性膀胱炎,表现为少尿、血尿、蛋白尿,因此应用本品要多饮水。

(3) 白消安(busulfan)

$$CH_2CH_2OSO_2CH_3$$
$$|$$
$$CH_2CH_2OSO_2CH_3$$

白消安化学名为 1,4-丁二醇二甲磺酸酯,又名马利兰(myleram)。

白消安为白色结晶性粉末,几乎无臭,溶于丙酮,微溶于水和乙醇。熔点为 114～118 ℃。白消安在氢氧化钠存在下不稳定,可水解失效。加热可加快水解反应,水解产物丁二醇可再脱水生成四氢呋喃。

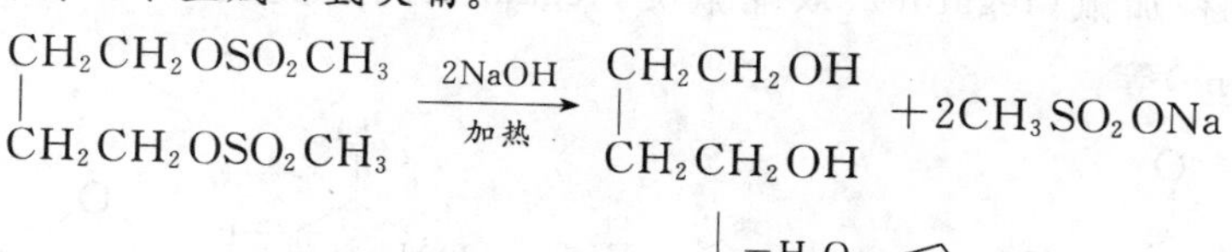

$$CH_2CH_2OSO_2CH_3$$
$$|$$
$$CH_2CH_2OSO_2CH_3$$
$$\xrightarrow[\text{加热}]{2NaOH}$$
$$CH_2CH_2OH$$
$$|$$
$$CH_2CH_2OH$$
$$+2CH_3SO_2ONa$$

$$\xrightarrow{-H_2O}$$ 四氢呋喃

白消安是双功能基烷化剂,在体内形成的碳正离子能与细胞内多种成分发生反应,与 DNA 双链形成交叉连接,毒害肿瘤细胞。可用于治疗慢性粒细胞白血病、慢性淋巴细胞白血病、真性红细胞增多症及原发性血小板增多症。对慢性粒细胞白血病的治疗效果优于放射治疗,对急性病变无效。可以口服。主要不良反应为消化道反应及骨髓抑制。

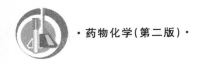

6.2 抗代谢药

抗代谢药的化学结构与代谢物相似,主要通过酶抑制作用和致死合成方式抑制肿瘤的活性。酶抑制作用是指在体内能与代谢物发生竞争性拮抗作用,与代谢必需的酶结合,抑制酶的活性(故抗代谢物也是酶抑制剂)。致死合成是指通过掺入 DNA 或 RNA 形成非功能的假的生物大分子,从而抑制肿瘤细胞的增生。

抗代谢药主要抑制肿瘤细胞的 DNA 合成,有的也可抑制 RNA 和蛋白质的合成。它们在临床上主要用于治疗白血病,对某些实体瘤也有效。目前尚未发现肿瘤细胞有独特的代谢途径,只是由于正常细胞与肿瘤细胞之间生长的分数有差异,抗代谢物才会更多地杀死生长较快的肿瘤细胞,而对正常细胞影响较小。该类药物相对选择性差,对增殖较快的正常组织也有明显的毒性。

一、嘧啶类抗代谢物

(一)尿嘧啶类抗代谢物

尿嘧啶是体内正常的嘧啶碱基,掺入肿瘤组织的速度较其他嘧啶快。利用生物电子等排原理,以卤原子代替氢原子合成的卤代尿嘧啶衍生物中,氟尿嘧啶(fluorouracil,5-FU)的抗肿瘤作用最好。由于氟的原子半径与氢的相近,氟化物的体积与原化合物几乎相等,加之 C—F 键的稳定性大,特别是在代谢过程中不易分解,能在分子水平上代替正常代谢物尿嘧啶,抑制胸腺嘧啶的合成,干扰脱氧胸腺嘧啶核苷酸的形成,从而抑制 DNA合成,最终导致肿瘤细胞死亡。氟尿嘧啶是治疗实体肿瘤的首选药物,疗效确切,但毒性较大。近年来为了提高疗效,降低毒性,利用前药原理设计了许多 5-氟尿嘧啶衍生物,效果较好的有替加氟(tegafur)、双呋氟啶(tegadifur)、卡莫氟(cormofur)和去氧氟尿苷(doxifluridine)等。

尿嘧啶   氟尿嘧啶   替加氟   双呋氟啶

卡莫氟

去氧氟尿苷

（二）胞嘧啶类抗代谢物

将尿嘧啶 4 位的氧用氨基取代,同时以阿拉伯糖代替正常核苷中的核糖或去氧核糖,就得到胞嘧啶衍生物,从而有较好的抗肿瘤活性。

阿糖胞苷和正常代谢物胞苷的化学结构极为相似,在体内转化为活性的三磷酸阿糖胞苷,抑制 DNA 多聚酶,也有极少量掺入 DNA 分子中,阻止 DNA 的合成,抑制肿瘤细胞的生长。阿糖胞苷是作用于 DNA 合成期的药物,对急性粒细胞白血病疗效最好,对急性单核细胞性白血病和急性淋巴细胞白血病、恶性淋巴瘤、肺癌、消化道癌和颈部癌等也有一定疗效。阿糖胞苷中的氨基被酰化修饰后,可减少在体内的脱氨代谢失活,如制成的棕榈酰阿糖胞苷(N-palmitoyl arac)的抗肿瘤活性比阿糖胞苷强而持久。本类药物中的环胞苷(cyclocytidine)在体内代谢速度比阿糖胞苷慢,作用时间长,副作用较轻,可用于各类急性白血病的治疗,也用于单疱疹病毒角膜炎的治疗。阿扎胞苷(azacitidine)主要用于治疗急性粒细胞白血病,对结肠癌、乳腺癌也有一定的疗效。

胞苷   阿糖胞苷   环胞苷   阿扎胞苷

二、嘌呤类抗代谢物

腺嘌呤和鸟嘌呤是 DNA 和 RNA 的主要组分,次黄嘌呤是腺嘌呤和鸟嘌呤合成的重要中间体。嘌呤类抗代谢物主要是次黄嘌呤和鸟嘌呤的衍生物。最早用于抗肿瘤的次黄嘌呤衍生物是巯嘌呤(mercaptopurine,乐疾宁)。巯嘌呤的缺点是有耐药性,不溶于水和显效慢,若在巯基上引入水溶性的磺酸基,制成的磺巯嘌呤钠(sulfomercaprine sodium,溶癌呤)是巯嘌呤的前药。在体内遇酸或巯基化合物均易分解成巯嘌呤而发挥作用。肿

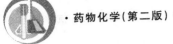

瘤组织的 pH 值比正常组织低,巯基化合物含量也高,药物在肿瘤细胞中浓度较大。磺巯嘌呤钠因易溶于水,不能透过血脑屏障,可进行鞘内注射。

临床上使用的鸟嘌呤衍生物有巯鸟嘌呤(6-thioguanine)和 8-氮杂鸟嘌呤(8-azaguanine)。

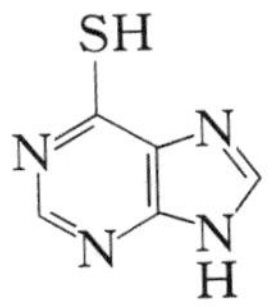

巯嘌呤 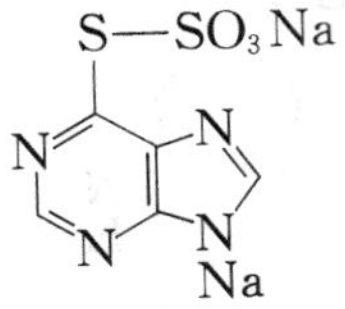　　　　磺巯嘌呤钠 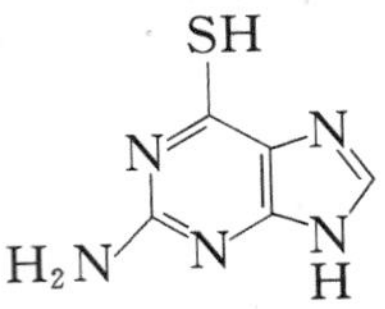　　　　巯鸟嘌呤 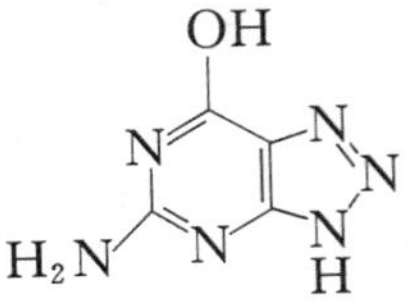　　　　8-氮杂鸟嘌呤

三、叶酸类

叶酸(folic acid)是核酸生物合成的代谢物,临床用做抗贫血药。叶酸缺乏的特征是白细胞减少,因此叶酸的拮抗剂可用于缓解急性白血病。目前临床使用的叶酸拮抗剂主要是二氢叶酸还原酶抑制剂,如氨基蝶呤(aminopterin,TX)和甲氨蝶呤(methotrexate,MTX)效果较好。氨基蝶呤主要用于银屑病的治疗。

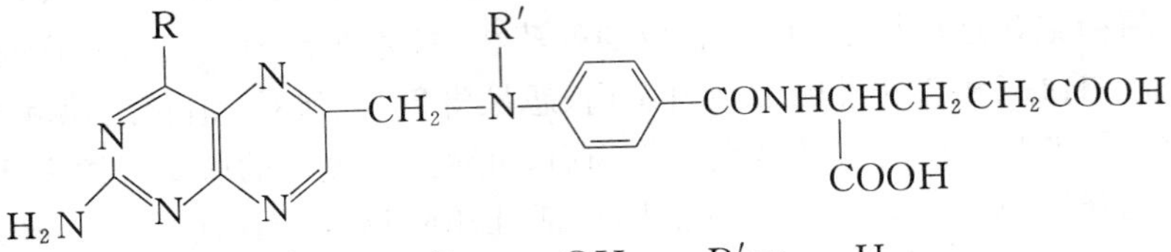

叶酸	R= —OH	R′= —H
氨基蝶呤	R= —NH$_2$	R′= —H
甲氨蝶呤	R= —NH$_2$	R′= —CH$_3$

叶酸拮抗剂三甲曲沙(trimetrexate)与甲氨蝶呤相似,是二氢叶酸还原酶抑制剂,对甲氨蝶呤敏感性细胞系和耐甲氨蝶呤的细胞系均有效。临床上用于治疗非小细胞性支气管癌、乳腺癌、急性白血病和头颈部肿瘤等。

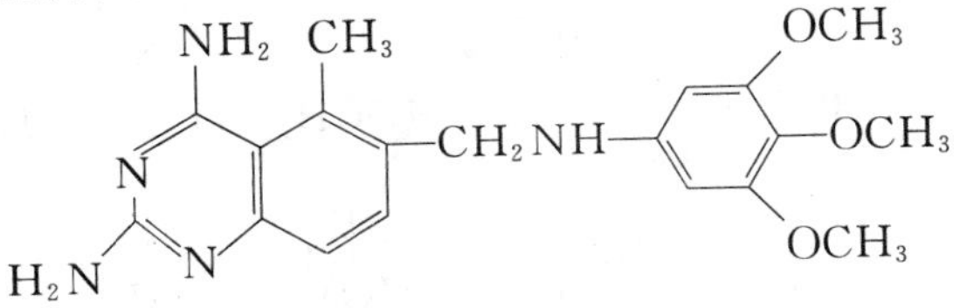

三甲曲沙

典型药物

(1) 氟尿嘧啶(fluorouracil)

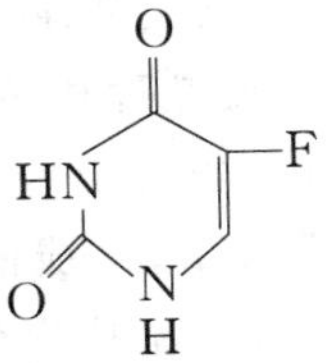

氟尿嘧啶化学名为 5-氟-2,4(1H,3H)-嘧啶二酮,又名 5-氟尿嘧啶(5-FU)。

氯乙酸乙酯在乙酰胺中与无水氟化钾作用,进行氟化得氟乙酸乙酯(Ⅰ)。在甲苯中,以甲醇钠为缩合剂与甲酸乙酯缩合得氟代甲酰乙酸乙酯烯醇型钠盐(Ⅱ)。再与甲基异脲缩合得 2-甲氧基-4-羟基-5-氟嘧啶(Ⅲ)。最后用稀盐酸水解得氟尿嘧啶。

$$ClCH_2COOC_2H_5 \xrightarrow[CH_3CONH_2]{KF} FCH_2COOC_2H_5 \xrightarrow[CH_3ONa]{HCOOC_2H_5}$$

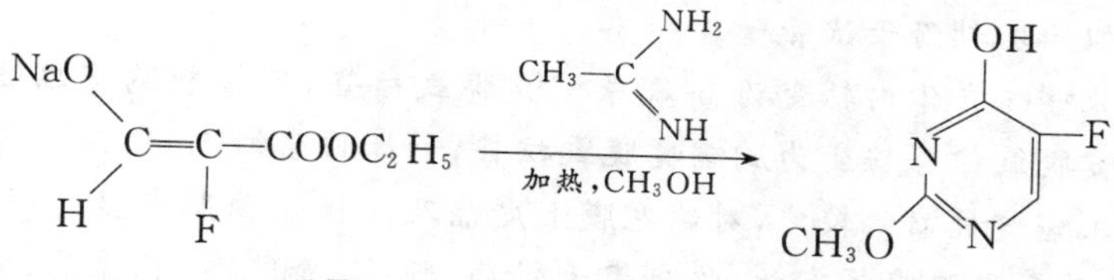

(Ⅰ)

(Ⅱ)   (Ⅲ)

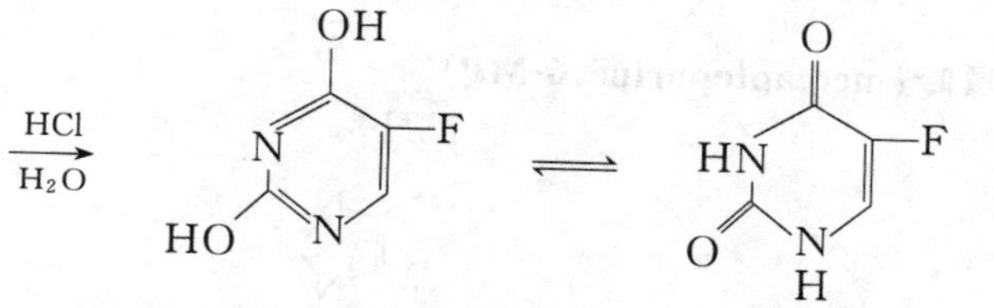

氟尿嘧啶为白色或类白色结晶或结晶性粉末,熔点为 281~284 ℃(分解)。氟尿嘧啶略溶于水(1:80),微溶于乙醇(1:170),不溶于氯仿和乙醚;在沸水中溶解度增大,能溶于稀盐酸和氢氧化钠溶液中。

氟尿嘧啶可互变成酮式结构,具有 α,β-不饱和酮的性质,遇溴试液发生加成反应,溴的红色消失,加氢氧化钡试液产生紫色沉淀。

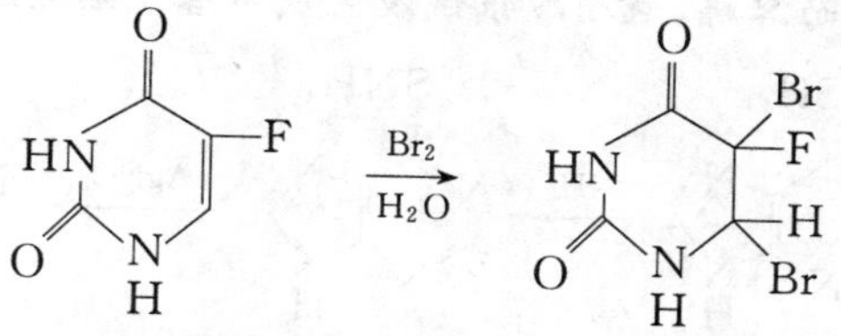

氟尿嘧啶在酸性溶液中相当稳定,但在碱性条件下也会发生下列水解反应:

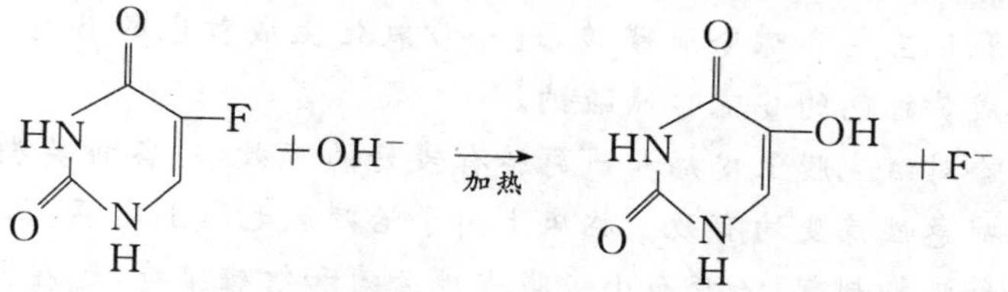

氟尿嘧啶在水溶液中还能受到其他亲核试剂的进攻而降解。如氟尿嘧啶与亚硫酸氢钠发生下列加成反应,可逆反应的平衡点是由 pH 值来决定的,pH 值低时有利于加成产物的形成。在碱性溶液中,亚硫酸氢盐的加成产物会发生不可逆的降解反应。所以在氟尿嘧啶处方中不应加入亚硫酸氢钠。

氟尿嘧啶为含氟化合物,可用氟化物的鉴别反应进行定性分析,如氟尿嘧啶与重铬酸钾的硫酸溶液微热后,生成的氢氟酸能使玻璃表面受到腐蚀,造成溶液流动不滑畅而类似油垢黏附于试管壁。

氟尿嘧啶在体内转变为5-氟尿嘧啶脱氧核苷,可抑制胸腺嘧啶核苷合成酶,阻断尿嘧啶脱氧核苷转变为胸嘧啶脱氧核苷,干扰肿瘤细胞DNA的合成。

氟尿嘧啶抗瘤谱较广,对绒毛膜上皮癌及恶性葡萄胎有显著疗效,对结肠癌、直肠癌、胃癌和乳腺癌等有效,临床用于胃癌、肝癌、食道癌、乳腺癌、卵巢癌、膀胱癌和肺癌等。

(2) 巯嘌呤(mercaptopurine,6-MP)

巯嘌呤化学名为6-嘌呤硫醇。

巯嘌呤为黄色结晶性粉末,无臭,味微甜;极微溶于水和乙醇,几乎不溶于乙醚,易溶于碱液中,但不稳定。

巯嘌呤分子中含有巯基,遇光易变色,故应避光保存。巯嘌呤分子中的巯基可与氨反应,生成铵盐而溶解,遇硝酸银试液生成不溶于热硝酸的巯嘌呤银白色沉淀。

巯嘌呤的乙酸溶液与乙酸铅作用,生成黄色的巯嘌呤铅沉淀。巯嘌呤具有巯基,可被硝酸氧化生成6-嘌呤亚磺酸,进一步氧化生成黄色的6-嘌呤磺酸,再与氢氧化钠作用生成黄棕色的6-嘌呤磺酸钠。

巯嘌呤对绒毛膜上皮癌和葡萄胎有较好的疗效,对各种类型的白血病和慢性粒细胞白血病急性病变均有效。临床上用于治疗绒毛膜上皮癌、恶性葡萄胎和白血病。也常用做免疫抑制剂,治疗血小板减少性紫癜和红斑狼疮,还在器官移植时使用。

(3) 甲氨蝶呤(methotrexate,MTX)

甲氨蝶呤化学名为 L-(＋)-N-[4-[[(2,4-二氨基-6-蝶啶基)甲基]甲氨基]苯甲酰基]谷氨酸。单水合物的熔点为 $185 \sim 204\ ℃$(分解)。

甲氨蝶呤分子中有酰胺结构,在强酸性溶液中酰胺键发生水解,生成无活性的谷氨酸和蝶呤酸。

甲氨蝶呤与二氢叶酸还原酶的结合几乎是不可逆的,使二氢叶酸不能转化成四氢叶酸,从而阻止 DNA 合成和动物细胞复制所需的四氢叶酸辅酶的形成,最终抑制 DNA 和 RNA 的合成而阻止肿瘤细胞的生长。甲氨蝶呤主要用于治疗各种类型的急性白血病、绒毛膜上皮癌和恶性葡萄胎,疗效显著。对头颈部肿瘤、宫颈癌、乳腺癌、消化道和恶性淋巴癌等也有一定疗效。此外,甲氨蝶呤还具有很强的免疫抑制作用和抗炎作用,在临床上的应用不断扩展。

甲氨蝶呤与亚叶酸钙(calcium folinate)合用可降低毒性而不降低抗肿瘤活性,亚叶酸钙能提供四氢叶酸,可解救甲氨蝶呤大剂量时引起的中毒。

6.3 抗肿瘤天然药物

一、抗肿瘤抗生素

抗肿瘤抗生素是由微生物产生的具有抗肿瘤活性的化学物质。它们多直接作用于 DNA 或嵌入 DNA 之中。常用的抗肿瘤抗生素有多肽类和蒽醌类两大类。

(一)多肽类抗生素

放线菌素 D(dactinomycin D,更生霉素)是由 L-苏氨酸、D-缬氨酸、L-脯氨酸、N-甲基甘氨酸、L-N-甲基缬氨酸组成的两个多肽酯环与母核 3-氨基-1,8-二甲基-2-吩噁嗪酮-4,5-二甲酸通过羧基相连。各种放线菌素的差异主要是多肽侧链中的氨基酸及其排列顺序的不同。

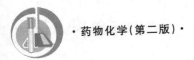

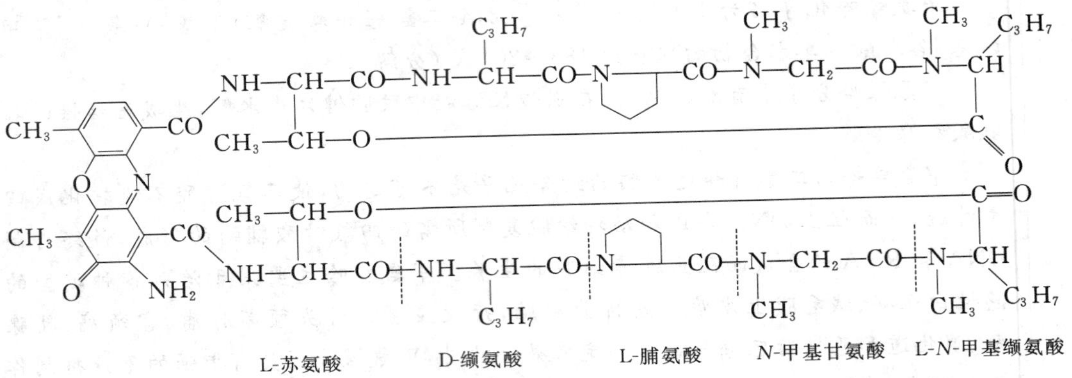

放线菌素 D

放线菌素 D 与 DNA 可逆性强烈结合,抑制 RNA 的合成,同时干扰蛋白质的合成。该药对绒毛膜上皮癌和恶性葡萄胎有明显效果。

(二)蒽醌类抗生素

丝裂霉素 C(mitomycin C)是从放线菌培养液分离出的一种抗生素。我国发现的自力霉素经证明与其为同一化合物。与大多数抗生素不同,丝裂霉素 C 在体内酶的作用下首先醌还原成氢醌,再脱去一分子甲醇生成双功能的烷化剂,与 DNA 的鸟嘌呤和胞嘧啶碱基结合导致 DNA 交联,抑制 DNA 的合成和功能发挥。

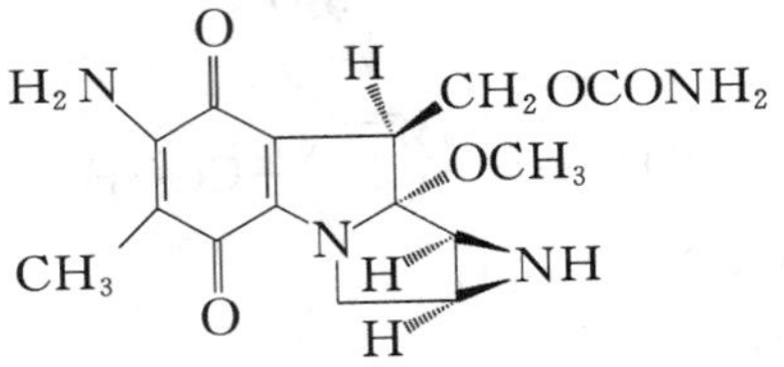

丝裂霉素 C

丝裂霉素 C 为紫色结晶性粉末,结晶状态稳定,水溶液不稳定,酸、碱、高温都能加速其分解。丝裂霉素 C 对各种腺癌(胃、胰腺、直肠、乳腺等)有效,通常与其他抗癌药合用,治疗胃的腺癌。

阿霉素(adriamycin,又称为多柔比星)、柔红霉素(daunorubicin,正定霉素)和表阿霉素(epirubicin,表柔比星)均为蒽环糖苷类抗生素,是蒽醌类抗生素的代表。阿霉素与柔红霉素结构上的差异在 8 位的侧链上,二者仅差一个羟基。

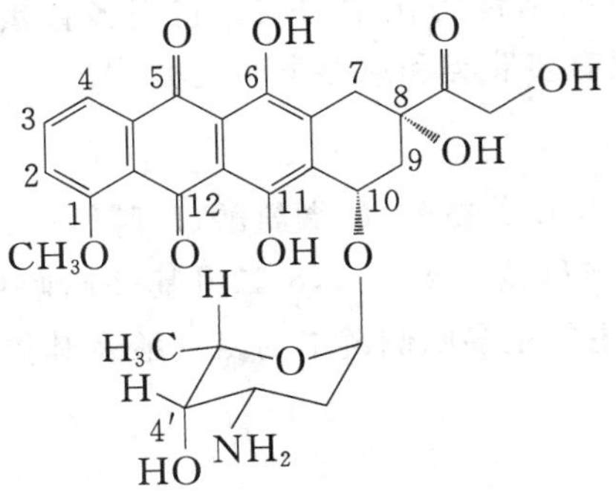

阿霉素 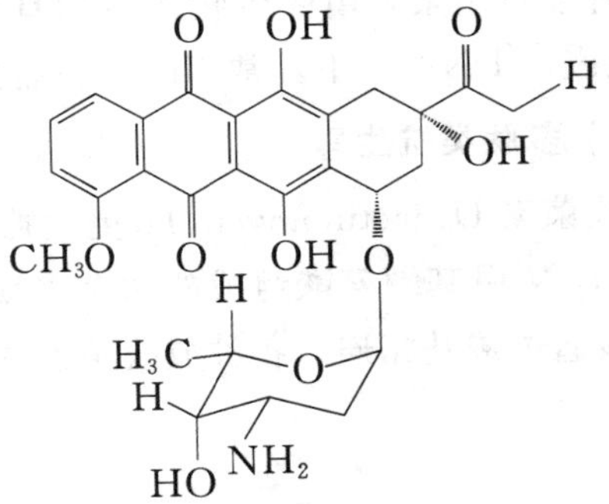   柔红霉素

阿霉素最严重的不良反应是心脏毒性,可引起心肌退行性病变和心肌间质水肿。柔红霉素在化学结构上仅比多柔比星少一个羟基,是治疗急性淋巴白血病和骨髓性白血病的重要药物,但对实体瘤远不及多柔比星。

表阿霉素与阿霉素是差向异构体,二者的不同之处仅在 $4'$ 位的羟基由竖向改为平伏,这样表阿霉素中的平伏键的羟基更易与葡萄糖醛酸结合而解毒,抗癌作用与阿霉素相似,但具有分布在心脏的浓度低和排泄快的特点,所以骨髓抑制和心脏毒性都较轻,为阿霉素的 $60\%\sim70\%$。表阿霉素口服无效,常制成盐酸盐供静脉注射用。阿霉素抗瘤谱很广,临床用于治疗急、慢性白血病和淋巴瘤,也用于治疗乳腺癌、膀胱癌、甲状腺癌、肺癌和卵巢癌等实体瘤及软组织瘤。

蒽醌类抗生素的主要作用是将蒽醌环平面插入 DNA 两螺旋长轴中,氨基糖通过 DNA 糖磷酸酯骨架连接,增加稳定性。这种 DNA 联结对抑制肿瘤细胞的核酸合成、细胞毒性和抗肿瘤活性必不可少,同时还能引起单键 DNA 的断裂和影响 DNA 的修复。

在合成的蒽醌类衍生物中,米托蒽醌(mitoxantrone)的抗肿瘤活性比阿霉素强 5 倍,其心脏毒性比阿霉素低很多,病人易耐受,可与许多常用抗肿瘤药合用,治疗晚期乳腺癌、非霍奇金病和淋巴瘤,预防成人急性淋巴细胞白血病的复发。

表阿霉素　　　　　　　米托蒽醌

二、抗肿瘤生物碱

生物碱广泛存在于动植物体内,是一类具有显著生理活性的含氮碱性化合物。对生物碱进行结构修饰,可从中找到了一些疗效更好、副作用较低的抗肿瘤药物。

(一)长春花生物碱

夹竹桃科植物长春花全草中含有 60 多种生物碱,其中长春碱(vinblastine)和长春新碱(vincristine)对淋巴白血病有较好的治疗作用。长春地辛(vindesine)的抗肿瘤活性远优于长春碱和长春新碱,毒性也小。该类药物作用于细胞增殖周期的有丝分裂期,破坏纺锤体,使有丝分裂停止于中期,主要用于恶性淋巴肿瘤、急性淋巴细胞白血病及绒毛膜上皮癌。

长春花生物碱的主要不良反应为骨髓抑制、消化道反应、神经系统毒性和血栓性静脉炎。其次,长春花生物碱药分子中具有吲哚环结构,极易被氧化,故在光照和加热的情况下很容易变色,应避光保存,静脉注射时应避免日光直射。

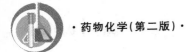
		R₁	R₂	R₃
	长春碱	—CH₃	—OCH₃	—COCH₃
	长春新碱	—CHO	—OCH₃	—COCH₃
	长春地辛	—CH₃	—NH₂	—H

（二）喜树生物碱

喜树含有多种生物碱，代表药物有喜树碱（campothecin）、羟基喜树碱（hydroxycampothecin）和甲氧基喜树碱（methoxycampothecin），是从中国特有的珙树科植物喜树中分离得到的五个环系的内酯生物碱，对消化系统肿瘤，如胃癌、结肠癌和直肠癌等有效，对白血病、葡萄胎和绒毛膜上皮癌也有一定作用，但毒性较大，水溶性较弱。喜树碱新的作用机制是作用于 DNA 拓扑异构化酶 I，使 DNA 的复制、转录等受阻，最终导致 DNA 的断裂。根据这样的作用机制，设计、合成了一些水溶性较强的衍生物，如拓扑替康（topotecan）、鲁比替康（rubitecan）和伊立替康（irinotecan）。

R₁	R₂	R₃	
H	H	H	喜树碱
OH	H	H	羟基喜树碱
OCH₃	H	H	甲氧基喜树碱
OH	(CH₃)₂NCH₂	H	拓扑替康
H	NO₂	H	鲁比替康
（哌啶基）N—COO	H	C₂H₅	伊立替康

（三）鬼臼生物碱

鬼臼毒素（podophyllotoxin）是喜马拉雅鬼臼和美洲鬼臼的根茎中的主要生物碱，是一种有效的抗肿瘤成分，由于其毒性反应严重，不能用于临床。经结构改造得到的鬼臼酰乙基肼（podophyllic acid ethyl hydrozide），临床用于治疗宫颈癌、皮肤癌和阴茎乳状瘤等；经结构改造得到的依托泊苷（etoposide）对单核细胞白血病有效，完全缓解率也高，对小细胞肺癌有显著疗效，为小细胞肺癌化疗首选药物；经结构改造得到的替尼泊苷（teniposide）脂溶性强，可通过血脑屏障，为脑瘤首选药物。

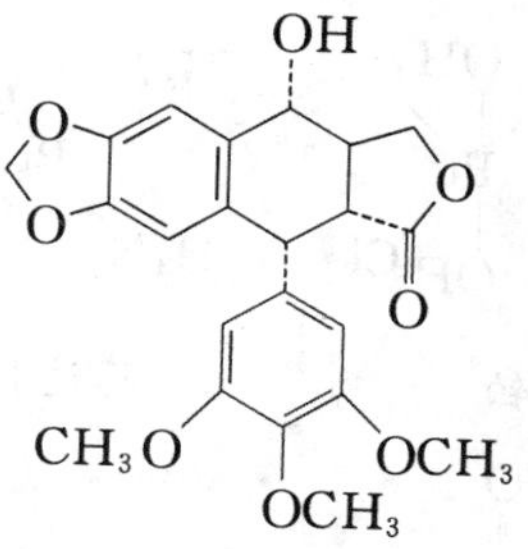

鬼臼毒素

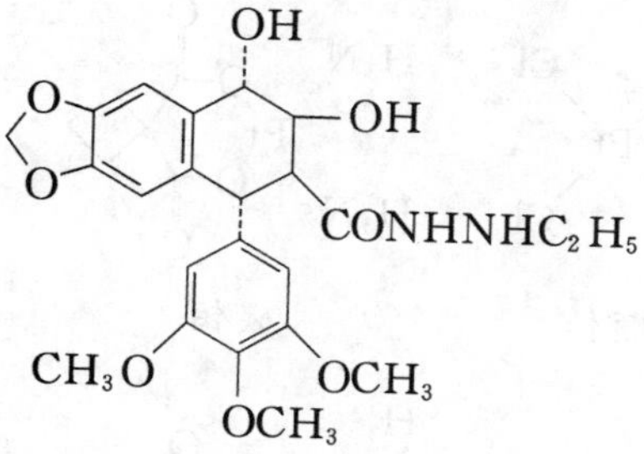

鬼臼酰乙基肼

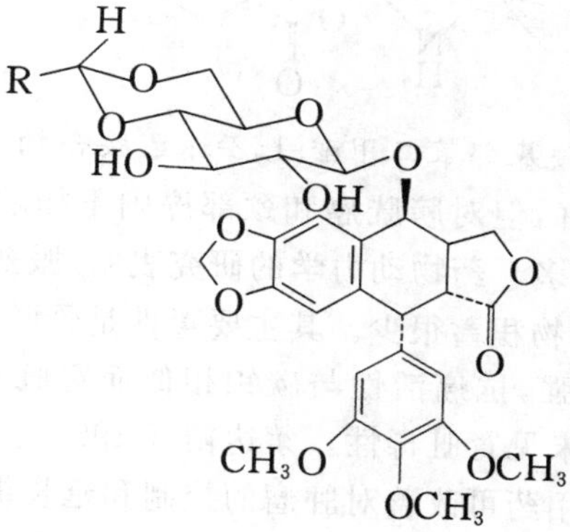

依托泊苷 R= —CH₃

替尼泊苷 R=

6.4 铂配合物

顺铂(cisplatin,顺氯氨铂)是第一个被发现具有抗肿瘤活性的铂配合物,它对人体的某些肿瘤有强烈的抑杀作用。这引起了对金属化合物抗肿瘤研究的重视,从而合成了大量金属配合物。现已证实有十多种金属元素的配合物具有抗肿瘤活性。其中铂配合物是抗肿瘤药物研究中较为活跃的领域。

顺铂属于细胞周期非特异性药物,具有细胞毒性,可抑制癌细胞的 DNA 复制过程,并损伤其细胞膜上的结构,有较强的广谱抗肿瘤作用。临床上用于治疗多种实体肿瘤,如卵巢癌、前列腺癌、睾丸癌、肺癌、鼻咽癌、食道癌、恶性淋巴瘤、乳腺癌、头颈部鳞癌、甲状腺癌及成骨肉瘤等。但顺铂又有下列缺点而限制了其临床应用:①严重的毒副作用,包括肾毒性、胃肠道毒性、耳毒性及神经毒性;②对某些瘤细胞活性较低,如乳腺癌、结肠癌等;③使肿瘤细胞产生获得性耐药性;④水溶性弱;⑤须注射给药。

为了降低毒副作用,保持或增强其高效抗肿瘤活性,可对载体配位体和可取代配位体进行改造。载体配位体除氨外用伯胺或二胺取代,取代配位体除氯外用以氧为配位原子的各种二羧酸化合物取代,获得了一系列抗肿瘤活性高、低毒的铂类药物,如碳铂(carboplatin)、异丙铂(iproplatin)、草酸铂(oxaliplatin)、萘达帕汀(nadavlatin)和 4'-羧基邻苯二甲酸-1,2-环己胺合铂(DACCP)。

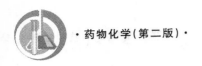
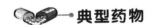

顺铂 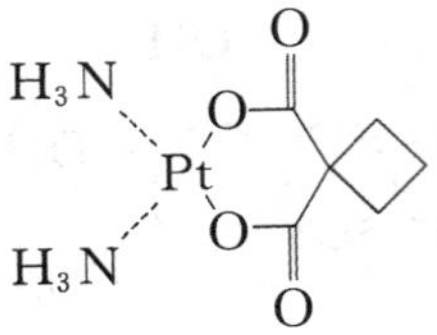　　　　　　碳铂 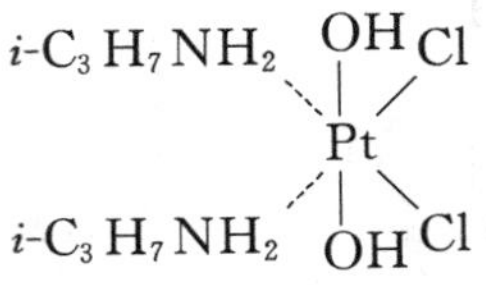　　　　　　　异丙铂　　　　　　蔡达帕汀

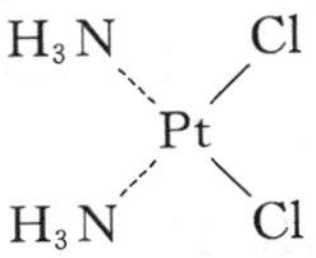

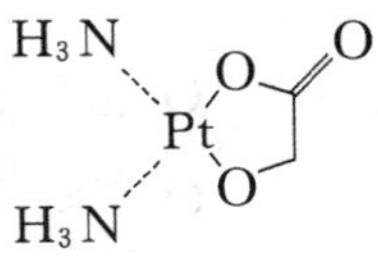

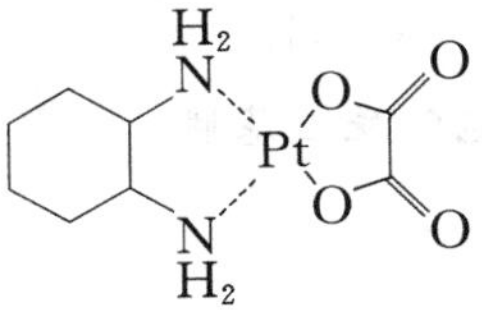

草酸铂 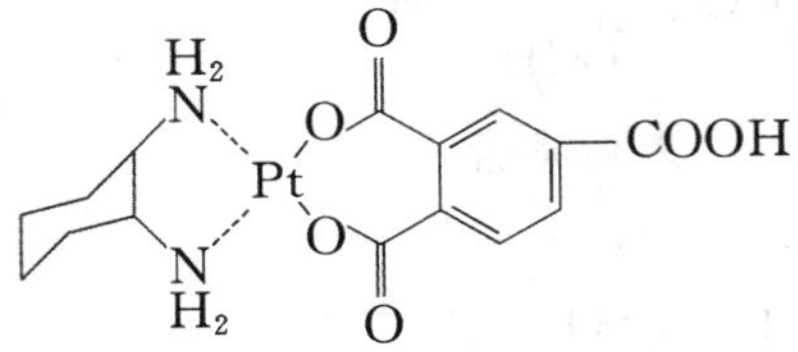　　　　　　4'-羧基邻苯二甲酸-1,2-环己胺合铂

　　碳铂治疗小细胞肺癌的效果比顺铂好,但对膀胱癌和颈部癌则不如顺铂。碳铂和顺铂之间没有交叉抗药性,毒性比顺铂低得多。药物动力学的研究表明,服药后 4 h 在血浆中未结合的碳铂仍以原药存在,在体内药物积蓄很少。其主要毒性是骨髓抑制,肾脏毒性很低。异丙铂和草酸铂的特点是水溶性强,抗癌活性与碳铂相似而肾脏毒性比顺铂低。其主要毒性也是骨髓抑制、血小板降低,未见肾脏毒性。蔡达帕汀 1994 年在日本上市,毒性较顺铂小。蔡达帕汀与氟尿嘧啶联合用药可改善对肿瘤的控制和延长缓解期。

🔖 典型药物

　　顺铂

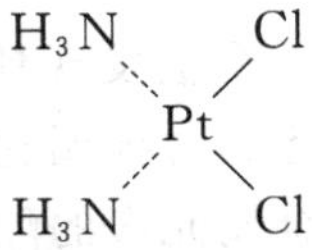

顺铂化学名为(Z)-二氨二氯铂。

　　顺铂为亮黄色至橙黄色结晶性粉末,无臭。易溶于二甲亚砜,略溶于二甲基甲酰胺,微溶于水,不溶于乙醇。

　　顺铂在室温条件下对光和空气稳定,可长期储存。当加热到 170 ℃ 时即转化成无效的反式异构体,继续加热至 270 ℃ 则分解成金属铂。顺铂在甘露醇、葡萄糖和苯甲醇中稳定。

　　顺铂在水溶液中经水化作用生成水化产物,即结构中的氯被水解,分解速度与pH 值有关,pH 值升高时分解速度加快。外加氯化物到顺铂溶液中可降低顺铂的分解速率,即氯离子对顺铂的稳定性很重要,所以制剂中加入氯化钠。顺铂除水化作用外,在水溶液中能与强的亲核试剂发生取代反应,如亚硫酸氢钠能与顺铂迅速反应,故不能做抗氧化剂。

　　顺铂产生的细胞毒性和抗肿瘤活性是与肿瘤细胞的 DNA 结合,干扰 DNA 的复制,从而抑制肿瘤细胞的分裂。

　　顺铂在临床上主要用于膀胱癌、前列腺癌、肺癌、头颈部癌、乳腺癌、恶性淋巴癌和白血病等，目前被公认为治疗睾丸癌和卵巢癌的一线药物，与甲氨蝶呤、环磷酰胺等有协同作用。缺点是毒副作用大，长期使用会产生耐药性。

同 步 检 测

一、选择题

（一）单项选择题

1. 烷化剂类抗肿瘤药物的结构类型不包括（　　　）。
　　A. 氮芥类　　　　　　B. 亚乙胺类　　　　　C. 亚硝基脲类　　　　D. 硝基咪唑类

2. 环磷酰胺的毒性较小的原因是（　　　）。
　　A. 在正常组织中，经酶代谢生成无毒的代谢物
　　B. 烷化作用强，使用剂量小
　　C. 在体内的代谢速度很快
　　D. 在肿瘤组织中的代谢速度快

3. 阿霉素的主要临床用途为（　　　）。
　　A. 抗菌　　　　　　　B. 抗肿瘤　　　　　　C. 抗病毒　　　　　　D. 抗结核

4. 抗肿瘤药物卡莫司汀属于（　　　）。
　　A. 亚硝基脲类烷化剂　　　　　　　　　B. 氮芥类烷化剂
　　C. 嘧啶类抗代谢物　　　　　　　　　　D. 嘌呤类抗代谢物

5. 环磷酰胺做成一水合物的原因是（　　　）。
　　A. 易于溶解　　　　　　　　　　　　　B. 不易分解
　　C. 可成白色结晶　　　　　　　　　　　D. 提高生物利用度

6. 下列哪个药物不是抗代谢药物？（　　　）
　　A. 巯嘌呤　　　　　B. 甲氨蝶呤　　　　　C. 氟尿嘧啶　　　　D. 卡莫司汀

7. 白消安属哪一类抗癌药？（　　　）
　　A. 抗生素　　　　　B. 烷化剂　　　　　　C. 生物碱　　　　　D. 抗代谢类

8. 下列哪个药物是通过诱导和促使微管蛋白聚合成微管，同时抑制所形成微管的解聚而产生抗肿瘤活性的？（　　　）
　　A. 盐酸多柔比星　　B. 紫杉醇　　　　　　C. 伊立替康　　　　D. 鬼臼毒素

（二）多项选择题

1. 以下哪些性质与环磷酰胺相符？（　　　）
　　A. 结构中含有双 β-氯乙基氨基
　　B. 可溶于水，水溶液较稳定，受热不分解
　　C. 水溶液不稳定，遇热更易水解
　　D. 体外无活性，进入体内经肝脏代谢活化
　　E. 易通过血脑屏障进入脑脊液中

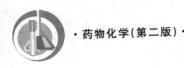

2. 以下哪些性质与顺铂相符?(　　　)

    A. 化学名为(Z)-二氨二氯铂

    B. 室温条件下对光和空气稳定

    C. 为白色结晶性粉末

    D. 水溶液不稳定,能逐渐水解和转化为无活性的反式异构体

    E. 临床用于治疗膀胱癌、前列腺癌、肺癌等,对肾脏的毒性大

3. 直接作用于 DNA 的抗肿瘤药物有(　　　)。

    A. 环磷酰胺　　　　　　　B. 卡铂　　　　　　　　C. 卡莫司汀

    D. 盐酸阿糖胞苷　　　　　E. 氟尿嘧啶

4. 下列药物中,为前药的是(　　　)。

    A. 紫杉醇　　　　　　　　B. 卡莫氟　　　　　　　C. 环磷酰胺

    D. 异环磷酰胺　　　　　　E. 甲氨蝶呤

5. 环磷酰胺体外没有活性,在体内代谢活化,在肿瘤组织中所生成的具有烷化作用的代谢产物有(　　　)。

    A. 4-羟基环磷酰胺　　　　B. 丙烯醛　　　　　　　C. 去甲氮芥

    D. 醛基磷酰胺　　　　　　E. 磷酰

二、名词解释

1. 生物烷化剂。

2. 抗代谢物。

3. 致死合成。

三、简答题

1. 按药理作用分类,抗肿瘤药物大致可分为哪几类?

2. 按化学结构,可将烷化剂分为哪四类?

3. 抗代谢抗肿瘤药物分为哪些结构类型?

4. 抗代谢抗肿瘤药物的主要作用机制是什么?

四、综合题

1. 氮芥类结构中常用的载体分为哪些类型? 载体的主要作用是什么?

2. 试从作用机制解释脂肪氮芥和芳香氮芥类抗肿瘤药物的活性和毒性的差异。

3. 环磷酰胺为什么有抗肿瘤活性? 在体内时是否对正常组织无毒而对肿瘤组织有毒?

4. 试写出环磷酰胺和氟尿嘧啶的合成路线。

学习情境 7

抗寄生虫药物

———— 学习目标 ————

 能力目标

（1）能说出抗寄生虫药物的分类及主要代表药物。

（2）能熟练应用典型药物的理化性质,解决该类药物的调配、制剂、分析检验、储存保管、使用等问题。

（3）能写出阿苯达唑、磷酸氯喹的化学结构,认识左旋咪唑、伯胺喹、吡喹酮的化学结构。

 知识目标

（1）掌握阿苯达唑、磷酸氯喹的化学结构、理化性质及临床应用。

（2）熟悉左旋咪唑、吡喹酮、伯氨喹、枸橼酸乙胺嗪、甲硝唑的化学结构特征及应用。

（3）了解驱肠虫药和抗疟药的分类。

（4）熟悉青蒿素的结构改造及构效关系。

 素质目标

通过对抗寄生虫药物的药物化学知识的学习,为该类药物的调配、制剂、分析检验、储存保管、使用等奠定理论和实践基础。

知识模块

1949 年前在我国寄生虫病是多发病,当时广泛流行的有血吸虫病、疟疾等。现今随着人们生活水平的提高和防病治病意识的增强,过去常见的一些寄生虫病已经显著减少,抗寄生虫药物所占的市场份额也越来越小。依据临床用途不同,本类药物可分为驱肠虫

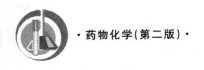

药、抗疟药、抗血吸虫药、抗丝虫药及抗滴虫药等。

7.1　驱肠虫药

驱肠虫药是指能杀死或驱除肠道寄生虫，如蛔虫、钩虫、蛲虫及绦虫等的药物。目前使用的驱肠虫药主要是通过麻痹虫体神经肌肉系统，使其不能附着肠壁而被排出体外。理想的驱肠虫药应对肠寄生虫具有高度的选择性，还应具有人体吸收少、低毒，对胃肠黏膜刺激性小等特点。临床上使用的驱肠虫药根据化学结构的不同可分为哌嗪类、咪唑类、嘧啶类和酚类等。

> **知识链接**
>
> ### 驱肠虫药的使用技巧
>
> 肠道寄生虫病是由肠道寄生虫在人体肠道内寄生而引起。常见的肠道寄生虫有蛔虫、钩虫、蛲虫、鞭虫、旋毛虫、绦虫、姜片虫、梨形鞭毛虫等。为了提高驱肠虫药的疗效，减少药物不良反应，在选用驱肠虫药时，应注意：①根据肠虫类别选用相应的驱虫药；②在安全用药剂量范围内，保障足够的用药剂量；③半空腹服药，如睡前服药，效果较好；④检查粪便，对未根治者，应再给予驱虫治疗。

一、哌嗪类

哌嗪类是目前临床上常用的高效低毒驱蛔虫和驱蛲虫药。哌嗪（piperazine）具有抗胆碱作用，能阻断蛔虫神经肌肉接头处的胆碱受体，从而阻断神经冲动的传导，使虫体肌肉松弛，失去在宿主肠壁附着的能力而被排出体外。哌嗪在临床上用于驱蛔虫和蛲虫，供药用的主要有枸橼酸盐、磷酸盐和己二酸盐。

$$HN \bigcirc NH$$

哌嗪

二、咪唑类

咪唑类具有咪唑并噻唑的基本结构，临床上应用最早的是左旋咪唑（levamisole）。对左旋咪唑进行结构改造，得到了一系列具有苯并咪唑结构的驱肠虫药，主要有甲苯达唑（mebendazole）、氟苯达唑（flubendazole）、阿苯达唑（albendazole）、奥苯达唑（oxibendazole）、帕苯达唑（parbendazole）及噻苯达唑（thiabendazole）等。咪唑类驱肠虫药具有广谱的特点，对蛔虫、钩虫、蛲虫及鞭毛虫具有较好的效果。

左旋咪唑

甲苯达唑	$R_1 = $ —NH—C(=O)—OCH$_3$	$R_2 = $ C(=O)—苯基	
氟苯达唑	$R_1 = $ —NH—C(=O)—OCH$_3$	$R_2 = $ C(=O)—苯基—F	
阿苯达唑	$R_1 = $ —NH—C(=O)—OCH$_3$	$R_2 = $ —S—CH$_2$CH$_3$	
奥苯达唑	$R_1 = $ —NH—C(=O)—OCH$_3$	$R_2 = $ —O—CH$_2$CH$_3$	
帕苯达唑	$R_1 = $ —NH—C(=O)—OCH$_3$	$R_2 = $ —CH$_2$CH$_2$CH$_3$	
噻苯达唑	$R_1 = $ 噻唑基	$R_2 = $ H	

典型药物

（1）盐酸左旋咪唑（levamisole hydrochloride）

盐酸左旋咪唑化学名为 S-(-)-6-苯基-2,3,5,6-四氢咪唑并[2,1-b]噻唑盐酸盐。

盐酸左旋咪唑为白色或类白色针状结晶或结晶性粉末,无臭,味苦。极易溶于水,易溶于乙醇,微溶于氯仿,极微溶于丙酮。熔点为 225～230 ℃,比旋度为 -127°～ -120°。

盐酸左旋咪唑水溶液加氢氧化钠溶液煮沸,噻唑被破坏生成巯基,与亚硝基铁氰化钠中的亚硝基反应立即显红色,放置后颜色变浅。另外,盐酸左旋咪唑结构中含有叔胺氮原子,可与碘试液、苦味酸试液等生物碱沉淀试剂反应。

盐酸左旋咪唑为左旋体,可由其外消旋体四咪唑拆分得到。拆分采用非对映异构体结晶法,用 L-(+)-二苯甲酰酒石酸或 L-(+)-N-对甲苯磺酰谷氨酸为拆分剂,通过形成非对映异构体盐溶解度的差异进行拆分。

盐酸左旋咪唑为广谱驱虫药。能选择性地抑制虫体肌肉中的琥珀酸脱氢酶,使延胡索酸不能还原为琥珀酸,从而影响虫体肌肉的无氧代谢,减少能量的产生。虫体肌肉麻痹后,虫体随粪便排出体外。临床主要用于驱蛔虫,对蛲虫、钩虫也有效,对丝虫成虫、幼虫及微丝幼虫亦有明显作用。盐酸左旋咪唑还是一种免疫调节剂,可使细胞免疫力较低者得到恢复。

左旋咪唑驱虫作用为外消旋体四咪唑的 2 倍,且毒性和副作用比四咪唑低。治疗剂量下,偶有胃肠道反应、头晕等。大剂量或多次服用时,少数病人可出现粒细胞减少、肝功能减退等。肝功能不全、妊娠早期妇女禁用。

(2) 阿苯达唑(albendazole)

阿苯达唑化学名为[(5-丙巯基)-1H-苯并咪唑-2-基]氨基甲酸甲酯,又名丙硫咪唑、肠虫清。

阿苯达唑为白色或类白色粉末,无臭,无味,熔点为 206～212 ℃,熔融时分解。不溶于水,溶于冰乙酸,在丙酮和氯仿中微溶,在乙醇中几乎不溶。

阿苯达唑灼烧后产生硫化氢气体,能与乙酸铅试液反应生成硫化铅而呈黑色。

阿苯达唑的作用机制是抑制寄生虫对葡萄糖的摄取,导致虫体糖源耗竭;同时抑制延胡索酸还原酶系阻碍三磷酸腺苷的生成,致使寄生虫无法生存和繁殖。

阿苯达唑为广谱驱肠虫药,是苯并咪唑类中作用最强的一个。对线虫、血吸虫、绦虫及钩虫等均有高度活性,对虫卵发育亦有显著抑制作用。试验发现治疗剂量的阿苯达唑有致畸作用和胚胎毒性,孕妇禁用。

阿苯达唑的合成是以农药多菌灵(Ⅰ)为起始原料,以冰乙酸为溶剂,通入氯气与干燥的硫氰酸钠在氮气保护下 20～30 ℃反应 4 h,制得 5-硫氰基苯并咪唑-2-氨基甲酸甲酯(Ⅱ),与硫化钠反应得(Ⅲ),在乙醇中与溴丙烷加热回流反应 1.5 h,经酸碱精制得阿苯达唑。

三、嘧啶类

嘧啶类的代表药物主要有噻嘧啶(pyrantel)、奥克太尔(oxantel,酚嘧啶)和莫仑太尔(morantel,甲噻嘧啶)等。噻嘧啶通过抑制胆碱酯酶,对寄生虫产生神经肌肉阻断作用,使虫体麻痹,安全排出体外,主要用于驱钩虫、蛔虫及蛲虫,对鞭虫也有一定疗效。由于本类药物并不刺激虫体移行,不致引起胆道梗阻或肠梗阻。奥克太尔对鞭虫最为有效。噻嘧啶和奥克太尔均以双羟萘酸盐供药用,两者合用可作为广谱驱虫药。莫仑太尔为广谱驱肠虫药,临床疗效与噻嘧啶近似,其特点是疗效好、毒性低。

噻嘧啶   奥克太尔   莫仑太尔

四、酚类

酚类药物有鹤草酚(agrimophol)及氯硝柳胺(niclosamide)等。鹤草酚可驱除绦虫、蛔虫等;氯硝柳胺主要用于驱绦虫,亦可用做杀螺剂,能杀灭钉螺及血吸虫的尾蚴、毛蚴等。

鹤草酚   氯硝柳胺

7.2 抗疟药

疟疾是由疟原虫经雌蚊叮咬传播的一种疾病。临床上以周期性、定时性发作的寒战、高热、出汗退热,以及贫血和脾大为特点。疟原虫生活史可分为有性生殖和无性生殖两个阶段,前者在雌蚊体内进行,后者在人体内进行。人体内的无性生殖又分为原发性红细胞外期、继发性红细胞外期、红细胞内期等阶段。各种抗疟药通过影响疟原虫的不同发育阶段而发挥抗疟作用。本节重点介绍 5-HT$_3$ 受体拮抗剂。

知识链接

疟疾与疟原虫

疟疾是一种很古老的疾病,公元 2000 年前的《黄帝内经·素问》中的《疟论篇》和《刺论篇》等就专篇论述疟疾的病因、症状和疗法,并从发作规律上分为“日作”、“间日作”与“三日作”。然而,直到 1880 年法国人 Laveran 在疟疾病人血清中发现疟原虫,1897 年英国人 Ross 发现蚊与传播疟疾的关系,它的真正病因才弄清楚。原来疟疾是由疟原虫经蚊叮咬传播的传染病。不同的疟原虫分别引起间日疟、三日疟、恶性疟及卵圆疟。只有雌蚊才叮人吸血。所以,只有雌蚊才会传播疟疾。“疟疾”一词在拉丁语中的含义是“坏的空气”,这可能与古罗马人很早就意识到应避开某些沼泽地区的瘴气有关。

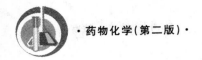

一、喹啉类

喹啉类是具有喹啉环结构的一系列衍生物,按其结构可分为喹啉醇类和氨基喹啉类。

(一) 喹啉醇类

奎宁(quinine)是从金鸡纳树皮中提取的具有喹啉醇结构的生物碱,与钠通道阻滞剂奎尼丁(quinidine)为非对映异构体。奎宁的绝对构型为 3R,4S,8S,9R,奎尼丁的绝对构型为 3R,4S,8R,9S。奎宁是应用最早的抗疟药,它对红细胞内期的疟原虫有较强的杀灭作用,可控制疟疾的症状。研究发现,奎宁在体内的氧化代谢主要发生在喹啉环的 2 位,代谢产物抗疟作用大为减弱。在 2 位引入取代基将其封闭,就可避免生物氧化。喹啉环 2 位引入三氟甲基得到甲氟喹(mefloquine),甲氟喹有杀红细胞内期原虫的长效作用。其结构中有两个手性中心,四个异构体活性相同,临床用其外消旋体。以其他稠环代替喹啉环得到苯芴醇(benflumetol)和卤泛群(halofantrine),两者都可用于耐氯喹的恶性疟。苯芴醇为我国创制的抗疟药。

奎宁　　　　　甲氟喹

苯芴醇　　　　　卤泛群

(二) 氨基喹啉类

氨基喹啉类又可分为 4-氨基喹啉衍生物和 8-氨基喹啉衍生物。4-氨基喹啉衍生物氯喹(chloroquine)具有速效杀虫作用。氯喹分子中氮上的乙基以羟乙基取代得羟氯喹(hydroxychloroquine),也具有较好的抗疟作用。将氯喹的脂肪双氨基侧链改为取代氨酚侧链得到咯萘啶(pyronaridine),与氯喹无明显交叉耐药性,具有高效、速效、低毒的特点。哌喹(piperaquine)的抗疟作用与氯喹相似,口服吸收后,先储存于肝脏,再缓慢释放进入血液,具有长效的特点。每月口服哌喹一次,相当于氯喹每周服药一次的疗效。

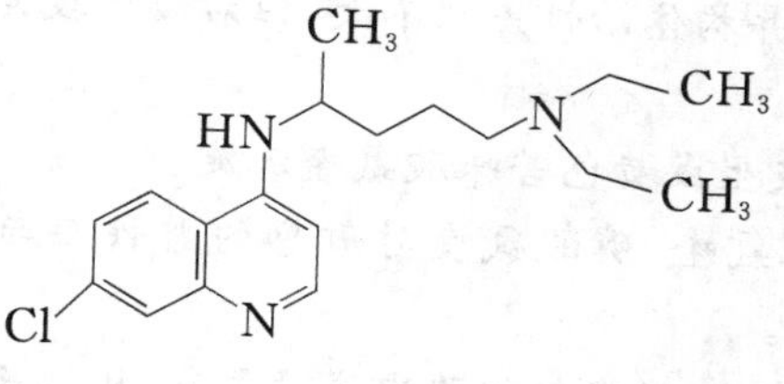

氯喹

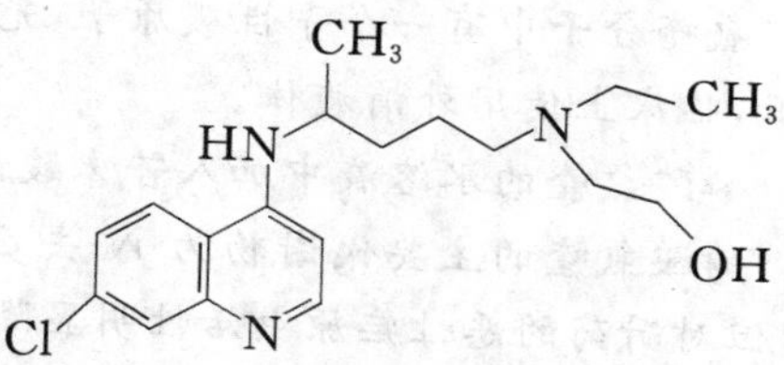

羟氯喹

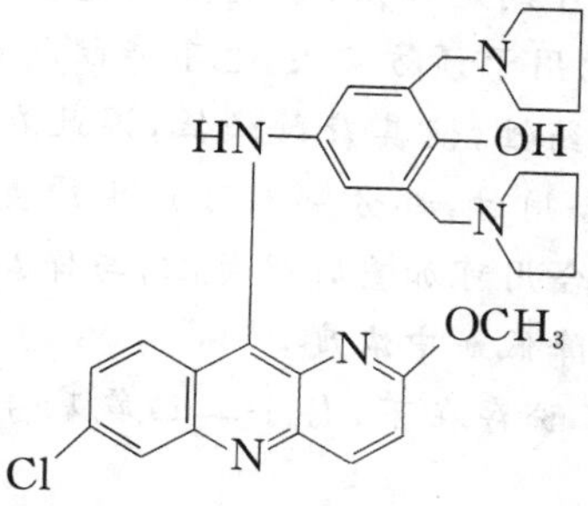

咯萘啶

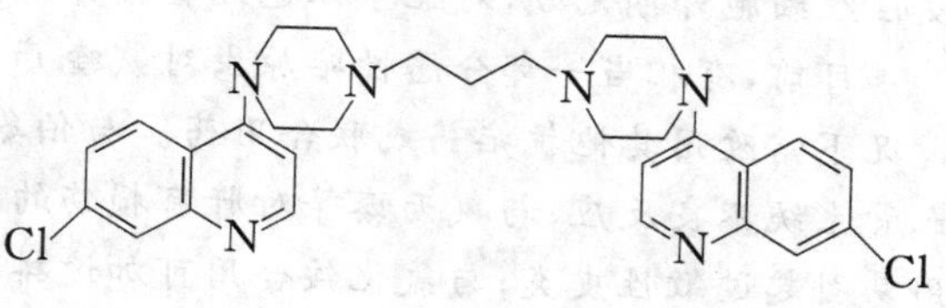

哌喹

将碱性侧链 4-氨基-1-甲基丁胺引入到喹啉环 8 位得到 8-氨基喹啉衍生物伯氨喹（primaquine）。伯氨喹抗疟作用强、毒性低，能杀灭人体血液中各型疟原虫的配子体，并对良性疟及红细胞外期的裂殖子也有较强的杀灭作用，被用做防止疟疾复发和传播的首选药。

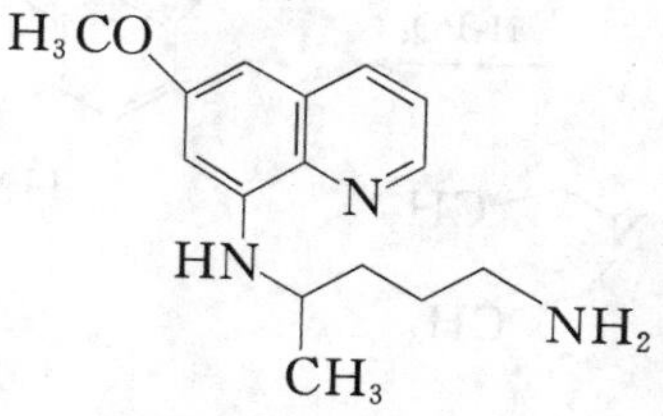

伯氨喹

典型药物

磷酸氯喹（chloroquine phosphate）

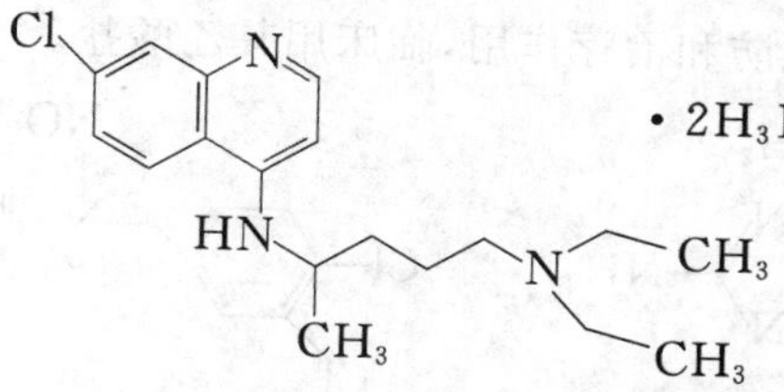

· 2H₃PO₄

磷酸氯喹化学名为 N^1,N^1-二乙基-N^4-(7-氯-4-喹啉基)-1,4-戊二胺二磷酸盐。

磷酸氯喹为白色结晶性粉末，无臭，味苦。熔点为 193～196 ℃（分解）；易溶于水，几乎不溶于乙醇、氯仿、乙醚和苯；水溶液显酸性，pH 值为 3.5～4.5。

氯喹分子中有一个手性碳原子,光学异构体活性差别不大,但右旋体较左旋体毒性低,临床上使用外消旋体。

磷酸氯喹的水溶液中加入苦味酸试液生成黄色苦味酸氯喹沉淀。

磷酸氯喹的主要代谢物为 N-去乙基氯喹,磷酸氯喹对敏感的恶性疟与氯喹等效,但对耐药的恶性疟原虫活性明显降低。

氯喹主要对疟原虫的红细胞内期起作用,能在红细胞内高度聚集,迅速杀灭红细胞内裂殖体,有效地控制疟疾发作症状。对红细胞外期无作用,不能阻止复发;对原发性红细胞外期无效,对配子体也无直接作用,不能用于预防疟疾,也不能阻断传播。

目前,有相当一部分恶性疟原虫对氯喹产生抗药性,使其疗效降低,因此在很多情况下需改用其他抗疟药或联合用药。与伯氨喹合用时,部分病人可产生严重的心血管系统不良反应;与氯丙嗪等对肝有损伤的药物合用可加重肝脏负担;与保泰松合用易引起过敏性皮炎;与氯化铵合用可加速排泄而降低血中浓度。

磷酸氯喹的合成以 4,7-二氯喹啉为原料,在苯酚存在下,与 1-二乙氨基-4-氨基戊烷缩合,生成氯喹,在乙醇中与磷酸成盐制得。

二、氨基嘧啶类

氨基嘧啶类药物具有 2,4-二氨基嘧啶基本结构,代表药物有乙胺嘧啶(pyrimethamine)和硝喹(nitroquine)。疟原虫不能利用环境中的叶酸和四氢叶酸,必须自身合成。氨基嘧啶类能够抑制疟原虫的二氢叶酸还原酶,致使叶酸合成受阻,从而抑制疟原虫的生长,又称为叶酸拮抗剂。乙胺嘧啶对多数疟原虫有较强的抑制作用,临床多作为预防药;硝喹对疟疾有预防和治疗作用,临床用其乙酸盐。

乙胺嘧啶   硝喹

三、萜内酯类

青蒿素(artemisinin)是我国科学家 1972 年从菊科植物黄花蒿中分离提取的萜内酯类抗疟药。青蒿素具有高效、速效的特点,为当前治疗恶性疟的首选药物,但也存在口服活性低、溶解度小、复发率高、半衰期短等缺点。

对青蒿素化学结构进行改造,将 10 位羰基还原得双氢青蒿素(dihydroartemisinin),双氢青蒿素的抗疟作用是青蒿素的 2 倍,它也是青蒿素在体内的还原代谢产物。双氢青蒿素经醚化得蒿甲醚(artemether)和蒿乙醚(arteether)。蒿甲醚对疟原虫红细胞内期裂殖体有很强的杀灭作用,与氯喹几乎无交叉耐药性,毒性比青蒿素低。蒿乙醚对耐氯喹原虫株的作用比青蒿素强。为解决青蒿素水溶性弱的缺点,将双氢青蒿素进行酯化得到了青蒿素琥珀酸酯,即青蒿琥酯(artesunate)。其钠盐水溶液不稳定,可分解为二氢青蒿素和琥珀酸,因此制成粉针剂,临用时将其溶解在 5% 碳酸氢钠水溶液中供静脉注射。作用强度与氯喹相当,但起效比氯喹快,与氯喹仅有轻微的交叉抗药性,适合于抢救脑型疟和危重昏迷的疟疾病人。

青蒿素	R= —O
双氢青蒿素	R= —OH
蒿甲醚	R= —OCH$_3$
蒿乙醚	R= —O—CH$_3$
青蒿琥酯	R= —O—

典型药物

青蒿素(artemisinin)

青蒿素化学名为(3R,5αS,6R,8αS,9R,12S,12αR)-八氢-3,6,9-三甲基-3,12-桥氧-12H-吡喃[4,3-j]-1,2-苯并二塞平-10(3H)-酮。

青蒿素为无色针状结晶,味苦;熔点为 150～153 ℃;在丙酮、乙酸乙酯、氯仿、苯或冰乙酸中易溶,在甲醇、乙醇、乙醚及石油醚中溶解,在水中几乎不溶;比旋度为 +75°～+78°。

青蒿素是从菊科植物青蒿或黄花蒿中分离出的一种含过氧基的新型倍半萜内酯。青蒿素结构中含有过氧键,遇碘化钾试液氧化析出碘,加淀粉指示剂立即显紫色;含内酯结构,加氢氧化钠水溶液加热后水解,遇盐酸羟胺试液及三氯化铁生成深紫红色的异羟肟酸铁。

青蒿素在体内代谢为双氢青蒿素,依然具有抗疟活性,可进一步代谢为脱氧双氢青蒿素、3α-羟基脱氧双氢青蒿素、9,10-二羟基双氢青蒿素。

青蒿素为高效、速效的抗疟药,主要作用于疟原虫的红细胞内期,对间日疟、恶性疟及抢救脑型疟效果良好,但复发率稍高,与伯氨喹合用可使复发率明显降低。

青蒿素及其衍生物还具有抗肿瘤活性,对多种人类和动物肿瘤细胞均具有毒性作用,包括黑色素瘤细胞、肾癌细胞、中枢神经系统肿瘤细胞、肺癌细胞等。

知识链接

青蒿素的构效关系

通过对萜内酯类构效关系的研究,发现如下规律:

(1) 内过氧化结构对活性是必需的。把双氧桥还原为单氧桥得到脱氧青蒿素,就完全丧失了抗疟活性。

(2) 疏水基团的存在和过氧化结构的位置对活性至关重要。在分子中引入亲水性基团并使其极性增大,就会导致抗疟活性减小。

(3) 10 位羧基可被还原为羟基并进一步烃基化。

(4) 9 位取代基及其立体构型对活性影响较大。9 位取代基对过氧化结构存在立体障碍:当甲基由 R 型转为 S 型时,抗疟活性降低;将六元内酯环变为七元内酯环时,构型改变,活性也降低。

7.3　抗其他寄生虫药

一、抗血吸虫药

血吸虫病是由血吸虫寄生于人体引起的疾病。血吸虫分为日本血吸虫、埃及血吸虫和曼氏血吸虫三种,在我国及亚洲流行的为日本血吸虫病。血吸虫病这一在全世界流行最广、危害最严重的寄生虫病,目前在我国已得到了较好的控制。抗血吸虫药分为锑剂和非锑剂两类。

锑剂有酒石酸锑钾(antimony potassium tartrate)、二巯基丁二酸锑钠(antimony sodium dimercaptosuccinate)、葡萄糖酸锑铵(antimonyammonium gluconate)及没食子酸锑钠(antimony sodium gallate)等。锑剂由于毒性较大,现已少用。

非锑剂主要有吡喹酮(praziquantel)、硝基呋喃类衍生物和异硫氰酸酯类衍生物。

硝基呋喃类药物具有较强的抗菌作用。由于高效杀菌剂很可能兼有杀虫作用，因此，根据这一思路，我国合成和筛选了大量硝基呋喃类衍生物，得到了可口服的呋喃丙胺（furapromide）、呋喃双胺（furadiamine）及呋喃烯唑（fuvinazole），用于治疗日本血吸虫病。后两种的副作用较前者轻。

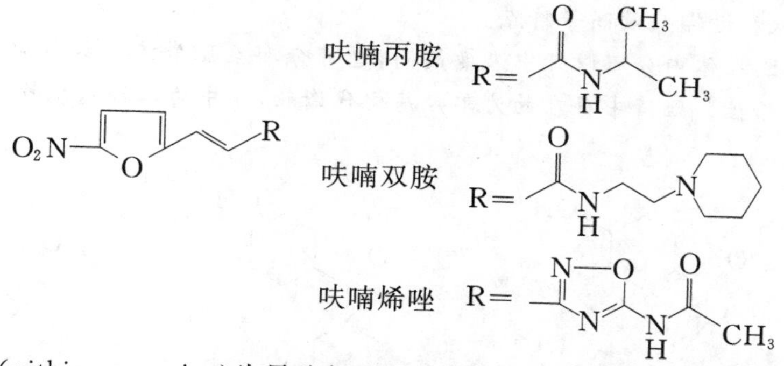

硝硫氰胺（nithiocyanamine）为异硫氰酸酯类药物，对血吸虫有显著杀灭作用，并对姜片虫、钩虫及丝虫都有效。硝硫氰胺排泄慢，可引起积蓄中毒，对其进行结构改造得到硝硫氰酯（nitroscanate）和硝硫苯酯（phenithionate）。硝硫氰酯和硝硫苯酯都具有较强的抗血吸虫作用，且毒副作用较低。

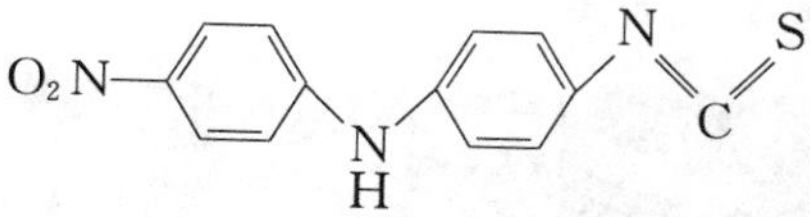

硝硫氰胺

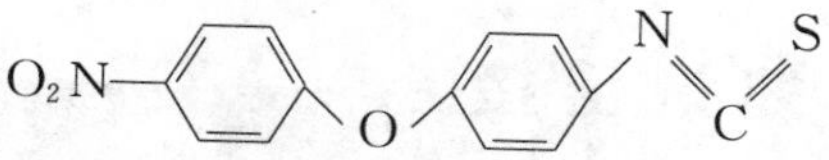

硝硫氰酯

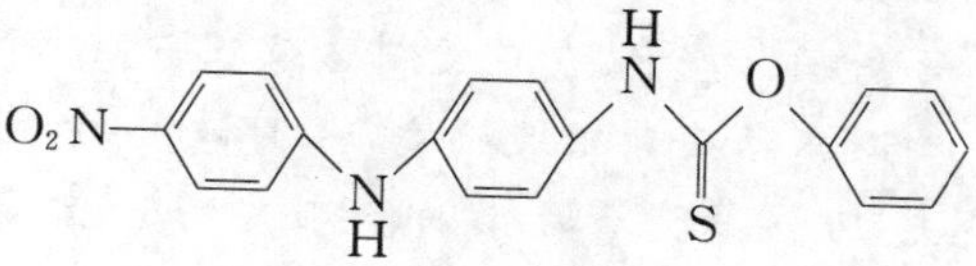

硝硫苯酯

典型药物

吡喹酮（praziquantel）

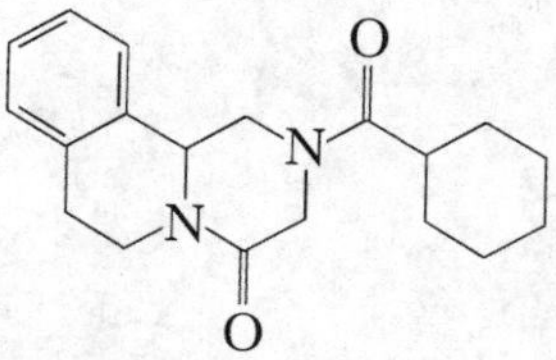

吡喹酮化学名为 2-（环己甲酰基）-1,2,3,6,7,11b-六氢-4H-吡嗪并[2,1-a]异喹啉-4-酮。

吡喹酮为白色或类白色结晶性粉末，味苦。熔点为 136～141 ℃。在氯仿中易溶，在乙醇中溶解，在乙醚和水中不溶。

吡喹酮有两个手性中心,左旋体的疗效高于消旋体,药用其外消旋体。

吡喹酮为新型广谱抗寄生虫药,对三种血吸虫都有效。吡喹酮对虫的糖代谢有明显的抑制作用,影响虫体对葡萄糖的摄入,促进虫体内糖原的分解,使糖原明显减少或消失,主要用于防治日本血吸虫病,还可用于绦虫病。吡喹酮具有剂量小、疗程短、毒性低和近期疗效高等特点。

吡喹酮在体内分布以肝中浓度最高,也可分布至脑脊液。经肝脏代谢为羟基化物而失去活性。血清中存在的为单羟基化代谢物,尿中为二羟基化物,并多以结合形式存在。

单羟基代谢物   二羟基代谢物

知识链接

血吸虫病与《送瘟神》

血吸虫病是危害人民身体健康最重要的寄生虫病。中华人民共和国成立初期统计,全国有一千万余病人,一亿人口受到感染威胁,13个省、市、自治区有血吸虫病分布。严重流行区,患病者相继死亡,人烟稀少,十室九空,田园荒芜,造成了"千村薜荔人遗矢,万户萧疏鬼唱歌"的悲惨景象。中华人民共和国成立后对血吸虫病进行了大规模的群众性防治工作,取得了很大的成绩。毛泽东同志曾专门赋诗《送瘟神》以歌颂广大医务工作者和劳动人民在消灭血吸虫病上所作的努力。

送 瘟 神

一九五八年七月一日

读六月三十日人民日报,余江县消灭了血吸虫。浮想联翩,夜不能寐。微风拂煦,旭日临窗。遥望南天,欣然命笔。

其一

绿水青山枉自多,华佗无奈小虫何!
千村薜荔人遗矢,万户萧疏鬼唱歌。
坐地日行八万里,巡天遥看一千河。
牛郎欲问瘟神事,一样悲欢逐逝波。

其二

春风杨柳万千条,六亿神州尽舜尧。
红雨随心翻作浪,青山着意化为桥。
天连五岭银锄落,地动三河铁臂摇。
借问瘟君欲何往,纸船明烛照天烧。

二、抗丝虫药

丝虫病为丝虫寄生于人体淋巴系统所引起的。寄生于人体的丝虫有多种，在我国主要是班氏丝虫和马来丝虫。

丝虫病的治疗药物有乙胺嗪（diethylcarbamazine）、卡巴胂（carbarsone）、呋喃嘧酮（furapyrimidone）和左旋咪唑等。抗丝虫病早期以胂剂为主，但其毒性较大，不宜用于大规模防治。乙胺嗪药用其枸橼酸盐，是治疗丝虫病的首选药物，但其疗效差，副作用也较大。呋喃嘧酮是我国创制的抗丝虫药，其疗效优于乙胺嗪而副作用小。左旋咪唑及甲苯咪唑等既是广谱驱肠虫药，对丝虫病也有一定的疗效。

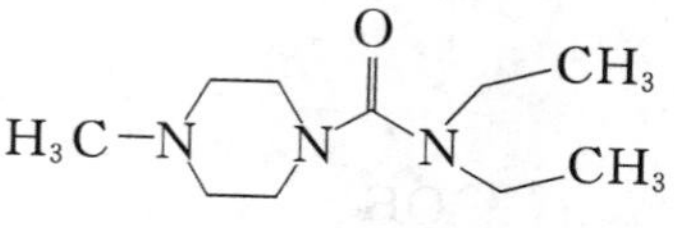

乙胺嗪

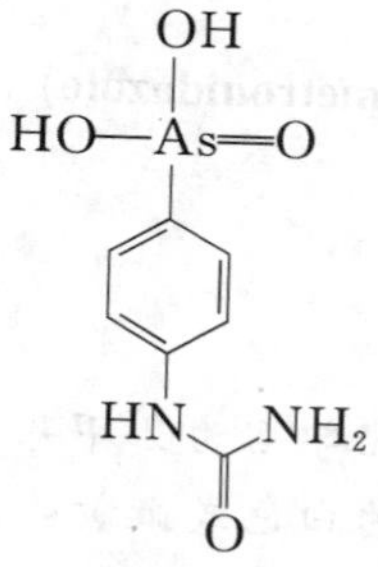

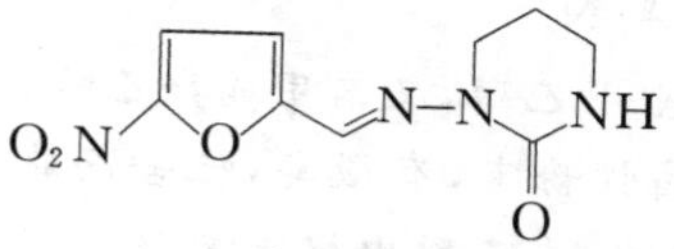

呋喃嘧酮

卡巴胂

🔹 **典型药物**

枸橼酸乙胺嗪（diethylcarbamazine citrate）

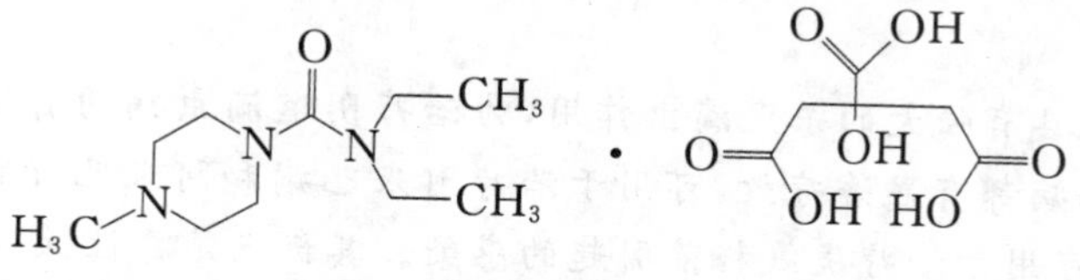

枸橼酸乙胺嗪化学名为 N,N-二乙基-4-甲基-1-哌嗪甲酰胺枸橼酸二氢盐，又名海群生、益群生。

枸橼酸乙胺嗪为白色结晶性粉末，味微苦，微有引湿性。熔点为 $135\sim139\ ℃$。易溶于水，略溶于乙醇，不溶于丙酮、氯仿和乙醚。

枸橼酸乙胺嗪加碱，游离出乙胺嗪，遇钼酸铵硫酸试液生成蓝色沉淀。

枸橼酸乙胺嗪为抗丝虫药，对微丝蚴及成虫均有效。对易感微丝蚴有两种作用：一为抑制肌肉活动，使虫体固定不动，此可能为本药哌嗪部分的过度极化作用促进虫体由寄居处脱开所致；二为改变微丝蚴体表膜，使之更易遭受宿主防御功能的攻击和破坏。可用于班氏丝虫、马来丝虫和罗阿丝虫感染，也用于盘尾丝虫病。

三、抗滴虫药

由阴道鞭毛滴虫引起的阴道滴虫病，多以间接方式传染，如病人将滴虫带到浴池、游

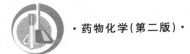

泳池、衣服、马桶等传染。常用的药物主要有甲硝唑（metronidazole）和替硝唑（tinidazole），二者均为硝基咪唑类化合物。替硝唑是甲硝唑的羟基被乙基磺酰基取代的类似物，其作用和用途与甲硝唑相似，但较甲硝唑口服吸收好、耐受性低、副作用小。

甲硝唑　R＝—OH

替硝唑　R＝

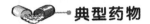**典型药物**

甲硝唑（metronidazole）

甲硝唑化学名为 2-甲基-5-硝基咪唑-1-乙醇，又名甲硝羟乙唑、灭滴灵。

甲硝唑为白色或微黄色结晶或结晶性粉末，有微臭，味苦而略咸；熔点为 159～163 ℃；在乙醇中略溶，在水或氯仿中微溶，在乙醚中极微溶解。

甲硝唑加氢氧化钠溶液温热后显紫色，滴加稀盐酸呈酸性后即变成黄色，再滴加过量氢氧化钠溶液则变成橙红色，此为芳香性硝基化合物的一般反应。

甲硝唑为含氮杂环化合物，具有碱性，加硫酸溶液溶解后，加三硝基苯酚即生成黄色苦味酸盐沉淀。

甲硝唑咪唑环上的硝基可被锌与盐酸还原为芳伯氨基，可用重氮化偶合反应进行鉴别。

甲硝唑具有强大的杀灭滴虫作用，为治疗阴道滴虫病的首选药物。甲硝唑对肠内外阿米巴病都有显著疗效，可用于治疗阿米巴痢和阿米巴肝脓肿。甲硝唑有抗厌氧菌作用，可用于治疗厌氧杆菌引起的感染。其优点是毒性低、疗效高、口服方便、适应范围广。

甲硝唑可抑制华法林的代谢，增强其抗凝作用，合用时应注意。

同步检测

一、单项选择题

1. 抗肠道寄生虫药物按结构可分为（　　）。

　　A. 哌嗪类、咪唑类、嘧啶类、酚类

　　B. 哌嗪类、咪唑类、嘧啶类、锑类

　　C. 哌嗪类、咪唑类、喹啉类、酚类

　　D. 哌嗪类、噻唑类、嘧啶类、酚类

2. 下列衍生物中由左旋咪唑改造得到的是（　　　　）。

   A. 奥美拉唑、氟苯达唑、阿苯达唑、甲硫达嗪

   B. 奥美拉唑、氟苯达唑、阿苯达唑、噻苯达唑

   C. 奥苯达唑、氟苯达唑、阿苯达唑、噻苯达唑

   D. 奥美拉唑、氟苯达唑、甲苯达唑、噻苯达唑

3. 具有免疫活性的抗寄生虫药物是（　　　　）。

   A. 左旋咪唑　　　　B. 奥苯达唑　　　　C. 阿苯达唑　　　　D. 氟苯达唑

4. 根据奎宁代谢设计的抗疟药是（　　　　）。

   A. 奎尼丁　　　　B. 优奎宁　　　　C. 辛可宁　　　　D. 甲氟喹

5. 属于二氢叶酸还原酶抑制剂的抗疟药为（　　　　）。

   A. 乙胺嘧啶　　　　B. 氯喹　　　　C. 伯氨喹　　　　D. 奎宁

6. 奎宁的氧化代谢反应主要发生在（　　　　）。

   A. 喹啉环的 2 位　　　　　　　　B. 喹啉环的 6 位

   C. 喹啉环的 7 位　　　　　　　　D. 喹啉环的 8 位

7. 氯喹的代谢物中依然具有抗疟活性的是（　　　　）。

   A. 羟基化产物　　　　　　　　B. 去氯原子的产物

   C. N-氧化产物　　　　　　　　D. N-去乙基氯喹

8. 为解决青蒿素的水溶性弱的问题，将青蒿素制成（　　　　）。

   A. 蒿甲醚　　　　B. 蒿乙醚　　　　C. 双氢青蒿素　　　　D. 青蒿琥酯

9. 下列抗疟药中属于天然产物的是（　　　　）。

   A. 青蒿素　　　　B. 蒿乙醚　　　　C. 蒿甲醚　　　　D. 青蒿琥酯

二、简答题

1. 写出驱肠虫药的结构类型及代表药物。

2. 写出抗疟药的结构类型及代表药物。

3. 写出典型药物盐酸左旋咪唑、阿苯达唑、磷酸氯喹的化学结构、理化性质、鉴别方法和作用。

4. 列举几个非锑剂类抗血吸虫药。

5. 治疗丝虫病的首选药物是什么？

6. 左旋咪唑是如何拆分得到的？

7. 阿苯达唑的主要代谢产物是什么？作用如何？

8. 写出奎宁的结构及构型。

9. 简述青蒿素的结构改造及萜内酯类抗疟药的构效关系。

10. 乙胺嘧啶的抗疟作用机制是什么？

学习情境 8

合成抗菌药及抗病毒药

学习目标

 能力目标

（1）能够说出合成抗菌药及抗病毒药的分类及代表药物。

（2）能够根据该类药物的结构通式，分析理解其理化性质。

（3）能够理解典型药物的理化性质在药物的制备、检验、配伍及储存中的应用。

（4）能够完成磺胺醋酰钠的合成。

 知识目标

（1）掌握磺胺类药物的命名、结构、理化性质、构效关系及代表药物的结构特点、理化性质。

（2）掌握喹诺酮类药物的分类、构效关系及代表药物的名称、结构特点、理化性质。

（3）熟悉抗结核药和抗真菌药的分类、结构类型及代表药物的理化性质。

（4）了解抗病毒药的分类、结构特点及作用机制。

 素质目标

（1）通过自学和查阅资料，认识合成抗菌药和抗病毒药的重要性，熟悉抗菌和抗病毒作用机制和临床应用范围，掌握典型药物的结构、理化性质。

（2）了解典型药物的合成路线，了解喹诺酮类药物的发展方向。

知识模块

抗菌药（antimicrobials）是一类能抑制或杀灭病原微生物，防治感染性疾病的药物。自 20 世纪 30 年代人类发现磺胺类药物和青霉素以来，抗菌药得到迅速发展，其中抗生素类药物单独讨论。本情境主要讨论磺胺类药物及抗菌增效剂、喹诺酮类药物、抗结核药和抗真菌药及抗病毒药。

8.1　磺胺类药物

磺胺类药物(sulfonamides sulfa-drugs)是 20 世纪 30 年代发现的,最早应用于防治全身性感染的合成抗菌药,临床使用已有七十余年。该类药物的发现开创了化学药物治疗疾病的新纪元,尤其是其作用机制的阐明,开辟了一条从代谢拮抗寻找新药的途径,对药物化学的发展起到了重要作用。

目前临床常用的磺胺类药物及抗菌增效剂有磺胺嘧啶、磺胺甲噁唑、磺胺醋酰钠、磺胺多辛及甲氧苄啶等。

一、结构通式和命名

磺胺类药物的母体为对氨基苯磺酰胺,结构中包括磺酰氨基,对氨基(多为芳伯氨基),苯环,R_1、R_2 取代基四部分。结构通式为

磺胺类药物的母体中有两个 N 原子,磺酰氨基上的 N 称为 N^1,芳伯氨基上的 N 称为 N^4。据此,磺胺类药物分成 N^1 取代物、N^4 取代物或 N^1 和 N^4 取代物,其中 N^1 取代物居多,且以杂环取代为主。磺胺类药物主要通过取代基名称命名,有以下两种命名法。

(1) 通用名　该类药物的通用名为"磺胺"+N^1 取代基名称。如磺胺嘧啶和磺胺噻唑等。

磺胺嘧啶　　　　　　　　　　　磺胺噻唑

(2) 化学名　该类药物的化学名是以对氨基苯磺酰胺为母体,再注明取代基的位置及名称。常见药物的结构、通用名、简称及化学名见表 8-1。

表 8-1　临床常见的磺胺类药物

结　构　式	药物名称及简称	化 学 名 称
	磺胺二甲嘧啶 SM$_2$	N-(4,6-二甲基-2-嘧啶基)-4-氨基苯磺酰胺

续表

结　构　式	药物名称及简称	化　学　名　称
H_2N-⟨苯环⟩-SO_2NH-⟨嘧啶, OCH_3⟩	磺胺对甲氧嘧啶 SMD	N-(5-甲氧基-2-嘧啶基)-4-氨基苯磺酰胺
H_2N-⟨苯环⟩-SO_2NH-⟨嘧啶, OCH_3, OCH_3⟩	磺胺二甲氧嘧啶 SDM	N-2,6-二甲氧基-4-嘧啶基-4-氨基苯磺酰胺
H_2N-⟨苯环⟩-SO_2NH-⟨异噁唑, CH_3⟩	磺胺甲噁唑 SMZ	N-(5-甲基-3-异噁唑基)-4-氨基苯磺酰胺
H_2N-⟨苯环⟩-SO_2NH-⟨异噁唑, H_3C, CH_3⟩	磺胺二甲异噁唑 SIZ	N-(3,4-二甲基-5-异噁唑基)-4-氨基苯磺酰胺

二、理化性质

磺胺类药物多为白色或淡黄色结晶或结晶性粉末,无臭,几乎无味。难溶于水,易溶于乙醇、丙酮。具有一定的熔点。

(一) 磺酰氨基的性质

(1) 酸性　磺酰基具有很强的吸电子性,使 N^1 上电子云密度降低,易释放出质子而显酸性(一般 pK_a 为 7～8),可溶于碱性溶液生成水溶性的盐。其酸性的强弱与 N^1 取代基 R_2 有关,若 R_2 为吸电子基(酰基、杂环等),则酸性增强;若 R_2 为供电子基(烃基、烃氧基等),则酸性减弱。

$$H_2N-\text{⟨苯环⟩}-SO_2\overset{H}{N}-R + NaOH \longrightarrow H_2N-\text{⟨苯环⟩}-SO_2\overset{+Na}{N}-R + H_2O$$

由于酸性较碳酸弱(pK_a 为 6.37),所以其钠盐的水溶液遇 CO_2 会析出沉淀,因此,配制其钠盐注射液的注射用水要预先煮沸。

(2) 重金属离子取代反应　磺酰氨基上的活泼氢原子,可被金属离子(银、铜、钴等)取代,生成有色的金属盐沉淀。其铜盐沉淀的颜色,随 N^1 取代基的不同而异,可供区别及鉴别(见表 8-2)。

$$2H_2N-\text{⟨苯环⟩}-SO_2\overset{\ }{N}-R + NaOH \xrightarrow{CuSO_4} \begin{array}{c} H_2N-\text{⟨苯环⟩}-SO_2N-R \\ Cu \\ H_2N-\text{⟨苯环⟩}-SO_2N-R \end{array} \downarrow + Na_2SO_4$$

表 8-2　常用磺胺类药物铜盐沉淀颜色

药物名称	沉淀颜色
磺胺嘧啶	黄绿色→紫色
磺胺醋酰钠	蓝绿色
磺胺对甲氧嘧啶	淡咖啡色→紫红色
磺胺甲噁唑	草绿色
磺胺异噁唑	淡棕色→暗绿色

（二）芳伯氨基的性质

（1）弱碱性　由于磺酰氨基吸电子作用，芳氨基的碱性比苯胺弱，可溶于酸中生成不稳定的盐。

$$H_2N{-}\!\!\!\bigcirc\!\!\!{-}SO_2NHR + HCl \longrightarrow HCl \cdot H_2N{-}\!\!\!\bigcirc\!\!\!{-}SO_2NHR$$

（2）重氮化偶合反应　本类药物的芳伯氨基（或经水解产生）在酸性条件下与亚硝酸进行重氮化反应，生成重氮盐；在碱性条件下与 β-萘酚进一步生成橙红色偶氮化合物，可用于鉴别。

（3）与芳醛缩合反应　本类药物能与多种芳醛（如对二甲基氨基苯甲醛、香草醛）在酸性溶液中生成有色的希夫碱，可供鉴别及杂质检查。

（4）自动氧化　含芳伯氨基的磺胺类钠盐很容易被氧化，在日光及重金属离子条件下可加速氧化，氧化产物多为偶氮化合物及氧化偶氮化合物。故此类药物应在容器内避光密闭保存，特别是钠盐注射液需要添加硫代硫酸钠溶液作为抗氧化剂，安瓿内应充氮气。

（三）其他官能团的性质

（1）溴代反应　磺胺类药物分子中的苯环或 N^1 取代的杂环，在酸性溶液中，可发生溴代反应，生成白色或黄色溴代物沉淀。

（2）N^1 取代杂环取代基的反应　N^1 取代基为杂环的磺胺类药物，在酸性溶液中，可

$$H_2N\!-\!\!\!\!\langle\!\!\!\!\rangle\!-\!SO_2NHR \xrightarrow[\text{[H}^+\text{]}]{Br_2} H_2N\!-\!\!\!\!\langle\!\!\!\!\rangle\!-\!SO_2NHR \downarrow$$

（邻位带 Br，Br）

与生物碱沉淀试剂反应生成沉淀,可用于区别 N^1 无杂环取代的同类药物。

$$H_2N\!-\!\!\!\!\langle\!\!\!\!\rangle\!-\!SO_2NHR \xrightarrow{\text{[O]}} RHNO_2S\!-\!\!\!\!\langle\!\!\!\!\rangle\!-\!N\!=\!N\!-\!\!\!\!\langle\!\!\!\!\rangle\!-\!SO_2NHR$$

$$\xrightarrow{\text{[O]}} RHNO_2S\!-\!\!\!\!\langle\!\!\!\!\rangle\!-\!N\!=\!N\!-\!\!\!\!\langle\!\!\!\!\rangle\!-\!SO_2NHR$$

（中间 N 下带 O）

三、作用机制

　　磺胺类药物能与细菌生长所必需的对氨基苯甲酸（PABA）产生竞争性拮抗,从而干扰了细菌酶系对 PABA 的利用。PABA 是叶酸的组成部分,叶酸是微生物生长必需的物质,也是构成体内叶酸辅酶的基本原料。PABA 在二氢叶酸合成酶的催化下与二氢蝶啶焦磷酸及谷氨酸或二氢蝶啶焦磷酸酯与对氨基苯酰谷氨酸合成二氢叶酸,再在二氢叶酸还原酶的作用下还原成四氢叶酸,为细菌合成核苷酸提供叶酸辅酶。磺胺药的结构和 PABA 相似,因而可与 PABA 竞争二氢叶酸合成酶,阻碍二氢叶酸的合成,从而影响核酸的生成,最终抑制细菌生长繁殖。

四、构效关系、吸收及代谢

　　通过对大量磺酰胺类药物的结构与活性的研究,得出其构效关系如下:
　　(1) 磺酰氨基与氨基在苯环上必须互成对位,邻位或间位异构体无抑菌作用;若以其他酰氨基团代替,则抑菌效果减弱。
　　(2) 苯环用其他芳环代替或引入其他取代基,抑菌活性降低或消失。
　　(3) 游离的芳伯氨基是抑菌作用必需的,若被羟基、烃基、磺酸基、氯原子等置换,则抑菌作用丧失。如果有取代基,则在体内易被酶分解（如酰基）或还原（如硝基）为游离的氨基才有效。
　　(4) N^1 上单取代活性抑菌效果较好,杂环（噻唑、嘧啶、异噁唑、吡嗪等）取代更好,但 N^1 上双取代活性丧失。
　　磺胺类药物在小肠中解离较少,易于吸收,故其口服后吸收部位主要在小肠（肠道感染药除外）。磺胺类药物的代谢主要发生在肝脏,其代谢产物大部分是 4-氨基乙酰化物,小部分为磺酰胺的葡萄糖醛酸结合物,也有少量以原形排出。

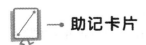 **助记卡片**

> **磺胺类药物的构效关系**
> 　　磺胺母核为必需,换苯增基效降失;氮 1 杂代效增强,氮 4 游离潜游离。

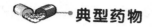 **典型药物**

（1）磺胺嘧啶（sulfadiazine）

$$H_2N-\underset{}{\bigcirc}-SO_2NH-\underset{N}{\overset{N}{\bigcirc}}$$

磺胺嘧啶化学名为 *N*-2-嘧啶基-4-氨基苯磺酰胺，简称 SD。

磺胺嘧啶为白色或类白色结晶或结晶性粉末，无臭，无味；熔点为 252～258 ℃，熔融时分解；几乎不溶于水，在乙醇或丙酮中微溶，可溶于稀盐酸，易溶于氢氧化钠和氨溶液。

磺胺嘧啶具有磺胺类药物的通性。能发生重氮化偶合反应，生成橙红色沉淀；与硫酸铜试液反应，生成黄绿色沉淀，放置后为紫色；加稀盐酸溶解后，加入碘-碘化钾试液，产生棕褐色沉淀。

磺胺嘧啶抗菌作用良好，血药浓度高，易透过血脑屏障，是预防和治疗流行性脑膜炎的首选药物。

（2）磺胺甲噁唑（sulfamethoxazole）

$$H_2N-\underset{}{\bigcirc}-SO_2NH-\underset{N\underset{O}{\diagdown}}{\overset{}{\diagup}}CH_3$$

磺胺甲噁唑化学名为 *N*-(5-甲基-3-异噁唑基)-4-氨基苯磺酰胺，又名新诺明，简称 SMZ。

磺胺甲噁唑为白色结晶性粉末，无臭，味微苦；熔点为 168～172 ℃；几乎不溶于水，易溶于丙酮、稀盐酸、氢氧化钠或氨溶液。

磺胺甲噁唑具有磺胺类药物的通性，能发生重氮化偶合反应，生成橙红色沉淀，与硫酸铜试液反应生成草绿色沉淀。

磺胺甲噁唑主要用于呼吸道感染、尿路感染、外伤及软组织感染等。常与甲氧苄啶合用制成复方新诺明，抗菌作用增强，应用范围扩大。

（3）磺胺醋酰钠（sulphacetamide sodium）

$$H_2N-\underset{}{\bigcirc}-SO_2\underset{Na^+}{\overset{-}{N}}-COCH_3 \cdot H_2O$$

磺胺醋酰钠化学名为 *N*-[（4-氨基苯基）磺酰基]乙酰胺钠盐一水化合物。简称 SA-Na。

磺胺醋酰钠为白色结晶性粉末，无臭，味微苦；易溶于水，略溶于乙醇。

磺胺醋酰钠能发生重氮化偶合反应；与硫酸铜试液反应，生成蓝绿色沉淀；水溶液加乙酸酸化，即得磺胺醋酰白色沉淀，经过滤、洗涤、干燥后，熔点为 180～184 ℃，滤液可显示钠盐的鉴别反应。

磺胺醋酰钠的合成方法有对乙酰氨基苯磺酰氯法和对氨基苯磺酰胺法两种。其中，对乙酰氨基苯磺酰氯法是以乙酰苯胺为原料，与氯磺酸反应得对乙酰氨基苯磺酰氯,经氨解后,在氢氧化钠溶液中与乙酸酐反应,得 N^1,N^4-二乙酰衍生物,并在碱性情况下水解成磺胺醋酰钠而制得。

8.2 抗菌增效剂

抗菌增效剂是指与抗菌药配伍使用后,能增强抗菌药物疗效的药物。由于抗菌增效剂的机制各不相同,一般一种增效剂只能对某类特定的药物增效。如丙磺舒(probenecid)能抑制有机酸的排泄,与青霉素合用,提高有机酸药物的血药浓度,增强抗菌作用;克拉维酸(clavulanic acid)为 β-内酰胺酶抑制剂,与 β-内酰胺类抗生素合用,可避免该类抗生素的分解,显著增强抗菌作用;甲氧苄啶(trimethoprim,TMP)对革兰阳性菌和革兰阴性菌具有广泛的抑制作用,它能可逆性抑制体内的二氢叶酸还原酶,使二氢叶酸还原为四氢叶酸的过程受到抑制。TMP 与磺胺类药物联用,使细菌的叶酸代谢受到双重阻断,从而使抗菌作用增强数倍至数十倍,同时,使细菌的耐药性减少。故又称为磺胺增效剂。

典型药物

甲氧苄啶(trimethoprim)

甲氧苄啶化学名为 5-[(3,4,5-三甲氧基苯基)甲基]-2,4-嘧啶二胺,又名甲氧苄胺嘧啶,磺胺增效剂,简称 TMP。

甲氧苄啶为白色或类白色结晶性粉末,无臭,味苦;熔点为 199～203 ℃;在水中几乎不溶,在氯仿中略溶,在乙醇或丙酮中微溶,在冰乙酸中易溶。

甲氧苄啶具有弱碱性,加稀硫酸溶解后,加入碘试液即生成棕褐色沉淀;可溶于乳酸,生成水溶性的乳酸盐,供配成注射液(乳酸盐注射液的 pH 值为 3.5～5.5,能被碱性药物(如磺胺嘧啶钠、氨茶碱等)分解析出 TMP 沉淀,故忌与碱性药物配伍)。

甲氧苄啶具有芳伯氨基结构,在空气中易自动氧化,在光及重金属催化下,氧化速度加快,因此,甲氧苄啶应避光密封保存。

甲氧苄啶常与磺胺嘧啶或磺胺甲噁唑合用,治疗尿路感染、肠道感染、呼吸道感染、脑膜炎和败血症等。

知识链接

百浪多息的发现

1908 年德国化学家 Gelmo 首先合成了对氨基苯磺酰胺,直至 1932 年,Klarer 和 Mietzsch 在法本工业公司研究偶氮染料的抗菌效力而合成了百浪多息。1934 年法本工业公司研究室主任 Domagk 与 Klarer 和 Mietzsch 发表了百浪多息对链球菌和其他细菌感染的小白鼠有保护作用的相关报道。

1935 年法国巴斯德研究合成了一系列偶氮化合物。随后巴斯德研究所的特雷费尔夫妇及其同事解开了百浪多息在活体中发生作用之谜,即百浪多息在体内能分解出磺胺基团——对氨基苯磺酰胺。后来,经过磺胺类化合物大量抗菌作用研究,确认了对氨基苯磺酰胺为本类药物的基本结构。

几年来,随着抗生素和喹诺酮类药物的应用,磺胺类药物逐渐减少,但它的发现对药物研究的贡献是无法估量的。

8.3 喹诺酮类抗菌药

喹诺酮类抗菌药是 20 世纪 60 年代发展起来的一类广谱抗菌药,具有抗菌活性强,毒性低,使用方便,与多数抗菌药物间无交叉耐药性,合成方法简单,效价比高等优势,已成为当今抗菌药领域中非常重要的一类。

一、分类

喹诺酮类药物按照化学结构可分为四类:①萘啶酸类,代表药物有萘啶酸、依诺沙星;②噌啉羧酸类,代表药物有西诺沙星;③吡啶并嘧啶羧酸类,代表药物有吡咯酸、吡哌酸;④喹啉羧酸类,代表药物有诺氟沙星、环丙沙星、氧氟沙星、司帕沙星、洛美沙星。其中喹啉羧酸类药物最多,最常用。

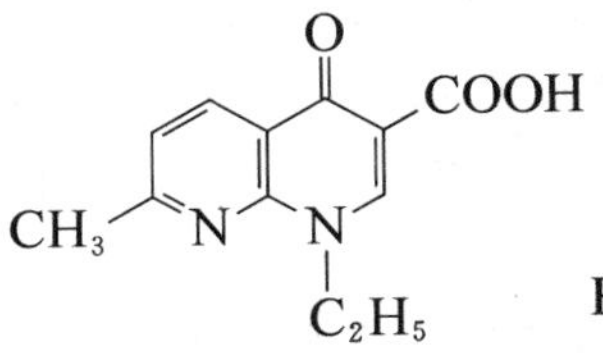

萘啶酸

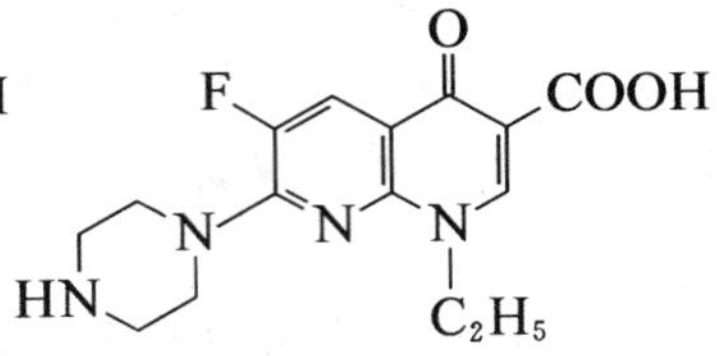

依诺沙星

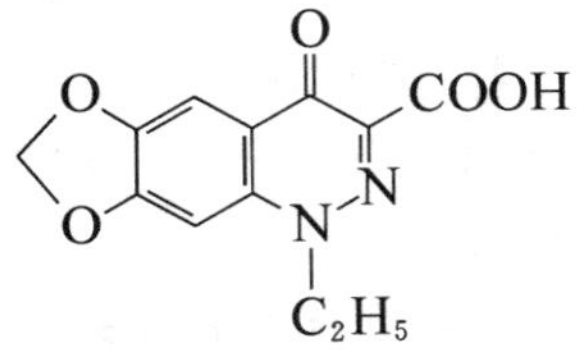

西诺沙星

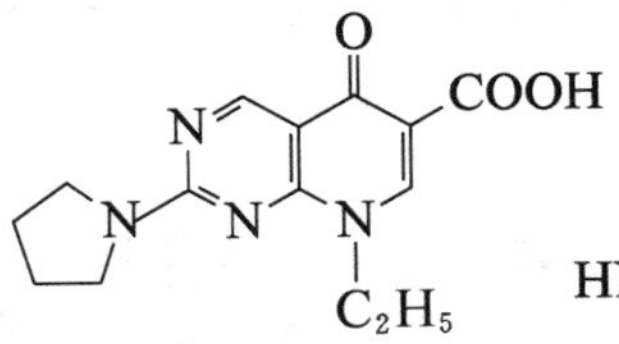

吡咯酸

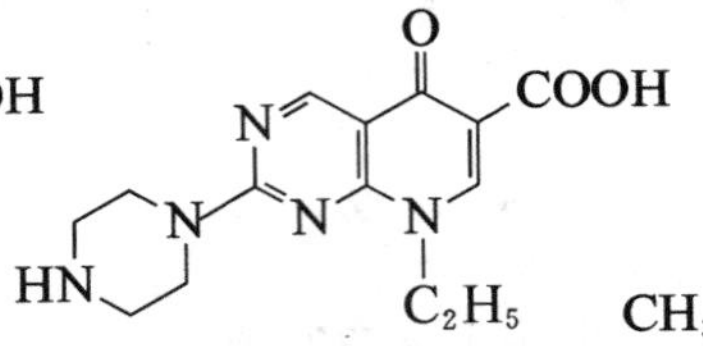

吡哌酸

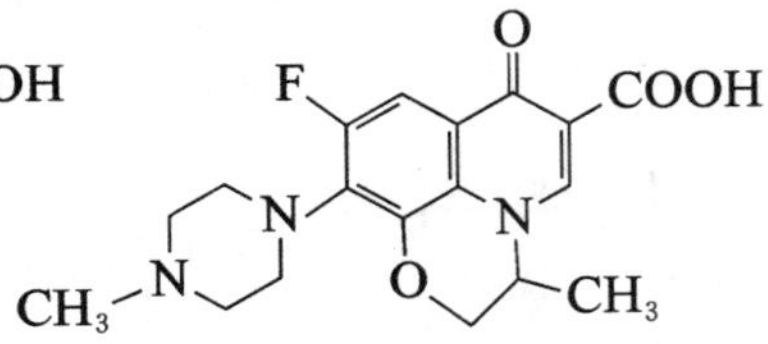

氧氟沙星

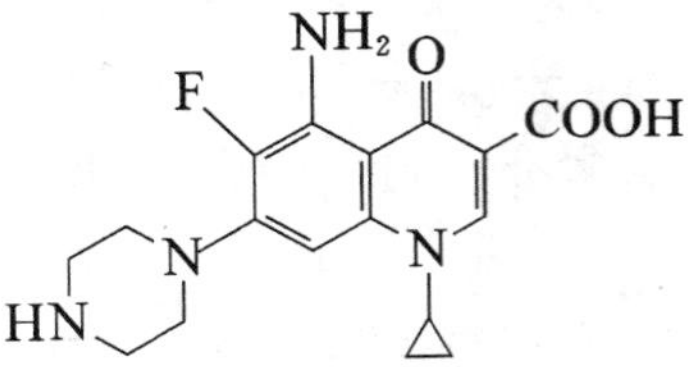

司帕沙星

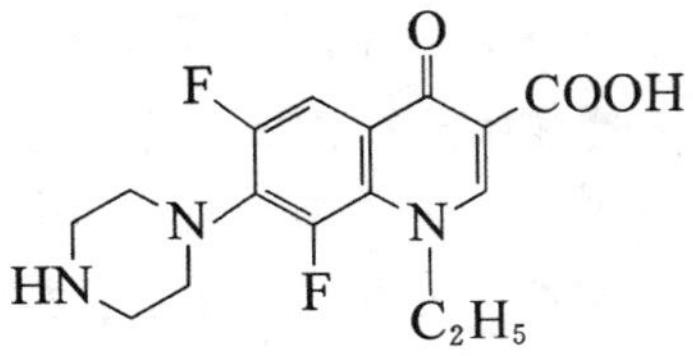

洛美沙星

二、构效关系

喹诺酮类药物的基本结构为

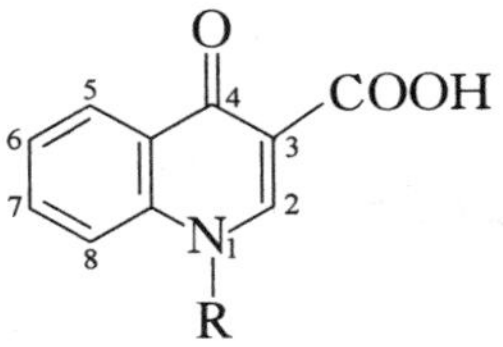

二氢吡啶酮是喹诺酮类药物的基本母核,必须与芳环或杂环并合。通过对喹诺酮类药物结构及生物活性的研究,得出其构效关系如下:

(1) 1 位应为脂肪烃基或环烃基,其中以乙基、氟乙基、环丙基活性为最强。

(2) 2 位引入取代基,活性消失或减弱。

(3) 3 位羧基和 4 位羰基是必需基团,被其他基团取代时活性消失。

(4) 5 位被氨基或甲基取代,抗菌活性增强,同时毒性也有可能增加。

(5) 6 位取代基对活性影响很重要,其活性顺序为 $F>Cl>CN \geqslant NH_2 \geqslant H$。

(6) 7 位引入取代基可明显增强活性,其活性顺序为哌嗪基>二甲氨基>甲基>卤素>氢。

(7) 8 位引入氯、氟、甲氧基可降低最低抑菌浓度,甲氧基取代还可增加抗厌氧菌活性,氟取代还可增加光毒性。

喹诺酮类药物口服后迅速吸收,在体内分布广泛,大多数药物的代谢产物为 3-羧酸与葡萄糖醛酸的结合物。

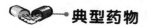 **典型药物**

（1）诺氟沙星（norfloxacin）

诺氟沙星化学名为 1-乙基-6-氟-1,4-二氢-4-氧-7-(1-哌嗪基)-3-喹啉羧酸,又名氟哌酸。

诺氟沙星为白色至淡黄色结晶性粉末,无臭,味微苦;熔点为 218~224 ℃;极微溶于水或乙醇,略溶于二甲基甲酰胺,易溶于乙酸、盐酸或氢氧化钠试液。

诺氟沙星在室温下较稳定,在光照下会发生分解,生成 7-哌嗪开环产物。在酸性条件下回流,可生成 3-脱酸产物。

诺氟沙星具有叔胺结构,在干燥试管中加少许丙二酸与乙酸酐,于 80~90 ℃水浴中保温 5~10 min,显红棕色,可供鉴别。

诺氟沙星具有有机氟化物的反应。

诺氟沙星抗菌谱广,抗菌作用强,不良反应少,主要用于治疗泌尿道、肠道、生殖器官、胆道、皮肤、软组织及上呼吸道等感染。

（2）盐酸环丙沙星（ciprofloxacin hydrochloride）

盐酸环丙沙星化学名为 1-环丙基-6-氟-1,4-二氢-4-氧代-7-(1-哌嗪基)-3-喹啉羧酸盐酸盐一水化合物。

盐酸环丙沙星为白色或微黄色结晶性粉末,无臭,味苦;熔点为 308～310 ℃;在乙醇中极微溶解,在甲醇中微溶,在水中溶解,在乙酸、盐酸或氢氧化钠中易溶。

盐酸环丙沙星稳定性较好,室温下保存五年未见异常,在 0.05 mol/L 盐酸中,90 ℃加热或长时间光照,可发生类似诺氟沙星的开环反应及脱酸反应。

盐酸环丙沙星具有叔胺结构,可与丙二酸和乙酸酐反应,溶液显红棕色,可供鉴别。

盐酸环丙沙星具有有机氟化物的反应。

盐酸环丙沙星抗菌作用强于其他同类药物、头孢菌素及氨基糖苷类抗生素,对耐 β-内酰胺类抗生素或耐庆大霉素的病原菌也有效。临床上除用于治疗尿路感染、肠道感染、淋病等外,还可用于治疗由流感杆菌、大肠杆菌等引起的骨和关节感染、皮肤组织感染、肺炎、败血症等。

(3) 氧氟沙星(ofloxacin)

氧氟沙星化学名为(±)-9-氟-2,3-二氢-3-甲基-10-(4-甲基-1-哌嗪基)-7-氧代-7H-吡啶并[1,2,3-de]-[1,4]苯并噁嗪-6-羧酸。又名氟嗪酸。

氧氟沙星为白色或淡黄色结晶性粉末,无臭,味苦;难溶于水,略溶于氯仿、稀酸及氢氧化钠,微溶于甲醇,易溶于冰乙酸。

氧氟沙星可与丙二酸和乙酸酐作用,溶液显红棕色。

氧氟沙星具有有机氟化物的反应。

氧氟沙星主要用于治疗革兰阴性菌所致的呼吸道、咽喉、扁桃体、泌尿道、皮肤及软组织、胆囊及胆管、中耳、鼻窦、泪囊、肠道等部位的急、慢性感染。

氧氟沙星的左旋体又称为左氧氟沙星,口服吸收完全,耐受性好。

左氧氟沙星的抗菌作用比右旋体大 8～128 倍,左氧氟沙星与氧氟沙星相比,优点如下:①其活性是氧氟沙星的 2 倍;②水溶性强,其水溶性是氧氟沙星的 8 倍,更易制成注射剂;③毒副作用低,为已上市喹诺酮类抗菌药中的最小者。

知识链接

喹诺酮类药物的发展

喹诺酮类药物起源于 20 世纪 60 年代萘啶酸抗菌作用的发现。喹诺酮类药物的发展历经了 40 多年，大体可分为四个阶段。

第一代　1962—1969 年，代表药物有萘啶酸。其作用特点是抗革兰阴性菌作用强，对革兰阳性菌几乎无作用，易产生耐受性，体内易代谢，作用时间短，中枢不良反应大，曾用于治疗泌尿道、胆道、肠道感染，现已少用。

第二代　1970—1978 年，代表药物有吡哌酸。由于结构中引入了对 DNA 回旋酶有亲和作用的哌嗪基，抗菌活性大大增强。抗菌谱扩大到革兰阳性菌、铜绿假单胞菌，耐药性降低，不良反应较少，体内较稳定，药物以原形从尿中排出。临床上用于泌尿道、肠道和耳鼻喉感染。

第三代　1979—1996 年，代表药物有诺氟沙星、环丙沙星、氧氟沙星、左氧氟沙星和洛美沙星、依诺沙星等。由于结构中引入了氟原子，抗菌谱进一步扩大，对革兰阳性菌、革兰阴性菌、支原体、衣原体和分枝杆菌均有效。活性较强，合成容易，毒性低，一些药物可与头孢菌素媲美。临床上用于治疗呼吸道、皮肤、骨和关节、腹腔等感染，也可用于伤寒、败血症和淋病等的治疗。

第四代　1997 年至今，代表药物有莫西沙星、帕珠沙星、加替沙星等。其作用特点是抗菌谱进一步扩大，抗菌活性增强。对革兰阳性菌、厌氧菌、衣原体、支原体的抗菌活性比第三代强。

根据构效关系推测，喹诺酮类药物的母体所有位置几乎都可以进行取代基的置换，加上杂原子的变化，经过排列组合，合成出成千上万的新化合物是完全可能的。可以预言，本类药物将来还会有更大的发展。

8.4 抗结核药

结核病是由结核杆菌感染引起的一种常见慢性传染病，机体的各组织器官都可感染，其中以肺结核最为常见。治疗结核病的药物称为抗结核药（antitubercular drugs）。由于结核杆菌细胞上有高度亲水性脂类，对醇、酸、碱和某些消毒剂高度稳定，且结核杆菌的生长周期较长，用药周期长，用药易产生耐药性。目前临床常用的抗结核药，包括抗结核类抗生素及合成抗结核药两类。

一、抗结核类抗生素

抗结核类抗生素主要有链霉素、卡那霉素、利福霉素等。链霉素将在抗生素一章介绍，卡那霉素由于毒性大，现已少用。

利福霉素是链丝菌发酵产生的一类抗生素，包括利福霉素 A、B、C、D、E 五种物质。它们均为碱性物质，性质不稳定，较难分离，称为利福霉素混合体，仅利福霉素 B 得到纯

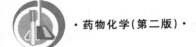

结晶。利福霉素类的化学结构为 27 个碳原子的大环内酰胺,环中含一个萘核,骨架为一个平面芳环与立体脂肪桥链相互连接为桥环。

利福霉素 B 的抗菌作用很弱,经结构改造得到利福霉素 SV、利福平、利福定、利福喷丁,抗菌活性增强,临床应用广泛。

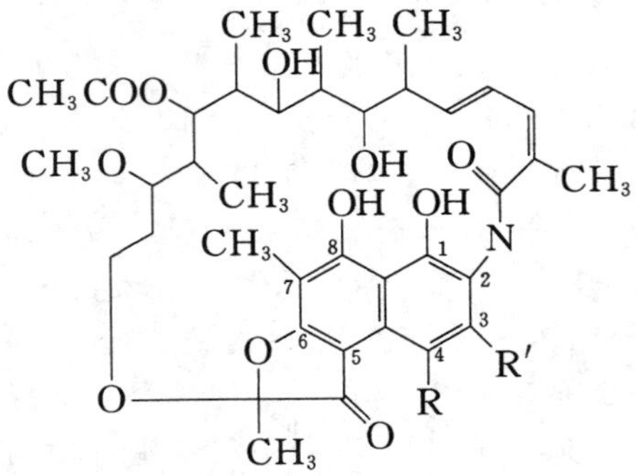

	R	R′
利福霉素 B	—OCH$_2$COOH	—H
利福霉素 SV	—OH	—H
利福平	—OH	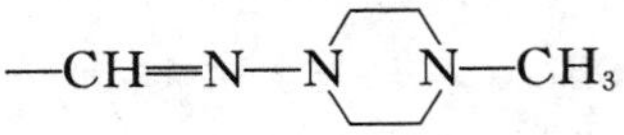 —CH=N—N○N—CH$_3$
利福定	—OH	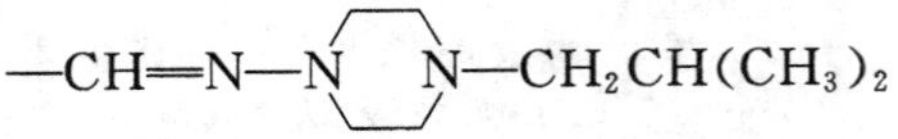 —CH=N—N○N—CH$_2$CH(CH$_3$)$_2$
利福喷丁	—OH	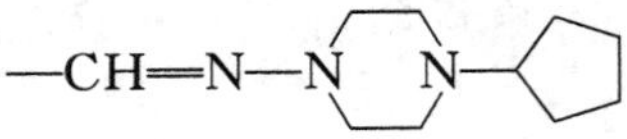 —CH=N—N○N—环戊基

典型药物

利福平(rifampicin)

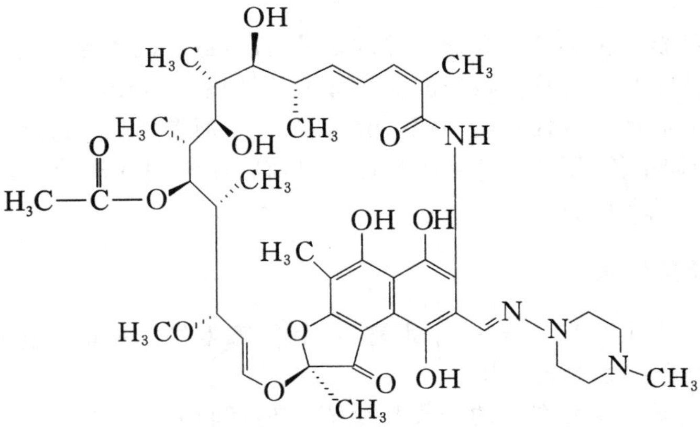

利福平化学名为 3-[[(4-甲基-1-哌嗪基)-亚氨基]甲基]-利福霉素,又名甲哌利福霉素。

利福平为鲜红色或暗红色结晶性粉末,无臭,无味;几乎不溶于水,在甲醇中溶解,易溶于氯仿。

利福平分子中有 1,4-萘二酚结构,具有还原性,遇光易变质,在碱性条件下,易氧化成醌类化合物使效价降低;在酸性条件下,易分解为 3-甲酰利福霉素 SV 和 1-氨基-4-甲基哌嗪,故本品应控制在 pH 值为 4~6.5。

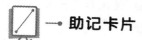

利福平的盐酸溶液加入亚硝酸钠,由橙色溶液生成暗红色醌型化合物,可供鉴别。

利福平对革兰阳性菌和结核杆菌都有很强的抑制作用,尤其对耐药金黄色葡萄球菌有较强的抑制作用,主要用于各类结核病,单独使用时易产生耐药性,常与异烟肼、乙胺丁醇合用,也用于麻风病及沙眼等的治疗。

助记卡片

> 红色结晶鲜或暗,母核大环内酰胺;萘多酚环是特点,还有甲哌亚氨链;碱性氧化酸分解,pH 值为 4~6.5 较安全。

二、合成抗结核药

1946 年合成的对氨基水杨酸是最早用于临床的合成抗结核药。1952 年以后又相继发现了作用更强大的异烟肼和乙胺丁醇等。三种药物至今仍为重要的抗结核药。

典型药物

(1) 对氨基水杨酸钠(sodium aminosalicylate)

$$\cdot 2H_2O$$

对氨基水杨酸钠化学名为 4-氨基-2-羟基苯甲酸钠二水化合物。

对氨基水杨酸钠为白色或类白色结晶或结晶性粉末,无臭,味甜带咸;易溶于水,略溶于乙醇,不溶于乙醚。

对氨基水杨酸钠水溶液不稳定,在中性、碱性条件下较稳定,在酸性条件下,见光或受热易发生脱羧反应生成间氨基酚,再被氧化成棕色的 3,5,3′,5′-四羟基二苯醌。

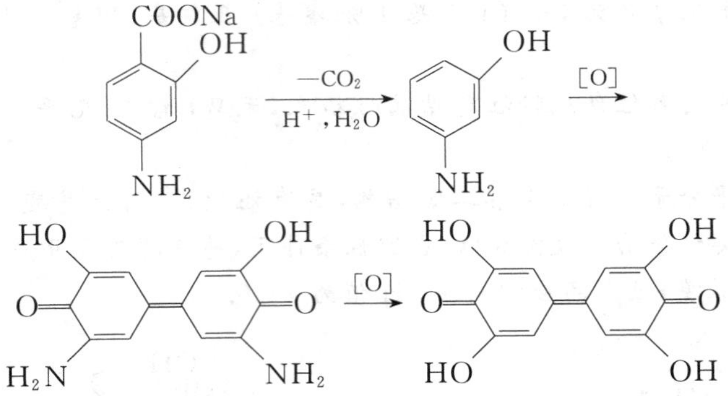

对氨基水杨酸钠在稀盐酸的酸性溶液中,遇三氯化铁生成紫红色的配合物,放置3 h,不得产生沉淀(与5-氨基水杨酸钠相区别)。

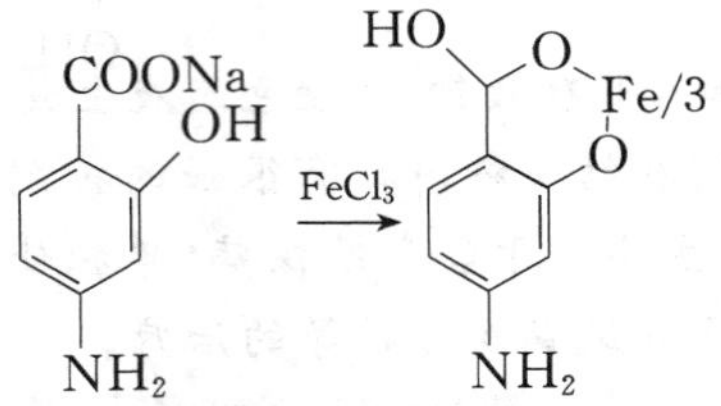

对氨基水杨酸钠在酸性溶液中可与溴作用,生成二溴代物,脱羧后进一步溴化,生成三溴代物。

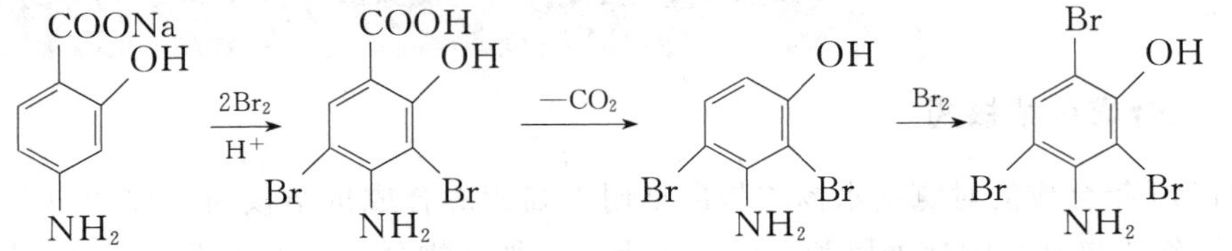

对氨基水杨酸钠分子中含有芳伯氨基,在酸性中经重氮化反应,再与碱性 β-萘酚偶合,生成红色的偶氮化合物。

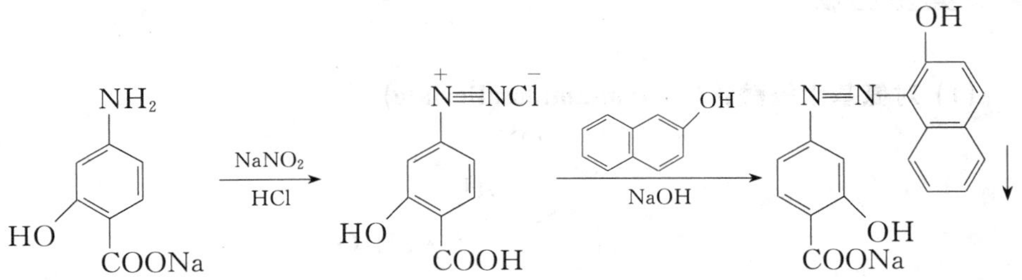

对氨基水杨酸钠可治疗多种结核,对肠、骨结核和渗出性肺结核疗效较好,常与链霉素、异烟肼等抗结核药联用,以增加疗效并减小耐药性。

(2) 异烟肼(isoniazid)

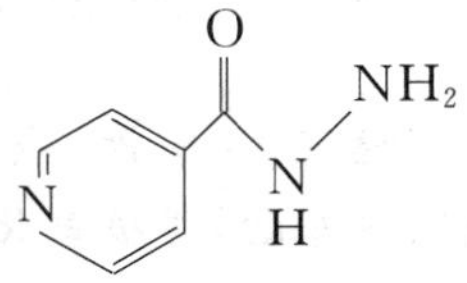

236

异烟肼化学名为 4-吡啶甲酰肼,又名雷米封。

异烟肼为无色结晶或白色至类白色结晶性粉末,无臭,味微甜后苦;熔点为170~173 ℃;易溶于水,微溶于乙醇,极微溶于乙醚。

异烟肼分子中的酰肼基,在酸或碱存在下可水解生成异烟酸和毒性较大的游离肼。光、重金属、温度和 pH 值等均影响异烟肼的水解速率,常制成片剂或粉针剂应用,变质后不可供药用。

异烟肼分子中的肼基具有还原性,在酸性条件下可与溴、硝酸银、溴酸钾等反应,生成异烟酸,同时放出氮气。如被硝酸银氧化有银镜生成,可供鉴别;在酸性条件下,被溴酸钾氧化,可供定量测定。

异烟肼分子中的肼基可与芳醛(香草醛、对二甲氨基苯甲醛)缩合成腙,析出结晶。

异烟肼分子中的吡啶环可与一些生物碱沉淀试剂(如氯化汞)作用产生白色沉淀,与碘化铋钾作用产生棕红色沉淀。

异烟肼对结核杆菌有抑制和杀灭作用。其特点是疗效好、用量少、毒性相对较低,可口服,现广泛用于各种结核病的治疗。

8.5 抗真菌药

真菌感染可分为浅表真菌感染和深部真菌感染两类。浅表真菌感染发生在皮肤、黏膜和皮下组织,深部真菌感染发生在黏膜深处、内脏、泌尿系统、脑和骨骼等部位。抗真菌药(antifugals drugs)按来源可分为抗真菌抗生素和合成抗真菌药。

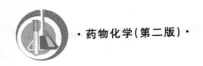

一、抗真菌抗生素

抗真菌抗生素根据结构特点可分为非多烯和多烯两类,非多烯类主要用于浅表真菌感染,多烯类主要用于深部真菌感染。

非多烯类抗生素如灰黄霉素(griseofulvin),主要用于皮肤真菌感染,但有一定毒性,一般外用。西卡宁(siccanin)用于浅表真菌感染,疗效与灰黄霉素相似,不良反应少见。

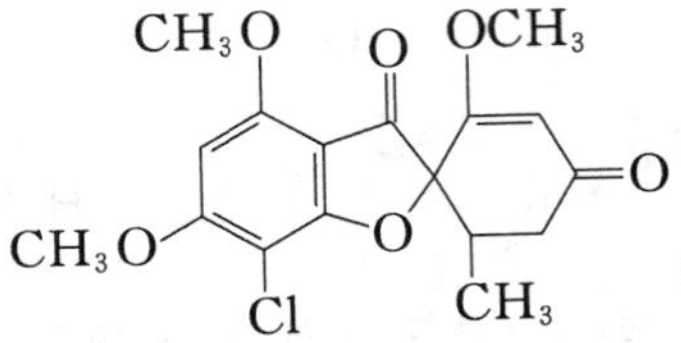

灰黄霉素 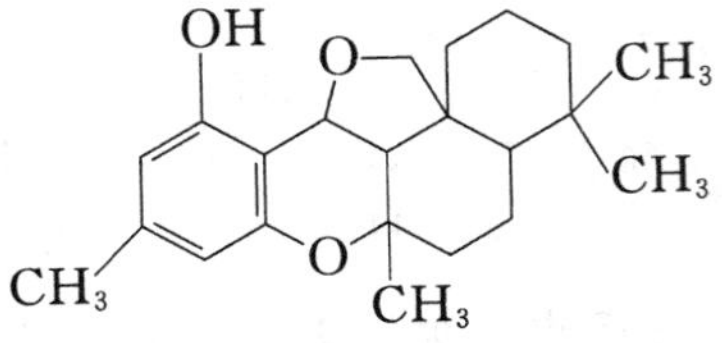　　　　　西卡宁

多烯类抗生素如两性霉素 B(amphotericin B)、制霉菌素等,其结构由一个多烯大环内酯和一个氨基糖组成,脂溶性强,易吸收,用于治疗皮肤和黏膜真菌感染,白色念珠菌感染而引起的鹅口疮和食管炎等。有肾脏毒性,应用时要慎重。

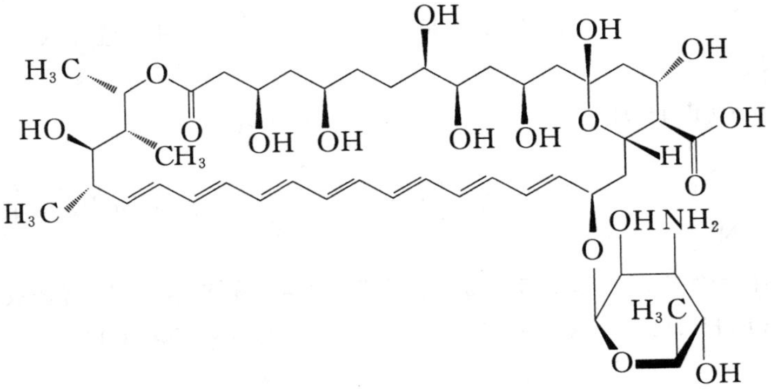

两性霉素 B

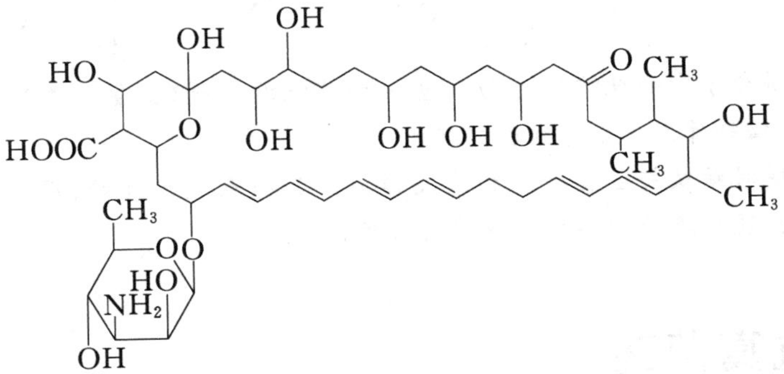

制霉菌素

二、合成抗真菌药

自 20 世纪 60 年代末发现克霉唑以来,唑类抗真菌药发展迅速。该类药物抗菌活性良好,结构相似,对深部真菌感染和浅部真菌感染都有效,是目前临床上主要的治疗真菌

感染的药物。

根据结构特征,该类药物主要分为咪唑类和三氮唑类。咪唑类的代表药物有克霉唑(clotrimazole)、咪康唑(miconazole)、益康唑(econazole)和酮康唑(ketoconazole)。克霉唑虽然对深部真菌感染有效,但吸收不规则,毒性大,主要外用;咪康唑、益康唑为广谱抗真菌药,作用优于克霉唑;酮康唑是唯一可以口服的咪唑类抗真菌药。

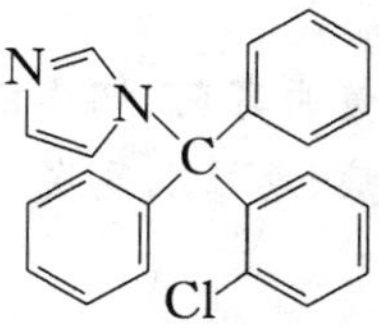

克霉唑

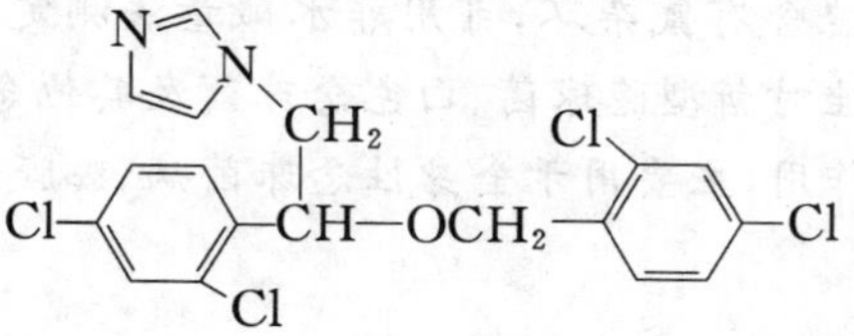

咪康唑

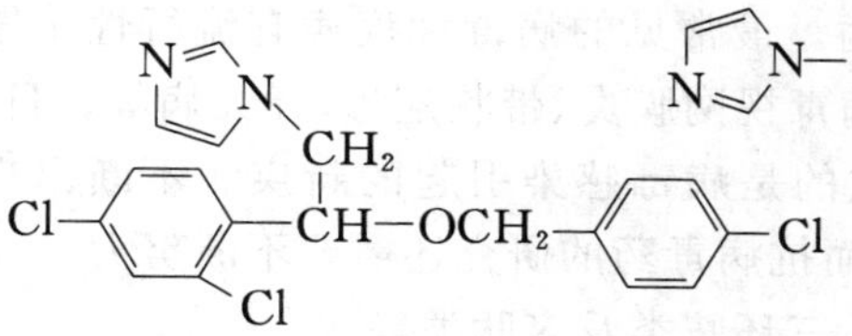

益康唑

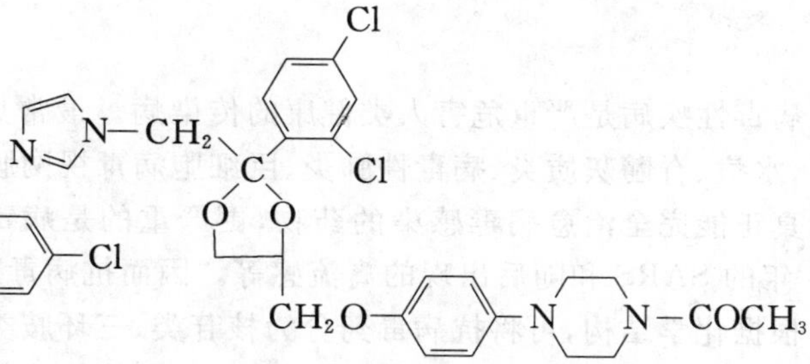

酮康唑

三氮唑类的代表药物有氟康唑(fluconazole)和伊曲康唑(itraconazole)。伊曲康唑和氟康唑对人体细胞色素 P450 的亲和力低,对肝药酶影响较小,均可口服,抗真菌谱更广,作用更强,毒性更低。

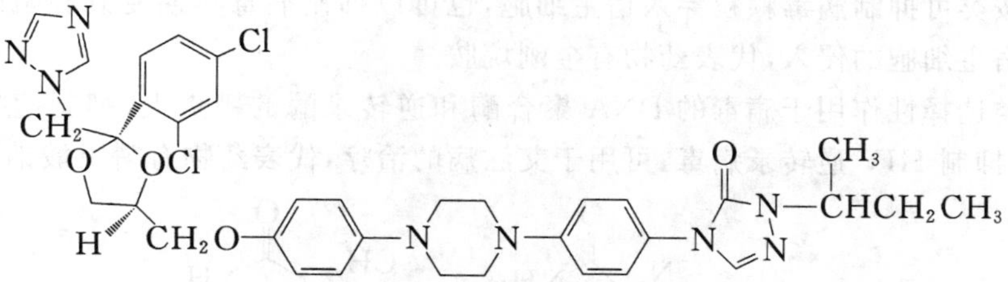

伊曲康唑

🔖 典型药物

氟康唑(fluconazole)

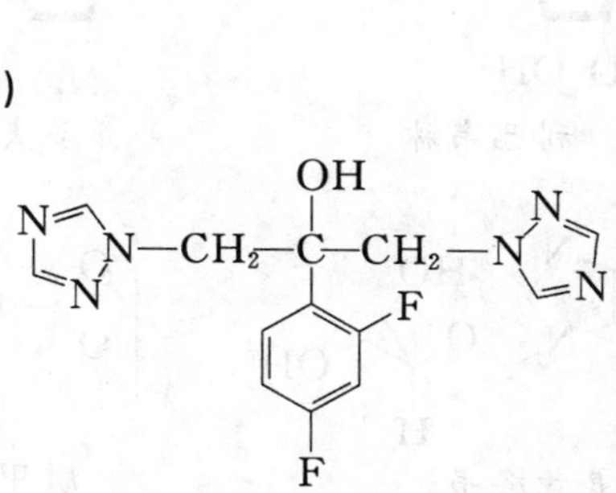

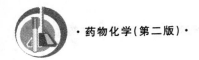

氟康唑化学名为 α-(2,4-二氟苯基)-α-(1H-1,2,4-三唑-1-基甲基)-1H-1,2,4-三唑-1-基乙醇。

氟康唑为白色或类白色结晶性粉末,无臭,味苦;熔点为 137～141 ℃;易溶于甲醇,可溶于乙醇,微溶于水、二氯甲烷或冰乙酸。

氟康唑具有有机氟的特殊反应。

氟康唑含有氮杂环,可用非水碱量法测定其含量。

氟康唑对新型隐球菌、白色念珠菌及其他念珠菌、黄曲霉菌、烟曲菌、皮炎芽生菌等均有抗菌作用,主要用于全身性念珠菌病、黏膜念珠菌病、急性或复发性霉菌性阴道炎。

8.6 抗病毒药

病毒性疾病是严重危害人类健康的传染病。最常见的病毒性疾病有流行性感冒、腮腺炎、水痘、脊髓灰质炎、病毒性肺炎、巨细胞病毒视网膜炎、带状疱疹、狂犬病等。目前还没有真正能完全治愈病毒感染的药物,更严重的是病毒感染引起的新疾病不断出现,如2003 年的 SARS 和随后出现的禽流感等。因而抗病毒药的研究还需要不断努力。

根据化学结构,可将抗病毒药分为核苷类、三环胺类及多肽类等。

核苷由碱基和糖基两部分组成。通过化学修饰改变天然碱基或糖基中的基团得到的人工合成核苷有可能抑制天然核苷,抑制病毒或宿主细胞的 DNA 或 RNA 聚合酶活性,阻止 DNA 或 RNA 的合成,杀灭病毒,代表药物主要有利巴韦林(ribavirin)、齐多夫定(zidovudine)、更昔洛韦(ganciclovir)和阿昔洛韦(aciclovir)等。

三环胺类可抑制病毒颗粒穿入宿主细胞,也可以抑制病毒早期复制和阻断病毒的脱壳及核酸宿主细胞的侵入,代表药物有金刚烷胺。

多肽类选择性作用于病毒的 DNA 聚合酶和逆转录酶的靶点上,抑制疱疹病毒的复制,还可以抑制 HIV 逆转录病毒,可用于艾滋病的治疗,代表药物有膦甲酸钠。

利巴韦林

齐多夫定

更昔洛韦

膦甲酸钠

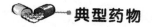 **典型药物**

（1）阿昔洛韦（aciclovir）

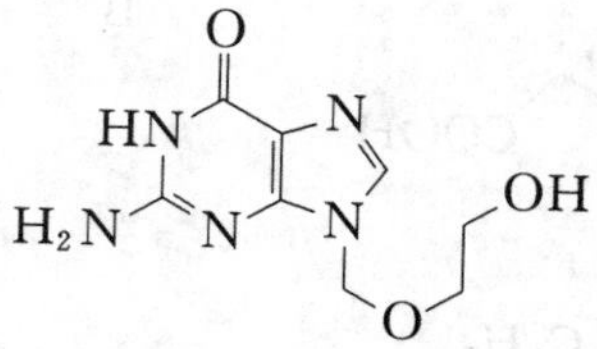

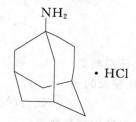

阿昔洛韦化学名为 9-(2-羟乙氧基)乌嘌呤，又名无环乌苷。

阿昔洛韦为白色结晶性粉末，无臭，无味；熔点为 256~257 ℃；略溶于冰乙酸或热水，几乎不溶于氯仿或乙醚，在稀氢氧化钠溶液中溶解。

阿昔洛韦为广谱抗病毒药，是抗疱疹病毒的首选药物，广泛用于治疗疱疹性角膜炎、生殖器疱疹、全身性带状疱疹和疱疹性脑炎及病毒性乙型肝炎。

（2）盐酸金刚烷胺（amantadine hydrochloride）

盐酸金刚烷胺化学名为三环[3,3,1,1^{3,7}]癸烷-1-胺盐酸盐。

盐酸金刚烷胺为白色结晶或结晶性粉末，无臭，味苦；易溶于水或乙醇，在氯仿中溶解。

盐酸金刚烷胺的水溶液显氯化物的反应。

盐酸金刚烷胺在酸性条件下，可与生物碱沉淀试剂硅钨酸试液生成白色沉淀。

盐酸金刚烷胺在临床上能有效预防和治疗所有 A 型流感毒株，也可用于帕金森病。

同步检测

一、选择题

（一）单项选择题

1. 下列性质与多数磺胺类药物不符的是（　　）。

 A. 具酸性　　　B. 具铜盐反应　　　C. 具银镜反应　　　D. 具重氮化偶合反应

2. 磺胺类药物的基本结构式是（　　）。

 A. 对羟基苯磺酰胺　　　　　　　　　B. 对甲基苯磺酰胺

 C. 对氨基苯甲酰胺　　　　　　　　　D. 对氨基苯磺酰胺

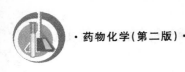

3. 环丙沙星的化学结构式为( )。

A.

B.

C.

D.

4. 喹诺酮类抗菌药的构效关系中,必需的基团是( )。

    A. 8 位哌嗪基
                B. 2 位羰基,3 位羧基

    C. 5 位氟
                    D. 3 位羧基,4 位羰基

5. 利福平的化学结构属于( )。

    A. 环状多肽类   B. 大环羧酸类   C. 氨基糖苷类   D. 大环内酰胺类

6. 异烟肼的水解产物中,毒性较大的是( )。

    A. 异烟酸   B. 肼   C. 氮气   D. 吡啶

7. 下列抗真菌药中含有三氮唑结构的药物是( )。

    A. 伊曲康唑   B. 益康唑   C. 酮康唑   D. 布康唑

8. 属于核苷类抗病毒药的是( )。

    A. 更昔洛韦   B. 膦甲酸钠   C. 金刚烷胺   D. 利托那韦

(二)多项选择题

1. 下面叙述的内容与甲氧苄啶相符的是( )。

    A. 具有芳香第一胺反应   B. 具有酸碱两性

    C. 与磺胺类药物合用,可产生协同抗菌作用

    D. 在稀硫酸溶液中,加碘试液,即生成棕褐色沉淀

    E. 具有抗菌作用

2. 下列药物属于第三代氟喹诺酮类抗菌药的是( )。

    A. 萘啶酸   B. 吡哌酸   C. 诺氟沙星   D. 环丙沙星   E. 氧氟沙星

3. 下列药物分子中含有水解结构类型的是( )。

    A. 氧氟沙星   B. 异烟肼   C. 硫酸链霉素   D. 利福平   E. 甲氧苄啶

4. 重氮化偶合反应所需要的试剂有( )。

    A. 亚硝酸钠   B. 盐酸   C. 三氯化铁   D. 氢氧化钠   E. β-萘酚

5. 下列关于阿昔洛韦的说法,正确的是( )。

    A. 结构母核为鸟嘌呤   B. 易溶于水   C. 为白色结晶性粉末

　　D. 为广谱抗病毒药　　　　　　　E. 对 HIV 病毒有效

二、填空题

1. 磺胺类药物分子中有_____,呈弱碱性;有磺酰氨基,显_____性。

2. 异烟肼又名_____,其结构中含有肼基而具有_____性。

3. 诺氟沙星为_____类抗菌药,应_____,在干燥处保存。

4. 利福平为_____的结晶性粉末,加盐酸溶解后,遇_____溶液,即由橙色变为_____。

三、简答题

1. 简述喹诺酮类抗菌药的构效关系。

2. 简述对氨基水杨酸钠和异烟肼的鉴别方法。

实训模块

实训 8　磺胺醋酰钠的合成

一、实验目的

(1) 掌握磺胺醋酰钠的合成原理及方法。

(2) 了解利用调节 pH 值精制的原理。

二、实验原理

　　对乙酰氨基苯磺酰胺法是以对氨基苯磺酰胺为原料,在碱性条件下,与乙酸酐反应生成磺胺醋酰钠,再利用调节 pH 值而制得。

$$H_2N-\underset{}{\bigcirc}-SO_2NH_2 \xrightarrow{NaOH,(CH_3CO)_2O} H_2N-\underset{}{\bigcirc}-SO_2\underset{\bar{N}a^+}{N}-COCH_3$$

$$H_2N-\underset{}{\bigcirc}-SO_2\underset{\bar{N}a^+}{N}-COCH_3 \underset{NaOH}{\overset{HCl}{\rightleftharpoons}} H_2N-\underset{}{\bigcirc}-SO_2NHCOCH_3$$

三、主要试药、试剂及仪器

(1) 试药:结晶磺胺。

(2) 试剂:氢氧化钠、乙酸酐、盐酸、活性炭。

(3) 仪器:回流装置、抽滤装置、熔点测定装置等。

四、实验步骤

　　在 150 mL 三颈烧瓶中加入 10％氢氧化钠溶液 40 mL,搅拌,水浴加热,使温度达到 50 ℃左右,加入磺胺 10 g,保持温度在 42～58 ℃,磺胺溶解,pH 值为 13～14。

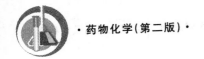

分别在两个滴液漏斗中加入 11 g 乙酸酐和 40% 氢氧化钠溶液 12 mL,先滴加一定量的乙酸酐,再交替滴加碱液和乙酸酐,保持 pH 值为 12～13,乙酸酐滴完后,补加氢氧化钠溶液,使 pH 值达到 14 以上。水浴升温至 70～74 ℃,水解 30 min,pH 值降为 12,冷至 50 ℃ 以下,以浓盐酸调节 pH 值至 7～8,再冷至 25 ℃ 以下,析出未反应物及杂质,抽滤,滤液用 15% 盐酸调节 pH 值至 5,析出粗品,抽滤,用水洗涤至中性。

粗品用二倍量 10% 的盐酸溶解,过滤除去不溶性杂质,滤液中加入适量活性炭,装上回流装置,水浴加热,60～70 ℃ 脱色 30 min,趁热抽滤,滤液用 40% 氢氧化钠溶液调节 pH 值至 5,析出磺胺醋酰,抽滤,用水洗涤至中性,70 ℃ 以下干燥。熔点为 181～183 ℃。

取磺胺醋酰适量,加 22.5% 氢氧化钠溶液,置 70 ℃ 水浴中加热使其溶解,pH 值为 8.5～9,趁热过滤,滤液冷却并不断搅拌,冷至室温,放置过夜,析出结晶,抽滤,用少量蒸馏水洗涤沉淀,抽干,70～80 ℃ 干燥。熔点为 256～258 ℃。

五、实验注释

(1) 在反应过程中交替加料很重要,以使反应液始终保持一定的 pH 值(pH 值为 12～13)。

(2) 按实验步骤严格控制每步反应的 pH 值,以利于除去杂质。

(3) 将磺胺醋酰制成钠盐时,应严格控制 22.5% 氢氧化钠溶液的用量。因磺胺醋酰钠水溶性强,由磺胺醋酰制备其钠盐时若 22.5% 氢氧化钠溶液的量多,则损失很大。必要时可加少量丙酮,使磺胺醋酰钠析出。

六、实验讨论

(1) 交替加入碱液和乙酸酐的目的是什么?

(2) 酰化反应为什么要保持碱性?

(3) 酰化反应后为什么要进行水解反应?

(4) 本实验中副产物有哪些? 如何除去?

学习情境 9

抗 生 素

学习目标

能力目标

（1）能写出青霉素类、头孢菌素类的基本结构与主要结构特点。

（2）能写出大环内酯类、氨基糖苷类抗生素的结构特点。

（3）能认识青霉素、氨苄西林、阿莫西林、头孢氨苄、头孢噻肟钠、克拉维酸、舒巴坦、氯霉素的结构式。

（4）能应用各类抗生素典型药物的理化性质解决该类药物的制剂调配、鉴别、储存保管及临床应用问题。

知识目标

（1）了解抗生素的来源、分类及抗菌谱。

（2）了解四环素类抗生素的结构特点和理化性质。

（3）理解各类抗生素的作用机制及青霉素、头孢菌素、大环内酯类的结构改造原理。

（4）掌握 β-内酰胺类抗生素各种类型的基本结构。

（5）掌握大环内酯类、氨基糖苷类抗生素的结构特点。

（6）掌握各类抗生素典型药物的化学结构、理化性质及作用特点。

素质目标

（1）会进行抗生素性质试验。

（2）能说出抗生素的类别、结构特征及不良反应。

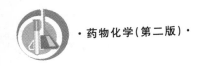
知识模块

9.1 概述

抗生素(antibiotics)是某些微生物的次级代谢产物,也可以是用化学方法合成的相同结构或结构修饰物。在小剂量的情况下,抗生素对多种病原性微生物或肿瘤细胞有选择性的杀灭、抑制作用。在临床应用上,多数抗生素抑制病原菌的生长,用于治疗细菌感染性疾病。除了抗感染外,近年来,抗生素在生理活性方面的作用,如抗病毒作用、抗肿瘤作用、酶抑制作用、免疫调节作用、受体拮抗作用等,不断被发现。我国已能生产大部分抗生素,产量占世界第一。

抗生素的主要来源是生物合成(发酵),也有通过化学全合成和半合成方法制得。半合成抗生素是在生物合成抗生素的基础上发展起来的。针对生物合成抗生素的化学稳定性、毒副作用、抗菌谱等存在的问题进行结构改造,旨在增加稳定性,降低毒副作用,扩大抗菌谱,减少耐药性,改善生物利用度和提高治疗效果。半合成抗生素是今后的发展方向。

本章主要介绍用于细菌感染疾病治疗中的常用抗生素,如 β-内酰胺类抗生素、四环素类抗生素、氨基糖苷类抗生素、大环内酯类抗生素等。

9.2 β-内酰胺类抗生素

β-内酰胺类抗生素(β-lactam antibiotics)是指分子中含有由四个原子组成的 β-内酰胺环的抗生素,是临床应用最多的一类抗生素,也是本章的重点。β-内酰胺环是该类抗生素发挥生物活性的必需基团:在和细菌作用时,β-内酰胺环开环与细菌发生酰化作用,从而抑制细菌的生长。β-内酰胺环由四个原子组成,分子张力比较大,其化学性质不稳定,易发生开环导致失活。因此,β-内酰胺类抗生素的抗菌活性和化学不稳定性都与 β-内酰胺环有关。

根据 β-内酰胺环是否连接有其他杂环,β-内酰胺类抗生素又可分为青霉素(penicillins)类、头孢菌素(cephalosporins)类和非典型的 β-内酰胺抗生素类,其中青霉素类和头孢菌素类占主导地位。它们的共同的特点如下:

(1) 两类药物分子中都有一个四元的 β-内酰胺环,并与另一五元环或六元环稠合。青霉素类稠合环为 β-内酰胺环并氢化噻唑环,头孢菌素类则为 β-内酰胺环并氢化噻嗪环。

(2) β-内酰胺环是平面结构,但与稠合环不共平面,两环沿稠合边折叠。

(3) 两类药物分子与 N 相邻的碳原子(2 位)连有一个羧基。

(4) 两类药物分子中 β-内酰胺环的 α 位连接一个酰胺侧链。

(5) 两类药物分子中 β-内酰胺类抗生素抗菌活性与旋光性密切相关。青霉素类有 3

个手性碳原子,所有 8 个异构体中,只有绝对构型为(2S,5R,6R)者有活性。头孢菌素类有 2 个手性碳原子,其绝对构型为(6R,7R)。

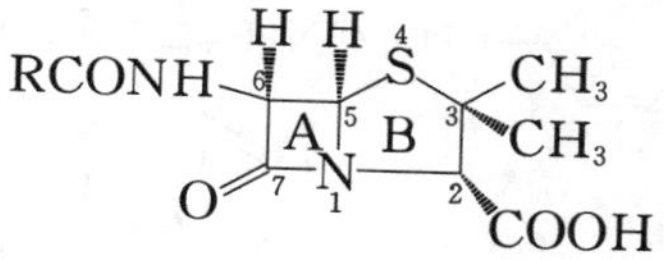

A. β-内酰胺环　B. 氢化噻唑环
青霉素

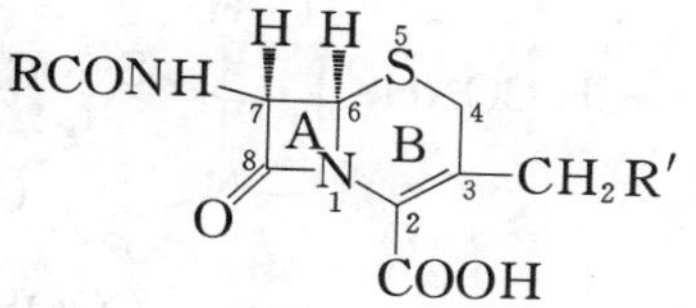

A. β-内酰胺环　B. 氢化噻嗪环
头孢菌素

β-内酰胺类抗生素的抗菌机制是通过抑制黏肽转肽酶,阻碍细菌细胞壁的合成而杀菌。β-内酰胺类抗生素的结构与黏肽 D-丙氨酰-D-丙氨酸的末端结构和构象相似,使酶识别错误,不能合成黏肽,细胞壁缺损,水分不断向高渗菌体渗透,导致细菌膨胀、裂解而死亡,呈现杀菌作用。人体细胞没有细胞壁,因此 β-内酰胺类抗生素对人体细胞无影响,故毒性很低。革兰阴性杆菌的细胞壁主成分不是黏肽,且菌体内渗透压较低,故对青霉素不敏感。

一、青霉素及半合成青霉素类

天然青霉素是从霉菌属的青霉菌培养液中提取得到的,共有七种,包括青霉素 G、F、X、K、双氢、戊烯青霉素、顶芽孢菌素 N 等。其中以青霉素 G 的作用最强且产量最高,具有临床应用价值。目前青霉素 G(苄青霉素,benzylpenicillin)虽然可以全合成,但成本高,所以还是以粮食发酵生产为主。

典型药物

青霉素(penicillin)

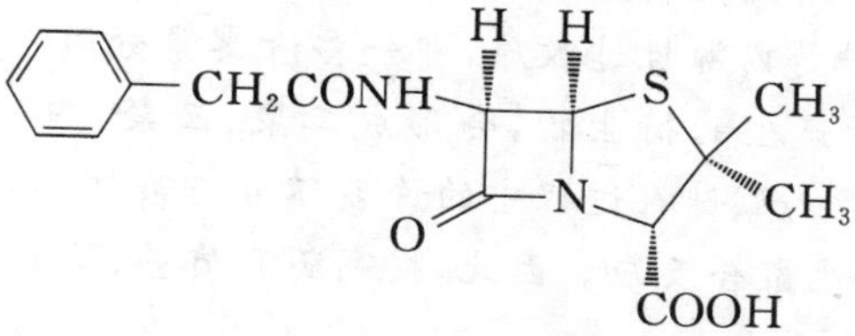

青霉素化学名为(2S,5R,6R)-3,3-二甲基-6-(2-苯乙酰氨基)-7-氧代-4-硫杂-1-氮杂双环[3.2.0]庚烷-2-甲酸,又名苄青霉素、天然青霉素 G、青霉素 G(缩写 PG)。

青霉素为有机酸,不溶于水,可溶于有机溶剂。临床上常用其钠(或钾)盐以增强其水溶性。青霉素钠(或钾)盐为白色结晶性粉末,味微苦,有引湿性。

青霉素性质不稳定,β-内酰胺环是该化合物结构中最不稳定的部分,在酸、碱条件或 β-内酰胺酶存在下,均易发生水解开环而失去抗菌活性。金属离子、温度和氧化剂可催化上述分解反应。青霉素的不稳定性主要表现在以下几个方面:

（1）不耐碱和酶　青霉素在碱性条件下或 β-内酰胺酶存在时，其 β-内酰胺环断裂，分解为青霉酸而失效，并进一步裂解为 D-青霉胺和青霉醛。

青霉酸

青霉醛　　　　　　青霉胺

（2）不耐酸　青霉素在酸性条件下发生水解反应的同时，进行分子重排：在 pH＝2 时，分解为青霉二酸；在 pH＝4 时，分解为青霉烯酸。经分子重排生成青霉二酸，在强酸或氯化汞条件下裂解为 D-青霉胺和青霉醛。所以青霉素不能口服，因胃酸会使 β-内酰胺环水解及酰胺侧链水解，导致其失效。

（3）不耐酶　青霉素刺激金黄色葡萄球菌或其他一些细菌产生一种叫 β-内酰胺酶的物质，能使 β-内酰胺环开环，失去抗菌活性。这是细菌易对青霉素产生耐药性的原因。

（4）抗菌谱窄　青霉素只对革兰阳性菌及少数革兰阴性菌效果好，对大多数革兰阴性菌无效。这与青霉素抗菌机制有关。

（5）过敏反应　青霉素的过敏反应非常普遍。青霉素本身并不引起过敏反应，造成过敏反应的是青霉素中所含的一些杂质。引起过敏反应的基本物质有两种，一种是外源性的，在青霉素的生产过程中，由于青霉素的裂解生成青霉酸，与蛋白质结合形成抗原而致敏。可通过纯化方法除去青霉酸-蛋白质，减少其含量而降低过敏反应的发生率。另一种是内源性过敏原，即一些青霉素分解产物的高聚物。青霉素的 β-内酰胺环开环后所产生的衍生物，会形成二聚、三聚、四聚和五聚体，聚合程度越高，过敏反应越强。生产、储存过程中的许多环节与条件，如成盐、干燥、温度、pH 值等，都有可能使其发生聚合反应。因此，提高药品质量、降低多聚物，是减少青霉素过敏反应的途径之一。

为了克服青霉素的诸多缺点，自 20 世纪 50 年代开始，就对青霉素进行了结构修饰，合成出数以万计的半合成青霉素衍生物，并找到了一些临床效果较好的可以口服的耐酸青霉素、广谱青霉素和耐酶青霉素。

（一）耐酸青霉素

青霉素 V 是在青霉菌的发酵液中加入人工合成的前体，即苯氧乙酸得到的天然青霉素。在青霉素 V 的侧链结构中引入电负性强的氧原子，从而阻止了侧链羰基电子向 β-内酰胺环的转移，增加了对酸的稳定性。青霉素 V 在酸性溶液中比青霉素 G 稳定，不易被胃酸破坏,可供口服。

青霉素 V 的发现,使人们对耐酸青霉素的结构特征有了较为充分的认识。在这类耐酸的半合成青霉素衍生物结构中,6 位侧链的 α-碳上都有吸电子性的取代基。这类青霉素有非萘西林(phenethicillin,苯氧乙基青霉素)、丙匹西林(propicillin,苯氧丙基青霉素)和阿度西林(azidocillin)等。

R	
$C_6H_5OCH_2$—	青霉素 V
C_6H_5OCH— 丨 CH_3	非奈西林
C_6H_5OCH— 丨 CH_2CH_3	丙匹西林
C_6H_5CH— 丨 N_3	阿杜西林

(二)耐酶青霉素

在研究青霉素衍生物的过程中,发现侧链含三苯甲基时,对青霉素酶稳定。三苯甲基有较大的空间位阻,阻止了化合物与酶化学中心的结合,从而降低了青霉素分子与酶化学活性中心作用的适应性。

苯唑西林是利用生物电子等排原理,在侧链结构中引入异噁唑环,同时在异噁唑环的 3 位和 5 位分别引入苯基和甲基,其中苯基兼有吸电子和空间位阻的作用。因此,侧链含有苯异噁唑环的青霉素的发现是耐酶青霉素的一大进展,这类化合物不仅耐酶而且耐酸,抗菌作用也比较强。其他常见的耐酶青霉素有甲氧西林(meticillin)、萘夫西林(nafcillin)、氯唑西林(cloxacillin)、双氯西林(dicloxacillin)、氟氯西林(flucloxacillin)等。

		R
		OCH_3 ... OCH_3 甲氧西林
		OC_2H_5 ... 萘夫西林

R_1	R_2	
H	H	苯唑西林
Cl	H	氯唑西林
Cl	Cl	双氯西林
Cl	F	氟氯西林

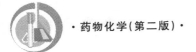 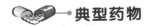

苯唑青霉素钠（oxacillin sodium）

苯唑青霉素钠化学名为（2S,5R,6R）-3,3-二甲基-6-（5-甲基-3-苯基-4-异噁唑甲酰氨基）-7-氧代-4-硫杂-1-氮杂双环[3.2.0]庚烷-2-甲酸钠盐一水合物。

苯唑青霉素钠为白色结晶或结晶性粉末，味苦，易溶于水，微溶于丙酮。

苯唑青霉素钠在弱酸性条件下，在水浴中加热 30 min，放冷后在 339 nm 波长处有最大吸收峰。因苯唑西林发生分子重排，生成苯唑青霉烯酸。

苯唑青霉素钠为耐酸、耐酶青霉素，临床主要用于治疗耐青霉素 G 的金黄色葡萄球菌和表皮葡萄球菌的感染。

（三）广谱青霉素

阿莫西林（amoxicillin）等广谱的半合成青霉素的发现来自于对天然青霉素 N 的研究。青霉素对革兰阳性菌的作用比较强，对革兰阴性菌的效果较差。青霉素 N 在侧链上含有 D-α-氨基己二酸单酰胺。青霉素 N 对革兰阳性菌的作用远低于青霉素 G，但对革兰阴性菌的作用则优于青霉素 G。进一步研究表明，青霉素 N 的侧链氨基是产生对革兰阴性菌抗菌活性的重要基团，在此基础上设计合成了一系列侧链带有氨基的半合成青霉素，从中发现了活性较好的氨苄西林（ampicillin）和阿莫西林。它们对革兰阳性菌的抗菌作用与青霉素相同或稍低，对革兰阴性菌的作用较强，但使用后容易产生耐药性。

侧链含有氨基的半合成 β-内酰胺类抗生素，由于侧链中游离的氨基具有亲核性，可以直接进攻 β-内酰胺环的羰基引起聚合反应。用羧基或磺酸基代替氨基引入侧链得到羧苄或磺苄西林（sulbenicillin），对绿脓杆菌和变形杆菌有较强的抗菌作用。将氨苄西林和阿莫西林的侧链用脂肪酸、芳杂环酸酰化后可显著扩大抗菌谱，尤其对绿脓杆菌有效。

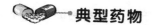典型药物

阿莫西林(amoxicillin)

$$\cdot 3H_2O$$

阿莫西林化学名为(2S,5R,6R)-3,3-二甲基-6-[(R)-(—)-2-氨基-2-(4-羟基苯基)乙酰氨基]-7-氧代-4-硫杂-1-氮杂双环[3.2.0]庚烷-2-甲酸三水合物。

阿莫西林为白色结晶或结晶性粉末,味微苦;在水中微溶,在乙醇中几乎不溶,比旋度为+290°~+315°。阿莫西林结构中含有酸性的羧基、弱酸性的酚羟基、碱性的氨基,水溶液在 pH 值为 6 时比较稳定。

阿莫西林侧链中引入手性碳原子,临床用其右旋体,其构型为 R 构型。

阿莫西林为广谱青霉素,且耐酸,可以口服,较少引起胃肠道反应。临床上主要用于敏感菌所致泌尿系统、呼吸系统、胆道等的感染。

(四)半合成青霉素的一般合成方法

大多数半合成青霉素类药物有一个共同的部分,即 6-氨基青霉烷酸(6-aminopenicillanic acid,6-APA),所以半合成青霉素的合成就是以 6-APA 为基本母核,接上各种酰胺侧链进行设计的。

青霉菌 —微生物发酵法→ 青霉素 —青霉素酰化酶(碱性)或化学合成法→

6-APA —青霉素酰化酶(碱性)或化学合成法—RCO—→ 半合成青霉素

6-APA 可以从无前体的青霉素发酵液中得到,但是大量的 6-APA 还是从青霉素 G 用酶解或化学裂解的方法得到。以 6-APA 为原料,采用不同的酰化剂与 6-APA 进行酰化反应,在氨基上接上不同的取代基,可得到不同的半合成青霉素类药物。

二、头孢菌素及半合成头孢菌素

头孢菌素类(cephalosporins),又称为先锋霉素,是一类发展迅速、临床应用广泛的β-

内酰胺类抗生素。头孢菌素类抗生素于 20 世纪 60 年代上市,由于它具有卓越的抗菌特点,近年来各国竞相开发,一直保持快速发展势头。

头孢菌素类包括天然头孢菌素和半合成头孢菌素。天然头孢菌素 C(cephalosporin C)是由与青霉素近缘的头孢菌素属的真菌所产生的,由于其抗菌效力较低,无临床应用价值。但头孢菌素 C 对酸比较稳定,能抑制产生青霉素酶的金黄色葡萄球菌,对革兰阴性菌也有活性。因此对它们的结构进行改造,可提高其抗菌效力,扩大抗菌谱。现临床使用的头孢类药物均为半合成品。

头孢菌素 C

头孢菌素的母核是 7-氨基头孢烷酸(7-ACA),即由四元的 β-内酰胺环和六元的氢化噻嗪环并合而成。头孢菌素母核中的"四元环并六元环"的稠合体系的张力比青霉素母核的环张力小,加上头孢菌素分子结构中 C-2、C-3 的双键可与 N-1 的未共用电子对共轭,使得头孢菌素比青霉素稳定。

头孢菌素可以进行结构改造的位置有四处:一是 7-酰氨基部分,该部分是抗菌谱的决定性基团;二是 7α-氢原子,它能影响对 β-内酰胺酶的稳定性;三是环中的硫原子,它对抗菌效力有影响;四是 3 位取代基,它能影响抗菌效力和药物动力学的性质。

在头孢菌素类药物的发展过程中,按发明时间的先后和抗菌性能的不同,在临床上常将其划分为四代。

第一代头孢菌素为 20 世纪 60 年代至 70 年代初开发的。它对革兰阳性菌包括耐青霉素的金黄色葡萄球菌相当有效。虽耐青霉素酶,但对革兰阴性菌产生的 β-内酰胺酶的稳定性较差,仅对大肠杆菌、奇异杆菌、流感杆菌、伤寒杆菌和痢疾杆菌有一定活性。第一代头孢菌素的特点为,对革兰阳性菌包括耐青霉素 G 金黄色葡萄球菌较第二、第三代强;对各种 β-内酰胺酶的稳定性远较第二、第三及第四代差;对肾脏具有一定毒性,与氨基糖苷类抗生素或强效利尿剂合用时会加剧其毒性。常用的有头孢氨苄(cefalexin,先锋霉素 Ⅳ)、头孢噻吩(cefalotin,先锋霉素 Ⅰ)、头孢拉定(cefradine)等。

第二代头孢菌素为 20 世纪 70 年代中期开发的。本类头孢菌素的抗菌活性及抗菌谱较第一代广,特别是抗革兰阴性菌的活性优于第一代,包括第一代无效的肠杆菌属、吲哚阳性变形菌属、嗜血流感杆菌和某些拟杆菌属等。第二代头孢菌素的特点为,对革兰阴性菌和多数肠杆菌属细菌具有相当活性;对各种 β-内酰胺酶较稳定;对第三代耐药的雷极变形杆菌和普鲁威登菌均相当敏感;对肾脏毒性低;对绿脓杆菌无效。属此代的有头孢呋辛(cefuroxime)、头孢孟多(cefuroxime)、头孢西丁(cefoxitin)、头孢美唑(cefmetazole)和头孢克洛(cefaclor)等。

第三代头孢菌素为 20 世纪 70 年代中期至 80 年代初开发的。本类头孢菌素性能稳定,作用时间长,不良反应较少,毒性也较低。本类头孢菌素的特点为:抗菌活性强,抗菌谱更广;对 β-内酰胺酶稳定,对产生 β-内酰胺酶的革兰阳性菌及革兰阴性菌均有效;对绿脓杆菌、产碱杆菌、沙雷菌和肺炎克雷白菌具有良好的抗菌作用,但对革兰阳性菌的活性不如第一代;有一部分头孢菌素能渗入炎症脑脊液中;对肾脏基本无毒性。比较常用的有头孢噻肟(cefotaxime)、头孢哌酮(cefoperazone,先锋必)、头孢曲松(头孢三嗪,ceftriaxone)、头孢他啶(cefclidine)等。

第四代头孢菌素为 20 世纪 80 年代中后期开发的。本类头孢菌素分子结构中 3 位含有带正电荷的季铵基团,正电荷增加了药物对细胞膜的穿透力,具有较强的抗菌活性。已用于临床的有头孢匹罗(cefpirome)、头孢吡肟(cefepime)等。

头孢菌素的发展趋势主要是扩大抗菌谱,不断提高对 β-内酰胺酶的稳定性,减少肾毒性,延长半衰期。

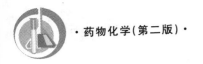

典型药物

（1）头孢氨苄（cefalexin）

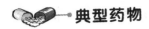

头孢氨苄化学名为（6R,7R）-3-甲基-7-[（R）-2-氨基-2-苯乙酰氨基]-8-氧代-5-硫杂-1-氮杂双环[4.2.0]辛-2-烯-2-甲酸一水合物，又名先锋霉素Ⅳ号、头孢力新。

头孢氨苄呈白色或微黄色，有结晶型和非结晶型两种；微溶于水；在干燥状态下稳定；遇热、强酸、强碱和光降解。

头孢氨苄具有β-内酰胺环的共同鉴别反应。与茚三酮试液呈颜色反应。

头孢氨苄为半合成第一代口服头孢菌素，对呼吸道、扁桃体炎、咽喉炎、脓毒症有效，对尿路感染有特效。

（2）头孢噻肟钠（cefotaxime sodium）

头孢噻肟钠在7位侧链上引入甲氧肟基和2-氨基噻唑基，这两个基团的结合使该药具有耐酶和广谱的特点。头孢噻肟钠结构中的甲氧肟基通常是抗菌活性较强的顺式构型，在光照的情况下，顺式异构体会向反式异构体转化，使疗效降低。因此头孢噻肟钠通常需避光保存，在临用前加注射水溶解后立即使用。

头孢噻肟钠属于第三代头孢菌素的衍生物。对革兰阴性菌的抗菌活性高于第一代、第二代头孢菌素，尤其对大肠埃希菌作用强，对大多数厌氧菌有强效抑制作用，临床上用于治疗敏感细菌引起的败血症、化脓性脑膜炎、呼吸道、泌尿道、胆道、骨和关节、皮肤和软组织、腹腔、消化道、五官、生殖器等部位的感染。此外，它还可用于免疫功能低下、抗体细胞减少等防御功能低下的感染性疾病的治疗。

三、非经典的β-内酰胺类抗生素和β-内酰胺酶抑制剂

（一）氧青霉烷类和青霉烷砜类

β-内酰胺酶抑制剂属于非经典的β-内酰胺类抗生素。β-内酰胺酶是细菌产生的保护性酶，使某些β-内酰胺类抗生素在未达到细菌作用部位之前将其水解失活，这是细菌产生耐药性的主要机制。β-内酰胺酶抑制剂是针对细菌对β-内酰胺类抗生素产生耐药机制而

研发的一类药物。它们对 β-内酰胺酶有很强的抑制作用,本身又具有抗菌活性。

克拉维酸(clavulanic acid),又称棒酸。本身抗菌作用弱,但与 β-内酰胺类抗生素合用,能大大增强后者的抗菌效力,减少后者的用量。如可使阿莫西林增效 130 倍,使头孢菌素类增效 2~8 倍。

舒巴坦(sulbactam)为不可逆竞争性 β-内酰胺酶抑制剂。舒巴坦和 β-内酰胺酶发生不可逆的酰化反应,使酶失活,当抑制剂去除后酶的活性也不能恢复。舒巴坦与克拉维酸相比,稳定性更高,半衰期更长,其抑酶活性更差。当与青霉素类及头孢菌素类联合应用时,能显著提高抗菌作用。

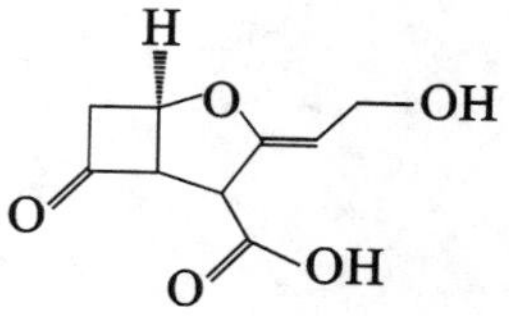

克拉维酸 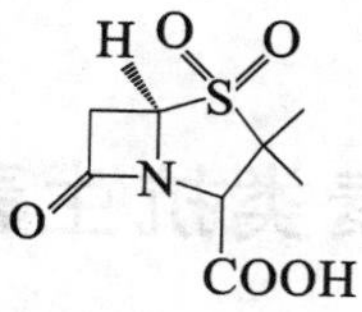　　　　舒巴坦

（二）碳青霉烯类抗生素

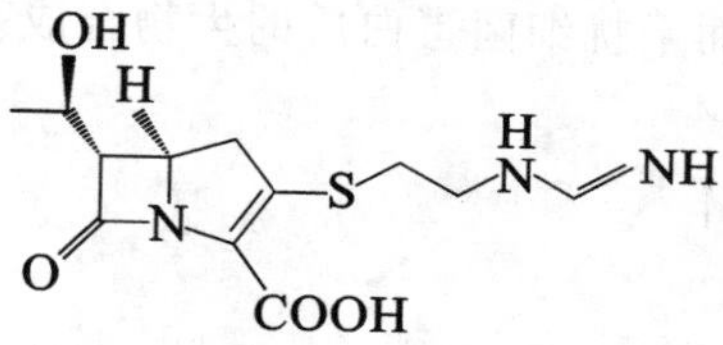

亚胺培南

亚胺培南(imipenem)是 Merck 公司研制成功的世界上第一个碳青霉烯类抗生素。它几乎能耐受所有主要类型的 β-内酰胺酶,对细菌细胞壁外膜有较好的穿透性,在体内分布广;临床上用于严重的和难治的革兰阳性菌、革兰阴性菌及厌氧菌的感染。

美罗培南(meropenem)是临床上第一个能单独使用的碳青霉烯类抗生素。它对肾脱氢肽酶稳定,对革兰阳性菌和阴性菌均敏感,尤其对革兰阴性菌有很强的抗菌活性。美罗培南注射给药时体内分布广,能进入脑脊液和胆汁。

比阿培南(biapenem)是第二个带有 4 位甲基的碳青霉烯类抗生素,其肾毒性几乎为零,可以单独给药。其抗菌谱广,抗菌活性强,抑制耐药铜绿假单胞菌的活性比美罗培南强 4~8 倍,可用于细菌性脑膜炎的治疗。

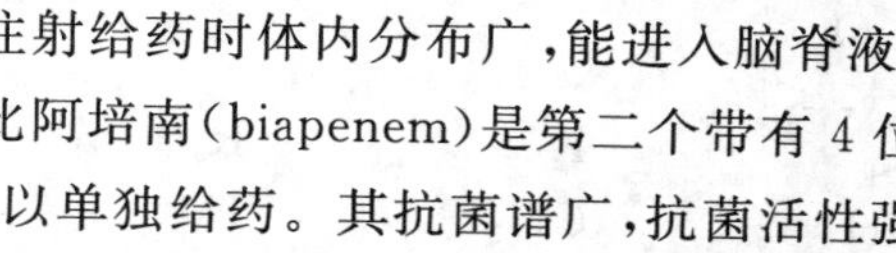

美罗培南 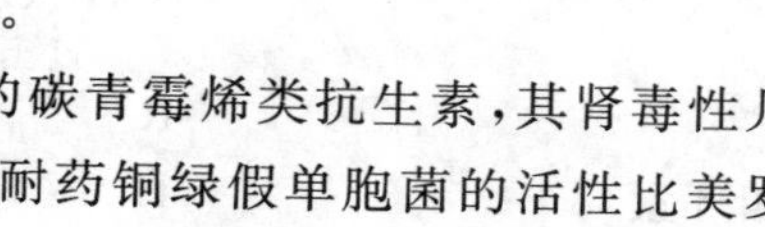　　　　　　　　比阿培南

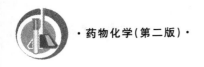

（三）单环 β-内酰胺类

全合成单环 β-内酰胺抗生素对革兰阴性菌包括绿脓杆菌有很强的活性,对革兰阳性菌和厌氧菌作用较小,对各种 β-内酰胺酶稳定。未发生过敏反应,与其他抗生素不发生交叉过敏反应。

9.3 四环素类抗生素

四环素类抗生素(tetracycline antibiotics)是一类口服的广谱抗生素,包括由放线菌产生的天然四环素类抗生素和一系列半合成四环素类抗生素。四环素类的抗菌机制主要是作用于细菌的 30S 核糖体而干扰细菌蛋白质的生物合成。

一、天然四环素

（一）化学结构

天然四环素有金霉素(chlortetracycline)、土霉素(chlortetracycline)和四环素(oxytetracycline)。四环素类抗生素的化学结构中均具有氢化并四苯环,故称为四环素类抗生素。根据结构中各取代基 R、R_1、R_2、R_3 的不同而构成了不同四环素类抗生素。

	R	R_1	R_2	R_3
四环素	H	OH	CH_3	H
金霉素	Cl	OH	CH_3	H
土霉素	H	OH	CH_3	OH
多西环素	H	H	CH_3	H

四环素类抗生素分子由 A、B、C、D 四个环组成,均为氢化并四苯的衍生物。其结构特点为母核 4 位有二甲氨基(—N(CH₃)₂)、2 位有酰氨基(—CONH₂)、10 位有酚羟基(Ar—OH)和两个含有酮基和烯醇基的共轭双键(结构式中虚线内所示部分)。

（二）常规理化性质

（1）性状　四环素类抗生素均为黄色结晶性粉末;无臭,味苦;有引湿性;大多数遇光色渐变深,在碱性溶液中易破坏失效,在水中溶解,在乙醇中略溶,在氯仿或乙醚中不溶。

(2)酸碱性　分子中具有酚羟基和烯醇型羟基,显弱酸性,同时分子中具有二甲氨基,显弱碱性,故为酸碱两性化合物,遇酸及碱均能生成相应的盐,临床上多使用其盐酸盐。

(3)不稳定　干燥的四环素类游离碱及其盐较稳定,但在储存过程中遇光氧化后颜色变深。在酸性溶液中会发生差向异构化反应及降解反应,在碱性溶液中会发生降解反应。

(三)特殊理化性质

(1)差向异构化反应。四环素类抗生素在 pH 值为 2～6 的溶液中,由于 A 环上手性碳原子 C-4 构型的改变,发生差向异构化,形成差向异构体(即 4-差向四环素)。反应是可逆的,达到平衡时溶液中差向化合物的含量可达 40%～60%。金霉素也很容易发生差向异构化,形成 4-差向金霉素,其抗菌活性极弱或完全消失。而土霉素、多烯环素、美他环素由于 C-5 上的羟基和 C-4 上的二甲氨基形成氢键,因而较稳定,C-4 上不易发生差向异构化。溶液中某些阴离子如磷酸根、枸橼酸根、乙酸根离子的存在,能使差向化速度增大,加速异构化反应的进行。

(2)酸性条件下的降解反应。四环素类抗生素如四环素和金霉素,在 pH<2 的溶液中,特别是在加热的情况下极易脱水,生成脱水四环素和金霉素。脱水四环素类分子中,共轭双键的数目增加,色泽加深,对光的吸收程度增大。橙黄色的脱水四环素和脱水金霉素分别在 435 nm 及 445 nm 波长处有较大吸收峰。利用这一性质,可对金霉素和四环素进行比色测定。

四环素的差向异构化反应和降解反应可表示如下:

四环素(TC)　　差向四环素(ETC)

脱水四环素(ATC)　　差向脱水四环素(EATC)

① 碱性条件下的降解反应。四环素类抗生素在碱性溶液中,由于 OH⁻ 的作用,C-6 上的羟基形成氧负离子,向 C-11 发生分子内亲核进攻,经电子转移,C 环破裂,生成无活性的具内脂结构的异构体,若在强碱性溶液中加热,几乎可以定量地转化为异四环素,其在紫外光照射下,具有强烈荧光。

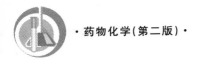

② 与金属粒子形成配合物。四环素类抗生素分子中具有酚羟基和烯醇基,能与许多金属粒子形成不溶性盐类或有色配合物。如与钙离子或镁离子形成不溶性的钙盐或镁盐,与铁离子形成红色配合物,与氯离子形成黄色配合物。四环素类分子能与钙离子形成配合物,在体内,该配合物呈黄色沉淀沉积在骨骼和牙齿上,小儿服用后会发生牙齿变黄,孕妇服用后产儿可能发生牙齿变色、骨骼生长抑制现象。因此,小儿和孕妇应慎用或禁用四环素类抗生素。

二、半合成四环素

天然四环素类药物易产生耐药性,化学结构不稳定。为了提高抗菌效力,降低副作用,可对天然四环素进行结构改造。目前开发了约 100 种四环素类药物,但临床上所使用的只有不到 10 种。其中多西环素(doxycycline,脱氧土霉素、强力霉素)和米诺环素(minocycline,二甲氨四环素)抗菌活性最强,临床上应用最广泛。

在构效关系的研究中,发现 6 位羟基极性大,影响药物在体内吸收,而且易使四环素类发生脱水反应而失效。将 6 位的羟基除去得到长效四环素(即多西环素),后者在稳定性、抗菌活性与药代动力学性质方面都比天然物有明显改善。它是第一个一天服用一次的四环素族药物,并能产生持久的血药。米诺环素是 1967 年用于临床的。构效关系研究表明 6 位甲基对抗菌活性影响不大,从而研究出了美他环素(methacycline,甲烯土霉素),去甲环素(demecycline)和山环素(sancycline)。

9.4 氨基糖苷类抗生素

氨基糖苷类抗生素(aminoglycoside antibiotics)是由链霉菌、小单孢菌和细菌所产生的抗生素。氨基糖苷类抗生素的分子结构由两部分组成,即为由氨基环醇与氨基糖(单糖或双糖)通过苷键连接而成的苷。由于含有氨基或其他碱性集团,所以呈碱性,临床通常用其硫酸盐。氨基糖苷类抗生素主要有链霉素、卡那霉素、庆大霉素、妥布霉素、巴龙霉素、新霉素等。氨基糖苷类抗生素抗革兰阴性杆菌活性强,其抗菌机制主要是影响细菌蛋白质的合成。除链霉素含有醛基易被氧化外,氨基糖苷类抗生素多数性质稳定。氨基糖苷类抗生素多为极性化合物,胃肠道很少吸收,一般为注射给药。氨基糖苷类抗生素有较大的毒性,主要是作用于第八对脑神经,引起不可逆性的听力损害,甚至耳聋,尤其对儿童毒性更明显。此外,还对肾脏有毒性。

一、链霉素

链霉素(streptomycin)是由链霉胍(streptidine)、链霉糖(streptose)和 N-甲基-L-葡萄糖胺(N-mtehyl-L-glucosamine)以苷键彼此相连结合而成的碱性苷。链霉胍通过苷键与链霉糖相接,此键结合较弱,链霉糖以另一个苷键与 N-甲基葡萄糖胺连接成链霉双糖胺,此键结合较牢。

链霉素分子中有三个碱性中心(式中 * 号处),其中两个是链霉胍上的强碱性胍基(pK_a=11.5),另一个是葡萄糖胺上的甲氨基(pK_a=7.7)。因此,链霉素为碱性化合物,可与无机酸或有机酸形成可溶于水的盐,临床上多用其硫酸盐。

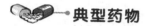 **典型药物**

链霉素(streptomycin)

链霉胍   链霉糖   N-甲基-L-葡萄糖胺

链霉双糖胺

链霉素为白色或类白色粉末,味微苦,有引湿性。易溶于水,不溶于乙醇或氯仿。

链霉素含苷键,在酸性和碱性条件下容易水解失效。在碱性溶液中迅速完全水解。在酸性条件下分步水解:先水解生成链霉胍和链霉双糖胺,后者进一步水解生成链霉糖和 N-甲基葡萄糖胺。链霉素分子结构中具有醛基,遇氧化剂(如高锰酸钾、氯酸钾、过氧化氢等)易被氧化成链霉酸而失效;遇还原剂(如维生素C、葡萄糖、半胱氨酸等)被还原为双氢链霉素,毒性增加。

链霉素在碱性条件下,水解生成的链霉糖经脱水重排,产生麦芽酚,麦芽酚在微酸性溶液中与铁离子形成紫红色配合物。此为链霉素特有的反应,称为麦芽酚反应,可供鉴别。

链霉素分子中的醛基受电子效应的影响,既有还原性,又有氧化性:易被氧化成链霉素酸而失效,也可被还原性药物如维生素C等还原而失效。因此,在临床上配伍使用时须注意。

链霉素加氢氧化钠试液,水解生成的链霉胍与8-羟基喹啉乙醇液和次溴酸钠试液反应,显橙红色,此反应称为坂口反应,可用于鉴别。

链霉素临床上主要用于抗结核,对尿道感染、肠道感染、败血症等也有效,与青霉素联合应用有协同作用。缺点是易产生耐药性,对第八对脑神经有损害,可引起永久性耳聋。

二、庆大霉素

庆大霉素(gentamycin)是由绛红糖胺(purpurosamine)、脱氧链霉胺(deoxystretosamine)和加洛糖胺(garosamine)缩合而成的苷。临床上应用的庆大霉素主要成分为庆大霉素 C_1、C_{1a} 和 C_2 的硫酸盐。

绛红糖胺　　2-脱氧链霉胺　　加洛糖胺

	R_1	R_2	R_3
庆大霉素 C_1	CH_3	CH_3	H
庆大霉素 C_{1a}	H	H	H
庆大霉素 C_2	CH_3	H	H

庆大霉素有五个碱性中心(式中 * 号处),其碱性相似($pK_a \approx 8$),能与无机酸或有机酸形成可溶于水的盐,临床上多用其硫酸盐。

庆大霉素因含多个氨基,显碱性,所以临床上用其硫酸盐。硫酸庆大霉素为白色或类白色结晶性粉末,无臭、有引湿性。在水中易溶,在乙醇、乙醚、丙酮或氯仿中不溶。

庆大霉素为广谱的抗生素,临床上主要用于铜绿假单胞菌或某些耐药阴性菌引起的感染和败血症、尿路感染、脑膜炎和烧伤感染等。

9.5 大环内酯类抗生素

大环内酯类抗生素(macrolide antibiotics)是由链霉菌产生的一类弱碱性抗生素,其结构特征为分子中含有一个内酯结构的十四元或十六元大环通过内酯环上的羟基和去氧氨基糖缩合成的碱性苷。属于十四元大环的抗生素有红霉素(erythromycin)及其衍生物,属于十六元大环的抗生素有麦迪霉素(midecamycin)、交沙霉素(josamycin)、螺旋霉素(spiramycin)等。

大环内酯类抗生素应用广泛,仅次于 β-内酰胺类抗生素。对革兰阳性菌和某些阴性菌、支原体等有较强的作用,特别是对 β-内酰胺类抗生素无效的支原体和衣原体、弯曲菌等感染有特效,也是治疗军团菌病的首选药物。组织分布良好,与临床上常用的其他抗生素无交叉耐药性,毒性较低,无严重不良反应。

典型药物

红霉素 A(erythromycin A)

红霉素是由红色链丝菌产生的抗生素,包括红霉素 A、B、C 三种。红霉素 A 为抗菌的主要成分,C 的活性较弱,B 不仅活性低且毒性大。红霉素 A 是由十四元环的红霉内酯环在 C-3、C-5 上分别与红霉糖和碱性的脱氧氨基己糖缩合而成的苷。

红霉素为白色或微红色结晶性粉末;无臭,味苦;微具吸湿性;易溶于甲醇、乙醇或丙酮,极微溶解于水。

红霉素在酸、碱条件下均不稳定,除前述的水解和内酯环的破裂外,还易发生脱水环合反应。红霉素在酸性条件下主要先发生 6 位羟基和 9 位羰基脱水环合,导致进一步反应而失活。

红霉素溶于丙酮后,加盐酸即显橙黄色,渐变为紫红色,转入氯仿中则显蓝色。

红霉素对各种革兰阳性菌有很强的抗菌作用,对革兰阴性百日咳杆菌、流感杆菌、淋病奈瑟菌、脑膜炎奈瑟菌等亦有效,而对大多数肠道革兰阴性菌无活性。红霉素为耐药的金黄色葡萄球菌和溶血性链球菌感染的首选药。

由于红霉素水溶性较弱,只能口服,且在酸碱中都不稳定,易分解失活,半衰期短(1~2 h),所以为改良其性质,研制出了一批衍生物和类似物,这些物质在临床上得到了广泛应用。

常见的为红霉素的酯类或盐类衍生物,如红霉素硬脂酸酯和依托红霉素(无味红霉素),它们均比红霉素稳定。

	R	A
红霉素碳酸乙酯	C_2H_5OCO-	
红霉素硬脂酸酯	$CH_3(CH_2)_{16}CO-$	
依托红霉素	C_2H_5CO-	$C_{12}H_{25}SO_3H$
醋硬脂红霉素	CH_3CO-	$CH_3(CH_2)_{16}COOH$

将 9 位酮基转化成肟,得到罗红霉素,对酸稳定,口服吸收迅速,具有最佳的治疗指数,副作用小,多用于儿科;将 6 位羟基变为甲氧基,得到克拉霉素,可耐酸,活性比红霉素强 2~4 倍,毒性只有红霉素的 1/24~1/2;将 8 位氢用氟取代,得到氟红霉素,对酸稳定,对肝脏无毒性。另一种成功的方法是经重排可得阿奇霉素,为十五元大环内酯,比十四元环具有更为广泛的抗菌谱。

	R	R_1	R_2
罗红霉素	$=NOCH_2O(CH_2)_2OCH_3$	$-H$	$-H$
克拉霉素	$=O$	$-CH_3$	$-H$
氟红霉素	$=O$	$-H$	$-F$

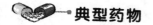 **典型药物**

阿奇霉素（**azithromycin**）

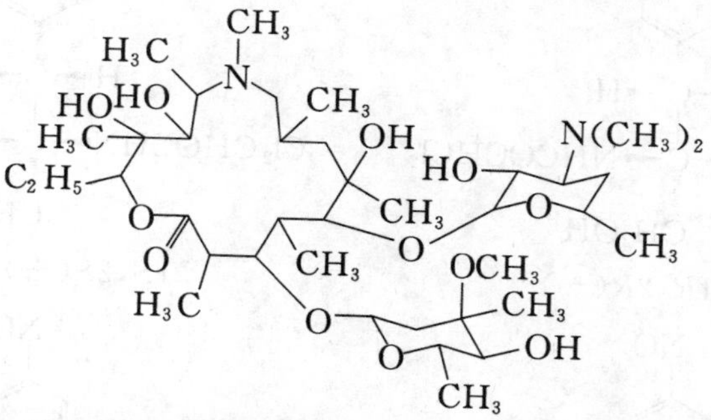

阿奇霉素是红霉素的类似物，比红霉素具有更广泛的抗菌谱，对流感嗜血杆菌、β-内酰胺酶的产生菌有很强的抑制作用，半衰期为 68～76 h，每天给药一次，组织浓度高。阿奇霉素对某些难以对付的细菌具有杀菌作用，还可用于治疗艾滋病病人的分枝杆菌感染。

9.6 氯霉素类抗生素

氯霉素（chloramphenicol）于 1947 年由委内瑞拉链霉菌培养滤液中得到。由于结构较简单，第二年就能用化学方法全合成，并应用于临床。因其毒性较大，能抑制骨髓造血系统，甚至导致再生障碍性贫血，其应用受到限制。为了降低其毒性，先后合成了其衍生物和类似物。衍生物有琥珀氯霉素（chloramphenicol succinate）和棕榈氯霉素（chloramphenicol palmitate），类似物有甲砜霉素（thiamphenicol）。

典型药物

（1）氯霉素（chloramphenicol）

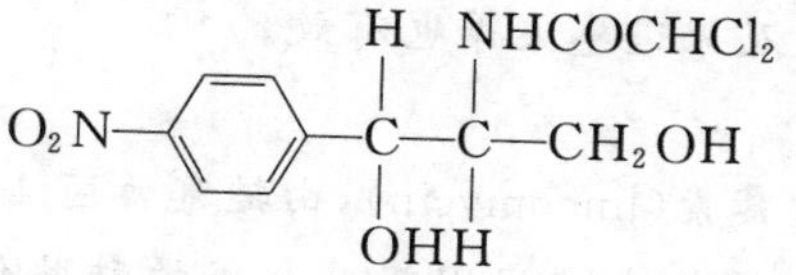

氯霉素化学名为 D-苏式-（—）-N-[α-（羟基甲基）-β-羟基-对硝基苯乙基]-2,2-二氯乙酰胺，又名左霉素。

氯霉素含有两个手性碳原子，存在四个旋光异构体。其中仅 $1R, 2R$（—）或 D（—）苏阿糖型有抗菌活性，为临床上使用的氯霉素。合霉素是氯霉素的外消旋体，疗效为氯霉素的一半。

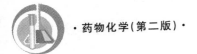

氯霉素为白色或微带黄绿色的针状、长片状结晶或结晶性粉末，味苦。在甲醇、乙醇、丙酮或丙二醇中易溶，在水中微溶。

氯霉素虽含有酰胺键，但因存在空间位阻，在一般条件下不易水解，性质较稳定，能耐热。在干燥状态下可保持抗菌活性 5 年以上，水溶液可冷藏几个月，煮沸 5 h 对抗菌活性亦无影响。在中性、弱酸性(pH 值为 4.5～7.5)条件下较稳定，但在强碱性(pH 值在 9 以上)或强酸性(pH 值在 2 以下)溶液中，加热可引起水解，水解后生成对硝基苯基-2-氨基-1,3-丙二醇。

氯霉素分子中芳香硝基经氯化钙和锌粉还原，可产生羟胺衍生物，与苯甲酰氯进行苯甲酰化，生成物可与铁离子形成紫红色的配合物。

氯霉素加醇制氢氧化钾试液，加热，显氯化物的鉴别反应。

氯霉素为广谱抗生素，临床上主要用于治疗伤寒、副伤寒、斑疹伤寒等。对百日咳、砂眼、细菌性痢疾及尿道感染等也有效。

(2) 林可霉素

林可霉素又名洁霉素(lincomycin)，由链霉素菌 4-1024 发酵制取，即由 4-正丙基 N-甲基吡咯烷羧酸与氨基辛硫代甲苷结合成的酰胺化合物。林可霉素结构稳定耐热，在 70 ℃放置 6 个月，活性不下降。克林霉素(氯洁霉素,clindamycin)是林可霉素的合成衍生物。

	R₁	R₂
林可霉素	OH	H
克林霉素	H	Cl

林可霉素和克林霉素对革兰阳性菌效果好,对厌氧菌类作用尤强,渗透力强,可用于治疗骨髓炎。克林霉素的抗菌作用比林可霉素强 4～8 倍,并可口服,适用于治疗葡萄球菌、溶血性链球菌、肺炎球菌引起的皮肤软组织感染、上呼吸道或下呼吸道感染等。两者的毒性都比较小,可口服及注射给药。

同步检测

一、选择题

（一）单项选择题

1. 下列药物中为 β-内酰胺酶抑制剂的是（　　）。
   A. 青霉素　　　　B. 土霉素　　　　C. TMP　　　　D. 克拉维酸
2. 下列抗生素中采用化学全合成方法生产的是（　　）。
   A. 青霉素　　　　B. 四环素　　　　C. 氯霉素　　　　D. 罗红霉素
3. 阿齐霉素属于（　　）。
   A. 大环内酯类　　B. 氨基糖苷类　　C. 四环素类　　D. β-内酰胺类
4. 以下为抗生素类抗结核药的是（　　）。
   A. 氯霉素　　　　B. 链霉素　　　　C. 青霉素　　　　D. 四环素
5. 苯唑西林属于下列哪一类抗生素？（　　）
   A. β-内酰胺酶类　B. 大环内酯类　　C. 四环素类　　D. 氨基糖苷类
6. 多西环素属于下列哪一类抗生素？（　　）
   A. β-内酰胺酶类　B. 大环内酯类　　C. 四环素类　　D. 氨基糖苷类
7. 具有下列化学结构的药物是（　　）。

   A. 头孢氨苄　　　B. 氨苄西林　　　C. 头孢唑林　　D. 苯唑西林

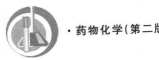

8. 长期或多次使用可损害骨髓造血功能,引起再生障碍贫血的是( )。

    A. 青霉素   B. 氯霉素   C. 四环素   D. 链霉素

9. 四环素遇酸或碱不稳定是由哪一个功能基引起的?( )

    A. 6 位甲基   B. 6 位羟基   C. 11 位酮基   D. 12 位羟基

10. 对第八对脑神经有损害,可引起永久性耳聋的药物是( )。

    A. 青霉素   B. 氯霉素   C. 四环素   D. 链霉素

(二)多项选择题

1. 青霉素钠具有的特征是( )。

    A. 不可口服   B. 对革兰阳性菌和革兰阴性菌均有效

    C. 过敏反应   D. 在碱性条件下比较稳定

    E. 对 β-内酰胺酶不稳定

2. 属于 β-内酰胺酶类广谱抗生素的是( )。

    A. 阿莫西林   B. 头孢哌酮   C. 氨苄西林

    D. 舒巴坦   E. 苯唑西林

3. 头孢菌素比青霉素稳定的原因是( )。

    A. 头孢菌素的六元环比青霉素的五元环稳定

    B. 氢化噻嗪环中的双键与 β-内酰胺环中的氮原子未共用电子对形成共轭

    C. 头孢菌素只有两个手性碳原子

    D. 头孢菌素的侧链在 7 位

    E. 头孢菌素的相对分子质量比青霉素大

4. 下列属于氨基糖苷类抗生素的是( )。

    A. 链霉素   B. 多西环素   C. 卡那霉素

    D. 米诺环素   E. 苯唑西林

5. 下列叙述内容与氯霉素特点相符的是( )。

    A. 极易溶于水

    B. 结构中有两个手性碳原子,有四个光学异构体,其中仅 $1R,2R(-)$ 苏阿糖型有抗菌活性

    C. 长期或多次使用可损害骨髓造血功能,引起再生障碍性贫血

    D. 对热稳定,但在强酸或强碱溶液中,均可引起水解

    E. 临床上主要用于治疗伤寒、副伤寒及斑疹伤寒等

二、填空题

1. 青霉素在酸性条件下不稳定,是因为分子结构中的_____开环水解和_____的水解,使青霉素失去活性。

2. 在青霉素侧链酰氨基的 α-碳上引入_____的原子,构成耐_____半合成青霉素。

三、简答题

1. 何谓半合成青霉素?耐酸、耐酶和广谱青霉素结构上有什么特点?

2. 简述每一代头孢菌素的特点及主要代表药。

3. 四环素类抗生素的基本结构是什么？半合成四环素类抗生素与天然的相比有何区别和优点？

实训模块

实训9 抗生素的定性鉴别

一、实验目的

（1）掌握几种常用抗生素的化学性质、鉴别原理及鉴别方法。
（2）掌握鉴别实验操作中的基本方法。

二、实验原理

（1）青霉素钠（钾）的酸分解反应　青霉素钠（钾）结构中具有 β-内酰胺环，不稳定，在酸性下易水解和发生分子重排，生成青霉二酸白色沉淀，该沉淀能溶于乙醇、乙酸乙酯、氯仿、乙醚及过量盐酸中；药典采用青霉素酶灭活测定法鉴别。

（2）红霉素的呈色鉴别反应　红霉素能与硫酸或盐酸发生显色反应，遇硫酸显红棕色；与盐酸在丙酮溶液中由橙黄色渐变为紫红色，转溶于氯仿中显蓝色。

（3）氯霉素的鉴别：氯霉素的还原产物经酰化后，可产生异羟肟酸铁反应；氯霉素的水解产物呈氯化物的典型反应。

（4）硫酸链霉素的鉴别。

① 坂口（Sakaguchi）反应　硫酸链霉素结构中具有苷键和胍基，在碱性条件下水解生成链霉糖，链霉糖发生部分分子重排，生成麦芽酚，酸化后能与三价铁离子显紫红色；在碱性条件下胍基能被次溴酸钠氧化，再与8-羟基喹啉反应生成橙红色化合物。

② 麦芽酚的铁盐实验　麦芽酚与三价铁盐反应，可呈紫红色。

三、主要试药、试剂及仪器

（1）试药：青霉素钠（钾）、红霉素、氯霉素、硫酸链霉素。
（2）试剂：稀盐酸、盐酸、乙醇、乙酸乙酯、氯仿、乙醚、硫酸、丙酮、氢氧化钠试液、氯化铁试液、稀硝酸、50％乙醇溶液、1％氯化钙溶液、锌粉、苯甲酰氯、乙醇制氢氧化钾试液、硝酸银试液、高锰酸钾、淀粉-碘化钾试纸、0.1％ 8-羟基喹啉乙醇溶液、次溴酸钠试液、硫酸铁铵溶液。

(3) 仪器:天平、移液管、酒精灯、水浴锅、空气冷凝管、试管。

四、实验步骤

(1) 青霉素钠(钾)的定性鉴别。

① 取青霉素钠(钾)约 0.1 g,加水 5 mL 使其溶解,加稀盐酸 2 滴,即生成白色沉淀;该沉淀能在乙醇、乙酸乙酯、氯仿、乙醚、过量盐酸中溶解。

② 青霉素钠(钾)盐的焰色反应　用铂丝蘸取少量药品,在火焰上燃烧,钠盐火焰显现鲜黄色,钾盐火焰显现紫色。

(2) 红霉素的定性鉴别。

① 取红霉素 5 mg,加硫酸 2 mL,缓缓摇匀,即显红棕色。

② 取红霉素 3 mg,加丙酮 2 mL 振摇溶解后,加盐酸 2 mL,即显橙黄色,再加氯仿 2 mL 并振摇,氯仿层应显紫色。

(3) 氯霉素的鉴别。

① 取本品 10 mg,加 95%乙醇溶液 1 mL 溶解,加 1%氯化钙溶液 3 mL 与锌粉 50 mg,置于沸水浴中加热 10 min,放冷,倾出上清液,加苯甲酰氯 2 滴,立即强力振摇 1 min,加氯化铁试液 0.5 mL 与氯仿 2 mL,水层显紫红色。如按同一方法不加锌粉试验,应不显紫红色。

② 取本品 50 mg,加乙醇制氢氧化钾试液 2 mL 使之溶解,可在试管口安装空气冷凝器,防止乙醇散失,在水浴中加热 15 min,放冷。加稀硝酸调至强酸性后,过滤,滤液再加 1 滴稀硝酸,应无沉淀生成,该滤液作供试液进行下列试验。

a. 取上述供试液 1 mL,加硝酸银试液,即产生凝乳状沉淀。沉淀能溶于氨试液,不溶于硝酸。

b. 取上述供试液 1 mL,加稀硝酸使其呈酸性,加高锰酸钾结晶数粒,加热即放出氯气,能使淀粉-碘化钾试纸显蓝色。

(4) 硫酸链霉素的定性鉴别。

① 取硫酸链霉素约 0.5 mg,加水 4 mL 振摇溶解后,加氢氧化钠试液 2.5 mL 与 0.1% 8-羟基喹啉乙醇溶液 1 mL,放冷至约 15 ℃,加次溴酸钠试液 3 滴,即显橙红色。

② 取硫酸链霉素约 0.5 mg,加水 5 mL 溶解后,加氢氧化钠试液 0.3 mL,置于水浴中加热 5 min,加硫酸铁铵溶液 0.5 mL,即显紫红色。

③ 硫酸链霉素的水溶液应显硫酸盐的鉴别反应。

五、注意事项

(1) 青霉素钠(钾)有引湿性,遇酸、碱、氧化剂等分解变质迅速,应在实验前临时开封使用。

(2) 抗生素类药物多数不够稳定,酸、碱能使其迅速分解,它们的分解产物有不同的颜色,可用于定性鉴别。

① 在酸的作用下,青霉素钠可发生分子内水解和重排,最后生成不溶于水而溶于有

机溶剂的青霉二酸白色沉淀。

② 红霉素结构中的内酯键和苷键发生水解而断裂,得到有色物质。

③ 盐酸金霉素发生脱水反应,生成黄色的脱水金霉素;在碱作用下,金霉素结构发生异构化,变成异金霉素,异金霉素在紫外线下呈现强的荧光。

④ 硫酸链霉素迅速完全分解,生成链霉胍和链霉糖,链霉糖在碱作用下进一步发生异构化和消除反应,变为麦芽酚。麦芽酚与铁离子生成配合物呈色。链霉胍可与 8-羟基喹啉和次溴酸钠呈色(坂口反应)。

(3)硫酸铁铵的配制方法:取硫酸铁铵 0.1 g,加 0.5 mol/L 硫酸溶液 5 mL,溶解后即得。

(4)若供试品为青霉素钠(钾)、硫酸链霉素的注射剂,则可直接用注射液进行鉴定。若为红霉素片剂,则用小刀刮去肠溶衣后,研细片粉,取适量细粉进行鉴定。若盐酸金霉素为眼膏,则取 0.5 g,加盐酸液(0.01 mol/L)2 mL,置水浴中加热搅拌,使金霉素溶解,放冷,倾取溶液,置于水浴中蒸干,用残渣进行鉴定。

(5)若氯霉素为糖衣片,除去糖衣,照上法进行实验,显相同的反应。

六、实验讨论

(1)抗生素的化学结构可分为哪几类?本类实验中的四个抗生素各属于哪种类型?

(2)本实验中的四个抗生素结构不稳定的原因何在?怎样利用此特性作定性鉴别?在酸、碱性条件下它们的水解产物各是什么?

学习情境 10

激　素

 能力目标

(1) 能说出甾体激素的分类及代表药物的名称。

(2) 能简述激素类药物结构特征,能说出甾类药物的结构改造或修饰的部位及其意义。

(3) 能够根据典型药物的化学结构特点,分析、理解其理化性质。

(4) 能写出雌二醇、丙酸睾酮、苯丙酸诺龙、黄体酮、炔诺酮、氢化可的松、甲基硫氧嘧啶的化学结构,理解其化学名称。

 知识目标

(1) 掌握雌二醇、炔雌醇、丙酸睾酮、苯丙酸诺龙、黄体酮、炔诺酮、氢化可的松、甲基硫氧嘧啶的化学结构、理化性质及临床应用,理解其化学名称。

(2) 熟悉炔雌醇、己烯雌酚、甲睾酮、左炔诺酮、乙酸地塞米松、胰岛素、格列吡嗪的化学结构特征及主要临床应用。

(3) 熟悉甾类药物命名和通性。

(4) 了解其他药物的结构特征及临床应用。

 素质目标

(1) 通过学习和查阅资料,能够根据药物的化学结构特征分析药物所属的类别,推测药物的主要理化性质,分析药物的化学稳定性与结构之间的关系。

(2) 结合药物临床应用现状,能说出各类药物存在的主要问题及不良反应,知晓药物的发展方向和结构改造动向。

知识模块

激素(hormone)是指能通过血液循环或组织液起传递信息作用的化学物质。它是由高度分化的内分泌细胞合成并直接分泌入血的化学信息物质,是生命中的重要物质。激素通过调节各种组织细胞的代谢活动来影响人体的生理活动,在生长、发育、繁殖、性别、性欲、性活动和计划生育控制等方面起着重要的作用。

激素能作用于某一或某些特定的器官或者组织,在这些器官或者组织的细胞中,存在着接受激素信息的蛋白质(激素受体),这是药物起作用的靶部位。

目前在人体内已发现的激素种类很多,但它们许多尚不能成为药物,在结构尚未阐明之前,经常把它们称为活性因子,只有那些性质相对稳定,有治疗价值且能工业生产的才有可能成为激素药物。本章介绍的激素药物包括甾体激素、胰岛素及口服降血糖药、抗甲状腺药。

10.1 甾体激素

甾体激素是在研究哺乳动物内分泌系统时发现的内源性物质,在维持生命、调节性功能、机体发育、免疫调节、皮肤疾病治疗及生育控制等方面,具有极重要的医药价值。

甾体激素的基本化学结构是环戊烷并多氢菲(甾烷)的基本母核,由 A、B、C 和 D 四个环稠合而成,通常 A/B 环的稠合处和 C/D 环的稠合处各有一个角甲基,许多甾类药物在 D 环 17 位有侧链。甾体骨架及侧链的位次编号如下。

甾烷母核

一、甾体激素的基本结构、分类与命名

(一)基本结构

甾体激素的母核中有 6 个手性碳原子(C-5、C-8、C-9、C-10、C-13、C-14),理论上可有 $64(2^6)$ 种稠合方式。事实上,由于许多方式能量高,不稳定,而且四环并在一起,难以转动和翻转,所以实际上稠合的方式并不多,主要表现为 A/B 环有顺式和反式两种稠合,其特点是 5 位氢的取向,即 5α-H 和 5β-H,甾类化合物由此分为 5α 系和 5β 系两大类。事实上,几乎所有的天然甾类都是 5α 系。本学习情境所涉及的甾体激素在结构上均是热力学最稳定的椅式全反式连接成平展的刚性结构,书写该结构的平面式时可不必标出稠合处的氢,若为其他构型则需要标记清楚,如下所示。

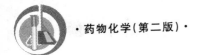

(二) 分类

甾类药物(steroidal drug)是甾体激素及其衍生物以及它们的拮抗剂的总称。甾类药物按母核基本化学结构可分为雌甾烷类药物、雄甾烷类药物及孕甾烷类药物。甾类药物的母核如下。

雌甾烷　　　　　　雄甾烷　　　　　　孕甾烷

按药理作用,甾类药物可分为性激素和肾上腺皮质激素两大类,其中性激素又分为雄性激素、雌性激素和孕激素,肾上腺皮质激素可分为糖皮质激素和盐皮质激素。它们之间的相互关系如下:

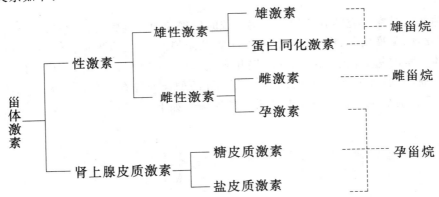

(三) 命名

甾类药物的化学命名法与其他药物类似。

第一步:选母体,首先选与药物结构最相近的母核作为药物的母体名,这样命名将会使名称更加简洁明了。

第二步:编号,按通用的编号方法给母体和侧链上的碳原子编号。

第三步:写出名称,在母核名的前后分别加上取代基的位次、构型、个数及名称。由于甾环是刚体结构,环上所连原子或基团的构型需要按下述方法标记清楚。①位于甾环平面上方的原子或基团称为β型,用实线表示。②处于甾环平面下方的原子或基团称为α型,用虚线表示。③构型未定者称为ξ型,用波纹线表示。④用"去甲基"或"降"(nor)来表示比原化合物减少一个甲基或缩环时减少一个碳原子。⑤用"高(homo)"表示扩环或侧链增加而比原化合物多一个碳原子。此外,有的甾体药物要用其类似的甾类药物通用名本身作母体,命名时用氢化(hydro)或去氢(dehydro)来表示增加或失去氢原子;表明双键的位置除用阿拉伯数字外,亦可用"Δ(delta)"来表示,如 $\Delta^{1,3,5(10)}$-雌甾三烯表示 1 位与 2 位、3 位与 4 位、5 位与 10 位有三个双键。用"表-"代表差向异构体。如表氢化可的松的化学结构中 11 位羟基是 α 型,氢化可的松的 11 位羟基是 β 型。

第四步:检查核对,化学名称与化学结构要一一对应,同时关注书写格式等细节。

下面是氢化可的松的命名步骤。

步骤:选孕甾烷为母体→编号→把取代基的构型、位次、个数、名称等依次写在母体名前后,最后名称应是化合物的大类名"酮"。化学名:$11\beta,17\alpha,21$-三羟基孕甾-4-烯-3,20-二酮。

二、甾类药物的一般性质

甾类药物一般为白色结晶性粉末,难溶于水和石油醚,可溶于乙醚、丙酮等极性有机溶剂。有些甾类药物存在多晶型。比旋度常作为甾类药物鉴定的依据之一。红外分光光度法和紫外分光光度法,则是常用且可靠的鉴定方法。

甾类药物的化学性质与其官能团的性质及其所处位置有密切的关系,这些性质可用于甾类药物的鉴别、杂质检查或含量测定。

1. 羰基反应

含有羰基的甾类药物可与 2,4-二硝基苯肼、硫酸苯肼或异烟肼生成有色的腙类衍生物;与羟胺或氨基脲分别生成具一定熔点的肟或缩氨脲。测这些生成物的熔点,可用于甾类药物的鉴别或含量测定。如黄体酮可与盐酸羟胺反应,生成黄体酮双肟结晶,熔点为 $238\sim240$ ℃。苯丙酸诺龙可与乙酰氨基脲于 3 位反应,生成苯丙酸诺龙缩氨脲,熔点为 182 ℃,熔融时分解。

甾类药物的成腙反应中,3 位羰基的空间位阻最小,最易起反应,室温下先生成单腙,20 位羰基因受 18 位甲基的位阻影响,反应较慢,需加热或较长时间放置,才完成反应。11 位羰基由于 18 位和 19 位两个甲基的阻碍,一般情况下不发生反应。

2. 皮质激素 17α-醇酮基的还原性

(1)四氮唑盐反应(formazan reaction) α-醇酮基在强碱性溶液中能将 2,3,5-三苯基氯化四氮唑还原为深红色的物质,于 490 nm 波长处显示最大吸收峰,可用比色法测定含量。许多因素会影响测定的反应速率、呈色强度及生成物的稳定性,如药物结构、反应温度和时间、水分、碱的浓度、空气中的氧、试剂类别及其浓度以及含其他 α-醇酮基的甾体或其他还原剂的存在等。因此,应对空白、标准品和供试品在同样条件下同时进行测定。

(2)α-醇酮基的还原性 α-醇酮基可与多种氧化剂发生反应,如可与碱性酒石酸铜试液反应,生成氧化亚铜的橙红色沉淀;亦可与氨制硝酸银发生银镜反应,生成银的沉淀。

3. 甲基酮和亚甲基酮的反应

含有甲基酮和亚甲基酮的甾体药物或其他有机化合物在碱性条件下与亚硝基铁氰化钠作用,生成蓝色复合物,用于定性鉴别。

4. 羟基(醇羟基与酚羟基)反应

(1)成酯反应　甾体药物中含有的羟基可与有机酸或酰氯等形成酯。测定生成的酯的熔点可作鉴定。如炔雌醇与苯甲酰氯在碱性条件下反应,生成炔雌醇苯甲酸酯,熔点为201 ℃。

(2)异羟肟酸铁反应　甾体分子中的羟基先与乙酸等有机酸生成酯,该酯在碱性条件下再与羟胺作用,生成异羟肟酸,并与三价铁离子在酸性条件下配位,呈现紫红色。此反应可用于定性鉴别或含量测定。

(3)酯交换反应　含乙酸酯结构的甾类药物与醇制氢氧化钾共热,再经硫酸催化共热,酯键断裂,生成乙酸乙酯,其特有香味常用于甾体乙酸酯化合物的鉴别。例如,乙酸甲羟孕酮的鉴别就是采用此法。

(4)酚羟基的呈色反应　3位为酚羟基的雌激素,能与重氮苯磺酸反应,生成红色偶氮染料。

5. 与强酸(或强酸加溶剂)的呈色反应

甾类药物与硫酸、磷酸、高氯酸等作用可呈色,尤其是与硫酸的呈色反应应用较广。甾类药物与硫酸呈色的同时,产生荧光,加水稀释后,颜色和荧光可发生变化,此反应操作简便,结构的差异可呈现不同的颜色和荧光,可供药品的鉴别或区别之用。一些甾类药物与硫酸的呈色及荧光情况见表10-1。

表 10-1　某些甾类药物与硫酸呈色及荧光情况

药　　名	浓　硫　酸		加 水 稀 释
	颜色	荧光	
乙酸可的松	黄褐		颜色消失
氢化可的松	橙黄→红	绿	黄→橙黄,微带绿色荧光
乙酸氢化可的松	黄→橙黄	绿	
氢化泼尼松	红		红色消失,产生灰色絮状沉淀
乙酸氢化泼尼松	红		红色消失,产生灰色沉淀
地塞米松	淡橙→橙		析出黄色絮状沉淀
倍他米松	红橙→红褐		
甲睾酮	淡黄	绿	暗黄、淡绿色荧光
炔诺酮	红褐	黄绿	黄褐色沉淀
炔雌醇	红	黄绿(反射光)	玫瑰红絮状沉淀

6. 炔基反应

甾体药物炔化物与硝酸银醇溶液反应,生成炔化银白色沉淀,可供鉴定之用。炔雌醇的鉴别就是采用此法。

7. 薄层色谱法

利用甾类药物分子结构及构型上的差异,当在不同溶剂系统中展开后,斑点数目、R_f值、显色后斑点的颜色会有所不同,再与相应对照品按同法所得的色谱图作对比,可进行药品的鉴别、杂质检查或含量测定。

8. 红外分光光度法

红外分光光度法是鉴别甾类药物的一种重要而可靠的方法,它比紫外分光光度法和其他传统化学鉴别法专属性都高。因为许多甾类药物分子结构中都有 C=C—C=O 和 C=C—C=C 共轭体系,所以它们的紫外吸收光谱非常相似,专属性较差,而结构上存在的较小差异却都能在红外吸收图谱上反映出来。国内外药典几乎都采用了红外分光光度法进行鉴别。

9. 紫外分光光度法

甾类药物分子结构中具有 4-烯-3-酮、1,4-二烯-3-酮、芳香 A 环、酚羟基等官能团,在紫外区有特征吸收峰,因此可采用紫外分光光度法进行含量测定。

三、雌激素

(一)甾体雌激素

雌激素是雌性动物卵巢中分泌的激素之一,具有促进雌性动物第二性征发育和性器官成熟的作用,它与孕激素一起完成性周期、妊娠、授乳等方面的作用,还有降低血中胆固醇的作用。雌激素类药物临床用于治疗雌激素缺乏症、性周期障碍,也用于治疗前列腺癌。雌激素常与孕激素组成避孕复方药物。

雌激素是最早被发现的甾体激素,20 世纪 30 年代首先从孕妇尿中分离出雌酚酮(estrone),不久又从妊娠哺乳动物尿中发现雌三醇(estriol),最后才把雌二醇(estradiol)分离出来,后进一步发现这些内源性雌激素在体内可相互转化,活性最强的是雌二醇,它与雌激素受体有很强的亲和力。雌酚酮及雌三醇的活性分别是它的 1/3 和 1/10。从化学结构上看,它们为雌甾烷的衍生物。A 环是苯环,3 位有羟基或以此羟基形成的酯,17 位上有酮基、羟基或羟基与酸形成的酯。命名时常用雌甾烷作为母体。雌三醇在 16 位有 α-羟基。临床所用的雌激素类药物主要是它们的衍生物。

雌酚酮 [H]/[O] 雌二醇 [O] 雌三醇

内源性雌激素在肠道大部分被微生物降解,虽有少量在肠道被迅速吸收,但在肝脏又被迅速代谢。若以内源性雌激素作为药物使用,口服给药几乎无效。因而以雌二醇为先导化合物进行结构改造,以便改变给药途径或延长药效。

成酯修饰。对雌二醇的两个羟基进行酯化,通常可延长疗效。如雌二醇的 3-苯甲酸酯(苯甲酸雌二醇,estradiol benzoate)和 17-戊酸酯(戊酸雌二醇,estradiol valerate)等,都可在体内缓慢水解,释放出雌二醇而延长疗效。

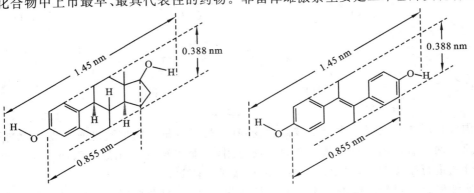

苯甲酸雌二醇   戊酸雌二醇

炔化及醚化修饰。雌二醇 17α 位引入乙炔基得到炔雌醇(ethinyl estradiol),因增大了空间位阻,减少了 17β-羟基的氧化代谢及硫酸酯化而成为口服有效药物。在炔雌醇 3 位引入环戊基得到炔雌醚(quinestrol),由于五元脂环的引入,增加其在人体脂肪中的溶解度,口服后可储存在脂肪组织中并缓慢释放,代谢为炔雌醇而生效,作用可维持一个月以上。

炔雌醇   炔雌醚

(二) 非甾体雌激素

研究发现雌甾烷类激素药理活性的结构专一性不强。在药物筛选中发现 1 000 多种化合物具有雌激素活性,它们符合 1946 年由 Schueler 提出的雌激素活性的基本要求,即分子中在一刚性甾体母核两端的富电子基团(—OH、=O 、—NH)之间的距离应在 1.45 nm,而分子宽度应为 0.388 nm(见图 10-1)。反式己烯雌酚符合这个条件,是这类非甾体化合物中上市最早、最具代表性的药物。非甾体雌激素主要是二苯己烯类化合物。

图 10-1 雌二醇和反式己烯雌酚的立体相似性

反式己烯雌酚分子中的两个酚羟基可用来制备各种衍生物,目前常用的是己烯雌酚丙酸酯(diethylstilbestrol dipropionate)和己烯雌酚磷酸酯(diethylstilbestrol diphosphate)及其钠盐。己烯雌酚磷酸酯主要用于治疗前列腺癌,因为癌细胞中磷酸酯酶较多,药物进入体内后在癌细胞中更易被水解而释放出己烯雌酚,从而提高了药物的选择性。

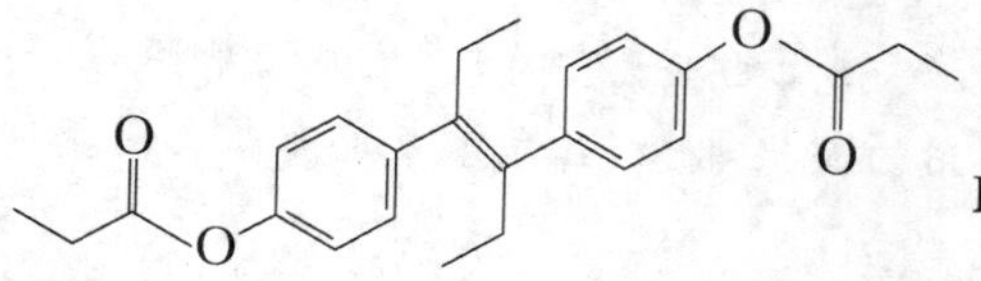

己烯雌酚丙酸酯

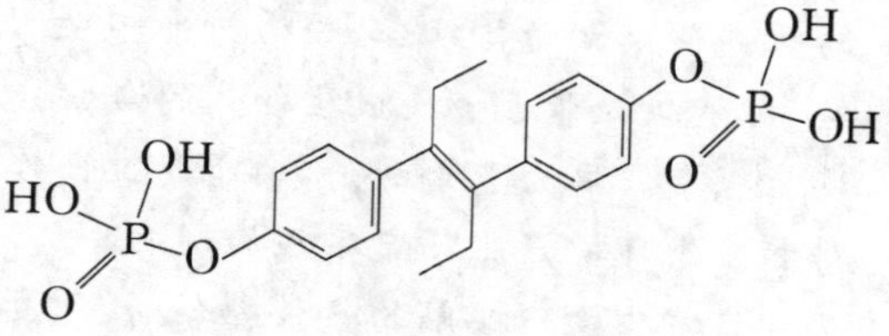

己烯雌酚磷酸酯

(三)抗雌激素

抗雌激素药物也称为雌激素受体拮抗剂,与雌激素受体产生持久而强烈的结合,但此类药物-受体复合物不能进入靶细胞的核,不能与染色体结合产生雌激素效应,从而起到雌激素拮抗作用,可用于治疗与雌激素相关的肿瘤疾病和控制生育功能。

三苯乙烯类化合物有微弱的雌激素活性和明显的抗雌激素活性。氯米芬(clomifene)、他莫昔芬(tamoxifen)的化学结构与二苯乙烯相似,而生理活性差别较大,对雌激素受体产生拮抗作用。

氯米芬的靶器官是生殖器官,因对卵巢的雌激素受体具有较强的亲和力,通过与受体竞争结合,阻断雌激素的负反馈,引起 LH(黄体生成素)及 FSH(促卵泡激素)分泌,促进排卵,临床治疗不孕症成功率为 $20\% \sim 80\%$。他莫昔芬的靶器官是乳腺,它对卵巢雌激素受体亲和力较小,而对乳腺中的雌激素受体具有较大的亲和力。因此,主要用于治疗雌激素依赖性乳腺癌。

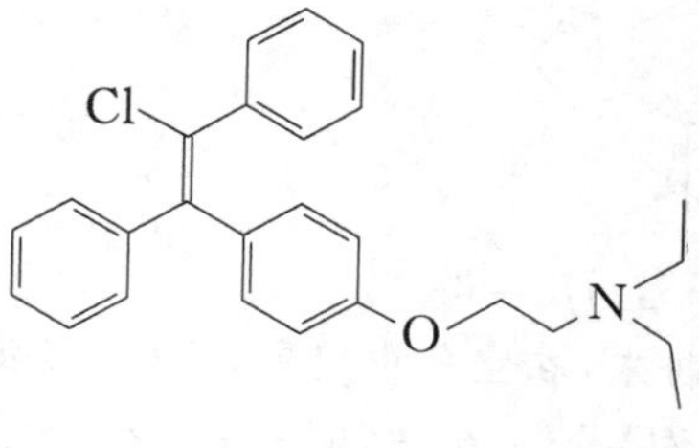

氯米芬

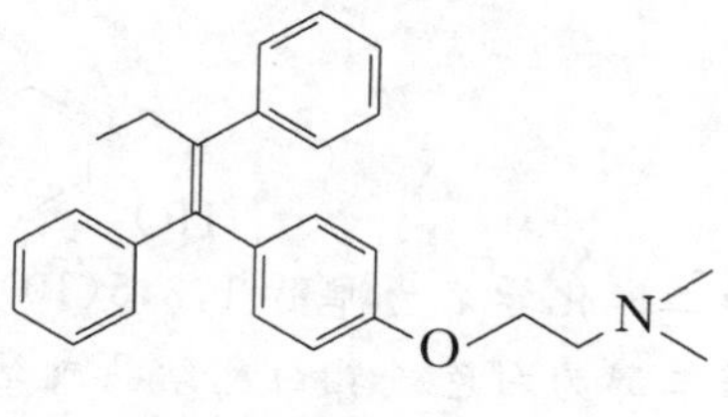

他莫昔芬

另外,雌激素受体拮抗剂还有阻抗型雌激素如雌三醇,芳香酶抑制剂 4-羟基雄烯二酮等。

知识链接

环境激素影响家庭未来

环境激素是指人类广泛使用的各种工业制造和农业生产的各类合成化学物质,通常又称为"外因性内分泌干扰物质"。这类合成化学物质的分子结构与人体激素的分子结构非常相似,当这些来自外部环境的合成化学物质侵入人体后,与体内雌激素受体结合,使激素信息无法传递,细胞活动因信号中断而产生紊乱,即使极微量也会造成生物体的激素分泌失调、生殖器官畸形、生殖功能障碍,甚至癌变。更为严重的是,由于其毒性作用的潜伏期长,当危害表现时就已对物种和生态环境产生了灾难性的影响。

日常生活中接触的各种黏合剂、色素、防腐剂、制冷剂氟利昂、焚烧垃圾的浓烟、杀虫剂、除草剂、汽车尾气等都是内分泌干扰物源,共达70多种。这些化学物质在环境中产生类雌激素成分,进入男性体内后,会严重干扰内分泌系统,损害生殖机能。

需要提醒的是,90%的环境内分泌干扰物是人们吃进肚里的,其中鱼、肉、奶中的内分泌干扰物含量最高,是主要的受污染食品。环境中的内分泌干扰物不易降解,并可通过生物链的层层富集使浓度激增。环境内分泌干扰物除了造成严重的生殖与发育障碍外,还具有干扰整个机体的内分泌调节、损伤免疫系统、导致癌症等破坏作用。

典型药物

(1) 雌二醇(estradiol)

雌二醇化学名为雌甾-1,3,5(10)-三烯-3,17β-二醇。

雌二醇为白色或乳白色结晶或结晶性粉末,在空气中稳定,无味,有吸湿性,难溶于水,在植物油中亦可部分溶解,比旋度($[\alpha]_D^{25}$)为$+75°\sim+82°$,熔点为$175\sim180\ ℃$。

雌二醇为天然雌激素,临床主要用于治疗卵巢机能不全或卵巢激素不足引起的各种症状,如功能性子宫出血、原发性闭经、绝经期综合征及前列腺癌等。雌二醇不宜口服,商品雌二醇多制成霜剂或透皮贴剂通过皮肤吸收,也可制成栓剂用于阴道经黏膜吸收。雌二醇应在医生指导下使用,肝肾功能不全者、孕妇、乳腺或生殖系统癌症病人禁用。

（2）炔雌醇（ethinyl estradiol）

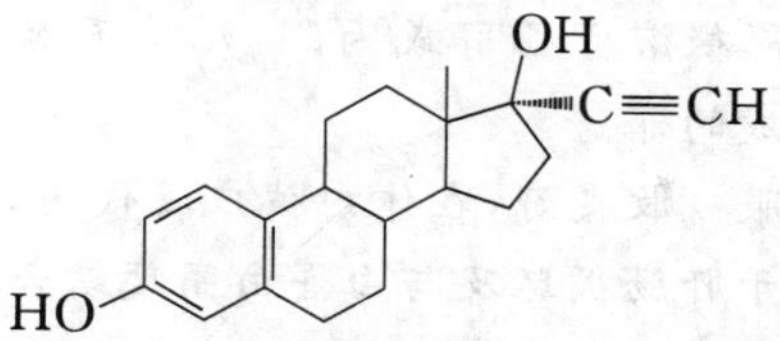

炔雌醇化学名为 3-羟基-19-去甲 17α-孕甾-1,3,5(10)-三烯-20-炔-17-二醇。

炔雌醇为白色或类白色结晶性粉末，无臭，熔点为 180～186 ℃，在乙醇、丙酮及乙醚中易溶，在水中不溶。其比旋度（$[\alpha]_D^{25}$）为 $-31°\sim -26°$（0.4% 吡啶）。

炔雌醇在硫酸中显橙红色，在反射光下呈黄绿色荧光，水稀释后为玫瑰红色凝聚状沉淀。炔雌醇具有末端炔结构，可与硝酸银试液反应，生成白色的炔化银沉淀。

炔雌醇为口服、高效、长效雌激素，其活性为雌二醇的 7～8 倍、己烯雌酚的 20 倍。临床用于治疗闭经、更年期综合征、子宫发育不全及前列腺癌等。炔雌醇与孕激素配伍组成各种复方用做口服避孕药，对抑制排卵有协同作用。炔雌醇与炔诺酮制成口服避孕片Ⅰ号，与甲地孕酮配伍制成口服避孕片Ⅱ号。

（3）己烯雌酚（diethylstilbestrol）

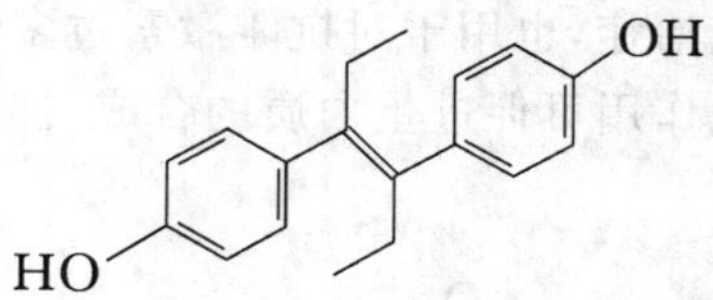

己烯雌酚化学名为（E）-4,4′-(1,2-二乙基-1,2-亚乙烯基)双苯酚。

己烯雌酚为白色结晶性粉末，在乙醇、氯仿、乙醚及脂肪油中溶解，在水中几乎不溶，溶于碱溶液。熔点为 169～172 ℃（顺式为 79 ℃）。

己烯雌酚含有两个酚羟基，与三氯化铁能发生颜色反应。

己烯雌酚可以很快从胃肠道吸收，在肝中失活很慢，口服有效，可制成口服片剂，也有将它溶解在植物油中制成油针剂。代谢物主要是以与葡萄糖醛酸结合的形式排至体外。临床上主要用于乳腺癌和前列腺癌的姑息治疗，也可经阴道给药治疗绝经后萎缩性阴道炎。

（4）枸橼酸他莫昔芬（tamoxifen citrate）

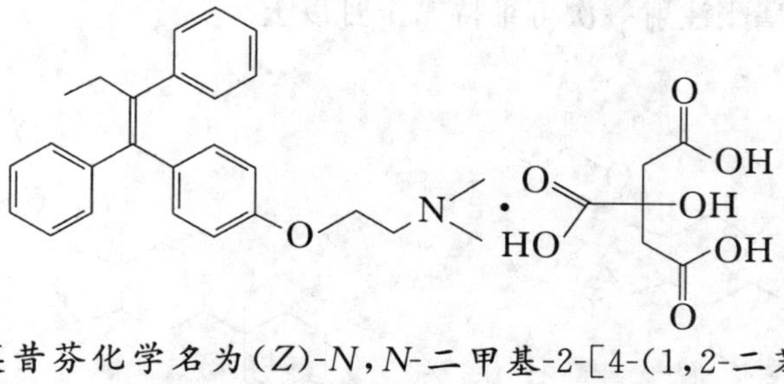

枸橼酸他莫昔芬化学名为（Z）-N,N-二甲基-2-[4-(1,2-二苯基-1-丁烯基)苯氧基]-乙胺枸橼酸盐。

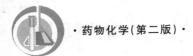

枸橼酸他莫昔芬为白色或类白色结晶性粉末,无臭;熔点为142~148 ℃(分解);易溶于冰乙酸,溶于甲醇,微溶于乙醇或丙酮,几乎不溶于水;遇光能生成 E 型异构体和两种异构体环合而成的菲。

枸橼酸他莫昔芬口服吸收良好,在体内被广泛代谢为多种代谢物,主要在胆汁中以结合物形式排泄。由于肝肠循环及与白蛋白高度结合,其半衰期可达 7 d 左右,是治疗绝经后晚期乳腺癌的一线药物,并可用于治疗各期乳腺癌、卵巢癌、子宫内膜癌和不育症,也作为术后和放疗后的首选辅助药,无严重不良反应。

四、雄性激素及抗雄激素

(一)雄性激素

雄性激素是维持雄性生殖器官发育及促进第二性征发育的物质。1931 年从动物尿中提取得到雄酮(androsterone),这是第一个被发现具有雄性激素作用的物质,但效力太弱,无使用价值。1935 年又从动物睾丸中分离得到作用较强的睾酮(testosterone,又称为睾丸素),作用是雄酮的 7~10 倍,现已证明睾酮是睾丸分泌的原始激素,雄酮是它的代谢产物。天然雄性激素还有雄烯双酮、雄烯三酮、11β-羟基雄烯双酮等。临床上雄性激素用于内源性激素分泌不足的补充治疗,也用于对抗雌激素过多引起的疾病,如子宫内膜增厚等。雄性激素具有的蛋白同化作用可促进蛋白质的合成,抑制蛋白质的代谢,使肌肉生长发达,骨骼粗壮。

雄酮   睾酮

(1)成酯修饰。睾酮在消化道易被破坏,因此口服无效,并且在体内代谢快,作用时间短。对睾酮进行结构修饰的目的主要是延长其疗效和使其使用方便。成酯修饰只能延长作用时间,不能改变给药途径。将 17 位的羟基进行酯化,可增强脂溶性,油注射剂进入体内不易溶入水相体液,使吸收缓慢而达到延长疗效的目的。如丙酸睾酮注射一次可持效 2~4 d,环戊丙酸睾酮注射一次可维持 1 个月以上。

丙酸睾酮   环戊丙酸睾酮

（2）引入 17α-甲基。考虑到睾酮的代谢易发生在 17 位，因此，在 17α 位引入甲基制得甲睾酮（methyltestosterone），由于位阻增加，同时使 17β-仲醇变为叔醇，从而较难氧化代谢，性质稳定，故可以口服给药。

甲睾酮

（3）蛋白同化激素。雄性激素一般还有促蛋白同化作用，若设法扩大该效应，并降低雄激素样作用，则可制得一大类具有较强促进蛋白质合成的药物，即蛋白同化激素。蛋白同化激素在正常剂量下能促进氨基酸合成蛋白质，减少氨基酸分解，使肌肉发达，体重增加；促进钙、磷等元素在骨组织中的沉积，促进骨细胞间质的形成，加速骨钙化；促进组织新生的肌芽形成，加快创伤及溃疡愈合；还能降低血液中的胆固醇。临床主要用于治疗蛋白质代谢系统和内分泌系统疾病，如先天不足、发育不全、病后虚弱、消耗性疾病、骨质疏松，还可用于拮抗肾上腺皮质激素的蛋白异化作用。由于至今尚不能把雄激素样作用和蛋白同化作用完全分开，因此，蛋白同化激素会有轻微的雄激素样作用。

（4）睾酮衍生物。雄性激素的活性结构专一性很强，对睾酮的结构稍加变动（如 19-去甲基、A 环取代、A 环并环等修饰）就可使雄性激素活性降低，蛋白同化活性增加。在睾酮分子中的 4 位引入卤素或除去 19-甲基，均可显著增加蛋白同化作用，降低雄激素样作用。如氯司替勃（clostebol）和苯丙酸诺龙（nandrolone phenylpropionate）等也是临床常用的蛋白同化激素。

氯司替勃

苯丙酸诺龙

（5）甲睾酮衍生物。在甲睾酮的 9α 位引入氟，10β 位引入羟基，制成的氟羟甲睾酮（fluoxymesterone）的促蛋白同化作用比睾酮大 20 倍；若改造 A 环结构，在 1、2 位间引入双键制成的 △¹-甲睾酮，活性大大提高；A 环的 2 位以氧代替制成的内酯龙（oxandrolone），促蛋白同化作用为甲睾酮的 6 倍，雄激素样作用仅为其 1/7；2 位引入羟次甲基制得羟甲烯龙（oxymetholone，康复龙）；A 环与吡唑环并合而制成的司坦唑醇（stanozolol，康力龙）的促蛋白同化作用更强，为甲睾酮的 30 倍，并有升高白细胞和治疗高血脂性动脉硬化的作用。

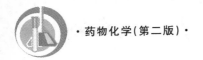

氟羟甲睾酮 △¹-甲睾酮

内酯龙 羟甲烯龙 司坦唑醇

（二）抗雄激素

抗雄激素药物按作用机制可分为两类：一类是 5α-还原酶抑制剂，另一类是雄激素受体拮抗剂。

5α-还原酶是使睾酮转化为活性的二氢睾酮的重要酶。5α-还原酶抑制剂选择性地抑制 5α-还原酶，从而可降低血浆和前列腺组织中二氢睾酮的浓度，减少雄激素的作用。临床上用非那雄胺（finasteride）治疗良性的前列腺增生。

雄激素受体拮抗剂能与二氢睾酮竞争受体，阻断或减弱雄激素在其敏感组织的效应。如临床上用氟他胺（flutamide）治疗痤疮、前列腺增生和前列腺癌等。

非那雄胺 氟他胺

🔬➛**典型药物**

（1）丙酸睾酮（testosterone propionate）

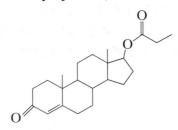

丙酸睾酮化学名为 17β-羟基雄甾-4-烯-3-酮丙酸酯，又称为丙酸睾丸素。

丙酸睾酮为白色结晶或类白色结晶性粉末；无臭；在氯仿中极易溶解，在乙酸乙酯中溶解，在植物油中略溶，溶于乙醇，不溶于水；比旋度为 $+84°\sim+90°$，熔点为 $118\sim123$ ℃。

丙酸睾酮在氢氧化钾乙醇溶液中可水解为睾酮，还可与羟胺生成肟。

丙酸睾酮为睾酮的长效衍生物，注射一次可维持药效 $2\sim4$ d，其作用与甲睾酮相同，适用于内源性雄激素缺乏替代治疗、功能性子宫出血、再生障碍性贫血、老年性骨质疏松等。

丙酸睾酮可以用去氢表雄酮为原料经 Oppenauer 氧化，得到睾酮及二氢睾酮的混合物，其中二氢睾酮经 MnO_2 氧化可得睾酮。再用丙酸酐或丙酰氯进行酰化，即得。

去氢表雄酮　异丙醇铝/环己酮　→　雄酮　[H]→

二氢睾酮　+　睾酮　MnO_2　丙酸酐或丙酰氯　丙酸睾酮

（2）苯丙酸诺龙（nandrolone phenylpropionate）

苯丙酸诺龙化学名为 17β-羟基-雌甾-4-烯-3-酮-17-苯丙酸酯。

苯丙酸诺龙为白色或类白色结晶性粉末。有特异臭。在乙醇中溶解，在植物油中略溶，在水中几乎不溶。比旋度为 $+48°\sim+51°$。熔点为 $93\sim99$ ℃。

苯丙酸诺龙为最早使用的同化激素类药物，通常制成灭菌油溶液供注射用。临床适用于慢性消耗性疾病、严重灼伤、恶性肿瘤病人手术前后、骨折后不易愈合或严重骨质疏松、早产儿、生长发育显著迟缓、侏儒症和其他严重消耗性疾患的治疗。长期使用可使女性轻微男性化、水钠潴留，有时可引起胆汁郁积性黄胆。

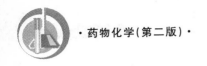

五、孕激素与孕激素受体拮抗剂

孕激素按化学结构通常分两大类：一类是孕酮类，是卵巢黄体分泌的甾体激素，妊娠后逐渐由胎盘分泌，天然孕激素最重要的是黄体酮；另一类是 19-去甲睾酮类。

(一) 黄体酮及其衍生物

1934 年首次从孕妇尿中分离得到黄体酮(progesterone，又称为孕酮)，后来确定其化学结构为 4-烯-3-酮的孕甾烷。其结构特征为 A 环有 4-烯-3-酮基，17 位有甲酮基(这是最具特征性的结构)。孕激素临床用于预防先兆流产、治疗子宫内膜异位等妇科疾病。孕激素还能抑制脑垂体促性腺素的分泌，从而阻滞排卵(因而也是女用甾体口服避孕药的主要成分)。

由于天然孕激素黄体酮口服易代谢失活，只能肌肉注射给药。为了获得长效、高效及能口服的孕激素，对黄体酮做了大量的结构改造与修饰工作。结构修饰主要是在 17α 位引入乙酰氧基。在 17α 位引入羟基，孕激素活性降低，但将该羟基酯化，则作用强而持久。如己酸孕酮(又称为长效黄体酮)用于习惯性流产和月经不调，与戊酸雌二醇配伍制成油溶性避孕针 I 号，每月只需注射一次。

黄体酮 　　　　　己酸孕酮

在 6 位引入烷基、卤素、双键，制成的乙酸甲羟孕酮(medroxyprogesterone acetate，安宫黄体酮)、乙酸甲地孕酮(megestrol acetate)及乙酸氯地孕酮(chlormadinone acetate)都是强效口服孕激素，均为目前常用的孕激素药物。

乙酸甲羟孕酮 　　　　乙酸甲地孕酮 　　　　乙酸氯地孕酮

(二) 睾酮类孕激素

在睾酮的 17α 位引入乙炔基，得到乙炔基睾酮，其雄激素活性很弱，但出现较强孕激素活性，称为妊娠素(ethisterone)。若将 19-甲基去掉，则得到孕激素活性为妊娠素 5 倍的炔诺酮(norethisterone)，并且可口服，其庚酸酯的植物油制剂为更长效的避孕药。在此基础上进一步研究开发了临床广泛应用的口服避孕药，如在炔诺酮 18 位增加一个甲基得到炔诺孕酮，其左旋体为左炔诺孕酮(levonorgestrel)，孕激素活性增强 20 倍。

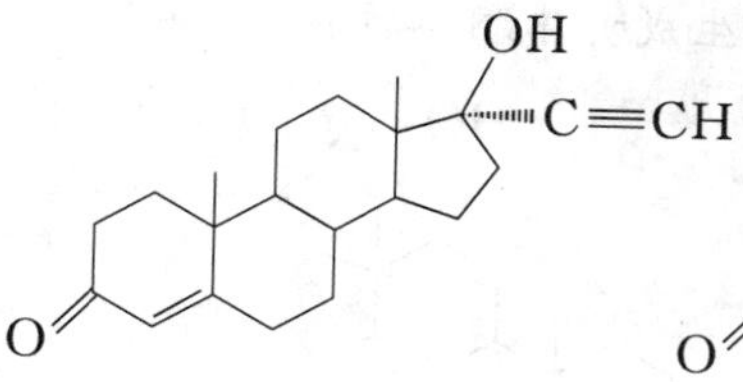

妊娠素 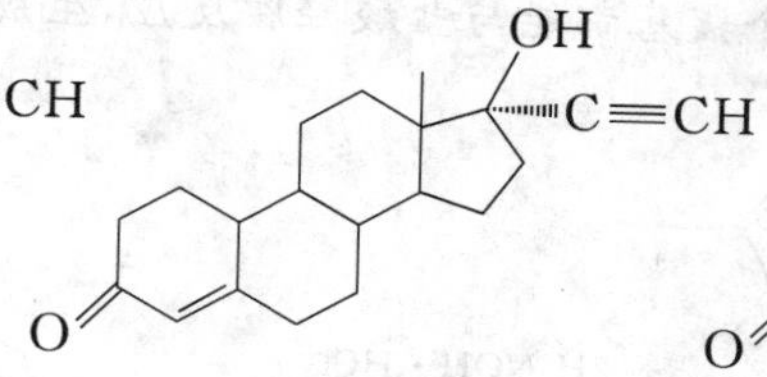　　　　　　　　炔诺酮 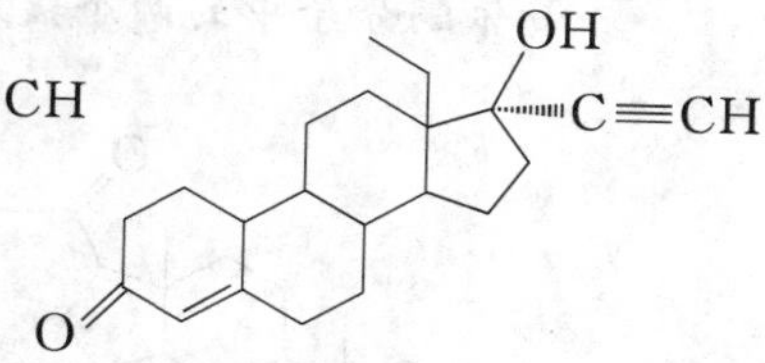　　　　　　　　　炔诺孕酮

（三）抗孕激素

抗孕激素药物也称为孕激素受体拮抗剂,主要品种有米非司酮(mifepristone)。作为抗早孕药物,米非司酮不但促进了抗孕激素及抗皮质激素药物的发展,而且在甾体药物研究史上起着里程碑的作用。米非司酮的 9、10 位间双键的引入,使整个甾体母核共轭性增加,11β-二甲氨基苯基的引入是具有抗孕激素作用的主要原因,而 17α-丙炔基的引入不仅保持了口服活性,还使稳定性增加。后上市的奥那司酮(onapristone)的作用强度为米非司酮的 3～10 倍,作为口服抗孕酮药,临床用于终止妊娠,还可用于治疗子宫内膜异位及激素依赖性肿瘤。

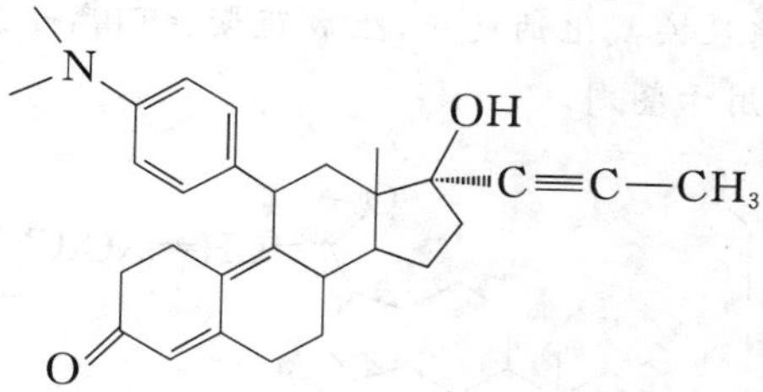

米非司酮 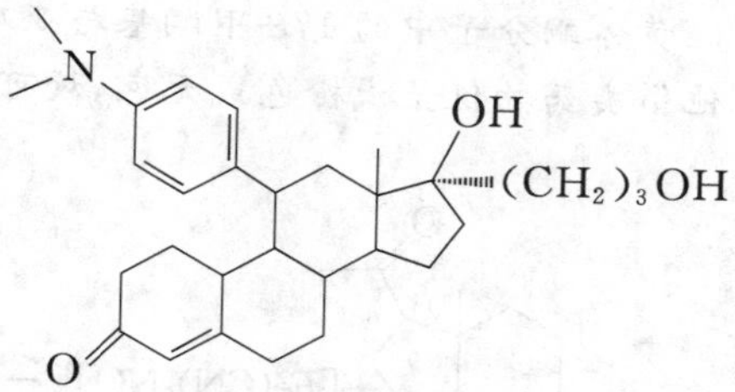　　　　　　　　　　　　　　奥那司酮

典型药物

（1）黄体酮（progesterone）

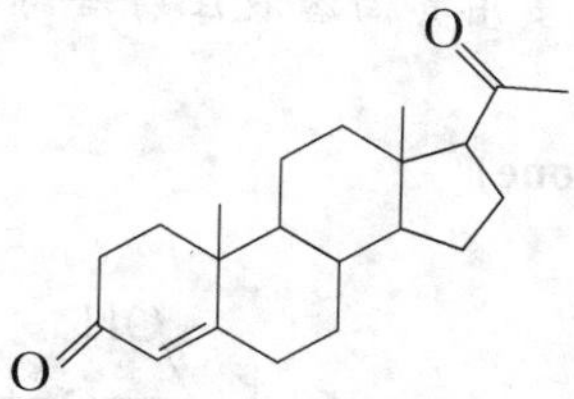

黄体酮化学名为孕甾-4-烯-3,20-二酮,又名助孕素、孕酮。

黄体酮为白色或类白色的结晶性粉末;无臭,无味;可溶于乙醇、乙醚及植物油,不溶于水,极微溶于氯仿。黄体酮有两种晶型,在稀乙醇中结晶得到的是 α 型,呈棱柱状,熔点为 128～131 ℃;在石油醚中结晶得到 β 型,为针状结晶,熔点为 121 ℃,β 型长期放置后熔点升高。二者的生物活性无差别。比旋度为 +186°～+198°,0.001% 甲醇液在 241 nm 波长处有最大吸收峰,吸收系数($E_{1\,cm}^{1\%}$)为 540。

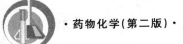

黄体酮分子中的两个羰基都能与盐酸羟胺反应,生成黄体酮二肟。

$$2H_2NOH \cdot HCl$$

黄体酮与相对分子质量较大的异烟肼反应时,只有位阻小的 3 位羰基能形成浅黄色的异烟腙。

黄体酮分子中的 17β-甲酮基与亚硝基铁氰化钠反应,生成蓝紫色阴离子复合物。其他甾类药物仅呈浅橙色或无色,故可用于鉴别。

$$+[Fe(CN)_5NO]^{2-} \longrightarrow$$

碱和光对黄体酮有影响,需遮光密闭保存。

黄体酮具有保胎作用,常用于治疗先兆流产、习惯性流产、子宫功能性出血、月经失调及痛经。黄体酮与雌激素合用能抑制排卵,可用做避孕药。在肝脏及胃肠道内易代谢失活,口服效果不好,多用其油溶液注射给药,若注射油析出结晶,微热溶解后仍可使用。

(2) 炔诺酮(norethisterone)

炔诺酮化学名为 17β-羟基-19-去甲-17α-孕甾-4-烯-20-炔-3-酮。

炔诺酮为白色或乳白色结晶性粉末或细微结晶;无臭,味微苦;溶于氯仿,微溶于乙醇,略溶于丙酮,不溶于水。比旋度为 $-28°\sim-22°$。熔点为 $202\sim208\ ℃$。

炔诺酮分子中有乙炔基,其乙醇液遇硝酸银试液能产生白色沉淀。

炔诺酮与盐酸羟胺及乙酸钠的甲醇液共热后,生成炔诺酮肟,以70%的甲醇重结晶后,熔点为115 ℃(分解)。

炔诺酮口服生物利用度较好,进入体内后80%与血浆蛋白结合,分布全身。在3α-还原酶作用下,3位羰基被还原成羟基后经硫酸酯化或葡萄糖醛酸酯化后随尿及粪便排出。

炔诺酮口服有效,抑制排卵作用强于孕酮,用于功能性子宫出血、痛经、子宫内膜异位症、月经失调等。口服避孕片Ⅰ号系炔诺酮0.625 mg与炔雌醇0.035 mg的混合物,按规定服用,避孕效果良好。

(3) 米非司酮(mifepristone)

米非司酮化学名为11β-[4-(N,N-二甲氨基)-1-苯基]-17β-羟基-17α-(1-丙炔基)-雌甾-4,9-二烯-3-酮。

米非司酮为淡黄色结晶性粉末;无臭,无味;熔点为192～196 ℃。比旋度为+124°～+129°;易溶于甲醇、二氯甲烷,溶解于乙醇、乙酸乙酯,不溶于水。

米非司酮吸收迅速,半衰期较长,平均为34 h,血药峰值与剂量无明显相关性。米非司酮在肝中有明显的首过效应,主要代谢产物N-去甲基化物仍然具有一定的生物活性,抗早孕活性是米非司酮的1/3。

米非司酮可竞争性地作用于孕激素和皮质激素受体,具有抗孕激素、抗皮质激素作用,与子宫内膜上的孕激素受体的亲和力比黄体酮高出约5倍,可在靶细胞上抑制孕激素黄体期和妊娠期的激素,妊娠早期可诱发流产。

米非司酮与前列腺素合用是终止早孕的最佳方法,如口服米非司酮200 mg后,再口服米索前列醇1 mg,早孕妇可获得90%～95%的完全流产率。

六、肾上腺皮质激素类药物

(一)概述

肾上腺皮质激素(adrenocortical hormones)类药物包括天然肾上腺皮质激素和其衍生物。天然肾上腺皮质激素是受脑垂体前叶分泌的促肾上腺皮质激素刺激所产生的一类激素的总称,对维持机体生命有着重要的意义。

按药理活性的不同,肾上腺皮质激素可分为盐皮质激素(mineral corticoids)和糖皮质激素(glucocorticoids)。盐皮质激素以醛固酮(aldosterone)和去氧皮质酮为代表。盐皮质激素主要调节机体水、盐代谢和维持电解质平衡,基本无临床使用价值,其代谢拮抗

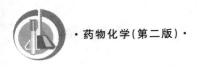

剂螺内酯是临床保钾的利尿药。

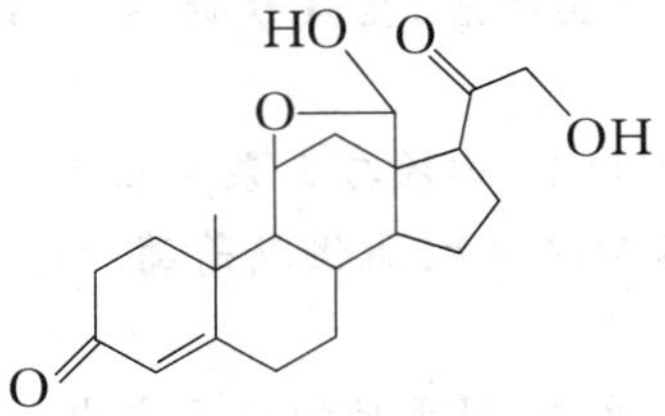

醛固酮 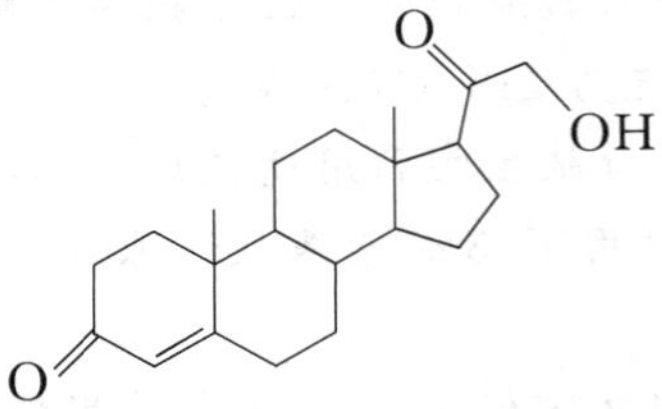　　　　　　　　　　去氧皮质酮

天然糖皮质激素以生理活性较强的可的松（cortisone）和氢化可的松（hydrocortisone）为代表。在生理剂量时主要与糖、脂肪、蛋白质的代谢及生长发育有关，大剂量时可产生抗炎、抗毒素、抗免疫和抗休克作用，故又称为抗炎激素。糖皮质激素的临床应用广泛，如治疗肾上腺皮质功能紊乱、自身免疫性疾病及变态反应性疾病等。近年来，糖皮质激素的临床适应证还在不断扩大，如用于抗癌、溶解胆石、抗放射和减肥药等。

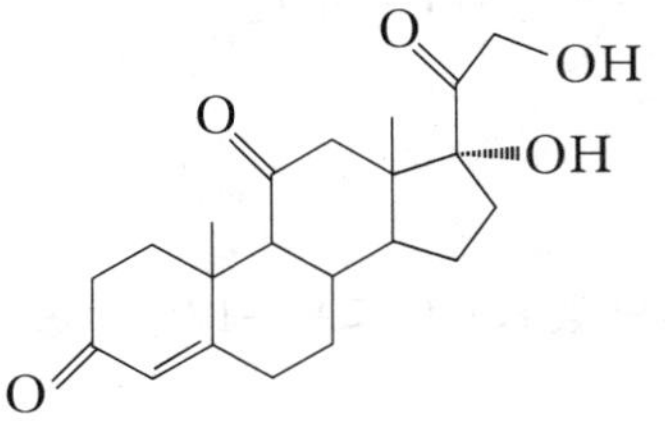

可的松 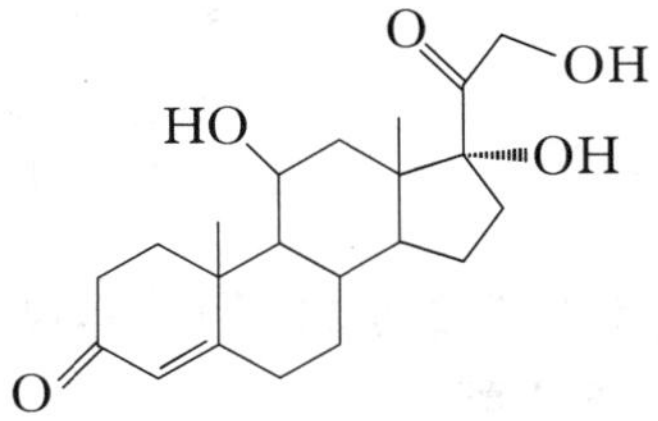　　　　　　　　　　氢化可的松

糖皮质激素类药物或多或少地有着影响水、盐代谢的作用，它使钠离子从体内排出困难而发生水肿。另外，还可诱发精神症状、骨质疏松等并发症。因此，糖皮质激素化学结构修饰的主要目的在于将糖、盐皮质激素的活性彻底分开，以减少毒副作用。

（二）糖皮质激素的结构改造

糖皮质激素类药物的结构改造和修饰多以可的松或氢化可的松为基本结构，主要方法如下：

（1）引入双键　在 1、2 位间引入双键，加强了药物与受体的亲和力，抗炎活性增大 4 倍，但钠潴留的副作用没有改变，若再将 21 位羟基进行乙酰化修饰，可以延长疗效。如乙酸泼尼松和乙酸氢化泼尼松。

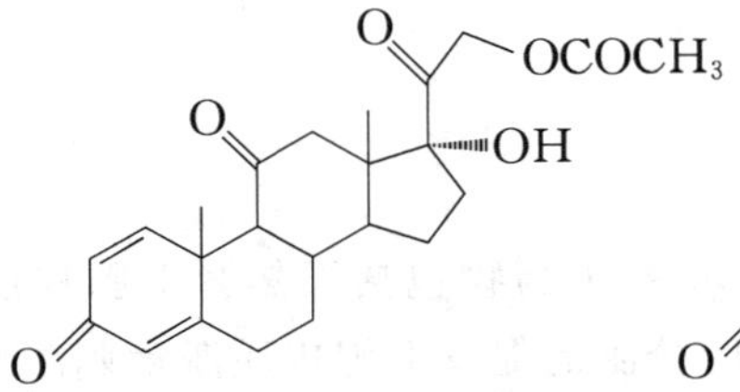

乙酸泼尼松 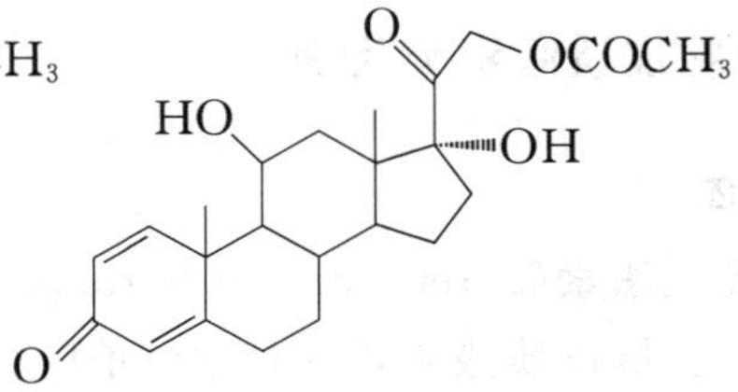　　　　　　　　乙酸氢化泼尼松

（2）引入卤素原子　主要在 6α、9α 及 21 位引入氟原子或氯原子。1953 年偶然发现 9α-氟氢化可的松的抗炎活性为氢化可的松的 11 倍，但是它的盐皮质激素活性增加了 300～800 倍，在 6 位引入氟原子可阻碍氧化失活，乙酸 6α-氟代氢化可的松（6αfluorocortisol acetate)的抗炎作用增加 10 倍,钠潴留作用也增加,它们只能外用。倍氯米松为氢化可的松 9α-氯取代衍生物,其 17α,21-二丙酸酯为吸入气雾剂,治疗哮喘和鼻炎。

9α-氟氢化可的松　　　　　　6α-氟代乙酸氢化可的松

（3）引入羟基　主要在 16α 位引入羟基。16α-羟基皮质激素最初是从一个患胃癌的孩子尿中分离得到的,天然皮质激素 16α-羟基类似物保留了糖皮质激素的活性,同时使盐皮质激素活性有相当程度的减弱,它们引起钠的排泄而不是钠潴留;若再将 16α 和 17α 位的两个羟基制成缩酮,可明显增强疗效。例如,乙酸曲安奈德(triamcinolone acetonide acetate)的抗炎作用较氢化可的松强 20～40 倍,几乎无钠潴留作用,适用于类风湿性关节炎、急性扭伤等症。在乙酸曲安奈德的 6α 位引入氟原子,所得乙酸氟轻松(fluocinonide acetate)的抗炎作用比氢化可的松强 100 倍,但钠潴留的活性大幅度增加,因而只能用于治疗皮肤病(外用),是治疗各种类型皮炎和牛皮癣的优良药物。

乙酸曲安奈德　　　　　　　　乙酸氟轻松

（4）引入甲基　在 16α 和 16β 位引入甲基,均可以使抗炎活性增强。在氢化可的松的分子中同时引入 1、2 位双键,9β-氟和 16α-甲基,制成的地塞米松(dexamethasone)的抗炎活性比氢化可的松大 20 倍,抗风湿活性比氢化可的松大 30 倍,且钠潴留副作用显著降低,是 16α-甲基衍生物中的最好品种。地塞米松的差向异构体倍他米松(betamethasone)作用比地塞米松强 2.5 倍,钠潴留副作用极低,是常用的糖皮质激素类药物。

地塞米松　　　　　　　　　　倍他米松

（5）成酯修饰　①制成乙酸酯:为了增加药物的稳定性,一般将抗炎激素的 21 位羟基进行成酯修饰,多制成乙酸酯以延长疗效。②制成多元酸单酯盐类:抗炎激素的 21 位

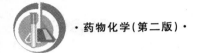

· 药物化学(第二版) ·

羟基制成多元酸单酯后,再成盐,可增强药物的水溶性,以便制成注射剂使用,如氢化可的松可制成氢化可的松琥珀酸钠或氢化可的松磷酸钠,地塞米松可制成地塞米松磷酸钠等。

氢化可的松琥珀酸钠

地塞米松磷酸钠

典型药物

乙酸地塞米松(dexamethasone acetate)

乙酸地塞米松化学名为 16α-甲基-11β,17α,21-三羟基-9α-氟孕甾-1,4-二烯-3,20-二酮-21-乙酸酯,又名乙酸氟美松。

乙酸地塞米松为白色或类白色的结晶或结晶性粉末;无臭,味微苦;熔点为223～233 ℃,熔融时分解;易溶于丙酮,可溶解于甲醇或无水乙醇,略溶于乙醇或氯仿,微溶于乙醚,不溶水;比旋度(二氧六环)为+82°～+88°,熔点为 223～233 ℃(分解)。乙酸地塞米松在空气中稳定,但需避光保存。

乙酸地塞米松的17α-醇酮基结构具有还原性,其甲醇溶液与碱性酒石酸铜试液作用,可生成氧化亚铜的橙红色沉淀。

290

乙酸地塞米松加乙醇制氢氧化钾试液，水浴加热，冷却，加硫酸煮沸，产生乙酸乙酯的香气。

乙酸地塞米松显示有机氟化物的鉴别反应。

乙酸地塞米松主要用于抗炎抗过敏，如活动性风湿病、类风湿性关节炎、全身性红斑狼疮等胶原性疾病（结缔组织病），严重支气管哮喘、皮炎等各种过敏性疾病，以及急性白血病等。用量大时易引起糖尿和库欣综合征（Cushing disease），长期应用可出现精神症状。

10.2 胰岛素及口服降血糖药

胰岛素（insulin）及口服降血糖药（oral hypolycemic drugs）是治疗糖尿病的主要药物。糖尿病是一种糖蛋白的脂肪代谢障碍性常见病，分为Ⅰ型糖尿病（又称为胰岛素依赖型糖尿病）和Ⅱ型糖尿病（又称为非胰岛素依赖型糖尿病）。遗传和环境等多种因素的相互作用可引起体内胰岛素分泌不足或胰岛素受体功能异常以及胰高血糖素（glucagon）分泌过多，常表现为高血糖、糖尿、多饮、多尿、多食、疲乏及消瘦，其并发症危害较大，有动脉粥样硬化，肾脏、视网膜、血管及神经等病变，严重时可发生酮症酸中毒和非酮症高渗性高血糖性昏迷，甚至发生循环衰竭而危及生命。目前临床上采用综合疗法治疗糖尿病，即在控制饮食和加强体育锻炼的基础上，用降血糖药物控制病人的血糖在正常或接近正常范围，纠正代谢紊乱，防止或减少并发症的发生。

一、胰岛素

胰岛素是由胰岛 β 细胞分泌的含 51 个氨基酸的蛋白激素。用生化提取法可制得猪胰岛素，用基因工程法制备人胰岛素是主要的生产方法。对于Ⅰ型糖尿病，必须用胰岛素及代用品制剂进行治疗。

（一）胰岛素的结构和理化性质

胰岛素分子的化学结构极其复杂，是由 16 种 51 个氨基酸组成的（见图 10-2）。该结构分成两个肽链：A 链含有 11 种 21 个氨基酸；B 链含有 15 种 30 个氨基酸。两链的 A7 和 B7，A20 和 B19 以四个半胱氨酸中的巯基形成两个二硫键连接。此外，A6 和 A11 也以两个半胱氨酸的巯基形成一个二硫键相连接。相对分子质量为 5807.69，药品中每毫克不少于 27.5 单位。

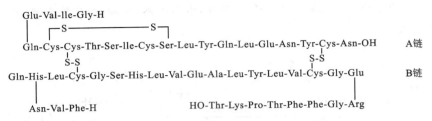

图 10-2 胰岛素的一级结构

胰岛素为白色或类白色的结晶粉末,直径通常在 10 μm 以下,它与氯化锌共存时,可形成结晶胰岛素锌,结晶时随 pH 值变化得到不同的晶型。胰岛素在水、乙醇、氯仿或乙醚中几乎不溶,在无机酸或氢氧化钠溶液中易溶,这是因为在其结构中有游离的羧基和碱基,可与碱和酸形成盐。如果利用游离羧基与鱼精蛋白或组蛋白等碱性蛋白制成相对分子质量更大的复盐,在水中的溶解度降低,作用时间延长,则可制成长效制剂。

胰岛素具有典型的蛋白质性质,是酸碱两性化合物。等电点 pI 为 5.1~5.3,在微酸性(pH 值为 2.5~3.5)中稳定,在碱性溶液中及遇热不稳定,蛋白酶、强酸或强碱均能使其破坏。因胰岛素易被胃肠道消化酶破坏,故不能口服给药。临床上用注射胰岛素应在 2~8 ℃储存。这是因为它是偏酸性的水溶液,对热不稳定,在冷冻条件下会有一定程度的变性,使生物活性下降,而在 5 ℃左右保存不易被破坏。

(二)胰岛素的药理作用和临床应用

胰岛素可加速葡萄糖的无氧酵解和有氧氧化,促进糖原和肌糖原的合成和储存,并能促进葡萄糖转变为脂肪,抑制糖原分解和糖异生而降低血糖。此外,还能促进脂肪合成并抑制其分解,使酮体生成量减少,纠正酮症酸血症的各种症状;促进蛋白质的合成,抑制蛋白质分解。因此,胰岛素至今仍是治疗Ⅰ型糖尿病的最有效的药物。

临床应用的各种胰岛素制剂根据其作用时间长短,可分为短效、中效、长效三类。短效类包括胰岛素(又称为正规胰岛素,regular insulin)、中性胰岛素(neutral insulin)等。前者是从家畜的胰脏内提取的,具有酸性;后者是经层析法分离提纯的高纯度猪或牛胰岛素中性溶液,该溶液可更好地保持其活性,局部组织反应及其他不良反应较前者少。中效类包括低精蛋白胰岛素(isophane insulin)、珠蛋白锌胰岛素(globin zinc insulin)等,低精蛋白胰岛素是由胰岛素和适量鱼精蛋白、氯化锌相结合而制成的中性灭菌白色混悬液,pH 值为 7.1~7.4,每 100 单位胰岛素的混悬液中含鱼精蛋白 0.3~0.6 mg,含锌量折合氯化锌不超过 0.04 mg,适合于对血糖波动较大、不易控制的病人使用。长效类主要有精蛋白锌胰岛素(protamine zinc insulin),为含鱼精蛋白与氯化锌的胰岛素的灭菌混悬液,人体吸收该混悬液缓慢而均匀,皮下注射后持续时间达 24~36 h。

二、口服降血糖药

口服降血糖药主要用于治疗Ⅱ型糖尿病。Ⅱ型糖尿病发病原因复杂,与遗传和生活方式等因素有关,90%以上的糖尿病病人属于此类。病人有胰岛素抵抗和胰岛素分泌缺陷,发病较为缓慢,多数病人并不需要胰岛素治疗,在严格控制饮食的情况下,使用口服降血糖药后可控制病情,少数无效者才用胰岛素治疗。口服降血糖药按化学结构可分为磺酰脲类(sulfonylureras)、双胍类(biguanides)、糖类似物(carbasugars)、噻唑烷二酮类(thiazolidinediones)等。

(一)磺酰脲类

磺酰脲类药物是在用磺胺类抗菌药磺胺异丙基噻二唑(IPTD)的不良反应时开发得到的。第一个应用于临床的磺酰脲类降血糖药是氨苯磺丁脲(carbutamide)。氨苯磺丁脲具有更强的降血糖作用和抗菌活性,但由于其骨髓抑制及肝毒性等副作用而被停用。然而,这并不影响它对这类药物研发的促进作用。

磺胺异丙基噻二唑　　　　　　　　　　　氨苯磺丁脲

磺酰脲类口服降血糖药依据被发现的时间先后通常划分为三代。第一代以甲苯磺丁脲(tolbutamide)、氯磺丙脲(chlorpropamide)、乙酸己脲(acetohexamide)、妥拉磺脲(tolazamide)等为代表,第二代以格列本脲(glibenclamide)、格列吡嗪(glipizide)、格列齐特(gliclazide)、格列波脲(glibornuride)和格列喹酮(gliquidone)等为代表。第二代的降低血糖的活性较第一代大数十至数百倍,口服吸收快,作用强且用量小,引发低血糖、粒细胞减少及心血管不良反应的概率也小。第三代以格列苯脲(glimepiride)为代表,具有增加组织对胰岛素敏感性而降血糖的作用,适用于对其他磺酰脲类失效的糖尿病病人。这类药物具有相似的化学结构(见结构通式),其差别在于取代基 R_1 和 R_2 不同,从而导致作用强度与药效持续时间不同。临床上常用的各类磺酰脲类口服降血糖药的代表及取代基见表 10-2。

磺酰脲类口服降血糖药结构通式

表 10-2　常见的磺酰脲类口服降血糖药

药 物 名 称	R_1	R_2	半衰期/h	作用时间/h
甲苯磺丁脲 (tolbutamide)	CH_3-	$-C_4H_9$	5.6	6～12
氯磺丙脲 (chlorpropamide)	$Cl-$	$-C_3H_7$	35	24～60
格列本脲 (glibenclamide)			2～4	18～24

药 物 名 称	R₁	R₂	半衰期/h	作用时间/h
格列吡嗪 （glipizide）	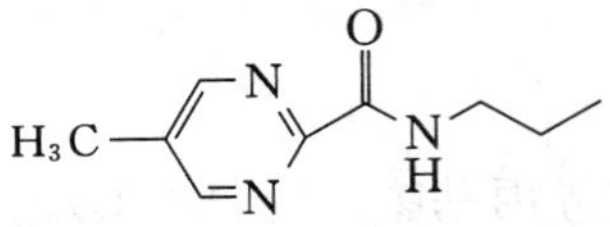	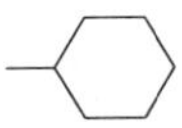	2～4	10～24
格列齐特 （gliclazide）	CH₃—	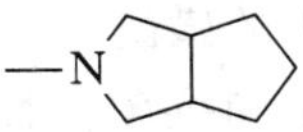	10～12	24
格列喹酮 （gliquidone）	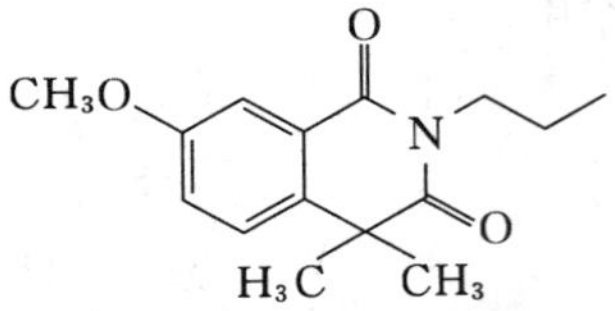	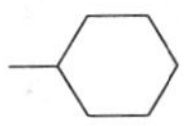	1～2	8～16
格列苯脲 （glimepiride）	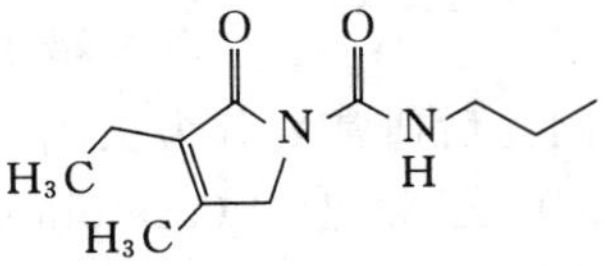	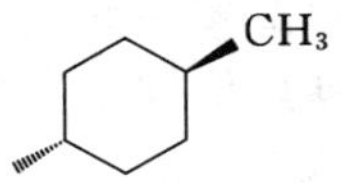	5～8	24

  把磺酰脲结构用其电子等排体取代，可以得到新型的非磺酰脲类口服降血糖药。瑞格列定（repaglidine）是促胰岛素分泌剂，属于苯甲酸类衍生物，临床上使用 S（＋）构型体，其降血糖作用为格列本脲的 3～5 倍，口服经胃肠道迅速吸收，15 min 起效，30 min 血药浓度达峰值，在肝脏被代谢成无活性的化合物，半衰期约为 1 h，临床主要用于 Ⅱ 型糖尿病病人，可餐前服用，能降低餐后血糖。

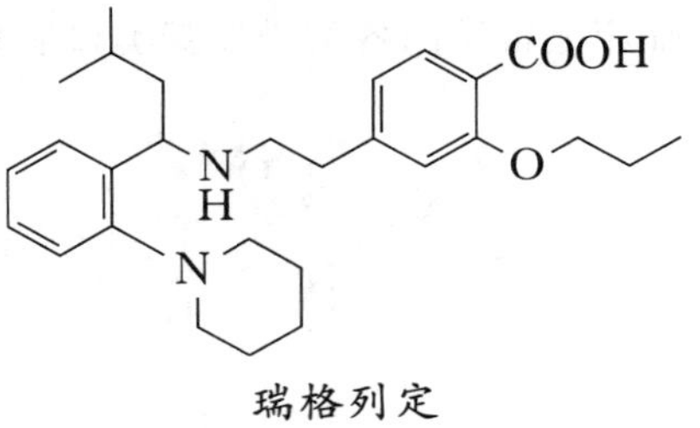

瑞格列定

典型药物

（1）甲苯磺丁脲（tolbutamide）

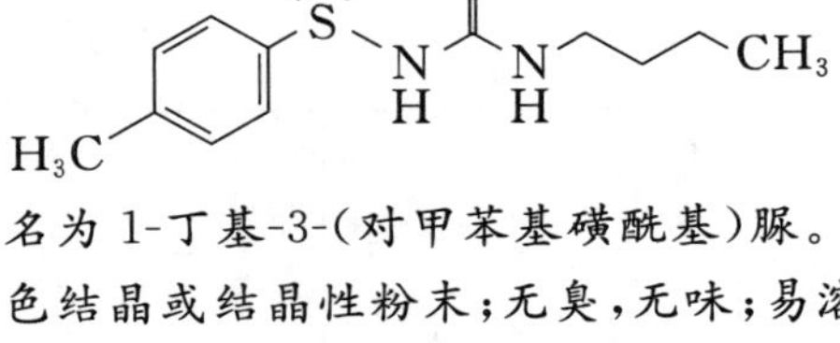

  甲苯磺丁脲化学名为 1-丁基-3-（对甲苯基磺酰基）脲。

  甲苯磺丁脲为白色结晶或结晶性粉末；无臭，无味；易溶于丙酮或氯仿，可溶于乙醇，几乎不溶于水；在氢氧化钠溶液中可溶解；熔点为 126～130 ℃。

甲苯磺丁脲含磺酰脲结构,具有酸性,可溶于氢氧化钠溶液。故可采用酸碱滴定法进行含量测定。用氢氧化钠溶液(0.1 mol/L)滴定甲苯磺丁脲的中性乙醇溶液。

甲苯磺丁脲的分子结构中脲部分不稳定,在酸性溶液中受热易水解,此性质可用于甲苯磺丁脲的鉴定。例如,在硫酸溶液中加热回流,发生水解析出对甲苯磺酰胺而产生白色沉淀,用水重结晶后熔点为 138 ℃。滤液中的硫酸正丁胺用氢氧化钠溶液加热中和,可产生正丁胺的臭味。

甲苯磺丁脲的降血糖作用较弱,但安全有效,临床用于治疗轻中度Ⅱ型糖尿病,尤其是老年糖尿病病人。注射剂用于诊断胰岛素瘤。与β受体拮抗剂合用,可增加低血糖危险,掩盖低血糖症状。与胰岛素合用,要注意调整剂量,否则易引起低血糖。

甲苯磺丁脲口服易吸收,30 min 可在血液中检出,2～3 h 血药浓度达峰值,可维持 6～12 h,属于短效磺酰脲类降血糖药。其苯环上磺酰基对位的甲基在肝脏被酶氧化为羧基或羟基衍生物而失活,主要由肾脏排出。

(2) 格列本脲(glibenclamide)

格列本脲化学名为 N-[2-[4-[[[(环己氨基)羰基]氨基]磺酰基]苯基]乙基]-2-甲氧基-5-氯苯甲酰胺,又名优降糖。

格列本脲为白色结晶性粉末;几乎无臭,无味;略溶于氯仿,微溶于甲醇或乙醇,不溶于水或乙醚;熔点为 170～174 ℃,熔融时分解。在室温的条件下比较稳定,但对湿度比较敏感。其结构中脲部分不稳定,在酸性溶液中受热易水解。

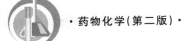

格列本脲于 1969 年在欧洲首次上市，为第二代磺酰脲类口服降血糖药的第一个代表药物，属于强效降血糖药，用于饮食不能控制的中、重度Ⅱ型糖尿病病人，不适用于老年病人，因为易引起低血糖。

格列本脲服后 2～5 h 血药浓度达峰值，与蛋白质结合率高达 95%，持续时间长，在肝脏代谢，代谢反应发生在磺酰脲的脲基末端环己环上，其主要代谢产物是仍具有 15% 活性的反式-4-羟基格列本脲和顺式-3-羟基格列本脲，代谢产物一半由胆汁经肠道排泄，一半由肾脏排泄。由于其代谢产物仍具有生物活性，肾功能不良者因排泄减慢可能导致低血糖。

(3) 格列吡嗪（glipizide）

格列吡嗪化学名为 5-甲基-N-[2-[4-[[[（环己氨基）羰基]氨基]磺酰基]苯基]乙基]-吡嗪甲酰胺。

格列吡嗪为白色或类白色的结晶性粉末；无臭，几乎无味；熔点为 203～206 ℃；略溶于氯仿，微溶于甲醇或乙醇，不溶于水或乙醚。

格列吡嗪为第二代磺酰脲类口服降血糖药，主要作用于胰岛细胞，能促进内源性胰岛素分泌，抑制肝糖原分解并促进肌肉利用葡萄糖。此外，它还可能改变胰岛靶组织对胰岛素的敏感性，增强胰岛素的作用，主要用于非胰岛素依赖性糖尿病的治疗。

三、双胍类

二甲双胍（metformin）属于双胍类口服降血糖药。双胍类药物能明显降低糖尿病病人血糖水平，但对正常人血糖无影响。其作用机制与磺酰脲类不同，不是刺激胰岛 β 细胞分泌胰岛素，而是促进组织对葡萄糖的摄取，减少葡萄糖经肠道吸收，增加肌肉组织中糖的无氧酵解，减少肝内糖异生而使肝葡萄糖生成减少，增加胰岛素与其受体的结合能力，抑制胰高血糖素的释放。此外，双胍类还能降低高血脂病人的低密度脂蛋白、极低密度脂蛋白、甘油三酯和胆固醇，从而可能延缓糖尿病病人血管并发症的发生。

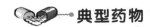 **典型药物**

盐酸二甲双胍（metformin hydrochloride）

盐酸二甲双胍化学名为 1,1-二甲基双胍盐酸盐。

盐酸二甲双胍为白色结晶或结晶性粉末；无臭；熔点为 220～225 ℃；易溶于水，

溶于甲醇,微溶于乙醇,不溶于丙酮、乙醚和氯仿。其 1‰的水溶液的 pH 值为 6.68,呈近中性。水溶液加 10％亚硝基铁氰化钠溶液-铁氰化钾试液-10％氢氧化钠溶液,3 min 内呈现红色。

临床主要用于轻、中度Ⅱ型糖尿病病人,尤其是有胰岛素耐受的肥胖病人,也可与胰岛素或磺酰脲类合用治疗中、重度病人,以增强疗效,减少胰岛素用量。

盐酸二甲双胍口服易吸收,不与血浆蛋白结合,不经肝脏代谢,几乎全部以原形经肾排出,半衰期为 2～3 h,肾功能损害者及老年人慎用。

10.3 抗甲状腺药

抗甲状腺药是指用于治疗甲状腺功能亢进的药物。临床上常见的有硫脲类、碘及碘化物、放射性碘及 β 受体阻断药。

硫脲类可分为硫氧嘧啶类和咪唑类两大类。

1. 硫氧嘧啶类

硫氧嘧啶类包括甲基硫氧嘧啶(methylthiouracil)、丙基硫氧嘧啶(propylthiouracil)。该类药物均为 6 位烃基取代物,其中以丙基取代 6 位的丙基硫氧嘧啶作用最强,它不仅能抑制甲状腺过氧化物酶系,而且直接抑制外周组织的 T_4 转化为 T_3,所以能迅速控制血清中生物活性较强的 T_3 水平,为重症甲亢及甲亢危象的首选药物。

甲基硫氧嘧啶　　　　　丙基硫氧嘧啶

硫氧嘧啶类药物的可采用嘧啶合成通法制备,如甲基硫氧嘧啶的合成方法如下:

$$CH_3-\underset{O}{C}-OC_2H_5 + H-\underset{H}{\overset{H}{C}}-COOC_2H_5 \xrightarrow[(2)\ HCl]{(1)\ C_2H_5ONa}$$

$$CH_3-\underset{O}{C}-\underset{H}{\overset{H}{C}}-COOC_2H_5 + C_2H_5OH$$

$$\xrightarrow[37\ ℃,2\ h]{NaOH} \qquad (66\%,以乙酰乙酸乙酯计)$$

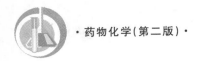

2. 咪唑类

咪唑类包括甲巯咪唑(thiamazole,他巴唑)、卡比马唑(carbimazole,甲亢平)。该类药物抑制甲状腺过氧化酶的作用比硫氧嘧啶类强,但不能直接抑制外周组织的 T_4 转化为 T_3,故作用持续时间较长。卡比马唑是甲巯咪唑的前药,在体内水解后游离出甲巯咪唑后起效,故用途与甲硫嘧唑相似,但作用时间较长,无苦味。

甲巯咪唑   卡比马唑

知识链接

其他抗甲状腺药

碘及碘化物　碘(iodine)和碘化物(iodide)是治疗甲状腺病最古老的药物,不同剂量的碘化物对甲状腺功能可产生不同的作用。小剂量的碘作为原料参与甲状腺激素的合成,可用于治疗单纯性甲状腺肿。大剂量碘产生抗甲状腺作用,主要是抑制甲状腺素的释放,可能是抑制了蛋白水解酶,使 T_3、T_4 不能和甲状腺球蛋白解离所致。此外,大剂量碘还可抑制甲状腺激素的合成。

放射性碘　临床应用的放射性碘是 ^{131}I,其半衰期为 8 d。利用甲状腺高度摄碘能力,^{131}I 可被甲状腺摄取,并可产生 β 射线(占 99%),在组织内的射程仅约 2 mm,因此其辐射作用只限于甲状腺内,破坏甲状腺实质,而很少波及周围组织。

β-受体阻断药　普萘洛尔等也是甲亢及甲状腺危象时有价值的辅助治疗药,用于不宜用抗甲状腺药、不宜手术及 ^{131}I 治疗的甲亢病人。主要通过阻断 β 受体的作用而改善甲亢病人的交感神经兴奋症状,适当减少甲状腺激素的分泌量。此外还能抑制外周 T_4 脱碘成为 T_3,因 T_3 是主要的外周激素,故这一作用有助于控制甲亢。

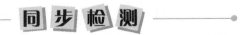

一、选择题

(一) 单项选择题

1. 下列药物中不具有甾体母核的是(　　)。
　　A. 己烯雌酚　　　　B. 炔雌醇　　　　　C. 雌二醇　　　　　D. 雌三醇
2. 甾体的基本骨架是(　　)。
　　A. 环己烷并菲　　B. 环戊烷并菲　　C. 环己烷并多氢菲　D. 环戊烷并多氢菲

3. 下列药物中雌激素活性最强的是（　　　）。

    A. 雌二醇　　　　　B. 反式己烯雌酚　C. 己烷雌酚　　　　D. 雌三醇

4. 雌激素最显著的结构特征是（　　　）。

    A. 母核是雌甾烷　　B. 分子中有羟基　C. A 环是芳环　　　D. 分子中有酮基

5. 下列激素中口服有效的是（　　　）。

    A. 睾酮　　　　　　B. 雄酮　　　　　　C. 甲睾酮　　　　　D. 丙酸睾酮

6. 下列药物中不属于蛋白同化激素的是（　　　）。

A.

B. $HOCH$

C. $OOCCH_2CH_2C_6H_5$

D. $C \equiv CH$

7. 在下列激素中结构特异性不高的是（　　　）。

    A. 雄激素　　　　　B. 雌激素　　　　　C. 孕激素　　　　　D. 肾上腺皮质激素

8. 可以口服的雌激素类药物是（　　　）。

    A. 雌三醇　　　　　B. 雌二醇　　　　　C. 雌酚酮　　　　　D. 炔雌醇

9. 能与碱性酒石酸铜溶液反应,生成砖红色沉淀的是（　　　）。

    A. 氢化可的松　　　B. 苯丙酸诺龙　　　C. 黄体酮　　　　　D. 甲睾酮

10. 甲睾酮的作用不包括（　　　）。

    A. 抗雌激素作用　　　　　　　　　　　B. 抑制蛋白质的合成

    C. 大剂量时促进红细胞生长　　　　　　D. 促进男性性器官的发育与成熟

11. 下列方法中能增强药物水溶性的最有效的方法是（　　　）。

    A. 引入甲基　　　　B. 制成乙酸酯　　　C. 制成苯丙酸酯　　D. 制成琥珀酸单酯

12. 磺酰脲类降血糖药的主要作用机制是（　　　）。

    A. 妨碍葡萄糖在肠道的吸收　　　　　　B. 刺激胰岛 β 细胞释放胰岛素

    C. 拮抗胰高血糖素的作用　　　　　　　D. 促进葡萄糖降解

13. 大多数甾体激素类药物最常采用的生产方法是（　　　）。

    A. 全合成法　　　　B. 半合成法　　　　C. 天然提取法　　　D. 发酵法

14. 胰岛素与磺酰脲类共有的不良反应是（　　　）。

    A. 低血糖症　　　　B. 过敏反应　　　　C. 粒细胞缺乏　　　D. 胃肠道反应

15. 双胍类降血糖药的作用机制是（　　　）。

    A. 促进葡萄糖的排泄　　　　　　　　　B. 刺激胰岛 β 细胞

    C. 增强胰岛素的作用　　　　　　　　　D. 抑制糖原异生,促进组织摄取葡萄糖

16. 患重度感染的重症糖尿病病人宜选用（　　　）。

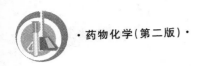

    A. 格列本脲   B. 苯乙双胍   C. 胰岛素   D. 二甲双胍

（二）多项选择题

1. 下列药物中具有孕甾烷母核的是（　　）。

    A. 黄体酮   B. 甲睾酮   C. 雌二醇

    D. 氢化可的松   E. 地塞米松

2. 属于肾上腺皮质激素的药物有（　　）。

    A. 乙酸甲地孕酮   B. 乙酸可的松   C. 乙酸地塞米松

    D. 己烯雌酚   E. 乙酸泼尼松龙

3. 糖皮质激素临床用于（　　）。

    A. 替代疗法   B. 严重感染   C. 感冒发热

    D. 血液病   E. 自身免疫疾病

4. 硫脲类药物的临床应用有（　　）。

    A. 甲亢的内科治疗   B. 甲状腺手术前准备

    C. 甲状腺危象的辅助治疗   D. 单纯性甲状腺肿

    E. 呆小症

5. 胰岛素在临床上可用于治疗（　　）。

    A. Ⅰ型糖尿病   B. Ⅱ型糖尿病   C. 具有并发症的糖尿病

    D. 有慢性肝肾疾病的糖尿病   E. 合并重度感染的糖尿病

二、简答题

1. 甾体药物按结构特征可分为哪几类？肾上腺皮质激素按结构特点应属于哪一类？

2. 甾类药物如何命名？

3. 糖皮质激素和盐皮质激素在结构和作用上有哪些异同？

4. 简述糖皮质激素类药物的结构改造。

5. 简述胰岛素的结构特点、主要理化性质和用途。

6. 口服降血糖药按化学结构可分为哪几类？它们的降血糖作用机制是什么？

实训模块

实训 10　甾类药物的定性鉴别

一、实验目的

（1）掌握甾体激素类药物的主要性质和官能团之间的关系。

（2）熟练掌握常用甾体激素的鉴别方法与操作技能。

二、实验原理

（1）成腙反应　氢化可的松在 3 位和 20 位有两个羰基，它们都能与苯肼作用形成双腙。乙酸可的松分子中在 3 位、11 位和 20 位有三个羰基,但由于 10 位甲基及 21 位酯基结构的空间位阻存在,只有 3 位羰基可与苯肼缩合,形成单腙。乙酸氢化可的松与乙酸可的松类似,也是只在 3 位上形成单腙。

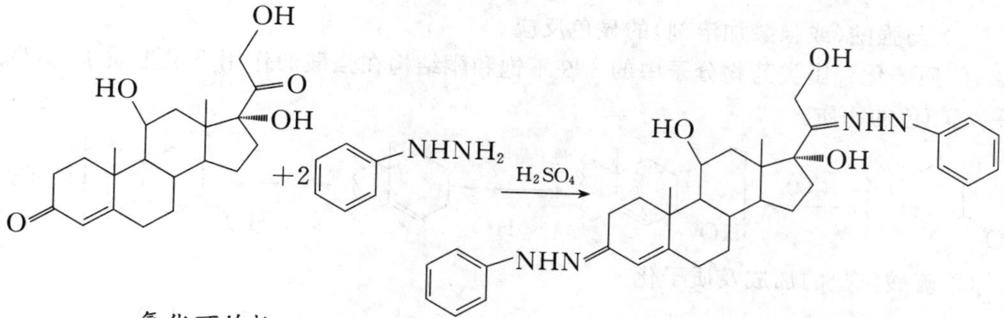

氢化可的松

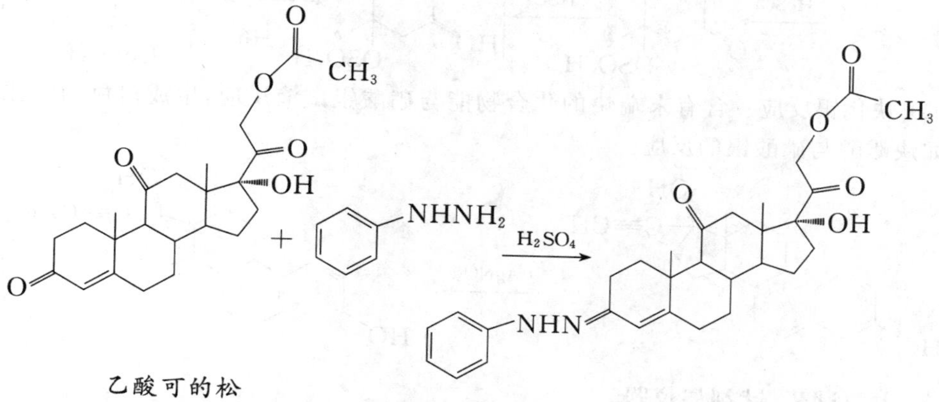

乙酸可的松

（2）17 位 α-醇酮基的还原性　乙酸氟轻松 17 位 α-醇酮基具有还原性,可还原酒石酸铜钾,产生砖红色的氧化亚铜沉淀。

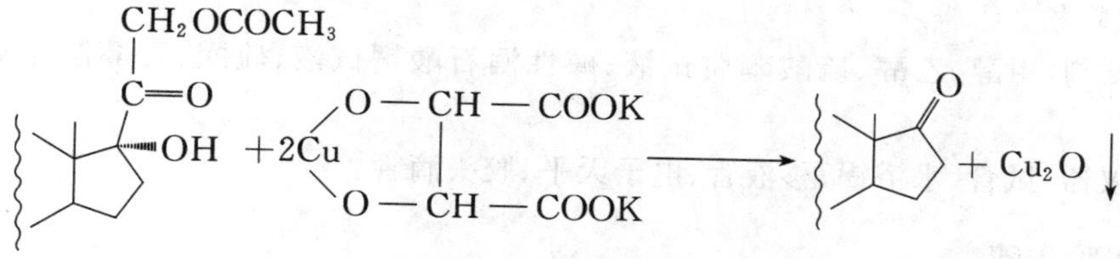

（3）酯交换反应　实际上是酯在碱性条件下水解,又在酸性条件下与另外的醇酯化。本实验中乙酸氟轻松、乙酸可的松、乙酸氢化可的松与乙醇制氢氧化钾共热,酯键发生断裂,水解生成乙酸钾,乙酸钾又在硫酸催化下与乙醇反应,生成具有特殊香味的乙酸乙酯。

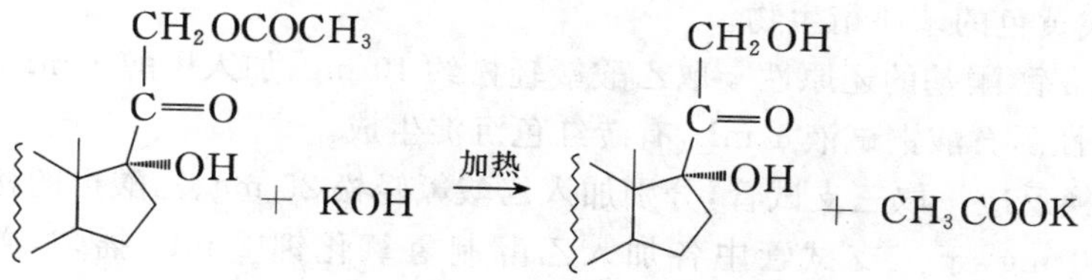

$$CH_3COOK + H_2SO_4 \longrightarrow CH_3COOH + K_2SO_4$$

$$CH_3COOH + C_2H_5OH \xrightarrow[\text{加热}]{H_2SO_4} CH_3COOC_2H_5 \uparrow + H_2O$$

（4）与强酸（或强酸加溶剂）的显色反应。

① 质子化 甾类药物分子中的 α,β-不饱和酮结构在强酸的作用下发生质子化，生成有一定颜色的物质。

② 硫酸氢盐的加成及质子化。

（5）炔化银反应 含有末端炔的化合物能与硝酸银试液反应，生成白色的炔化银沉淀。如炔雌醇与硝酸银的反应。

三、主要试药、试剂与仪器

（1）试药：甲睾酮、炔雌醇、氢化可的松、乙酸氢化可的松、乙酸可的松、乙酸地塞米松、乙酸氟轻松。

（2）试剂：甲醇、乙醇、硫酸苯肼试液、碱性酒石酸铜试液、硫酸、乙醇制氢氧化钾试液。

（3）仪器：试管、水浴锅、移液管、电子天平、胶头滴管。

四、实验步骤

（1）羰基反应 取三支试管，分别加入乙酸可的松、氢化可的松、乙酸氢化可的松各 0.1 mL，在乙酸可的松试管中加入甲醇 1 mL，其余两支试管中分别加入乙醇 1 mL，将三支试管振摇至样品溶解后，各加入新制的硫酸苯肼试液 8 mL，摇匀，在 70 ℃水浴中加热 15 min，即生成黄色的苯肼衍生物。

（2）17 位 α-醇酮基的还原性 取乙酸氟轻松约 10 mg，加入甲醇 1 mL，微热溶解，加入预热好的碱性酒石酸铜试液 1 mL，有砖红色沉淀生成。

（3）酯交换反应 取三支试管，分别加入乙酸氟轻松 25 mg、乙酸可的松 50 mg、乙酸氢化可的松 50 mg，于三支试管中各加入乙醇制氢氧化钾 2 mL，摇匀，置水浴中加热 5 min，放冷，加入硫酸溶液使成 2 mL，缓缓煮沸 1 min，即可闻到乙酸乙酯的香味。

（4）与强酸的反应　取 6 支试管，按表 10-3 及下列要求进行实验。

分别先加进药品，再加入硫酸，振摇使药品溶解在酸中，放置 5 min，观察并记录各支试管中生成的颜色，然后往试管中加水稀释，摇匀，观看稀释后发生的变化。

表 10-3　操作参照表

药　品	浓　硫　酸			加　水　稀　释	
	用量	颜色	荧光	用量	现象
炔雌醇 2 mg	2 mL	橙红	黄绿（反射光）	4 mL	玫瑰红色絮状沉淀
乙酸可的松 2 mg	2 mL	黄褐		10 mL	颜色消失，溶液澄清
氢化可的松 2 mg	2 mL	橙黄→红	绿	10 mL	黄→橙，微带绿色荧光，少量絮状沉淀
乙酸地塞米松 8 mg	8 mL	黄→红棕		10 mL	析出黄色絮状沉淀
甲睾酮 4 mg	1 mL	黄	黄绿	不加	
乙酸氢化可的松 2 mg	2 mL	黄→橙黄	绿	不加	

（5）炔化银反应　取炔雌醇 10 mg，加乙醇 1 mL，振摇溶解，加硝酸银试液 5～6 滴，即生成白色沉淀。

五、注意事项

（1）甾体激素药物与硫酸的呈色反应应用广泛，系经典的鉴别方法。呈色原理是甾体的酮基在酸的作用下先质子化，形成了碳正离子，然后与硫酸氢根加成，最后开成了新的生色共轭体系。实验时，取样应准确，以避免颜色随取样量的不同而异。当取量少时，加水稀释后会影响絮状沉淀的生成：有的生成极慢，有的沉淀的颜色亦不明显。

（2）甲睾酮微有引湿性，应在密闭、干燥处保存；氢化可的松遇光渐变质，应遮光保存。

六、实验讨论

（1）药典中甾类药物的鉴别方法主要有哪些？

（2）甾类药物的杂质检查方法为什么多用薄层层析法？

学习情境 11

维 生 素

能力目标

（1）能写出维生素 A、维生素 K_3、维生素 C 的结构特点，能认识维生素 A、维生素 K_3、维生素 C、维生素 B_1、维生素 B_6 的结构式。

（2）能应用典型药物的理化性质、构效关系解决该类药物的制剂调配、鉴别、储存保管及临床应用问题。

（3）能应用维生素 B_1、维生素 C 等药物的化学性质进行鉴别试验与稳定性实验。

知识目标

（1）了解维生素的分类及各种维生素的来源。
（2）理解维生素 D 的作用特点。
（3）理解维生素 A 的构效关系。
（4）掌握典型药物的化学结构、理化性质及作用特点。

素质目标

通过对维生素药物化学知识的学习，为该类药物的使用、调配、制剂、检验等奠定理论和实践基础。

知识模块

维生素（vitamin）又名维他命，是维持人体生命活动所必需的一类有机物质，也是保持人体健康的重要活性物质。维生素在体内的含量很少，但在人体生长、代谢、发育过程中发挥着重要的作用。各种维生素的化学结构及性质虽然不同，但它们具备以下共同点：

①以维生素原(维生素前体)的形式存在于食物中;②它们不是机体组织和细胞的组成部分,也不会产生能量,主要是参与机体代谢的调节,其中多数维生素是辅基或辅酶的组成部分,间接地对代谢起调节作用;③大多数维生素,机体不能合成或合成量不足,不能满足机体的需要,必须经常通过食物获得;④人体对维生素的需要量很小,每日需要量常以毫克(mg)或微克(μg)计算,但一旦缺乏就会引发相应的缺乏症,对人体健康造成损害。维生素结构复杂,来源各异,其分类方式与其他药物不同,主要根据维生素的溶解性能,将维生素分为脂溶性和水溶性两大类。

助记卡片

维生素的缺乏症

维生素 A:夜盲症、干眼病、皮肤干燥、脱屑。

维生素 B_1:神经炎、脚气病、食欲不振、消化不良、生长迟缓。

维生素 B_{12}:巨幼红细胞性贫血。

维生素 B_2:口腔溃疡、皮炎、口角炎、舌炎、角膜炎等。

维生素 C:坏血病、抵抗力下降。

维生素 D:佝偻病、骨质疏松症。

11.1 脂溶性维生素

脂溶性维生素能溶于脂类及脂肪溶剂,是在食物中与脂类共存的一类维生素,包括维生素 A、维生素 D、维生素 E、维生素 K 等。其共同特点如下:①不溶于水,溶于脂类及脂肪溶剂;②在食物中与脂类共存,并随脂类一同吸收;③均为非极性疏水异戊二烯衍生物。

一、维生素 A

1913 年,McCollum 等美国学者提出,在脂溶性食物,如鱼肝油、蛋黄和黄油中存在着一种营养必需品,他把该营养必需品命名为维生素 A,并发现人体或哺乳动物缺乏时易出现干眼病,故又称为抗干眼病维生素,亦称为美容维生素。

维生素 A 是一类维生素的总称,主要包括维生素 A_1、维生素 A_2 等。维生素 A_1 是含有 β-白芷酮环的多烯醇,是一种脂溶性淡黄色片状结晶,熔点为 64 ℃,主要存在于动物肝脏、血液和眼球的视网膜中,又称为视黄醇。维生素 A_2 的化学结构与 A_1 的区别只是在 β-白芷酮环的 3、4 位上多一个双键,故又名 3-脱氢视黄醇,通常为金黄色油状物,熔点为 17～19 ℃,主要存在于淡水鱼的肝脏中。

维生素 A_1 维生素 A_2

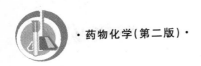

由于维生素 A 分子中有不饱和键,化学性质活泼,在空气中易被氧化或受紫外线照射而破坏,从而失去生理作用,故维生素 A 的制剂应装在棕色瓶内避光保存。由于维生素 A_2 生物活性仅为维生素 A_1 的 $30\%\sim40\%$,因此,现在临床上使用的维生素 A 主要是维生素 A_1。

构效关系研究发现,维生素 A 的侧链上有四个双键,理论上应有 16 个顺反异构体,由于立体位阻的影响,只有少数位阻较小的异构体较稳定,目前仅发现 6 个异构体。维生素 A 为最稳定的全反式结构。其结构专属性强,增长或缩短脂肪链,增加环己烯的双键,均使其生物活性降低;侧链上四个双键必须与环内双键共轭,否则失去活性。双键全部氢化或部分氢化后也丧失活性。

天然维生素 A 主要存在于动物的肝、奶、肉类及蛋黄中,尤其在鱼肝油中含量最为丰富。而植物中尚未发现,但许多植物,如胡萝卜、番茄、绿叶蔬菜、玉米含类胡萝卜素物质,如 α、β、γ-胡萝卜素,隐黄质,叶黄素等。其中有些类胡萝卜素具有与维生素 A_1 相同的环结构,在体内可转变为维生素 A,故称为维生素 A 原。β-胡萝卜素含有两个维生素 A_1 的环结构,转换率最高。一分子 β-胡萝卜素加两分子水可生成两分子维生素 A_1。

维生素 A 的主要作用有以下三点:

(1) 维持一切上皮组织健全所必需。缺乏时,上皮组织干燥、增生、过度角化,抵抗微生物感染的能力降低。例如,泪腺上皮分泌停止,能使角膜、结膜干燥,发炎,甚至软化穿孔。皮脂腺及汗腺角化时,皮肤干燥,容易发生毛囊丘疹和毛发脱落。

(2) 促进生长、发育及繁殖。缺乏维生素 A 时,儿童生长发育不良,骨骼成长不良,生殖功能减退。

(3) 构成视觉细胞内感光物质的成分。维生素 A 在脱氢酶作用下可氧化生成视黄醛,视黄醛与光感受器(视杆细胞和视锥细胞)中不同的视蛋白结合,产生各种不同吸收光谱的视色素(感光物质),如视紫红质、视紫质等。视觉感光的化学变化如图 11-1 所示。

倘若维生素 A 供应不足,杆状细胞中视紫质合成量减小,会导致暗视觉障碍——夜盲症。近年来有关研究表明,它还有抗癌作用。

二、维生素 D

1800 年研究发现佝偻病与日光照射有关。1922 年又发现在热鱼肝油中通入氧气有抗佝偻病作用,并进一步发现了在鱼肝油中存在对热稳定而不能被皂化的甾体部分,这种物质后来被命名为维生素 D。

维生素 D 为类固醇衍生物,因其与动物骨骼的钙化有关,故又称为钙化醇。维生素 D 的种类很多,目前发现的已有 10 余种。它们有共同的甾体基本结构,只是 17 位上侧链结构不同。在各种维生素 D 中,维生素 D_2 和维生素 D_3 最重要。

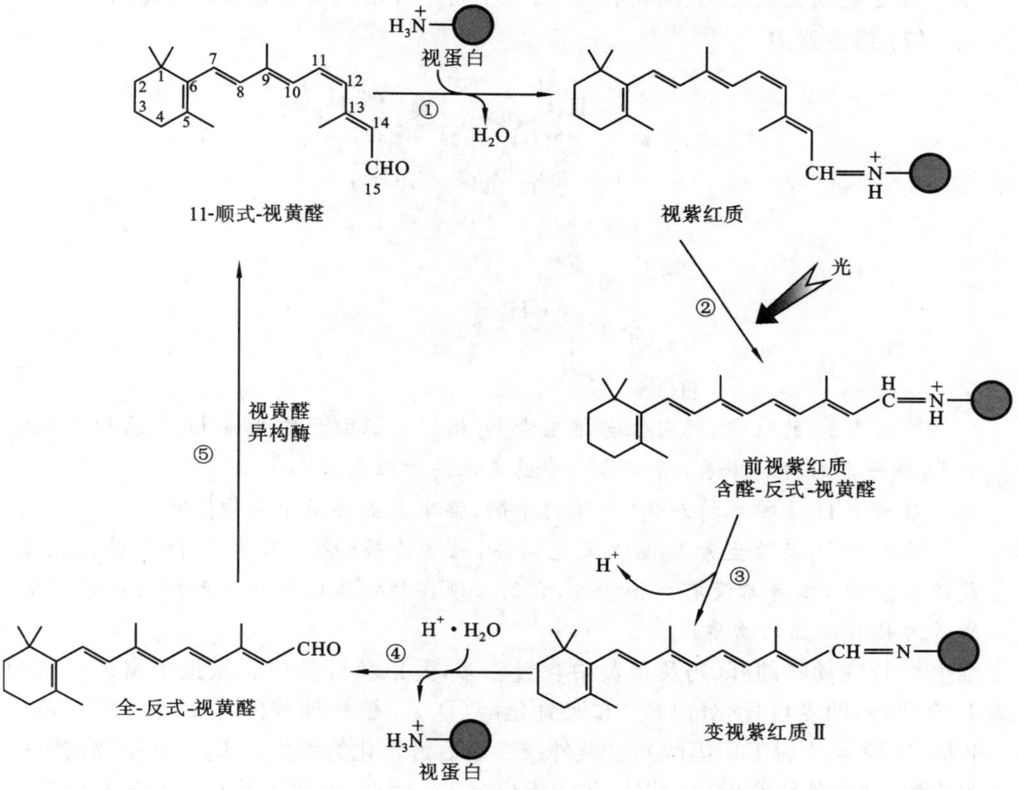

图 11-1　视觉感光的化学变化

典型药物

（1）维生素 D_2

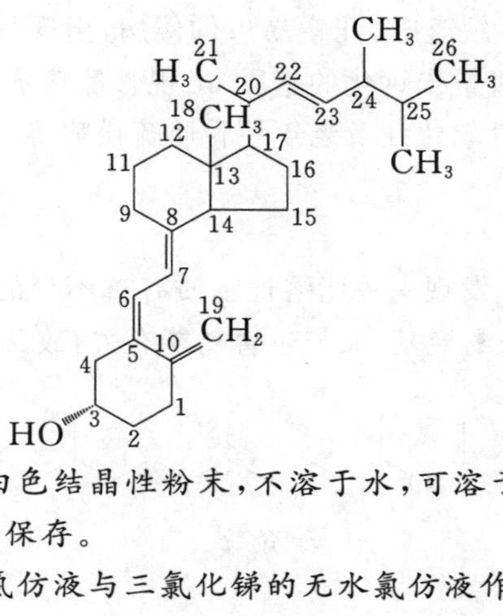

　　维生素 D_2 纯品为白色结晶性粉末，不溶于水，可溶于植物油。遇光或空气均易氧化变质，需避光、密闭保存。

　　维生素 D_2 的无水氯仿液与三氯化锑的无水氯仿液作用，显黄色。

维生素D_2能促进钙、磷的代谢,临床上用于防治佝偻病和骨质软化病。

(2) 维生素D_3

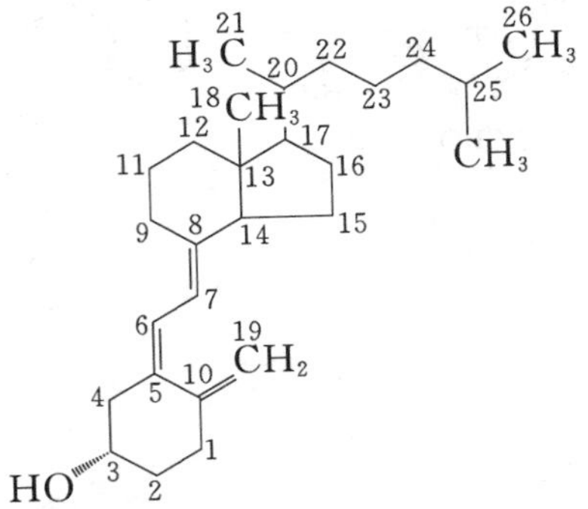

维生素D_3的性状、稳定性与维生素D_2相似。但由于维生素D_3在结构上比维生素D_2少一个双键和甲基,所以其化学稳定性高于维生素D_2。

维生素D_3主要维持血钙、血磷的平衡,临床上主要用于抗佝偻病。

维生素D_2及维生素D_3皆为无色结晶,性质比较稳定,不易破坏,不论维生素D_2或维生素D_3,本身都没有生物活性,它们必须在动物体内进行一系列的代谢转变,才能成为具有活性的物质。

维生素D在动物的肝、奶及蛋黄中含量较多,尤以鱼肝油中含量最丰富。天然的维生素D有两种,即麦角骨化醇(D_2)和胆骨化醇(D_3)。植物油或酵母中所含的麦角甾醇(24-甲基-22脱氢-7-脱氢胆固醇),经紫外线激活后可转化为维生素D_2。在动物皮下的7-脱氢胆固醇,经紫外线照射也可以转化为维生素D_3,因此,麦角固醇和7-脱氢胆固醇常被称为维生素D原。转化过程如图11-2所示。

在人体中的维生素D主要是维生素D_3,来自于维生素D_3原(7-脱氢胆固醇),因此多晒太阳是预防维生素D缺乏的主要方法之一。

维生素D促进小肠黏膜及肾小管对钙、磷的吸收,促进骨代谢,维持血钙、血磷的平衡,是形成骨骼和软骨的发动机,能使牙齿坚硬。维生素D对神经也很重要,并对炎症有一定的抑制作用。维生素D缺乏时,儿童易患佝偻病,出现骨骼畸形、骨质疏松、多汗等;成人易患骨软化,骨骼含有过量未钙化的基质,出现骨骼疼痛、软弱乏力等。维生素D在临床上常用于防治佝偻病、骨软化症及老年性骨质疏松症等。

三、维生素E

1922年埃文斯和比舍珀发现一种脂溶性物质有抗不育的作用,命名为维生素E。因维生素E的苯环上含有一个酚羟基,又与生育功能有关,故又名为生育酚。

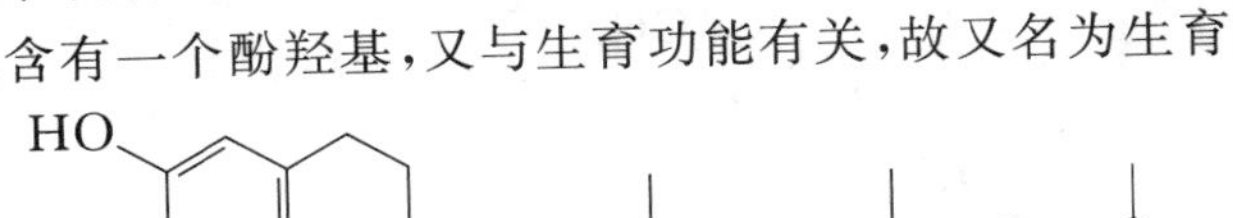

母育酚

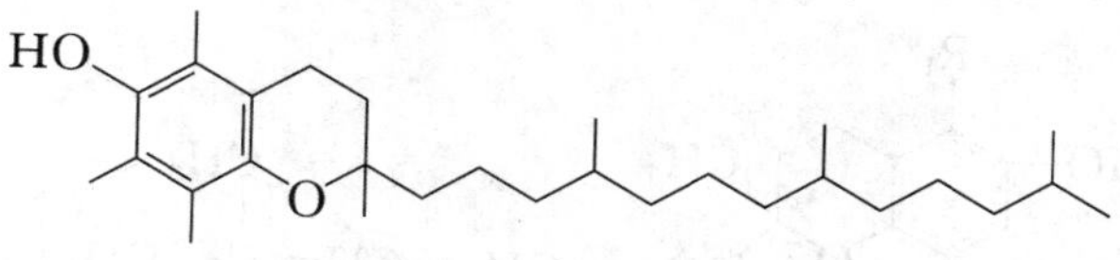

生育酚

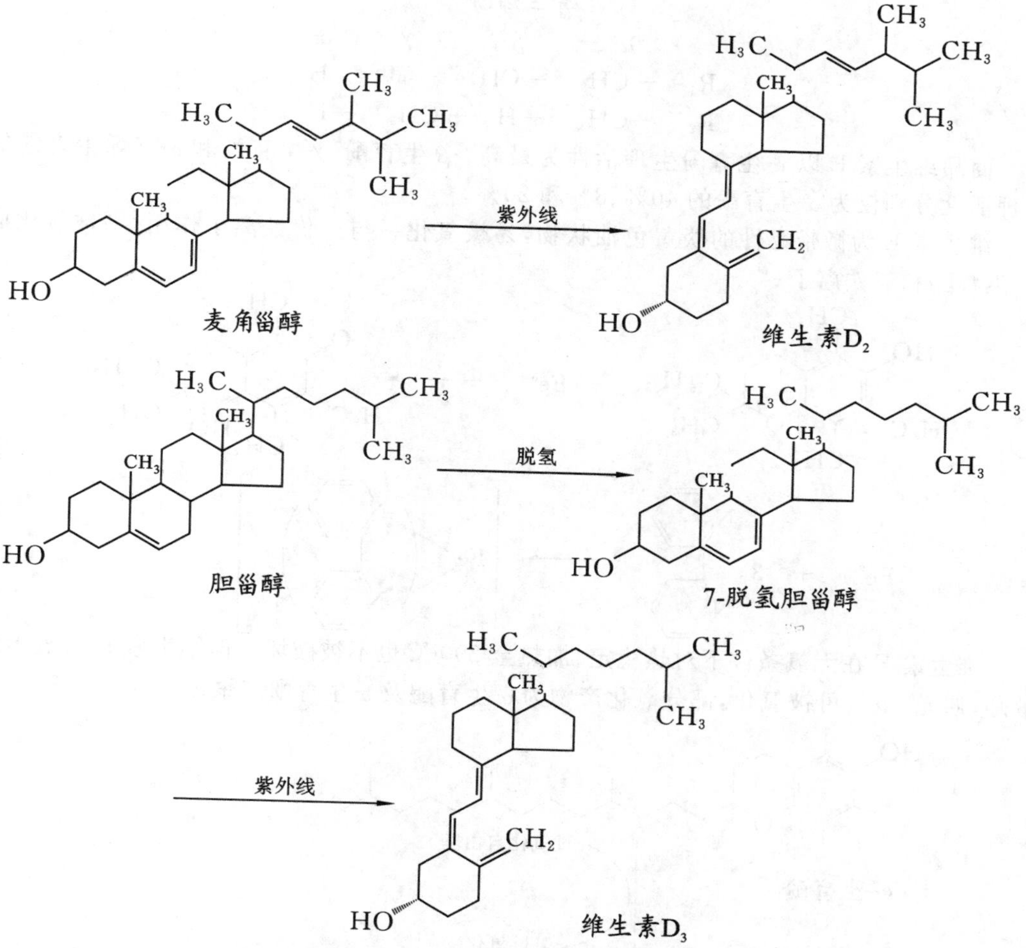

麦角甾醇 → 紫外线 → 维生素D₂

胆甾醇 → 脱氢 → 7-脱氢胆甾醇

紫外线 → 维生素D₃

图 11-2　麦角甾醇转化为维生素 D₃ 的过程

维生素 E 是一类生理活性相似、具有生育酚基本结构的天然化合物的统称。天然存在的维生素 E 有 8 种，均为苯并二氢吡喃的衍生物，根据其化学结构可分为生育酚及生育三烯酚两类，每类又可根据甲基的数目和位置不同，分为 α、β、γ 和 δ 四种。

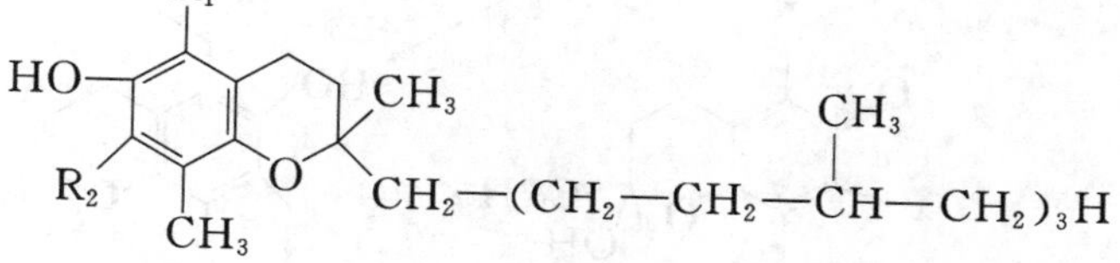

生育酚

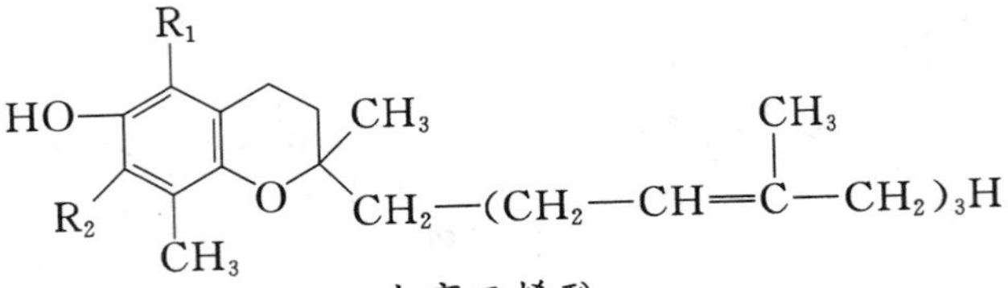

生育三烯酚

	α-	β-	γ-	δ-
R_1	—CH_3	—CH_3	—H	—H
R_2	—CH_3	—H	—CH_3	—H

商品维生素 E 以 α-生育酚生理活性为最高。β-生育酚、γ-生育酚和 α-三烯生育酚的生理活性分别仅为 α-生育酚的 40%、8% 和 20%。

维生素 E 为微带黏性的淡黄色油状物,易被氧化。与三价铁离子作用,则被氧化成对-生育醌和亚铁离子。

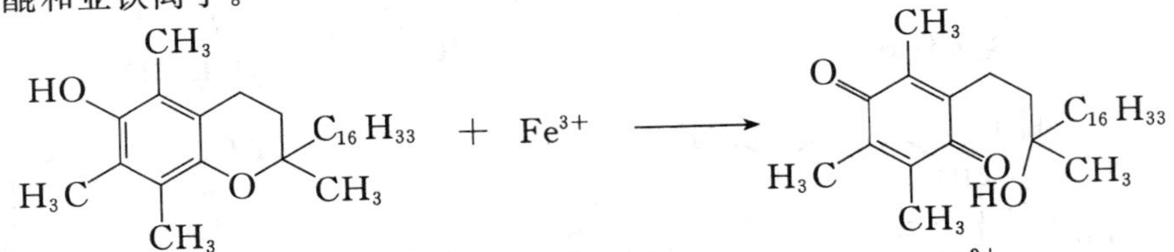

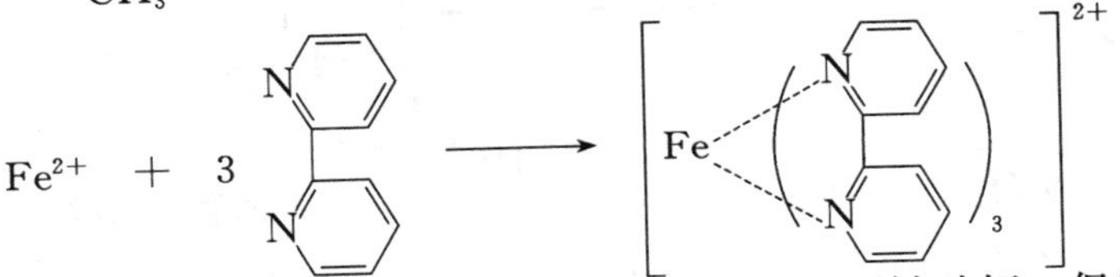

$$+ \; Fe^{3+} \longrightarrow$$

$$Fe^{2+} \; + \; 3 \quad \longrightarrow \quad \left[Fe \right]^{2+}$$

维生素 E 在无氧条件下对热稳定,加热至 200 ℃ 也不被破坏。但维生素 E 对氧十分敏感,遇光、空气可被氧化,部分氧化产物为 α-生育醌及 α-生育酚二聚体。

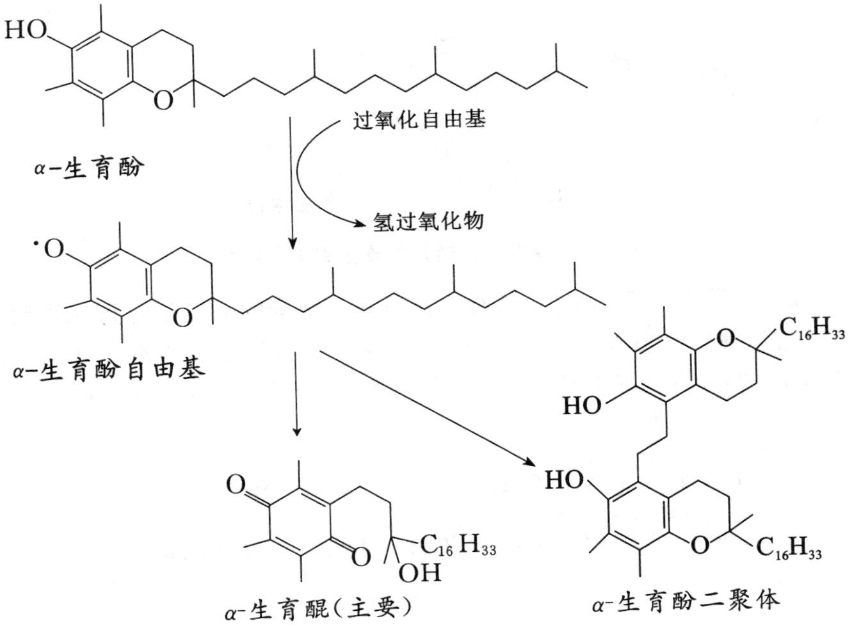

α-生育酚

过氧化自由基

氢过氧化物

α-生育酚自由基

α-生育醌(主要)

α-生育酚二聚体

310

构效关系研究发现:维生素E分子中的羟基为活性基团,只能与杂环氧原子成对位;苯环上甲基的数目减少和位置改变,均使其生物活性降低;缩短或除去分子中侧链,生物活性降低或消失;立体结构对活性也有影响,左旋体的活性为天然右旋体的42%。故天然维生素E的活性最强。

维生素E广泛存在于肉类、蔬菜、植物油中,以麦胚油、花生油、玉米油中含量最为丰富。通常情况下,人是不会缺少的,临床上用于习惯性流产、不孕症及更年期障碍、进行性肌营养不良、间歇性跛行及动脉粥样硬化等的防治。此外,还可用于延缓衰老,可作为脂溶性药物的抗氧化剂等。

四、维生素K

维生素K最早于1929年由丹麦化学家达姆从动物肝和麻子油中发现并提取,它在人体内能加速血液凝固,是促进肝脏合成凝血酶原的必需因子。人体缺少它,凝血时间延长,严重者会流血不止,甚至死亡。由于维生素K具有促进凝血的功能,故又称为凝血维生素。维生素K主要用于凝血酶原过低症、维生素K缺乏症及新生儿出血症的防治。

维生素K均为2-甲基-1,4-萘醌的衍生物。常见维生素K有三种形式:在植物中者为维生素 K_1(叶绿醌);在动物中分离出维生素 K_2,其侧链上的异戊二烯链的数目不等,许多细菌产物属于这一类型;维生素 K_3 是人工合成产物,在哺乳类及鸟类体内可变成维生素 K_4。

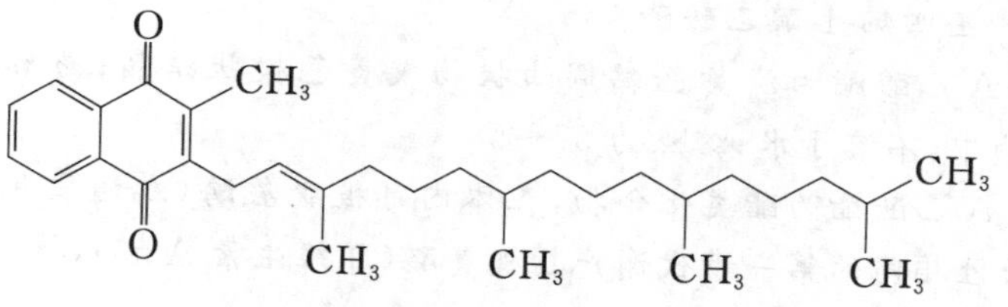

维生素 K_1

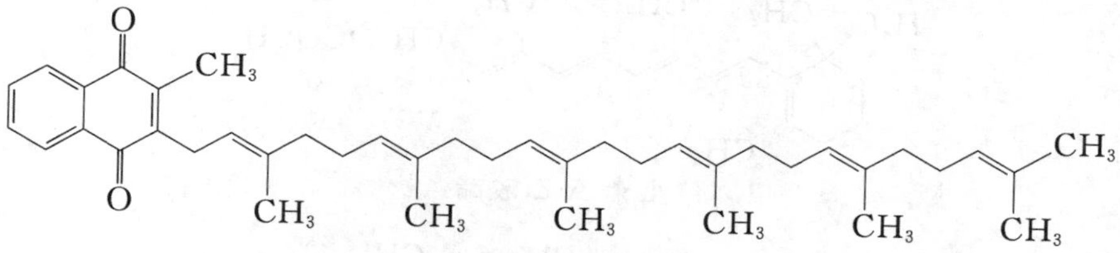

维生素 K_2

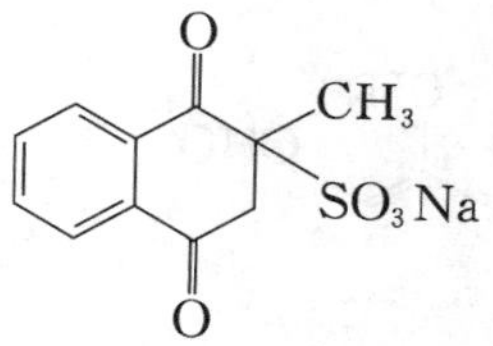

维生素 K_3

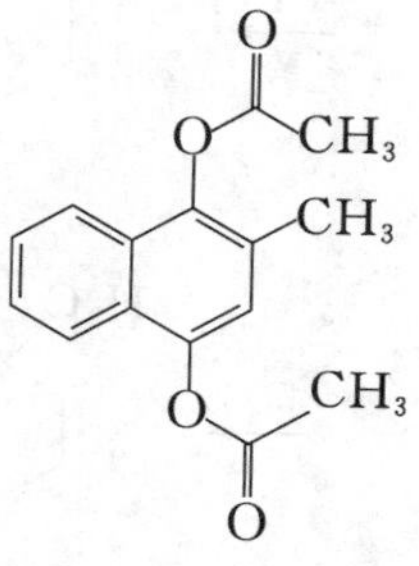

维生素 K_4

上述三种类型的维生素 K 都容易被碱和光所破坏。有些衍生物如甲基萘氢醌乙酸酯有较高的维生素 K 活性,并对光不敏感。维生素 K_3 或维生素 K_1 的 2、3 位环氧化合物,虽不溶于水,但对光不敏感,在体内可变为相应的维生素 K。

维生素 K_1 是黄色油状物,维生素 K_2 是淡黄色结晶,均有耐热性,但易受紫外线照射而破坏,故要避光保存。人工合成的维生素 K_3 和维生素 K_4 是水溶性的,可用于口服或注射,如维生素 K_3 磷酸酯、琥珀维生素或亚硫酸氢盐,可作为肠外用的制剂。临床上使用的抗凝血药双香豆素,其化学结构与维生素 K 相似,能对抗维生素 K 的作用,可用以防治血栓的形成。

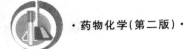 **典型药物**

(1) 维生素 A 乙酸酯(vitamin A acetate)

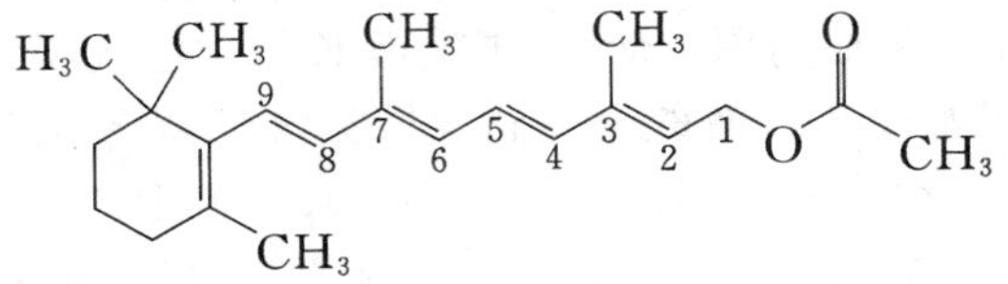

维生素 A 乙酸酯化学名为全反式-3,7-二甲基-9-(2,6,6-三甲基-1-环己烯-1-基)-2,4,6,8-壬四烯-1-醇乙酸酯。

维生素 A 乙酸酯为淡黄色黏稠油状物或黄色棱状结晶;易溶于乙醇、氯仿、乙醚、脂肪和油中,不溶于水;熔点为 $57 \sim 58 \, ^\circ\!C$。

维生素 A 乙酸酯为酯类化合物,在体内可被脱氢酶(或遇氧化剂)氧化,生成与维生素 A 活性相同的第一步代谢产物视黄醛(即维生素 A 醛),接着还可被脱氢酶氧化生成视黄酸(即维生素 A 酸)。

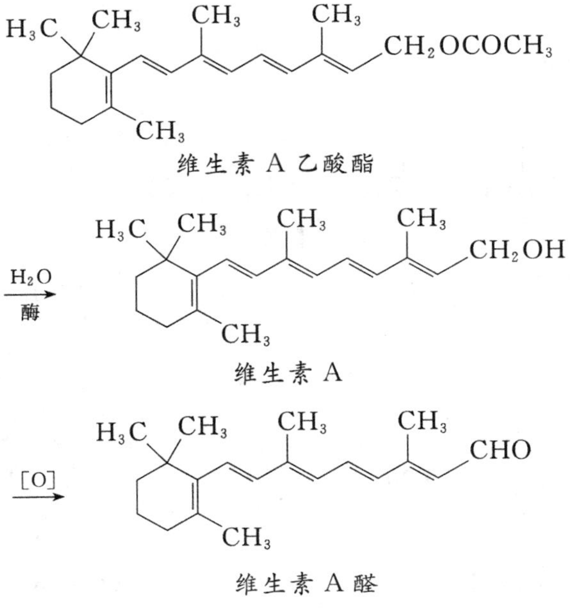

维生素 A 乙酸酯

$\xrightarrow[\text{酶}]{H_2O}$

维生素 A

$\xrightarrow{[O]}$

维生素 A 醛

维生素 A 酸

维生素 A 的无水氯仿液与三氯化锑的无水氯仿液作用,显不稳定的蓝色,可用于鉴别。

维生素 A 易被紫外线、空气中的氧所氧化,生成环氧化物。通常市面上销售的维生素 A 多是制成稳定性较高的维生素 A_1 乙酸脂,即维生素 A_1 与乙酸发生酯化反应所得。我国药典中收载的维生素 A 是维生素 A_1 的乙酸酯的油溶液。

维生素 A 乙酸酯用于防治维生素 A 缺乏症,如角膜软化症、干眼病、夜盲症及皮肤硬化症等。脂溶性维生素可储存于皮下脂肪;长期过量使用维生素 A 可造成维生素 A 过多症,表现为疲劳、烦躁、精神抑制、呕吐、低热、高血钙、骨和关节痛等。

（2）维生素 E 乙酸酯（vitamin E acetate）

维生素 E 乙酸酯化学名为（±）-2,5,7,8-四甲基-2-(4,8,12-三甲基-十三烷基)-6-苯并二氢吡喃醇乙酸酯。

维生素 E 乙酸酯为微黄色或黄色黏稠透明液体,几乎无臭。

维生素 E 乙酸酯的游离体 α-生育酚遇光或空气均易变质,需避光、密闭保存。

维生素 E 乙酸酯遇强氧化剂（如硝酸）,微热可被氧化成生育红,其溶液呈现鲜红色,渐变为橙红色,此性质可用于维生素 E 乙酸酯的鉴别。

维生素 E 乙酸酯临床上主要用于治疗习惯性流产、不育症、进行性肌营养不良等,对抗衰老亦有作用。

11.2　水溶性维生素

水溶性维生素易溶于水,难溶于非极性有机溶剂,广泛存在于动植物细胞中,在食物中多以辅酶的形式存在,满足机体组织需要后,多余的由尿排出,在体内储存甚少。水溶性维生素主要包括 B 族维生素、维生素 C 和叶酸类等。

一、B 族维生素

B 族维生素是化学结构及生理作用完全不同的一类物质（如维生素 B_1、维生素 B_2、维生素 B_6、维生素 B_{12}、烟酸、烟酰胺、叶酸、生物素等）。之所以将它们归为一类,是因为最初是从同一来源(如肝、酵母、米糠、麦麸等)中分离得到的。其共同特点如下:在自然界常共同存在;是动物需要的营养要素;结构中大多含氮;易溶于水,对酸稳定,易被碱破坏等。

维生素 B_1 是维生素中发现最早的一种,是由嘧啶环和噻唑环结合而成的一种 B 族维生素。因其分子中含有硫及氨基,故称为硫胺素,又称为抗脚气病因子、抗神经炎因子等。

$$\left[\begin{array}{c} H_3C \cdots \overset{2'}{\underset{}{N}} \overset{4'}{\underset{}{\cdots}} NH_2 \\ \overset{5'}{\underset{}{N}} CH_2 \overset{+}{\underset{3}{N}} \overset{5}{\underset{4}{S}} OH \\ CH_3 \end{array} \right] Cl^- \cdot HCl$$

维生素 B₁

维生素 B_1 主要存在于种子的外皮和胚芽中,如米糠和麸皮中含量很丰富,在酵母菌中含量也极丰富,瘦肉、白菜和芹菜中含量也较丰富。目前所用的维生素 B_1 都是化学合成品。在体内,维生素 B_1 以辅酶形式参与糖的分解代谢,有保护神经系统的作用;还能促进肠胃蠕动,增加食欲。维生素 B_1 缺乏时表现出多发性神经炎、皮肤麻木、心力衰竭、四肢无力、下肢水肿(俗称为脚气病)。维生素 B_1 在活体组织中经硫胺素激酶催化与 ATP 作用,可转化成脱羧酶的辅酶焦磷酸硫胺素(TPP)。

$$H_3C \text{——} \overset{N}{\underset{N}{\bigcirc}} \overset{NH_2}{\underset{CH_2}{\longrightarrow}} \overset{CH_3}{\underset{N}{\bigcirc}} \text{——} CH_2CH_2 \text{—} O \text{—} P \text{—} O \text{—} P \text{—} OH$$

吡啶 噻唑

焦磷酸硫胺素

维生素 B_2 是橙黄色针状晶体,味微苦,水溶性较弱,但在碱性溶液中容易溶解,在强酸溶液中稳定,光照及紫外照射引起不可逆的分解。核黄素在机体中有递氢的作用,并是机体中一些重要的氧化还原酶的辅酶;能促进发育和细胞的再生;促使皮肤、指甲、毛发的正常生长;帮助消除口腔内、唇、舌的炎症;增进视力,减轻眼睛的疲劳;和其他物质相互作用以协助碳水化合物、脂肪、蛋白质的代谢等。

$$\begin{array}{c} CH_2OH \\ (CHOH)_3 \\ CH_2 \\ H_3C \quad \overset{N}{\underset{N}{\bigcirc}} \overset{N}{\underset{N}{\bigcirc}} O \\ H_3C \quad \overset{N}{\underset{}{\bigcirc}} NH \\ O \end{array}$$

维生素 B₂

缺乏维生素 B₂ 时组织呼吸减弱,代谢强度降低,主要症状为口腔发炎、舌炎、角膜炎、脂溢性皮炎、眼睛充血、易流泪、易有倦怠感、头晕、阴道瘙痒等。FAD(黄素腺嘌呤二核苷酸)和 FMN(黄素单核苷酸)是维生素 B₂ 的衍生物。二者分别是体内生物氧化中两条主要呼吸链的组成部分,FAD 还是多种黄素酶的辅酶。

维生素 B₃ 是 B 族维生素中人体需要量最多的。它不但是维持消化系统健康的维生素,也是性激素合成不可缺少的物质。因其广泛存在于自然界中,故又称为泛酸。维生素 B₃ 由 α,γ-二羟基-β-二甲基丁酸和一分子 β-丙氨酸缩合而成。辅酶 A 是生物体内代谢反应中乙酰化酶的辅酶,它的前体是维生素 B₃。

维生素 B₅ 也称为维生素 P、维生素 PP,包括尼克酸(烟酸)和尼克酰胺(烟酰胺)两种物质,均属于其吡啶衍生物,可抗应激、抗寒冷、抗感染、防止某些抗生素的毒性、消除术后腹胀等。烟酸和烟酰胺,在体内转变为辅酶Ⅰ(NAD,烟酰胺-腺嘌呤二核苷酸)和辅酶Ⅱ(NADP,烟酰胺-腺嘌呤磷酸二核苷酸)。能维持神经组织的健康,缺乏时表现出神经营养障碍,出现皮炎(癞皮病)。

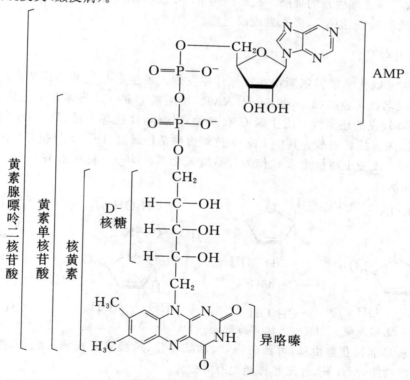

FMN 和 FAD 的分子结构

维生素 B₆ 包括三种物质,即吡哆醇、吡哆醛及吡哆胺。吡哆醇在体内转变成吡哆醛,吡哆醛与吡哆胺可相互转变。维生素 B₆ 在体内与磷酸结合成为磷酸吡哆醛或磷酸吡哆胺。它们是许多种有关氨基酸代谢酶的辅酶,故对氨基酸代谢十分重要。维生素 B₆ 有抑制呕吐、促进发育等功能,缺少它会引起呕吐、抽筋等症状。维生素 B₆ 易溶于水和乙醇,稍溶于脂肪溶剂。遇光和碱易被破坏,不耐高温。

维生素 B₁₂ 即抗恶性贫血维生素,又称为钴胺素,粉红色结晶,在弱酸性水溶液中相当稳定,在强酸、强碱下极易分解,日光、氧化剂及还原剂均易破坏维生素 B_{12}。维生素 B_{12} 含有金属元素钴,是维生素中唯一含有金属元素的。分子中与 Co^{2+} 相连的 CN 被 5′-脱氧腺苷所取代,形成维生素 B_{12} 辅酶。维生素 B_{12} 辅酶的主要功能是作为变位酶的辅酶,催化底物分子内基团(主要为甲基)的变位反应。维生素 B_{12} 具有抗脂肪肝,促进维生素 A 在肝中的储存,促进细胞发育成熟和机体代谢的作用。缺乏维生素 B_{12} 可产生恶性贫血。

维生素 B_{13}(乳酸清)可防肝病及未老先衰,有助于对多种硬化症的治疗。研究尚未发现有关维生素 B_{13} 的缺乏症。

维生素 B_{15}(潘氨酸)主要用于抗脂肪肝,提高组织的氧气代谢率,有时用来治疗冠心病和慢性乙醇中毒。

维生素 B_{17} 有剧毒。有人认为它有控制及预防癌症的作用。

除此之外,胆碱和肌醇也往往归于必需维生素类,它们也是 B 族维生素的成员。硫辛酸是少数不属于维生素的辅酶。硫辛酸是 6,8-二硫辛酸,有两种形式,即硫辛酸(氧化型)和二氢硫辛酸(还原型),尚未发现缺乏症。

二、维生素 C

1907 年挪威化学家霍尔斯特在柠檬汁中发现。维生素 C 能够治疗坏血病并且具有酸性,所以又名抗坏血酸(ascorbic acid,AA)。维生素 C 是一个羟基羧酸的内酯,具有烯二醇结构,有较强的还原性。维生素 C 有四种异构体:D-抗坏血酸、D-异抗坏血酸、L-抗坏血酸和 L-脱氢抗坏血酸。其中 L(＋)-抗坏血酸活性最高,D(－)-异抗坏血酸活性仅为前者的 20%。工业上将维生素 C 作为食品抗氧化剂。D(－)-抗坏血酸和 L(＋)-异抗坏血酸几乎无活性。

L(＋)-抗坏血酸　　D(－)-抗坏血酸　　D(－)-异抗坏血酸　　L(＋)-异抗坏血酸

维生素 C 能捕获自由基,可预防癌症、动脉硬化、风湿病等疾病。此外,维生素 C 还能增强免疫功能,对皮肤、牙龈和神经也有好处。

随着维生素 C 的用量日趋增大,产生的不良反应也愈来愈多,如腹泻、胃出血、结石、痛风、婴儿依赖性、儿童骨科病、不孕症、免疫力降低、过敏反应等。

三、叶酸类

叶酸即蝶酰谷氨酸,最早是 1941 年米切尔从菠菜叶中提取纯化的,故而命名为叶酸,它与维生素 M 是同一物质,亦称为维生素 BC 或维生素 M。因叶酸在机体内的许多酶反应中充当辅酶,所以也称为叶酸辅酶。

叶酸由蝶啶核、对氨基苯甲酸及谷氨酸三部分组成,为鲜黄色物质,微溶于水,在水溶液中易被光破坏。

$$\underbrace{\text{（蝶啶环）}}_{\substack{\text{2-氨基-4-羟基}\\\text{-6-亚甲基蝶呤}}}\ \text{CH}_2\underbrace{-\overset{10}{\underset{H}{N}}-\text{（苯环）}}_{\text{对氨基苯甲酸}}-\underbrace{\text{CONHCHCH}_2\text{CH}_2\text{COOH}}_{\text{谷氨酸}}\ \underset{\text{COOH}}{|}$$

在 $NADPH+H^+$ 存在的情况下,叶酸的 5、6、7、8 位可被还原,生成四氢叶酸。

$$\text{四氢叶酸结构}\qquad\begin{array}{l}\text{R 代表一个谷氨酸}\\\text{或几个谷氨酸分子}\end{array}$$

四氢叶酸

四氢叶酸的 N-5 或 N-10 位可与多种一碳单位结合并作为它们的载体转给其他受体,以合成新的物质,发挥它在代谢中的作用。

叶酸为机体细胞生长和分裂所必需的物质,有促进骨髓中幼细胞成熟的作用。如果缺少叶酸,可导致红细胞异常、未成熟细胞增加、贫血以及白细胞减少。这是因为叶酸参与核酸的嘧啶和嘌呤的合成。此外,叶酸也作为干酪乳杆菌及其他微生物促进增殖因子而起作用。缺乏时,首先影响生长繁殖迅速的组织,如骨髓胃肠黏膜上皮细胞,临床表现为巨幼红细胞性贫血、舌淡、腹泻等。叶酸作为补充治疗,可用于各种巨幼红细胞性贫血,如营养性、婴儿期或妊娠期巨幼红细胞性贫血等。

近几年来,国内外学者陆续发现了叶酸的新用途,其中包括以下几种:

(1)抗肿瘤作用 国外研究人员发现,叶酸可使癌细胞凋亡,对癌细胞的基因表达也有一定影响,故属于一种天然抗癌维生素。

(2)对婴幼儿的神经细胞与脑细胞发育有促进作用 国外研究表明,在 3 岁以下的婴儿食品中添加叶酸,有助于促进其脑细胞生长,并有提高智力的作用。FDA 已批准叶酸作为一种健康食品添加剂添加于婴儿奶粉中,其市场前景十分广阔。

(3)其他作用 国内外研究人员发现,叶酸可作为精神分裂症病人的辅助治疗剂,对精神分裂症有显著的缓解作用。此外,叶酸还可用于治疗慢性萎缩性胃炎、抑制支气管鳞状转化以及防治因高同型半胱氨酸血症引起的冠状动脉硬化症、心肌损伤与心肌梗死等。

叶酸属于 B 族维生素,存在于绿叶蔬菜和动物肝脏内,也可以人工合成(如以硝基苯甲酸为原料经酰氯化、缩合、还原、环合而成,或采用四甲氧基丙醇和对氨基苯酰-L-谷氨酸为主要原料与三氨基嘧啶硫酸盐反应生成)。天然叶酸是在肠道中被吸收,而合成叶酸则是在肝脏内被吸收。肝脏吸收合成叶酸的量有限,未被吸收的过量合成叶酸会进入血液,从而有可能引起白血病、关节炎等疾病。

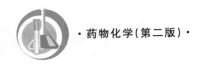

典型药物

（1）维生素 B₁（vitamin B₁）

$$H_3C \quad NH_2 \quad S \quad OH$$

维生素 B₁ 化学名为氯化 4-甲基-3-[（2-甲基-4-氨基-5-嘧啶基）甲基]-5-（2-羟基乙基）噻唑鎓盐酸盐。

维生素 B₁ 为白色细小结晶或结晶性粉末；有微弱的特异臭，味苦；易溶于水，略溶于乙醇；其水溶液显酸性，不稳定，在碱性条件下，噻唑环被氧化破坏生成硫醇型化合物而失效；见光易变色，应遮光、密封保存。

维生素 B₁ 与碱液、氧化剂作用，生成硫色素的反应称为硫色素反应。利用此反应可将维生素 B₁ 与其他药物相区别。

维生素 B₁ 与糖代谢关系密切，临床上可用于治疗脚气病，并有促进消化的功能。

（2）维生素 C（ascorbic acid）

$$^6CH_2OH$$

维生素 C 化学名称为 L(＋)-苏阿糖型-2,3,4,5,6-五羟基-2-己烯酸-4-内酯。

维生素 C 为白色结晶或结晶性粉末；无臭，味酸；在水中易溶，在乙醇中略溶，在氯仿或乙醚中不溶。维生素 C 干燥固体较稳定，遇光及湿气时，色渐变黄。其主要原因是在空气、光线、温度等的影响下，氧化生成去氢维生素 C，在一定条件下发生脱水、水解和脱羧反应而生成糠醛聚合呈色所致。

维生素 C   去氢维生素 C

糠醛

为了避免维生素 C 的分解，在制片剂时，应采用干法制粒；配制注射液时，应使用二氧化碳饱和的注射用水，pH 值控制在 5.0～7.0，并加入 EDTA 和焦亚硫酸钠等稳定剂，通入二氧化碳或氮气等惰性气体置换安瓿液面上的空气；储存时应遮光，密封保存。

维生素C在水溶液中可发生酮式-烯醇式互变异构，主要以烯醇式存在。酮式异构体中，2-酮式较3-酮式稳定，能分离出来。

2-酮式　　烯醇式　　3-酮式

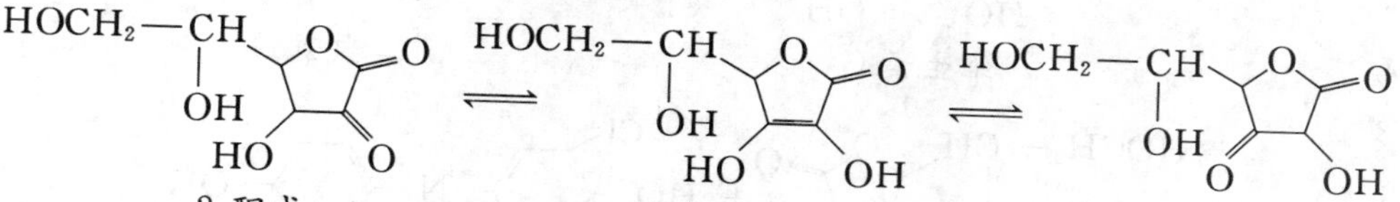

维生素C分子中含有连二烯醇结构，由于两个烯醇羟基极易游离释放出质子，水溶液显酸性。C-2上的羟基可与C-1的羰基形成分子内氢键，故酸性较C-3上的羟基弱。C-3上的羟基可与碳酸氢钠或稀氢氧化钠溶液反应，生成C-3烯醇钠盐。但在浓氢氧化钠溶液中，内酯环被水解，生成酮酸钠盐。

酮酸钠盐

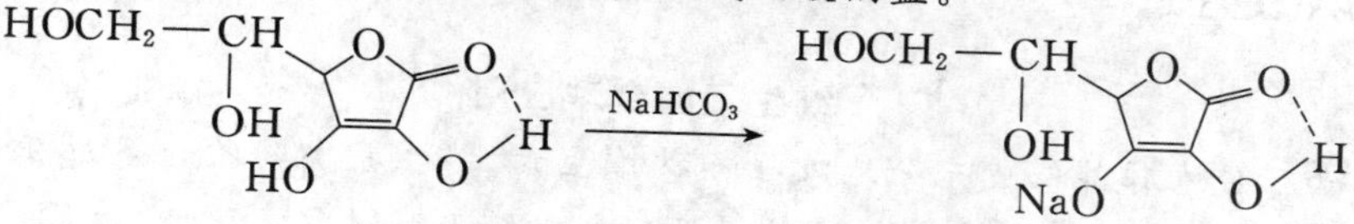

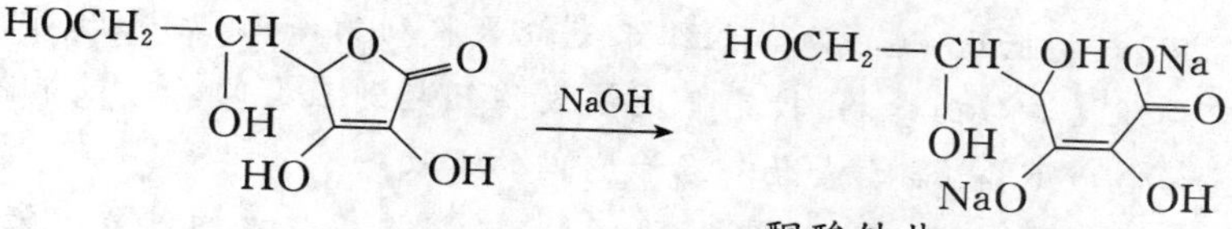

由于分子中存在特殊的烯醇结构，维生素C还呈现强还原性。在水溶液中易被空气中的氧气所氧化，生成去氢维生素C，去氢维生素C的稳定性较维生素C小，更易水解生成2,3-二酮古罗糖酸，并可进一步氧化生成苏阿糖酸和草酸。

维生素C　　去氢维生素C

2,3-二酮古罗糖酸　　苏阿糖酸　　草酸

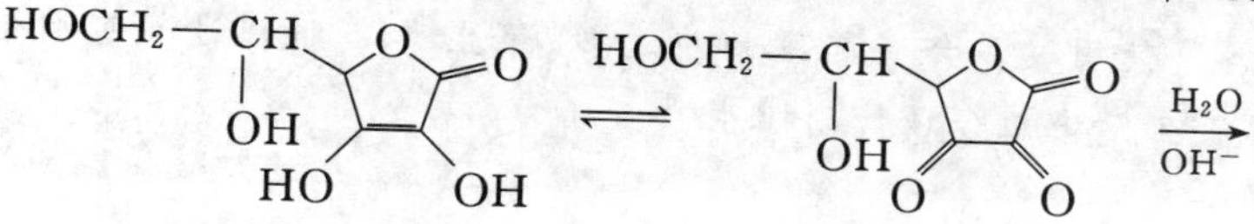

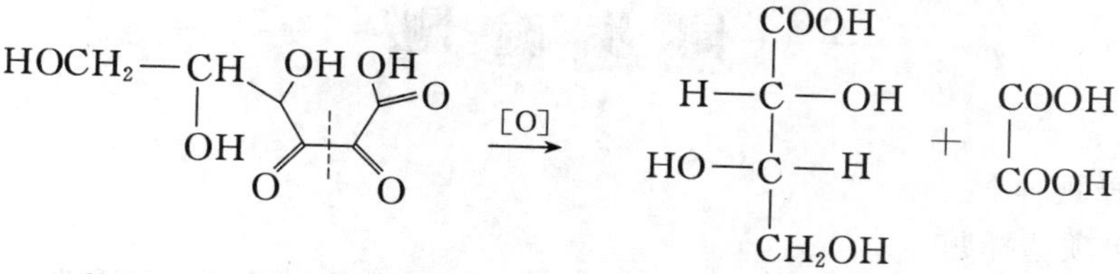

维生素C的水溶液加入硝酸银试剂即产生银的黑色沉淀；加入二氯靛酚试液（试液本身为青色，在酸性溶液中为红色）少许，红色消失，变为无色，可用于鉴别。

维生素C

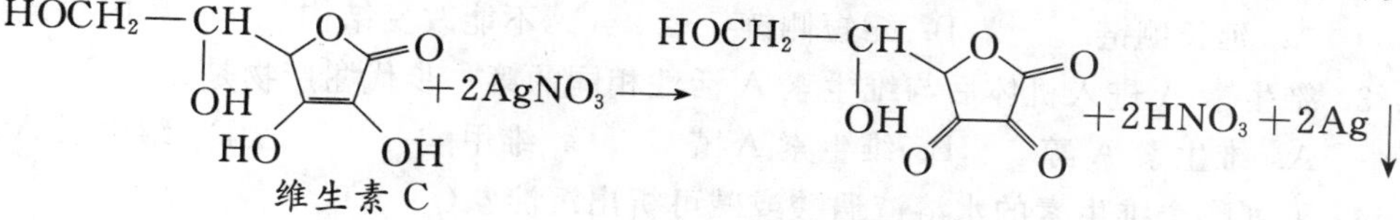

维生素C在临床上可用于预防和治疗维生素C缺乏症,也可用于治疗尿酸化、高铁血红蛋白症和许多其他疾患,还可用做制药和食品工业的抗氧化剂和添加剂。

知识链接

维生素的合理应用

为了使人体能够更充分地吸收各种维生素,维生素类药物一般应在饭后服用。其原因是,维生素 B_1、B_2、C等口服后主要经小肠吸收,若饭前空腹服用,维生素较快通过胃肠道,造成人体组织未充分吸收利用,而饭后服用,因胃肠道有食物,可使维生素伴随食物,较完全地被吸收而起到应有的治疗效果。另外,对于维生素A、D、E等,油类食物有助于它们的吸收。

维生素与某些矿物质可相互促进吸收,在服用维生素的过程中配合吃一些含矿物质更丰富的食物,效果会更好。但维生素不是补品,人体每天所需要的维生素很有限,服用过多会导致疾病。如长期大量服用维生素A、D会引起慢性中毒,表现为饮食减少、体重下降等;维生素 B_1 用量过多会引起周围神经痛觉缺失;维生素 B_{12} 使用过多会引起红细胞过多;维生素C服用过多可引起贫血等。因此,在日常生活中应合理使用维生素。

同 步 检 测

一、选择题

(一)单项选择题

1. 下列哪个维生素本身不具有生物活性,进入机体后经代谢才有活性?(　　)

  A. 维生素 B_1 B. 维生素 D_3 C. 维生素 K_3 D. 维生素 A

2. 使维生素A活性保持不变的结构改造方法是(　　)。

  A. 延长侧链   B. 缩短侧链   C. 不能改变结构   D. 环内双键饱和

3. 维生素A进入机体后与维生素A活性相同的第一步代谢产物是(　　)。

  A. 维生素A醇   B. 维生素A醛   C. 维甲酸   D. 维生素A酸

4. 下列哪个维生素的水溶液遇酸或碱可析出沉淀?(　　)

A. 维生素 A   B. 维生素 B_2 C. 维生素 D_2 D. 维生素 K_3

5. 维生素 C 的溶液显（   ）。

     A. 弱酸性   B. 中性   C. 酸碱两性   D. 强碱性

6. 维生素 C 遇光易被氧化变色是由于其结构中存在（   ）。

     A. 异咯嗪环   B. 烯醇式羟基   C. 酚羟基   D. 芳伯氨基

7. 下列药物中与 2,6 -二氯对苯醌氯亚胺作用,生成蓝色后又变为红色的药物是（   ）。

     A. 维生素 B_6 B. 维生素 B_2 C. 维生素 A   D. 维生素 C

8. 下列哪个维生素可溶于水？（   ）

     A. 维生素 A   B. 维生素 K_3 C. 维生素 D_2 D. 维生素 E

（二）多项选择题

1. 下列描述与维生素 C 相符的是（   ）。

     A. 水溶液的 pH 值大约为 8.2   B. 水溶液显弱酸性

     C. 水溶液易被氧化   D. 临床上用于防治坏血病、预防冠心病

     E. 属于脂溶性维生素

2. 下列维生素中光照易被氧化的是（   ）。

     A. 维生素 A   B. 维生素 C   C. 维生素 E

     D. 维生素 D_3 E. 维生素 D_2

3. 以下叙述与维生素 D 相符的是（   ）。

     A. 均是甾醇的衍生物   B. 主要包括维生素 D_2 与 D_3,约 10 余种

     C. 是水溶性维生素   D. 临床主要用于抗佝偻病

     E. 进入体内代谢活化

4. 下列属于脂溶性维生素的是（   ）。

     A. 维生素 C   B. 维生素 A   C. 维生素 E

     D. 维生素 K   E. 维生素 D_2

5. 具有碱性的维生素有（   ）。

     A. 维生素 B_1 B. 维生素 A   C. 维生素 B_6

     D. 维生素 C   E. 维生素 D_3

6. 有关维生素 B_1 的描述,正确的是（   ）。

     A. 是两性化合物   B. 可与盐酸成盐   C. 具有嘧啶环和噻唑环

     D. 具有核糖结构   E. 是水溶性维生素

二、名词解释

1. 维生素。

2. 脂溶性维生素。

3. 水溶性维生素。

三、填空题

1. 维生素 D_2 主要维持_____、_____的平衡。

2. 水溶性维生素有_____、_____和_____等。

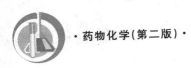

3. _____与糖代谢关系密切,临床上可用于治疗脚气病,并有促进消化的功能。

4. 在生物体内分别与磷酸成酯,参与代谢作用的主要是_____及_____。这两种磷酸酯与氨基酸代谢密切相关,在氨基酸的转氨基、脱羧和消旋中起辅酶作用,参与氨基酸和神经递质的代谢。

5. 脂溶性维生素包括_____、_____、_____和_____。

四、简答题

1. 根据结构分析,制备维生素 C 注射剂时应采取哪些增加稳定性的措施?

2. 维生素 K_3 注射剂遇酸性或碱性药物出现沉淀的原因是什么?

3. 列举生活中常见维生素缺乏症,并说出解决办法。

五、综合题

1. 从结构上分析维生素 A 乙酸酯在体内的代谢过程。

2. 试述脂溶性维生素和水溶性维生素的区别与联系。

实训模块

实训 11　水溶性维生素的性质实验

一、实验目的

(1) 掌握各种维生素类药物的鉴别原理和鉴别方法。

(2) 掌握鉴别实验操作中的基本方法。

二、实验原理

(1) 维生素 B_1 易被氧化为硫色素,硫色素溶于正丁醇中显强的蓝色荧光。

(2) 维生素 B_2 能被连二亚硫酸钠还原生成溶解度较小的无荧光的一氢核黄素和二氢核黄素,又可被空气中的氧气再氧化成维生素 B_2,复现黄绿色荧光。

(3) 维生素 C 结构中具有连二烯醇结构,具有较强的还原性,碱性条件下能与硝酸银试液反应,产生银镜;能与 2,6-二氯靛酚钠作用,使 2,6-二氯靛酚钠的蓝色消失。

三、主要试药、试剂及仪器

(1) 试药:维生素 B_1、维生素 B_2、维生素 C。

(2) 试剂:稀盐酸、1%氢氧化钠试液、硫酸铜试液、氢氧化钠、甲醇、乙醇、氯仿、乙酸乙酯、正丁醇、三氯化铁试液、0.1%8-羟基喹啉试液、次溴酸钠试液、硫酸铁铵试液、碱性酒石酸硫酸铜试液、硝酸银试液、铁氰化钾试液、2,6-二氯靛酚钠试液、连二亚硫酸钠、氯化汞试液、碘试液、碘化汞钾试液。

(3) 仪器:试管、烧杯(100 mL 和 250 mL)、酒精灯、电子天平(感量为 0.01 g)。

四、实验步骤

（一）维生素 B_1

（1）取本品约 5 mg，加 1‰氢氧化钠试液 2.5 mL，振摇使其溶解，加入铁氰化钾试液 0.5 mL 和正丁醇 5 mL，强力振摇 2 min，静置分层，上面醇层显强烈的蓝色荧光，加稀硝酸使其呈酸性，荧光随即消失，再加 10‰氢氧化钠溶液使其呈碱性，荧光又复现。

（2）取本品约 20 mg，加水 1 mL 溶解后，加氯化汞试液 2 滴，产生白色沉淀。

（3）取本品约 30 mg，加水 3 mL 溶解后，分成两份：一份加碘试液 2 滴，产生棕色沉淀；另一份加碘化汞钾试液 2 滴，产生黄色沉淀。

若供试品为维生素 B_1 片剂，则取本品片粉适量（相当于维生素 B_1 5 mg），加纯化水 10 mL，搅拌使其溶解，过滤，取滤液 5 mL，照上述方法进行鉴别。

（二）维生素 B_2

取本品约 1 mg 于小烧杯中，加纯化水 100 mL 溶解，溶液在透射光下显淡黄绿色，并有强烈的荧光，将溶液分成两份：向其中一份加入盐酸（或氢氧化钠）试液数滴，荧光即消失；另一份加入连二亚硫酸钠固体少许，摇匀后，黄色消退，荧光消失，若将此悬浊液在空气中振摇，又复现荧光。

若供试品为维生素 B_2 片剂，则取本品片粉适量（相当于维生素 B_2 1 mg），加纯化水 100 mL，搅拌使其溶解，过滤，取滤液照上述方法进行鉴别。

（三）维生素 C

取本品约 0.2 g，加纯化水 10 mL，振摇使其溶解，将溶液分成两份：向其中一份加入硝酸银试液 0.5 mL，即产生黑色沉淀；向另一份加入 2,6-二氯靛酚钠试液 1～2 滴，即可看到 2,6-二氯靛酚钠试液的蓝色消失。

若供试品为维生素 C 片剂，则取本品片粉适量（相当于维生素 C 0.2 g），加纯化水 10 mL，搅拌使其溶解，过滤，取滤液照上述方法进行鉴别。

五、实验注释

（1）维生素 B_1 在空气中易吸收水分，维生素 C 则见光变色，所以在实验中应注意药物的保存。

（2）维生素 C 与硝酸银试液作用，反应试管洁净时，能得到银镜，反应后的银镜采用加入硝酸数滴后微热的方法，即可洗净。

六、思考题

（1）维生素 B_1 和维生素 B_2 的鉴别实验与结构之间有何关系？

（2）维生素 C 具有什么结构特点？怎么鉴别？

参考答案

绪论

一、选择题

(一)1. C　　2. A　　3. D　　　4. D　　5. A

(二)1. ACE　　2. ABCD　　3. ABCDE

学习情境1　药物化学基本知识

一、选择题

(一)1. D　　2. E　　3. B　　4. C　　5. D

(二)1. ABCDE　　2. ABC　　3. ACE　　4. ABCE　　5. ABCDE

学习情境2　中枢神经系统药物

一、选择题

(一)1. B　　2. C　　3. C　　4. B　　5. A　　6. C　　7. D　　8. D

　　9. C　　10. A　　11. B　　12. D　　13. B　　14. C　　15. C

(二)1. ABCE　　2. ACDE　　3. ADE　　4. ABC　　5. AB　　6. ABD

　　7. BD　　8. BCDE

二、填空题

1. 水解　水杨酸　乙酸乙酯　　　2. 三氯化铁　紫红色

3. 酚　光　避光　　　　　　　　4. 氧化　双吗啡

5. 水解　　　　　　　　　　　　6. 长时

7. 酰脲　　　　　　　　　　　　8. 丙戊酸钠

学习情境3　外周神经系统药物

一、选择题

(一)1. C　　2. A　　3. E　　4. C　　5. E　　6. D　　7. C　　8. A　　9. D

　　10. B　　11. C　　12. B　　13. C　　14. B

324

（二）1. ABCD　　　2. ABCDE　　　3. ABCDE　　　4. ABC　　　5. BCDE

　　6. AC　　　　7. BCE　　　　8. AD　　　　　9. ABC　　　10. ABDE

　　11. ABDE　　12. ABCE　　　13. ABDE　　　14. AC　　　15. CE

二、填空题

1. 胆碱受体　胆碱酯酶

2. 酯键

3. 莨菪酸

4. 酚羟基　二甲氨基

5. 两个　四个

6. 苯环　α-碳原子　二苯甲醇　二甲氨基乙醇

7. 乙二胺类　氨基醚类　丙胺类　三环类

8. pH值　温度　通入惰性气体　抗氧化剂　稳定剂　金属离子掩蔽剂

9. 亲脂性　亲水性　中间连接

学习情境 4　消化系统药物

一、选择题

（一）1. D　　2. A　　3. B　　4. B　　5. C　　6. C　　7. C　　8. C

　　9. D　　10. C　　11. A　　12. B　　13. C　　14. D　　15. D　　16. A

（二）1. ABCD　　　2. ABD

学习情境 5　心血管系统药物

一、选择题

（一）1. B　　2. B　　3. D　　4. B　　5. C　　6. D　　7. C　　8. D

（二）1. BC　　2. ABCD　　3. ABC　　4. ACE　　5. ABCE　　6. CD

二、填空题

1. Ⅰ钠通道阻滞剂　Ⅱβ受体拮抗剂　Ⅲ钾通道阻滞剂　Ⅳ钙通道阻滞剂

2. 钙离子　减弱　减慢　降低　二氢吡啶　苯烷胺　苯二氮䓬　三苯哌嗪

3. 心输出量　全身血管阻力　自主神经系统抑制药　血管紧张素转化酶抑制剂和
　　血管紧张素Ⅱ受体拮抗剂　血管平滑肌扩张药　钙通道阻滞剂　利尿药

学习情境 6　抗肿瘤药物

一、选择题

（一）1. D　　2. A　　3. B　　4. A　　5. C　　6. D　　7. B　　8. B

（二）1. ACD　　2. ABDE　　3. ABC　　4. BCD　　5. BCE

学习情境7 抗寄生虫药物

一、选择题

1. A 2. C 3. A 4. D 5. A 6. A 7. D 8. C 9. D

学习情境8 合成抗菌药及抗病毒药

一、选择题

(一) 1. B 2. D 3. B 4. D 5. D 6. B 7. A 8. A

(二) 1. CDE 2. CDE 3. BCD 4. ABDE 5. ACD

二、填空题

1. 芳香第一胺 弱酸性

2. 雷米封 还原性

3. 喹诺酮 避光密闭

4. 鲜红色或暗红色 亚硝酸钠 暗红色

学习情境9 抗生素

一、选择题

(一) 1. D 2. C 3. A 4. B 5. A 6. C 7. A 8. B 9. B

10. D

(二) 1. ACE 2. AC 3. AB 4. AC 5. BCDE

二、填空题

1. β-内酰胺环 侧链氨基

2. 吸电子基团或电负性 酸

学习情境10 激素

一、选择题

(一) 1. A 2. D 3. B 4. A 5. C 6. D 7. B 8. D 9. A

10. B 11. D 12. B 13. B 14. A 15. D 16. C

(二) 1. ADE 2. BCE 3. ABDE 4. ABC 5. ABCDE

学习情境11 维生素

一、选择题

(一) 1. B 2. C 3. B 4. D 5. A 6. B 7. A 8. B

(二) 1. BCD 2. ABCDE 3. ABDE 4. BCDE 5. AC 6. BCE

参考文献

[1]　尤启东. 药物化学[M]. 3 版. 北京:化学工业出版社,2016.

[2]　徐文方. 药物化学[M]. 北京:人民卫生出版社,2000.

[3]　葛淑兰,张玉祥. 药物化学[M]. 北京:人民卫生出版社, 2009.

[4]　国家药典委员会. 中华人民共和国药典[S]. 北京:中国医药科技出版社,2015.

[5]　陈新谦,金有豫,汤光,等. 新编药物学[M]. 16 版. 北京:人民卫生出版社,2007.

[6]　郑虎. 药物化学[M]. 6 版. 北京:人民卫生出版社,2007.

[7]　张彦文. 药物化学[M]. 北京:高等教育出版社,2006.

[8]　孙常晟. 药物化学[M]. 北京:中国医药科技出版社,1996.

[9]　仇文升,李安良. 药物化学[M]. 北京:高等教育出版社, 1999.

[10]　刘曙晨. 镇静催眠药的研究进展[J]. 国外医学·药学分册, 2000,27(4):227.

[11]　徐文方. 药物化学[M]. 北京:科学出版社,2006.

[12]　彭司勋. 药物化学[M]. 北京:中国医药科技出版社,1998.

[13]　郭宗儒. 药物化学总论[M]. 北京:中国医药科技出版社, 2003.

[14]　王质明. 实用药物化学[M]. 北京:化学工业出版社,2004.

[15]　周伟澄. 高等药物化学选论[M]. 北京:化学工业出版社, 2006.

[16]　李瑞芳. 药物化学[M]. 北京:化学工业出版社,2006.

[17]　李志裕. 药物化学[M]. 南京:东南大学出版社,2006.

[18]　马英. 药物化学[M]. 河南:郑州大学出版社,2004.

[19]　郑虎. 药物化学[M]. 北京:中国医药科技出版社,2000.

[20]　国家医药管理局科技教育司. 药物化学[M]. 北京:中国医药科技出版社,1996.

[21]　(英)泰勒. 药物化学百科 16:新药研发案例[M]. 北京:科学出版社,2007.

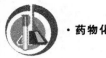
［22］ 徐正.药物化学学习指导与习题集［M］.北京:人民卫生出版社,2007.

［23］ 彭司勋.药物化学——回顾与发展［M］.北京:人民卫生出版社,2003.

［24］ (英)帕特里克(Patrick G)著.药物化学(中文本)/精要速览系列先锋版［M］.孙铁民,郭春译.北京:科学出版社,2004.

［25］ 李振肃.药物化学［M］.北京:化学工业出版社,1981.

［26］ 尤启冬.药物化学［M］.7 版.北京:人民卫生出版社,2012.